歯科診療報酬点数表 令和6年6月版

追補202410

● 以下の告示・通知等により，本書の内容に訂正が生じましたので，ここに追補します。

○ 令和6年3月27日 ～年6月1日・令和6年10月1日適用）

○ 令和6年3月29日 ～4月1日・令和6年6月1日適用）

○ 令和6年3月29日

○ 令和6年4月16日 厚生労働省告示第190号（令和6年4月17日・令和6年6月1日適用）

○ 令和6年5月1日 医療課事務連絡

○ 令和6年5月17日 医療課事務連絡

○ 令和6年5月31日 厚生労働省告示第206号（令和6年6月1日適用）

○ 令和6年5月31日 厚生労働省告示第207号（令和6年6月1日適用）

○ 令和6年5月31日 保医発0531第4号（令和6年6月1日適用）

○ 令和6年6月12日 医療課事務連絡

○ 令和6年8月20日 厚生労働省告示第262号（令和6年10月1日・令和6年12月1日適用）

○ 令和6年8月20日 厚生労働省告示第263号（令和6年10月1日適用）

○ 令和6年8月20日 厚生労働省告示第264号（令和6年10月1日適用）

○ 令和6年8月20日 保医発0820第1号（令和6年10月1日・令和6年12月1日適用）

○ 令和6年8月30日 厚生労働省告示第281号（令和6年9月1日適用）

○ 令和6年8月30日 保医発0830第1号（令和6年9月1日適用）

○ 令和6年9月25日 厚生労働省告示第303号

○ 令和6年10月1日 医療課事務連絡

頁	欄	行	訂正前	訂正後
3			〔「一部改正」の履歴に以下のように追加〕 一部改正　令和6年8月20日　厚生労働省告示第262号（令和6年10月1日から適用）	
19	左	下から13〜3行目	医療情報取得加算1として，月1回に限り3点を所定点数に加算する。ただし，健康保険法第3条第13項に規定する電子資格確認により当該患者に係る診療情報を取得等した場合又は他の保険医療機関から当該患者に係る診療情報の提供を受けた場合にあっては，医療情報取得加算2として，月1回に限り1点を所定点数に加算する。	医療情報取得加算として，月1回に限り1点を所定点数に加算する。 【令和6年12月1日適用】
20	左	上から6〜7行目	月1回に限り6点を所定点数に加算する。	月1回に限り，当該基準に係る区分に従い，次に掲げる点数をそれぞれ所定点数に加算する。 イ　医療DX推進体制整備加算1　　9点

頁	欄	行	訂正前	訂正後
				ロ　医療ＤＸ推進体制整備加算2　　　8点 ハ　医療ＤＸ推進体制整備加算3　　　6点
21	右	上から14～19行目	医療情報取得加算1として，月1回に限り3点を所定点数に加算する。ただし，健康保険法第3条第13項に規定する電子資格確認により当該患者に係る診療情報を取得等した場合又は他の保険医療機関から当該患者に係る診療情報の提供を受けた場合にあっては，医療情報取得加算2として，月1回に限り1点を所定点数に加算する。	医療情報取得加算として，月1回に限り1点を所定点数に加算する。 【令和6年12月1日適用】
21	右	下から8～7行目	月1回に限り6点を所定点数に加算する。	月1回に限り当該基準に係る区分に従い，次に掲げる点数をそれぞれ所定点数に加算する。 ア　医療ＤＸ推進体制整備加算1　　　9点 イ　医療ＤＸ推進体制整備加算2　　　8点 ウ　医療ＤＸ推進体制整備加算3　　　6点
22	右	上から10行目	イ及びウ	イ及びキ
24	左	下から21～11行目	医療情報取得加算3として，3月に1回に限り2点を所定点数に加算する。ただし，健康保険法第3条第13項に規定する電子資格確認により当該患者に係る診療情報を取得等した場合又は他の保険医療機関から当該患者に係る診療情報の提供を受けた場合にあっては，医療情報取得加算4として，3月に1回に限り1点を所定点数に加算する。	医療情報取得加算として，3月に1回に限り1点を所定点数に加算する。 【令和6年12月1日適用】
25	右	上から2～7行目	医療情報取得加算3として，3月に1回に限り2点を所定点数に加算する。ただし，健康保険法第3条第13項に規定する電子資格確認により当該患者に係る診療情報を取得等した場合又は他の保険医療機関から当該患者に係る診療情報の提供を受けた場合にあっては，医療情報取得加算4として，3月に1回に限り1点を所定点数に加算する。	医療情報取得加算として，3月に1回に限り1点を所定点数に加算する。 【令和6年12月1日適用】
35	右	上から17～18行目	算定した患者は，「注1」及び「注2」の規定にかかわらず，	算定した患者は，
35	右	下から8行目	2歯以上又は1歯以上	2歯以上又は2歯以上
36	右	下から15行目	抗血症板剤	抗血小板剤
38	右	下から7行目	Ｄ011-2咀嚼能力検査	Ｄ011-2咀嚼能力検査の「1」咀嚼能力検査1
38	右	下から6行目	Ｄ011-3咬合圧検査	Ｄ011-3咬合圧検査の「1」咬合圧検査1
38	右	下から5行目	又は低舌圧（Ｄ012舌圧検査を算定した患者に限る。）	，低舌圧（Ｄ012舌圧検査を算定した患者に限る。）又は口腔衛生状態不良（Ｄ002-6口腔細菌定量検査の「2」口腔細菌定量検査2を算定した患者に限る。）
40	右	下から10行目	算定する。	算定する。なお，算定に当たっては，患者の全身的な疾患及び当該疾患に係る術中や術後の管理上の留意点等について，⑴に規定する管理計画書に記載する。
43	右	上から22行目	治療若しくはその後の一連の	治療後の一連の
43	右	下から16行目	管理計画書	管理計画
44	右	上から5～9行目	⑺　「注2」の長期管理加算は，長期にわたる継続的な周術期等における口腔管理等を評価したものである。当該加算を初めて算定する場合にあっては，当該患者の治療経過及び口腔の状態を踏まえ，今	〔削除〕

2

頁	欄	行	訂正前	訂正後
			後の口腔管理に当たって特に注意すべき事項を患者等に説明し，診療録には，説明した内容の要点を記載する。	
44	右	下から10行目	(8)	(7)
44	右	下から6行目	(9)	(8)
44	右	下から4行目	(10)	(9)
45	右	下から5行目	管理計画書	管理計画
47	右	下から2行目	イ又はロ	ア又はイ
48	右	上から3行目	イを実施	アを実施
53	右	下から6行目	入院栄養食事指導料1	入院栄養食事指導料
54	右	下から14行目	血中アルブミンが3.0g/dL以下である患者	ＧＬＩＭ基準による栄養評価を行い，低栄養と判定された患者
63	右	下から1行目	Ｂ005-6がん治療連携指導料	Ｂ005-6-2がん治療連携指導料
76	右	下から13行目	区分番号	区分
89	右	下から17行目	「注13」	「注15」
89	右	下から1行目	若しくは	又は
90	右	下から14行目	「注10」，「注13」，「注18」若しくは「注20」	「注9」，「注10」，「注13」，「注17」，「注18」又は「注20」
93	右	下から25行目	低舌圧又は嚥下機能	低舌圧又は嚥下機能低下
93	右	下から22〜21行目	Ｄ002-6口腔細菌定量検査，Ｄ011-2咀嚼能力検査若しくはＤ011-3咬合圧検査	Ｄ002-6口腔細菌定量検査の「2」口腔細菌定量検査2，Ｄ011-2咀嚼能力検査の「1」咀嚼能力検査1，Ｄ011-3咬合圧検査の「1」咬合圧検査1
93	右	下から1行目〜次頁上から1行目	認知症の患者，神経難病の患者	神経難病の患者
95	右	下から21〜20行目	別表の5のイ	別表の5のロ
95	右	下から19〜18行目	別表5のイ	別表4のロ
96	左	下から3〜2行目	Ｄ002-6に掲げる口腔細菌定量検査	Ｄ002-6の1に掲げる口腔細菌定量検査1
97	右	上から13〜14行目	Ｄ002-6口腔細菌定量検査，Ｄ011-2咀嚼能力検査，Ｄ011-3咬合圧検査	Ｄ002-6口腔細菌定量検査の「2」口腔細菌定量検査2，Ｄ011-2咀嚼能力検査の「1」咀嚼能力検査1，Ｄ011-3咬合圧検査の「1」咬合圧検査1
99	右	上から15行目 上から22行目	Ｄ002-6口腔細菌定量検査	Ｄ002-6口腔細菌定量検査の「1」口腔細菌定量検査1
99	左	下から3〜2行目	Ｄ002-6に掲げる口腔細菌定量検査	Ｄ002-6の1に掲げる口腔細菌定量検査1
101	右	下から15行目	Ｄ002-6口腔細菌定量検査	Ｄ002-6口腔細菌定量検査の「1」口腔細菌定量検査1
104	右	上から3行目	Ｃ108在宅麻薬等注射指導管理料	Ｃ108在宅麻薬等注射指導管理料の「1」悪性腫瘍の場合
109	左	下から17行目	区分番号Ｄ002	1について，区分番号Ｄ002
111	右	上から5行目	以下，Ｄ011-2咀嚼能力検査	以下この区分，Ｄ011-2咀嚼能力検査
158	右	上から2行目	「ロ」	「イ」
165	右	上から6〜7行目	口腔内装置1の場合	口腔内装置調整1
165	右	上から19行目	行った場合	製作した場合
166	右	上から5行目	口腔内装置1の場合	口腔内装置調整1
166	右	上から7行目	口腔内装置	口腔内装置（「1」口腔内装置1又は「2」口腔内装置2により製作した場合に限る。）
166	右	上から8〜10行目	口腔内装置（「1」口腔内装置1又は「2」口腔内装置2により製作した場合に	口腔内装置

3

頁	欄	行	訂正前	訂正後
			限る。)	
166	右	下から24～21行目	口腔内装置（「1」口腔内装置1又は「2」口腔内装置2により製作した場合に限る。）及び外傷歯の保護のための口腔内装置（「2」口腔内装置2により製作した場合に限る。）	口腔内装置及び外傷歯の保護のための口腔内装置
166	右	下から6～3行目	口腔内装置（「1」口腔内装置1又は「2」口腔内装置2により製作した場合に限る。）又は外傷歯の保護のための口腔内装置（「2」口腔内装置2により製作した場合に限る。）	口腔内装置又は外傷歯の保護のための口腔内装置
173	右	下から6～5行目 下から2行目	口腔管理強化体制加算	口腔管理体制強化加算
175	右	下から16行目	(9)	(10)
180	右	下から25行目	M021-3アタッチメント	M021-3磁性アタッチメント
197	右	下から15行目	頭部	顔面
197	右	下から14行目	膝関節以下	膝関節以下（足底部を除く。）
204	右	上から10～15行目	※ J040下顎骨部分切除術, J041下顎骨離断術, J042下顎骨悪性腫瘍手術又はJ075下顎骨形成術に当たって, 手術前に得た画像等により作成された患者適合型単回使用骨手術用器械を使用した場合は, 本区分の「2」実物大臓器立体モデルによるものの所定点数を準用して, 一連の手術について1回に限り算定する。なお, この場合にあっては, 本区分の「注2」に定める規定は適用しない。	〔削除〕
207	右	下から13～12行目	平成21年3月日本歯科麻酔医学会	平成29年3月日本歯科麻酔学会
214	左	上から3～5行目	第1節の各区分の所定点数, 第2節に掲げる医療機器等	第1節の各区分の所定点数
216	右	下から21行目	M011-2レジン前装チタン冠	M011-2レジン前装チタン冠, M015非金属歯冠修復
217	右	上から14行目	歯周疾患	歯周病
218	右	下から5行目	(2)のア及びイ	(2)のア, イ及びエ並びに(3)
219	右	上から1～4行目	オ 永久歯に対するM010-2 4分の3冠（前歯）, M010-3 5分の4冠（小臼歯）, M010の「4」全部金属冠（小臼歯及び大臼歯）及びM011レジン前装冠による歯冠修復（ブリッジの支台歯の場合を除く。）	〔削除〕
220	右	下から1行目	第一小臼歯	小臼歯
221	右	下から17～15行目	※ 永久歯に対する既製の金属冠に係る歯冠形成を行った場合は, 本区分の「1のハ」乳歯金属冠又は本区分の「2のハ」乳歯金属冠に準じて算定する。	〔削除〕
222	左	下から1行目～次頁上から2行目	(1) メタルコアを用いた場合 イ 大臼歯 84点 ロ 小臼歯・前歯 52点	(1) メタルコアを用いた場合 イ 大臼歯 95点 ロ 小臼歯・前歯 59点
224	右	下から9行目	歯冠補綴物又は欠損補綴物	歯冠補綴物
231	右	下から17～1行目	(2) 歯科充填用材料Iの特定保険医療材料を用いて歯科用複合レジン充填材料によるインレー修復の特定保険医療材料料を算定するものは, クリアフィルCRインレー, パルフィークインレー, クルツァーインレーCSセット, スリーエムレジ	〔旧(2)は削除〕

4

頁	欄	行	訂正前	訂正後
			ンインレーシステム，ベルフィールインレー及びライトフィルＣＲインレーをいう。 ⑶　（略） ⑷　（略） ⑸　歯科充填用材料Ⅱの特定保険医療材料を用いて歯科用複合レジン充填材料によるインレー修復の特定保険医療材料料を算定するものは，ＳＲ－イソシットインレーをいう。 ⑹　歯科充填用材料Ⅲとは，定義通知（略）に規定するものであり，歯科用硅酸セメント，硅燐酸セメント及び歯科充填用即時硬化レジンをいう。	⑵　（略） ⑶　（略） 〔旧⑸・⑹は削除〕
232	左	下から34〜1行目	1　14カラット金合金 　⑴　インレー 　　　複雑なもの　　　　　　1,224点 　⑵　4分の3冠　　　　　　1,530点 2　金銀パラジウム合金（金12％以上） 　⑴　大臼歯 　　イ　インレー 　　　　a　単純なもの　　　　350点 　　　　b　複雑なもの　　　　647点 　　ロ　5分の4冠　　　　　814点 　　ハ　全部金属冠　　　　1,024点 　⑵　小臼歯・前歯 　　イ　インレー 　　　　a　単純なもの　　　　238点 　　　　b　複雑なもの　　　　473点 　　ロ　4分の3冠　　　　　585点 　　ハ　5分の4冠　　　　　585点 　　ニ　全部金属冠　　　　　733点 3　銀合金 　⑴　大臼歯 　　イ　インレー 　　　　a　単純なもの　　　　　24点 　　　　b　複雑なもの　　　　　41点 　　ロ　5分の4冠　　　　　　54点 　　ハ　全部金属冠　　　　　　66点 　⑵　小臼歯・前歯・乳歯 　　イ　インレー 　　　　a　単純なもの　　　　　15点 　　　　b　複雑なもの　　　　　31点 　　ロ　4分の3冠（乳歯を除く。）38点 　　ハ　5分の4冠（乳歯を除く。）38点 　　ニ　全部金属冠　　　　　　48点	1　14カラット金合金 　⑴　インレー 　　　複雑なもの　　　　　　1,650点 　⑵　4分の3冠　　　　　　2,062点 2　金銀パラジウム合金（金12％以上） 　⑴　大臼歯 　　イ　インレー 　　　　a　単純なもの　　　　366点 　　　　b　複雑なもの　　　　677点 　　ロ　5分の4冠　　　　　852点 　　ハ　全部金属冠　　　　1,072点 　⑵　小臼歯・前歯 　　イ　インレー 　　　　a　単純なもの　　　　249点 　　　　b　複雑なもの　　　　495点 　　ロ　4分の3冠　　　　　612点 　　ハ　5分の4冠　　　　　612点 　　ニ　全部金属冠　　　　　767点 3　銀合金 　⑴　大臼歯 　　イ　インレー 　　　　a　単純なもの　　　　　25点 　　　　b　複雑なもの　　　　　44点 　　ロ　5分の4冠　　　　　　57点 　　ハ　全部金属冠　　　　　　70点 　⑵　小臼歯・前歯・乳歯 　　イ　インレー 　　　　a　単純なもの　　　　　16点 　　　　b　複雑なもの　　　　　33点 　　ロ　4分の3冠（乳歯を除く。）40点 　　ハ　5分の4冠（乳歯を除く。）40点 　　ニ　全部金属冠　　　　　　51点
233	左	下から11〜4行目	1　金銀パラジウム合金（金12％以上） 　⑴　前歯　　　　　　　　　585点 　⑵　小臼歯　　　　　　　　585点 　⑶　大臼歯　　　　　　　　814点 2　銀合金 　⑴　前歯　　　　　　　　　　38点 　⑵　小臼歯　　　　　　　　　38点 　⑶　大臼歯　　　　　　　　　54点	1　金銀パラジウム合金（金12％以上） 　⑴　前歯　　　　　　　　　612点 　⑵　小臼歯　　　　　　　　612点 　⑶　大臼歯　　　　　　　　852点 2　銀合金 　⑴　前歯　　　　　　　　　　40点 　⑵　小臼歯　　　　　　　　　40点 　⑶　大臼歯　　　　　　　　　57点
233	右	上から21〜22行目	歯冠修復における保険医療材料料	歯冠修復及び当該歯冠修復における保険医療材料料
234	左	上から3〜10	1　根面板によるもの	1　根面板によるもの

頁	欄	行	訂正前	訂正後
		行目	(1) 金銀パラジウム合金（金12%以上） イ　大臼歯　　　　　　350点 ロ　小臼歯・前歯　　　238点 (2) 銀合金 イ　大臼歯　　　　　　24点 ロ　小臼歯・前歯　　　15点	(1) 金銀パラジウム合金（金12%以上） イ　大臼歯　　　　　　366点 ロ　小臼歯・前歯　　　249点 (2) 銀合金 イ　大臼歯　　　　　　25点 ロ　小臼歯・前歯　　　16点
234	左	下から3～1行目	1　金銀パラジウム合金（金12%以上）を用いた場合　　　　　　913点 2　銀合金を用いた場合　107点	1　金銀パラジウム合金（金12%以上）を用いた場合　　　　　　956点 2　銀合金を用いた場合　113点
237	右	上から14～15行目	なお，歯冠修復における保険医療材料料は，ＣＡＤ／ＣＡＭ冠用材料（Ⅲ）1歯分として算定する。	〔削除〕
237	右	上から23行目	〔次行に追加〕	(8)　ＣＡＤ／ＣＡＭ冠用材料（Ⅴ）を使用したＣＡＤ／ＣＡＭ冠を装着する場合，歯質に対する接着力を向上させるためにサンドブラスト処理及びプライマー処理を行い接着性レジンセメントを用いて装着する。
237	右	下から21行目	〔次行に追加〕	(2)　(1)にかかわらず，M003-4光学印象により印象採得を行った場合は，直接法により取得したデータを用いて，歯科用ＣＡＤ／ＣＡＭ装置によりＣＡＤ／ＣＡＭインレーを製作しても差し支えない。
237	右	下から20行目	(2)	(3)
238	右	上から2行目	(3)	(4)
238	右	上から14行目	(4)	(5)
239	左	下から7行目～次頁上から10行目	1　鋳造ポンティック (1) 金銀パラジウム合金（金12%以上） イ　大臼歯　　　　　1,179点 ロ　小臼歯　　　　　　888点 (2) 銀合金 大臼歯・小臼歯　　　53点 2　レジン前装金属ポンティック (1) 金銀パラジウム合金（金12%以上）を用いた場合 イ　前歯　　　　　　708点 ロ　小臼歯　　　　　888点 ハ　大臼歯　　　　1,179点 (2) 銀合金を用いた場合 イ　前歯　　　　　　67点 ロ　小臼歯　　　　　67点 ハ　大臼歯　　　　　67点	1　鋳造ポンティック (1) 金銀パラジウム合金（金12%以上） イ　大臼歯　　　　　1,234点 ロ　小臼歯　　　　　　929点 (2) 銀合金 大臼歯・小臼歯　　　56点 2　レジン前装金属ポンティック (1) 金銀パラジウム合金（金12%以上）を用いた場合 イ　前歯　　　　　　741点 ロ　小臼歯　　　　　929点 ハ　大臼歯　　　　1,234点 (2) 銀合金を用いた場合 イ　前歯　　　　　　71点 ロ　小臼歯　　　　　71点 ハ　大臼歯　　　　　71点
240	右	上から17～18行目	支台歯1歯の接着ブリッジによる延長ブリッジを行う場合	支台歯1歯及びポンティック1歯による接着カンチレバー装置を製作する場合
241	右	下から20行目	⑤⑥⑥⑦のような場合においても，歯科医学的に	⑤⑥⑥⑦のような場合や分割抜歯を行った大臼歯を支台歯とする⑥⑥⑦のような場合においても，残った歯冠，歯根の状態から歯科医学的に
242	右	下から1行目～次頁上から1行目	1日で製作し装着することは，特殊な症例で歯科医学的に適切な場合	1～2日で製作し装着することは，歯科医学的に適切な場合
243	左	下から7行目～次頁上から9行目	1　14カラット金合金 (1) 双子鉤 イ　大・小臼歯　　　1,587点 ロ　犬歯・小臼歯　　1,291点 (2) 二腕鉤（レストつき） イ　大臼歯　　　　　1,291点	1　14カラット金合金 (1) 双子鉤 イ　大・小臼歯　　　1,871点 ロ　犬歯・小臼歯　　1,522点 (2) 二腕鉤（レストつき） イ　大臼歯　　　　　1,522点

頁	欄	行	訂正前	訂正後
			ロ　犬歯・小臼歯　991点 ハ　前歯（切歯）　763点 2　金銀パラジウム合金（金12%以上） (1) 双子鉤 イ　大・小臼歯　943点 ロ　犬歯・小臼歯　737点 (2) 二腕鉤（レストつき） イ　大臼歯　647点 ロ　犬歯・小臼歯　563点 ハ　前歯（切歯）　522点	ロ　犬歯・小臼歯　1,169点 ハ　前歯（切歯）　900点 2　金銀パラジウム合金（金12%以上） (1) 双子鉤 イ　大・小臼歯　987点 ロ　犬歯・小臼歯　772点 (2) 二腕鉤（レストつき） イ　大臼歯　677点 ロ　犬歯・小臼歯　589点 ハ　前歯（切歯）　546点
244	左	上から18〜20行目	2　14カラット金合金 (1) 双子鉤　756点 (2) 二腕鉤（レストつき）　585点	2　14カラット金合金 (1) 双子鉤　884点 (2) 二腕鉤（レストつき）　683点
244	左	上から25〜30行目	1　鋳造鉤又はレストに金銀パラジウム合金（金12%以上），線鉤に不銹鋼及び特殊鋼を用いた場合 (1) 前歯　261点 (2) 犬歯・小臼歯　281点 (3) 大臼歯　323点	1　鋳造鉤又はレストに金銀パラジウム合金（金12%以上），線鉤に不銹鋼及び特殊鋼を用いた場合 (1) 前歯　273点 (2) 犬歯・小臼歯　294点 (3) 大臼歯　339点
245	左	上から11〜17行目	(1) 金銀パラジウム合金（金12%以上） イ　大臼歯　647点 ロ　小臼歯・前歯　473点 (2) 銀合金 イ　大臼歯　41点 ロ　小臼歯・前歯　31点	(1) 金銀パラジウム合金（金12%以上） イ　大臼歯　677点 ロ　小臼歯・前歯　495点 (2) 銀合金 イ　大臼歯　44点 ロ　小臼歯・前歯　33点
246	左	上から2〜3行目	(1) 金銀パラジウム合金（金12%以上）　1,511点	(1) 金銀パラジウム合金（金12%以上）　1,582点
271	左	上から9〜10行目	当該患者が居住する建物の屋内において，当該保険医療機関が，	当該患者が居住する建物の屋内において，
272	右	下から2行目	算定した日において，	算定している患者について，
281	左	上から4行目	（最終改正；令和6年3月5日　厚生労働省告示第56号）	（最終改正；令和6年9月25日　厚生労働省告示第303号）
281	左	下から7〜6行目	機能評価係数Ⅱ及び激変緩和係数	機能評価係数Ⅱ，救急補正係数及び激変緩和係数
281	右	〔上から10行目の次に以下のように追加〕 **第一の一の二**　療担規則第5条第2項，薬担規則第4条第2項並びに療担基準第5条第2項及び第26条の4第2項の厚生労働大臣が定める療養 　　厚生労働大臣の定める評価療養，患者申出療養及び選定療養（平成18年厚生労働省告示第495号）第2条第十五号に掲げるもの **第一の一の三**　療担規則第5条第2項，薬担規則第4条第2項並びに療担基準第5条第2項及び第26条の4第2項の厚生労働大臣が定める額 　　第一の一の二に規定する療養に係る厚生労働大臣の定める評価療養，患者申出療養及び選定療養第2条第十五号に規定する後発医薬品（以下「後発医薬品」という。）のある同号に規定する新医薬品等（以下「先発医薬品」という。）の薬価から当該先発医薬品の後発医薬品の薬価を控除して得た価格に4分の1を乗じて得た価格を用いて診療報酬の算定方法の例により算定した点数に10円を乗じて得た額		
281	右	上から13〜14行目	厚生労働大臣の定める評価療養，患者申出療養及び選定療養（平成18年厚生労働省告示第495号）	厚生労働大臣の定める評価療養，患者申出療養及び選定療養
282	右	上から17〜18行目	**及び療担基準第5条の4第1項**	**，薬担規則第4条の3第1項並びに療担基準第5条の4第1項及び第26条の6第1項**
282	右	下から23〜22行目	地方厚生局長等に報告	第十四号に規定する療養を除き，地方厚生局長等に報告
282	右	下から21行目	保険医療機関	保険医療機関又は保険薬局
284	左	〔上から23行目の次に以下のように追加〕 十一　主として患者が操作等を行うプログラム医療機器の保険適用期間の終了後における使用に関する基準		

頁	欄	行	訂正前	訂正後
			㈠　当該使用は，患者が当該プログラム医療機器の使用を希望した場合に行われるものに限られるものとする。 ㈡　当該プログラム医療機器の使用に係る費用徴収その他必要な事項を当該保険医療機関内の見やすい場所に掲示しなければならないものとする。 ㈢　原則として，当該プログラム医療機器の使用に係る費用徴収その他必要な事項をウェブサイトに掲載しなければならないものとする。 十二　間歇スキャン式持続血糖測定器の使用に関する基準 ㈠　当該使用は，医科点数表の第2章区分番号C150の注3に規定する患者以外の患者が，間歇スキャン式持続血糖測定器の使用を希望した場合に行われるものに限られるものとする。 ㈡　当該間歇スキャン式持続血糖測定器の使用に係る費用徴収その他必要な事項を当該保険医療機関内の見やすい場所に掲示しなければならないものとする。 ㈢　原則として，当該間歇スキャン式持続血糖測定器の使用に係る費用徴収その他必要な事項をウェブサイトに掲載しなければならないものとする。 十三　医療上必要があると認められない，患者の都合による精子の凍結又は融解に関する基準 ㈠　当該精子の凍結又は融解は，医療上必要があると認められず，患者の都合により行われるものに限られるものとする。 ㈡　当該精子の凍結又は融解に係る費用徴収その他必要な事項を当該保険医療機関内の見やすい場所に掲示しなければならないものとする。 ㈢　原則として，当該精子の凍結又は融解に係る費用徴収その他必要な事項をウェブサイトに掲載しなければならないものとする。 十四　後発医薬品のある先発医薬品の処方等又は調剤に関する基準 ㈠　当該処方等又は調剤は，次に掲げる要件を満たす場合に行われるものに限られるものとする。 　イ　患者が後発医薬品のある先発医薬品の処方等又は調剤を希望していること。 　ロ　当該後発医薬品のある先発医薬品を処方等又は調剤することに医療上必要があると認められる場合に該当しないこと。 　ハ　当該保険医療機関又は保険薬局において後発医薬品を提供することが困難な場合に該当しないこと。 　ニ　後発医薬品のある先発医薬品の薬価が当該後発医薬品の薬価を超えること。 ㈡　療担規則第5条第2項，薬担規則第4条第2項並びに療担基準第5条第2項及び第26条の4第2項の規定により受け取る金額は，第一の一の三に規定する額とする。 ㈢　後発医薬品のある先発医薬品の処方等又は調剤に係る費用徴収その他必要な事項を当該保険医療機関及び当該保険薬局内の見やすい場所に掲示しなければならないものとする。 ㈣　原則として，当該後発医薬品のある先発医薬品の処方等又は調剤に係る費用徴収その他必要な事項をウェブサイトに掲載しなければならないものとする。	
285	右	上から7～8行目	ビメキズマブ製剤（4週間に1回投与する場合に限る。）	ビメキズマブ製剤（4週間を超える間隔で投与する場合を除く。）
285	右	上から13～14行目	及びオゾラリズマブ製剤	，オゾラリズマブ製剤，トラロキヌマブ製剤，エフガルチギモド　アルファ・ボルヒアルロニダーゼ　アルファ配合剤，ドブタミン塩酸塩製剤，ドパミン塩酸塩製剤，ノルアドレナリン製剤，ベドリズマブ製剤及びミリキズマブ製剤
285	右	下から6～5行目	及びグラアルファ配合点眼液	，グラアルファ配合点眼液，ゾキンヴィカプセル50mg及びゾキンヴィカプセル75mg
287	左	上から3～4行目	有するものに限る。）	有するものに限る。）の支給を目的とする処方箋を交付する場合
288	左	上から3行目	（最終改正；令和6年3月5日　厚生労働省告示第58号）	（最終改正；令和6年8月20日　厚生労働省告示第263号）
288	右	下から3～2行目	見やすい場所及びホームページ等に掲示	見やすい場所に掲示
289	左	上から2～23行目	三の八　医療ＤＸ推進体制整備加算の施設基準 ⑴　（略） ⑵　（略） ⑶　（略）	三の八　医療ＤＸ推進体制整備加算の施設基準 ⑴　医療ＤＸ推進体制整備加算1の施設基準 イ　（略） ロ　（略） ハ　（略）

頁	欄	行	訂正前	訂正後
			⑷ （略）	ニ （略）
			⑸ （略）	ホ （略）
			⑹ 健康保険法第3条第13項に規定する電子資格確認に係る実績を一定程度有していること。	ヘ 健康保険法第3条第13項に規定する電子資格確認に係る十分な実績を有していること。
			⑺ 医療ＤＸ推進の体制に関する事項及び質の高い診療を実施するための十分な情報を取得し，及び活用して診療を行うことについて，当該保険医療機関の見やすい場所に掲載していること。	ト 医療ＤＸ推進の体制に関する事項及び質の高い診療を実施するための十分な情報を取得し，及び活用して診療を行うことについて，当該保険医療機関の見やすい場所に掲示していること。
			⑻ ⑺の掲示事項について，原則として，ウェブサイトに掲載していること。	チ トの掲示事項について，原則として，ウェブサイトに掲載していること。
				リ マイナポータルの医療情報等に基づき，患者からの健康管理に係る相談に応じる体制を有していること。
				⑵ 医療ＤＸ推進体制整備加算2の施設基準
				イ ⑴のイからホまで及びトからリまでに掲げる施設基準を満たすものであること。
				ロ 健康保険法第3条第13項に規定する電子資格確認に係る必要な実績を有していること。
				⑶ 医療ＤＸ推進体制整備加算3の施設基準
				イ ⑴のイからホまで並びにト及びチに掲げる施設基準を満たすものであること。
				ロ 健康保険法第3条第13項に規定する電子資格確認に係る実績を有していること。
289	左	上から21行目	掲載	掲示
289	右	下から7行目	イ又はロ	イ，ロ又はハ
291	左	下から19行目	平成10年法律第104号	平成10年法律第114号
292	右	上から15行目	第四の一から四まで	第四の一から四まで及び八
293	右	下から11行目	第三の三の八の⑻中「⑺の掲示事項について，	第三の三の八の⑴のチ中「トの掲示事項について，
294	左	上から2行目 上から14行目	掲示	掲載
295	左	上から7～8行目	（令 4. 3. 4 保医発 0304 2） （最終改正；令 6. 3. 5 保医発 0305 5）	（令 6. 3. 5 保医発 0305 5） （最終改正；令 6. 8.20 保医発 0820 1）
295	左	〔下から12行の次に以下のように追加〕 **第1の9 医療ＤＸ推進体制整備加算** 1 医療ＤＸ推進体制整備加算1に関する施設基準 ⑴ 電子情報処理組織を使用した診療報酬請求を行っていること。 ⑵ オンライン資格確認を行う体制を有していること。なお，オンライン資格確認の導入に際しては，医療機関等向けポータルサイトにおいて，運用開始日の登録を行うこと。 ⑶ オンライン資格確認等システムの活用により，患者の薬剤情報，特定健診情報等（以下この項において「診療情報等」という。）を診療を行う診察室，手術室又は処置室等（以下「診察室等」という。）において，医師等が閲覧又は活用できる体制を有していること。 ⑷ 「電子処方箋管理サービスの運用について」（令和4年10月28日付け薬生発1028第1号医政発1028第1号保発1028第1号厚生労働省医薬・生活衛生局長・医政局長・保険局長通知。）に基づく電子処方箋により処方箋を発行できる体制を有していること。 ⑸ 国等が提供する電子カルテ情報共有サービスにより取得される診療情報等を活用する体制を有していること。		

頁	欄	行	訂正前	訂正後
			(6) 医療DX推進体制整備加算1を算定する月の3月前のレセプト件数ベースマイナ保険証利用率（同月におけるマイナ保険証利用者数を，同月の患者数で除した割合であって，社会保険診療報酬支払基金から報告されるものをいう。以下同じ。）が，令和6年10月1日から同年12月31日までの間においては15％以上であること。 (7) (6)について，令和7年1月1日以降においては，「15％」とあるのは「30％」とすること。 (8) (6)について，医療DX推進体制整備加算1を算定する月の3月前のレセプト件数ベースマイナ保険証利用率に代えて，その前月又は前々月のレセプト件数ベースマイナ保険証利用率を用いることができる。 (9) 医療DX推進の体制に関する事項及び質の高い診療を実施するための十分な情報を取得・活用して診療を行うことについて，当該保険医療機関の見やすい場所に掲示していること。具体的には次に掲げる事項を掲示していること。 　ア　医師等が診療を実施する診察室等において，オンライン資格確認等システムにより取得した診療情報等を活用して診療を実施している保険医療機関であること。 　イ　マイナ保険証を促進する等，医療DXを通じて質の高い医療を提供できるよう取り組んでいる保険医療機関であること。 　ウ　電子処方箋の発行及び電子カルテ情報共有サービスなどの医療DXにかかる取組を実施している保険医療機関であること。 (10) (9)の掲示事項について，原則として，ウェブサイトに掲載していること。自ら管理するホームページ等を有しない場合については，この限りではないこと。 (11) マイナポータルの医療情報等に基づき，患者からの健康管理に係る相談に応じる体制を有していること。 2　医療DX推進体制整備加算2に関する施設基準 (1) 1の(1)から(5)まで及び(9)から(11)までの基準を満たすこと。 (2) 医療DX推進体制整備加算2を算定する月の3月前のレセプト件数ベースマイナ保険証利用率が，令和6年10月1日から同年12月31日までの間においては10％以上であること。 (3) (2)について，令和7年1月1日以降においては，「10％」とあるのは「20％」とすること。 (4) (2)について，医療DX推進体制整備加算2を算定する月の3月前のレセプト件数ベースマイナ保険証利用率に代えて，その前月又は前々月のレセプト件数ベースマイナ保険証利用率を用いることができる。 3　医療DX推進体制整備加算3に関する施設基準 (1) 1の(1)から(5)まで，(9)及び(10)の基準を満たすこと。 (2) 医療DX推進体制整備加算3を算定する月の3月前のレセプト件数ベースマイナ保険証利用率が，令和6年10月1日から同年12月31日までの間においては5％以上であること。 (3) (2)について，令和7年1月1日以降においては，「5％」とあるのは「10％」とすること。 (4) (2)について，医療DX推進体制整備加算3を算定する月の3月前のレセプト件数ベースマイナ保険証利用率に代えて，その前月又は前々月のレセプト件数ベースマイナ保険証利用率を用いることができる。 4　届出に関する事項 (1) 医療DX推進体制整備加算の施設基準に係る届出は，別添7の様式1の6を用いること。 (2) 1の(4)については，令和7年3月31日までの間に限り，1の(5)については令和7年9月30日までの間に限り，それぞれの基準を満たしているものとみなす。 (3) 医療DX推進体制整備加算の施設基準のうち，1の(6)から(8)まで及び(11)，2の(1)のうち1の(11)に係る基準及び2の(2)から(4)まで並びに3の(2)から(4)までについては，当該基準を満たしていればよく，特に地方厚生（支）局長への届出を行う必要はないこと。 (4) 令和7年9月30日までの間に限り，1の(9)のウの事項について，掲示を行っているものとみなす。 (5) 1の(10)については，令和7年5月31日までの間に限り，当該基準を満たしているものとみなす。 (6) 医療DX推進体制整備加算の施設基準のうち，レセプト件数ベースマイナ保険証利用率の基準については，令和6年10月1日から令和7年1月31日までの間に限り，レセプト件数ベースマイナ保険証利用率に代えて，医療DX推進体制整備加算を算定する月の2月前のオンライン資格確認件数ベースマイナ保険証利用率（同月におけるマイナ保険証による資格確認件数を同月のオンライン資格確認等システムの利用件数で除した割合であって，社会保険診療報酬支払基金から報告されるものをいう。以下同じ。）を用いることができる。 (7) (6)について，医療DX推進体制整備加算を算定する月の2月前のオンライン資格確認件数ベースマイナ保険証利用率に代えて，その前月又は前々月のオンライン資格確認件数ベースマイナ保険証利用率を用いることができる。	
297	左	下から15行目	1の(1)のエ，カ，キ及びク	1の(1)のエ，キ及びク

10

頁	欄	行	訂正前	訂正後
302	左	上から3行目	（最終改正；令和6年3月5日　厚生労働省告示第59号）	（最終改正；令和6年8月20日　厚生労働省告示第264号）
319	左	下から7行目	「削除」とする。	「削除」と，第十五の五の四の(1)のリ中「チの掲示事項について，原則として，ウェブサイトに掲載していること。」とあるのは「削除」とする。
319	左	下から6行目	十（略）	十・十一（略）
319	左	下から5行目	処方料並びに	処方料及び
322	右	下から6〜5行目	（令4. 3. 4　保医発0304　3）（最終改正；令6. 3. 5　保医発0305　6）	（令6. 3. 5　保医発0305　6）
323	左	下から12行目	10回	12回
323	左	下から8行目	歯科訪問診療料	在宅療養支援歯科診療所1又は2の施設基準に係る届出を行っていない診療所にあっては，歯科訪問診療料
324	左	下から1行目	1の(2)のイ，エ及び(3)	1の(2)のイ及びエ，(3)並びに(6)
325	左	上から9〜10行目	病院・介護保険施設等が実施する多職種連携に係る会議	病院・診療所・介護保険施設等が実施する多職種連携に係る会議等
325	左	上から12行目	病院・介護保険施設等の職員	病院・診療所・介護保険施設等の職員
325	左	上から19行目	栄養サポートチーム等連携指導料	在宅歯科栄養サポートチーム等連携指導料
333	右	上から4行目	腹腔鏡下腹腔内停留精巣陰嚢内固定術	腹腔鏡下腹腔内停留精巣陰嚢内固定術，腹腔鏡下停留精巣内精巣動静脈結紮術
339	左	上から4行目	（最終改正；令和6年3月5日　厚生労働省告示第61号）	（最終改正；令和6年8月30日　厚生労働省告示第281号）
341	右	上から17〜27行目	002　歯科鋳造用14カラット金合金　インレー用（JIS適合品）　1g　7,641円 003　歯科鋳造用14カラット金合金　鉤用（JIS適合品）　1g　7,624円 004　歯科用14カラット金合金鉤用線（金58.33%以上）　1g　7,774円 005　歯科用14カラット合金用金ろう（JIS適合品）　1g　7,601円 006　歯科鋳造用金銀パラジウム合金（金12%以上　JIS適合品）　1g　2,909円	002　歯科鋳造用14カラット金合金　インレー用（JIS適合品）　1g　10,300円 003　歯科鋳造用14カラット金合金　鉤用（JIS適合品）　1g　8,991円 004　歯科用14カラット金合金鉤用線（金58.33%以上）　1g　9,086円 005　歯科用14カラット合金用金ろう（JIS適合品）　1g　9,075円 006　歯科鋳造用金銀パラジウム合金（金12%以上　JIS適合品）　1g　3,045円
341	右	上から31〜40行目	010　歯科用金銀パラジウム合金ろう（金15%以上　JIS適合品）　1g　3,740円 011　歯科鋳造用銀合金　第1種（銀60%以上インジウム5%未満　JIS適合品）　1g　159円 012　歯科鋳造用銀合金　第2種（銀60%以上インジウム5%以上　JIS適合品）　1g　192円 013　歯科用銀ろう（JIS適合品）　1g　274円	010　歯科用金銀パラジウム合金ろう（金15%以上　JIS適合品）　1g　4,560円 011　歯科鋳造用銀合金　第1種（銀60%以上インジウム5%未満　JIS適合品）　1g　179円 012　歯科鋳造用銀合金　第2種（銀60%以上インジウム5%以上　JIS適合品）　1g　204円 013　歯科用銀ろう（JIS適合品）　1g　245円

歯科診療報酬点数表

（令和6年6月版）

■凡例（点数表のみかた）

各頁の左欄には，「診療報酬の算定方法」（点数表告示）による点数表をそのままの順番で掲載しています。	各頁の右欄には，左欄の点数表に対応した算定に関する留意事項等について適宜掲載しています。

J 019 口蓋腫瘍摘出術

    1   口蓋粘膜に限局するもの   **520点**
    2   口蓋骨に及ぶもの   **8,050点**

→ J 200-5の「1」ナビゲーションによる画像等手術支援加算対象
◇ 口蓋に生じた良性腫瘍又は嚢胞（歯根嚢胞を除く）を摘出する手術をいう。
→ 「1」はJ 200-4-2の「1」レーザー機器加算1対象
→ 「2」はJ 200-4-2の「3」レーザー機器加算3対象
→ 「2」はJ 200-5の「2」実物大臓器立体モデルによる画像等手術支援加算対象

> 区分全体に係る留意事項等はその区分の頭に，区分中の各項目のみに係る留意事項等はその項目の横に『◇』，『→』等を付けて掲載。例えば上の『◇』は区分全体，下の『→』は「2」のみに係る留意事項となります。

I 025 酸素吸入（1日につき）   **65点**
    注1   使用した精製水の費用は，所定点数に含まれる。
      2   人工呼吸と同時に行った酸素吸入の費用は，人工呼吸の所定点数に含まれる。

→ I 082酸素加算対象
◇ 本区分については，医科のJ 024酸素吸入の例により算定する。

> 右欄の『→』で示されているものは，告示等による加算の対象となることを示したもので，その加算名と区分番号を明示しています。

J 060 耳下腺悪性腫瘍手術

    1   切除   **33,010点**
    2   全摘   **44,020点**

◆ 施設基準設定手術→通則4
◆ 頸部郭清術加算対象→通則7

> 右欄の『◆』で示されているものは，告示の通則等で定められた規定について表示したものです。

M015 非金属歯冠修復（1個につき）
    1   レジンインレー
       イ   単純なもの   **128点**
       ロ   複雑なもの   **180点**
    2   硬質レジンジャケット冠   **768点**

【非金属歯冠修復の保険医療材料料】
非金属歯冠修復（1歯につき）
    1   レジンインレー
      （1） 単純なもの   **29点**
      （2） 複雑なもの   **40点**
    2   硬質レジンジャケット冠
      （1） 歯冠用加熱重合硬質レジン
                          8点
      （2） 歯冠用光重合硬質レジン **183点**

◇ 非金属歯冠修復について
 （1） 「1」レジンインレーを装着する場合は，次により算定する。
   ア 窩洞形成を行った場合は，M001-3う蝕歯インレー修復形成の場合を除き，1歯につきM001歯冠形成の「3のイ」単純なもの又は「3のロ」複雑なものを算定する。
   イ 印象採得又は咬合採得を行った場合は，1個につきM003印象採得の「1」歯冠修復又はM006咬合採得の「1」歯冠修復を，装着した場合は1個につきM005装着の「1」歯冠修復及び合着・接着材料料をそれぞれ算定する。

> 保険医療材料の点数は，左欄に点数表と区別しやすいように網かけで表示しています。

> ■右欄の項目の頭に『※』があるものは，対応する左欄の項目の点数を準用するものです。

診療報酬の算定方法

●厚生労働省告示第59号

　健康保険法（大正11年法律第70号）第76条第２項（同法第149条において準用する場合を含む。）及び高齢者の医療の確保に関する法律（昭和57年法律第80号）第71条第１項の規定に基づき，診療報酬の算定方法を次のように定め，平成20年４月１日から適用し，診療報酬の算定方法（平成18年厚生労働省告示第92号）は，平成20年３月31日限り廃止する。ただし，この告示の別表第一区分番号Ａ100の注１ただし書，区分番号Ａ102の注１ただし書及び区分番号Ａ105の注１ただし書に係る規定は，平成20年７月１日から適用し，同年３月31日において現にこの告示による廃止前の診療報酬の算定方法（平成18年厚生労働省告示第92号）の別表第一区分番号Ａ308に係る届出を行っている病棟であって，この告示の別表第一区分番号Ａ308に係る届出を行っていないものにおける回復期リハビリテーション病棟入院料の算定については，同年９月30日までの間は，なお従前の例による。

　　　　　　　　平成20年３月５日　　　厚生労働大臣　舛　添　要　一

一部改正	平成20年６月30日	厚生労働省告示第349号（平成20年７月１日から適用）
一部改正	平成20年９月30日	厚生労働省告示第468号（平成20年10月１日から適用）
一部改正	平成22年３月５日	厚生労働省告示第 69号（平成22年４月１日から適用）
一部改正	平成24年３月５日	厚生労働省告示第 76号（平成24年４月１日から適用）
一部改正	平成25年１月18日	厚生労働省告示第　6号（平成25年４月１日から適用）
一部改正	平成26年３月５日	厚生労働省告示第 57号（平成26年４月１日から適用）
一部改正	平成26年11月21日	厚生労働省告示第439号（平成26年11月25日から適用）
一部改正	平成28年３月４日	厚生労働省告示第 52号（平成28年４月１日から適用）
一部改正	平成30年３月５日	厚生労働省告示第 43号（平成30年４月１日から適用）
一部改正	令和元年８月19日	厚生労働省告示第 85号（令和元年10月１日から適用）
一部改正	令和２年３月５日	厚生労働省告示第 57号（令和２年４月１日から適用）
一部改正	令和４年３月４日	厚生労働省告示第 54号（令和４年４月１日から適用）
一部改正	令和４年９月５日	厚生労働省告示第269号（令和４年10月１日から適用）
一部改正	令和５年１月31日	厚生労働省告示第 16号（令和５年４月１日から適用）
一部改正	令和６年３月５日	厚生労働省告示第 57号（令和６年６月１日から適用）

◇「歯冠修復及び欠損補綴」に係る材料料点数のうち，M002の「１」の(1)，M010，M010-3，M010-4の「１」，M011，M017，M020の「１」及び「２」，M021の「２」，M021-2の「１」，M021-3の「２」の（根面板の保険医療材料（１歯につき））並びにM023の「１」の(1)については，令和６年６月１日に別途改正が予定されています。本書では，該当する部分に「＊」を付しています。

診療報酬の算定方法

1　健康保険法第63条第3項第一号に規定する保険医療機関に係る療養（高齢者の医療の確保に関する法律（以下「高齢者医療確保法」という。）の規定による療養を含む。以下同じ。）に要する費用の額は，歯科診療以外の診療にあっては別表第一医科診療報酬点数表により，歯科診療にあっては別表第二歯科診療報酬点数表により算定するものとする。ただし，別に厚生労働大臣が指定する病院の病棟における療養（健康保険法第63条第1項第五号に掲げる療養（同条第2項に規定する食事療養，生活療養，評価療養，患者申出療養及び選定療養を除く。）及びその療養に伴う同条第1項第一号から第三号までに掲げる療養並びに高齢者医療確保法第64条第1項第五号に掲げる療養（同条第2項に規定する食事療養，生活療養，評価療養，患者申出療養及び選定療養を除く。）及びその療養に伴う同条第1項第一号から第三号までに掲げる療養に限る。）に要する費用の額は，当該療養を提供する病院の病棟ごとに別に厚生労働大臣が定めるところにより算定するものとする。

2　保険医療機関に係る療養に要する費用の額は，1点の単価を10円とし，別表第一又は別表第二に定める点数を乗じて算定するものとする。

3　健康保険法第63条第3項第一号に規定する保険薬局に係る療養に要する費用の額は，別表第三調剤報酬点数表により，1点の単価を10円とし，同表に定める点数を乗じて算定するものとする。

4　前3号の規定により保険医療機関又は保険薬局が毎月分につき保険者（高齢者医療確保法第7条第2項に規定する保険者をいう。）又は後期高齢者医療広域連合（同法第48条に規定する後期高齢者医療広域連合をいう。）ごとに請求すべき療養に要する費用の額を算定した場合において，その額に1円未満の端数があるときは，その端数金額は切り捨てて計算するものとする。

5　特別の事由がある場合において，都道府県知事が厚生労働大臣の承認を得て別に療養担当手当を定めた場合における療養に要する費用の額は，前各号により算定した額に当該療養担当手当の額を加算して算定するものとする。

6　前各号の規定により保険医療機関又は保険薬局において算定する療養に要する費用の額は，別に厚生労働大臣が定める場合を除き，介護保険法（平成9年法律第123号）第62条に規定する要介護被保険者等については，算定しないものとする。

7　別表第一から別表第三までにおける届出については，届出を行う保険医療機関又は保険薬局の所在地を管轄する地方厚生局長又は地方厚生支局長（以下「地方厚生局長等」という。）に対して行うものとする。ただし，当該所在地を管轄する地方厚生局又は地方厚生支局の分室がある場合には，当該分室を経由して行うものとする。

歯科診療報酬点数表

1　1人の患者について療養の給付に要する費用は，第1章基本診療料及び第2章特掲診療料の規定に基づき算定された点数の総計に10円を乗じて得た額とする。

2　基本診療料には，簡単な診療行為が包括されており，消炎，鎮痛を目的とする理学療法，口腔軟組織の処置，単純な外科後処置，口角びらんの処置は，再診料にも包括されている。

3　特掲診療料には，特に規定する場合を除き，当該医療技術に伴い必要不可欠な衛生材料等の費用を含んでいる。

4　基本診療料に係る施設基準，届出等の取扱いは，「基本診療料の施設基準等の一部を改正する告示（令和6年厚生労働省告示第58号）」による改正後の「基本診療料の施設基準等（平成20年厚生労働省告示第62号）」（編注；巻末の関係告示参照）に基づくものとし，その具体的な取扱いは別途通知する。

5　特掲診療料に係る施設基準，届出等の取扱いは，「特掲診療料の施設基準等の一部を改正する告示（令和6年厚生労働省告示第59号）」による改正後の「特掲診療料の施設基準等（平成20年厚生労働省告示第63号）」（編注；巻末の関係告示参照）に基づくものとし，その具体的な取扱いは別途通知する。

6　基本診療料及び特掲診療料の算定に当たっては，「診療報酬請求書等の記載要領等について（昭和51年8月7日保険発第82号）」を踏まえて，必要な事項を診療報酬明細書に記載する。

7　署名又は記名・押印を要する文書については，自筆の署名（電子的な署名を含む。）がある場合には印は不要である。

8　文書による提供等をすることとされている個々の患者の診療に関する情報等を，電磁的方法によって，患者，他の保険医療機関，保険薬局，指定訪問看護事業者等に提供等する場合は，厚生労働省「医療情報システムの安全管理に関するガイドライン」を遵守し，安全な通信環境を確保するとともに，書面における署

名又は記名・押印に代わり，本ガイドラインに定められた電子署名（厚生労働省の定める準拠性監査基準を満たす保健医療福祉分野PKI認証局の発行する電子証明書を用いた電子署名，認定認証事業者（電子署名及び認証業務に関する法律（平成12年法律第102号）第2条第3項に規定する特定認証業務を行う者をいう。）又は認証事業者（同条第2項に規定する認証業務を行う者（認定認証事業者を除く。）をいう。）の発行する電子証明書を用いた電子署名，電子署名等に係る地方公共団体情報システム機構の認証業務に関する法律（平成14年法律第153号）に基づき，平成16年1月29日から開始されている公的個人認証サービスを用いた電子署名等）を施すこと。

9　所定点数は，特に規定する場合を除き，注に規定する加算を含まない点数を指す。

10　区分番号は，「A000」初診料における「A000」を指す。なお，以下区分番号という記載は省略し，「A000」のみ記載する。

11　施設基準の取扱いに関する通知について，「基本診療料の施設基準等及びその届出に関する手続きの取扱いについて」（令和6年3月5日保医発0305第5号）を「基本診療料施設基準通知」，「特掲診療料の施設基準等及びその届出に関する手続きの取扱いについて」（令和6年3月5日保医発0305第6号）を「特掲診療料施設基準通知」という。

歯科診療報酬点数表　目次

区分番号　詳細目次

第1章　基本診療料

第1部　初・再診料

通　則

1　健康保険法第63条第1項第1号及び高齢者医療確保法第64条第1項第1号の規定による初診及び再診の費用は，第1節又は第2節の各区分の所定点数により算定する。ただし，同時に2以上の傷病について初診を行った場合又は再診を行った場合は，初診料又は再診料は1回として算定する。

2　歯科診療及び歯科診療以外の診療を併せて行う保険医療機関にあっては，歯科診療及び歯科診療以外の診療につき，それぞれ別に初診料又は再診料を算定する。

3　入院中の患者（区分番号A400に掲げる短期滞在手術等基本料を算定する患者を含む。）に対する再診の費用（区分番号A002に掲げる再診料の注5及び注6に規定する加算を除く。）は，第2部第1節，第3節又は第4節の各区分の所定点数に含まれる。

◇　通　則

(1)　医科点数表の次の処置は，歯科点数表においては基本診療料に含まれる。

ア　鼻処置

イ　口腔，咽頭処置

ウ　喉頭処置

エ　ネブライザ

オ　熱傷処置

カ　皮膚科軟膏処置

キ　消炎鎮痛等処置

(2)　同一の保険医療機関（医科歯科併設の保険医療機関（歯科診療及び歯科診療以外の診療を併せて行う保険医療機関をいう。以下同じ。）を除く。）において，2以上の傷病に罹っている患者について，それぞれの傷病につき同時に初診又は再診を行った場合においても，初診料又は再診料は1回に限り算定する。

同一の保険医療機関において，2人以上の保険医（2以上の診療科にわたる場合も含む。）が初診又は再診を行った場合においても同様とする。

したがって，歯科診療においては，1口腔1初診として取り扱う。

(3)　歯科診療における診療科は，歯科，小児歯科，矯正歯科及び歯科口腔外科を同一とみなす。

(4)　医科歯科併設の保険医療機関において，医科診療により入院中の患者が歯若しくは口腔の疾患のため歯科診療により初診若しくは再診を受けたとき又は歯科診療に係る傷病により入院中の患者が医科診療により初診若しくは再診を受けたとき等，医科診療と歯科診療の両者にまたがる場合は，それぞれの診療科において初診料又は再診料を算定する。

ただし，同一の傷病又は互いに関連のある傷病により，医科と歯科を併せて受診した場合は，主たる診療科においてのみ初診料又は再診料を算定する。

(5)　医療法（昭和23年法律第205号）に規定する病床に入院（当該入院についてその理由等は問わない。）している期間中は，再診料（ただし，再診料の「注5」及び「注6」に規定する加算を除く。）は算定できない。また，入院中の患者が当該入院の原因となった傷病につき，診療を受けた診療科以外の診療科で，入院の原因となった傷病以外の傷病につき再診を受けた場合も，再診料は算定できない。この場合において，再診料（ただし，再診料の「注5」及び「注6」に規定する加算を除く。）以外の検査，治療等の請求は，診療報酬明細書は入院用を用いる。

ただし，歯科診療以外により入院中の患者が歯科診療により外来

を受診した場合は，再診料を算定する。

⑹　算定回数が「週」単位又は「月」単位とされているものについて
は，特に定めのない限り，それぞれ日曜日から土曜日までの1週間
又は月の初日から月の末日までの1か月を単位として算定する。

第1節　初　診　料

区分
A 000　初診料
1　歯科初診料　**267点**
2　地域歯科診療支援病院歯科初診料
291点
注1　1については，歯科外来診療に
おける院内感染防止対策につき別
に厚生労働大臣が定める施設基準
に適合しているものとして地方厚
生局長等に届け出た保険医療機関
において，初診を行った場合に算
定する。この場合において，当該
届出を行っていない保険医療機関
については，**240点**を算定する。
2　2については，別に厚生労働大
臣が定める施設基準に適合してい
るものとして地方厚生局長等に届
け出た病院である保険医療機関に
おいて初診を行った場合に算定す
る。この場合において，1の歯科
初診料は算定できない。
3　1傷病の診療継続中に他の傷病
が発生して初診を行った場合は，
それらの傷病に係る初診料は併せ
て1回とし，第1回の初診時に算
定する。
4　同一の患者について1月以内に
初診料を算定すべき初診を2回以
上行った場合は，初診料は1回と
し，第1回の初診時に算定する。
5　6歳未満の乳幼児に対して保険
医療機関が初診を行った場合は，
乳幼児加算として，**40点**を所定点
数に加算する。ただし，注8に規
定する加算を算定する場合は算定
できない。
6　著しく歯科診療が困難な者に対
して初診を行った場合（歯科診療
特別対応加算3を算定する場合を
除く。）は，歯科診療特別対応加
算1として，**175点**を所定点数に

◇　初診料について
⑴　初診料は，歯科外来診療における院内感染防止対策に係る体制等
を整備しているものとして，地方厚生（支）局長に届け出た保険医
療機関において，特に初診料が算定できない旨の規定がある場合を
除き，患者の傷病について歯科医学的に初診といわれる診療行為が
あった場合に算定する。また，当該届出を行っていない保険医療機
関においては，「注1」の後段に規定する初診料を算定する。なお，
同一の保険医が別の保険医療機関において，同一の患者について診
療を行った場合は，最初に診療を行った保険医療機関において初診
料を算定する。
⑵　「注16」の「特に情報通信機器を用いた歯科診療を行うことが必
要と認められるもの」とは，感染症の予防及び感染症の患者に対す
る医療に関する法律（平成10年法律第114号。以下「感染症法」と
いう。）第6条第7項に規定する新型インフルエンザ等感染症，同
条第8項に規定する指定感染症又は同条第9項に規定する新感染症
（以下この節において「新型インフルエンザ等感染症等」という。）
の発生時であって，保険医療機関での対面での診療が困難な状況に
おいて，歯科診療を必要とする患者のことをいう。
⑶　「注16」に規定する情報通信機器を用いた診療については，以下
のアからキまでの取扱いとする。
ア　厚生労働省「歯科におけるオンライン診療の適切な実施に関す
る指針」（以下「歯科オンライン指針」という。）に沿って情報通
信機器を用いた診療を行った場合に算定する。なお，この場合に
おいて，診療内容，診療日及び診療時間等の要点を診療録に記載
すること。
イ　情報通信機器を用いた診療は，原則として，保険医療機関に所
属する保険医が保険医療機関内で実施すること。なお，保険医療
機関外で情報通信機器を用いた診療を実施する場合であっても，
歯科オンライン指針に沿った適切な診療が行われるものであり，
情報通信機器を用いた診療を実施した場所については，事後的に
確認可能な場所であること。
ウ　情報通信機器を用いた診療を行う保険医療機関について，患者
の急変時等の緊急時には，原則として，当該保険医療機関が必要
な対応を行うこと。ただし，夜間や休日など，当該保険医療機関
がやむを得ず対応できない場合については，患者が速やかに受診
できる医療機関において対面診療を行えるよう，事前に受診可能
な医療機関を患者に説明した上で，以下の内容について，診療録
に記載しておくこと。
a　当該患者に「かかりつけの歯科医師」がいる場合には，当該
歯科医師が所属する保険医療機関名

加算し，著しく歯科診療が困難な者に対して当該患者が歯科治療環境に円滑に適応できるような技法を用いて初診を行った場合又は個室若しくは陰圧室において診療を行う必要性が特に高い患者に対して個室若しくは陰圧室において初診を行った場合（歯科診療特別対応加算3を算定する場合を除く。）は，歯科診療特別対応加算2として，**250点**を所定点数に加算し，感染症の予防及び感染症の患者に対する医療に関する法律第6条第7項に規定する新型インフルエンザ等感染症，同条第8項に規定する指定感染症又は同条第9項に規定する新感染症の患者に対して初診を行った場合は，歯科診療特別対応加算3として，**500点**を所定点数に加算する。ただし，歯科診療特別対応加算1，歯科診療特別対応加算2又は歯科診療特別対応加算3を算定する患者について，当該患者に対する診療時間が1時間を超えた場合は，30分又はその端数を増すごとに，**100点**を更に所定点数に加算する。

7 6歳以上の患者に対して保険医療機関が表示する診療時間以外の時間（深夜（午後10時から午前6時までの間をいう。以下この表において同じ。）及び休日を除く。以下この表において同じ。），休日（深夜を除く。以下この表において同じ。）又は深夜において初診を行った場合は，時間外加算，休日加算又は深夜加算として，**85点**，**250点**又は**480点**をそれぞれ所定点数に加算する。ただし，専ら夜間における救急医療の確保のために設けられている保険医療機関において，夜間であって別に厚生労働大臣が定める時間に初診を行った場合は，**230点**を所定点数に加算する。

8 6歳未満の乳幼児に対して保険医療機関が表示する診療時間以外の時間，休日又は深夜において初

b 当該患者に「かかりつけの歯科医師」がいない場合には，対面診療により診療できない理由，適切な医療機関としての紹介先の医療機関名，紹介方法及び患者の同意

エ 歯科オンライン指針において，「対面診療を適切に組み合わせて行うことが求められる」とされていることから，保険医療機関においては，対面診療を提供できる体制を有すること。また，「オンライン診療を行った歯科医師自身では対応困難な疾患・病態の患者や緊急性がある場合については，オンライン診療を行った歯科医師がより適切な医療機関に自ら連絡して紹介することが求められる」とされていることから，患者の状況によって対応することが困難な場合には，ほかの保険医療機関と連携して対応できる体制を有すること。

オ 情報通信機器を用いた診療を行う際には，歯科オンライン指針に沿って診療を行い，歯科オンライン指針において示されている日本歯科医学会が作成した「歯科におけるオンライン診療に関する基本的な考え方」等を踏まえ，当該診療が歯科オンライン指針に沿った適切な診療であることを診療録に記載すること。また，処方を行う際には，歯科オンライン指針に沿って処方を行い，日本歯科医学会が作成した「歯科におけるオンライン診療に関する基本的な考え方」等を参考にし，当該処方が歯科オンライン指針に沿った適切な処方であることを診療録に記載すること。

カ 情報通信機器を用いた診療を行う際は，予約に基づく診察による特別の料金の徴収はできない。

キ 情報通信機器を用いた診療を行う際の情報通信機器の運用に要する費用については，療養の給付と直接関係ないサービス等の費用として別途徴収できる。

(4) 患者が違和を訴え診療を求めた場合は，診断の結果，疾病と認むべき徴候のない場合であっても初診料を算定する。

(5) 自他覚的症状がなく健康診断を目的とする受診により疾患が発見された患者について，当該保険医が特に治療の必要性を認め治療を開始した場合は，初診料は算定できない。ただし，当該治療（初診を除く。）は，医療保険給付対象として診療報酬を算定する。

(6) (5)にかかわらず，健康診断で疾患が発見された患者について，疾患を発見した保険医以外の保険医（当該疾患を発見した保険医の属する保険医療機関の保険医を除く。）において治療を開始した場合は，初診料を算定する。

(7) 労災保険，健康診断，自費等（医療保険給付対象外）により入院外で傷病の治療中又は医療法に規定する病床に入院（当該入院についてその理由等は問わない。）中は，当該保険医療機関において医療保険給付の対象となる診療を受けた場合も，初診料は算定できない。

(8) 現に傷病について診療継続中の患者につき，新たに発生した他の傷病で初診を行った場合は，当該新たに発生した傷病について初診料は算定できない。

(9) 患者が任意に診療を中止し1月以上経過した後，再び同一の保険医療機関において診療を受ける場合は，その診療が同一病名又は同一症状によるものであっても，その際の診療は初診として取り扱う。この場合において，1月の期間の計算は，例えば，2月10日〜3月9日，9月15日〜10月14日等と計算する。

診を行った場合は，乳幼児時間外加算，乳幼児休日加算又は乳幼児深夜加算として，**125点**，**290点**又は**620点**をそれぞれ所定点数に加算する。ただし，注7のただし書に規定する保険医療機関において，同注のただし書に規定する時間に初診を行った場合は，**270点**を所定点数に加算する。

9　1及び2については，別に厚生労働大臣が定める施設基準に適合しているものとして地方厚生局長等に届け出た保険医療機関において，歯科外来診療における医療安全対策に係る取組を行った場合は，それぞれ歯科外来診療医療安全対策加算1又は歯科外来診療医療安全対策加算2として，初診時1回に限り**12点**又は**13点**を所定点数に加算する。

10　1及び2については，別に厚生労働大臣が定める施設基準に適合しているものとして地方厚生局長等に届け出た保険医療機関において，歯科外来診療における院内感染防止対策に係る取組を行った場合は，それぞれ歯科外来診療感染対策加算1若しくは歯科外来診療感染対策加算2又は歯科外来診療感染対策加算3若しくは歯科外来診療感染対策加算4として，初診時1回に限り**12点**若しくは**14点**又は**13点**若しくは**15点**を所定点数に加算する。

11　別に厚生労働大臣が定める施設基準に適合しているものとして地方厚生局長等に届け出た保険医療機関において，歯科診療を実施している他の保険医療機関（診療所に限る。）において注6若しくは区分番号A002に掲げる再診料の注4に規定する歯科診療特別対応加算1を算定した患者又は著しく歯科診療が困難な者であって注6若しくは区分番号A002に掲げる再診料の注4に規定する歯科診療特別対応加算2若しくは歯科診療特別対応加算3を算定した患者に

⑽　B000-4歯科疾患管理料又はC001-3歯科疾患在宅療養管理料を算定した場合は，管理計画に基づく一連の治療が終了した日（患者が任意に診療を中止した場合も含む。）から起算して2月以内は再診として取り扱い，2月を超えた場合は初診として取り扱う。

⑾　(9)及び⑽にかかわらず，次に掲げる場合は，初診として取り扱わない。

ア　欠損補綴を前提とした抜歯で抜歯後印象採得まで1月以上経過した場合

イ　歯周疾患等の慢性疾患である場合等であって，明らかに同一の疾病又は負傷に係る診療が継続している場合

⑿　病院である保険医療機関において歯科，小児歯科，矯正歯科又は歯科口腔外科を標榜する診療科の初診患者のうち，別の保険医療機関等（特別の関係にある別の保険医療機関等を除く。）からの文書による紹介により当該診療科に来院した患者の数等に関する施設基準に適合しているものとして地方厚生（支）局長に届け出たものは，「地域歯科診療支援病院歯科初診料」を算定する。

⒀　乳幼児加算及び歯科診療特別対応加算

初診料を算定できない場合は，初診時における乳幼児加算又は歯科診療特別対応加算1，歯科診療特別対応加算2若しくは歯科診療特別対応加算3は算定できない。

⒁　乳幼児加算と乳幼児時間外加算，乳幼児休日加算及び乳幼児深夜加算は併せて算定できない。

⒂　歯科診療特別対応加算1，歯科診療特別対応加算2又は歯科診療特別対応加算3を算定した患者が6歳未満の乳幼児である場合は，乳幼児加算，乳幼児時間外加算，乳幼児休日加算又は乳幼児深夜加算を併せて算定する。

⒃　歯科診療特別対応加算

「注6」の「著しく歯科診療が困難な者」とは，次に掲げる状態又はこれらに準ずる状態をいう。なお，歯科診療特別対応加算1又は歯科診療特別対応加算2を算定した場合は，当該加算を算定した日の患者の状態（キに該当する患者の場合は病名）を診療録に記載する。

ア　脳性麻痺等で身体の不随意運動や緊張が強く体幹の安定が得られない状態

イ　知的発達障害等により開口保持ができない状態や治療の目的が理解できず治療に協力が得られない状態

ウ　重症の呼吸器疾患等で頻繁に治療の中断が必要な状態

エ　日常生活に支障を来すような症状・行動や意志疎通の困難さが頻繁に見られ歯科診療に際して家族等の援助を必要とする状態

オ　人工呼吸器を使用している状態又は気管切開等を行っており歯科治療に際して管理が必要な状態

カ　強度行動障害の状態であって，日常生活に支障を来すような症状・行動が頻繁に見られ，歯科治療に協力が得られない状態

キ　次に掲げる感染症に罹患しており，標準予防策に加えて，空気感染対策，飛沫感染対策，接触感染対策など当該感染症の感染経路等の性質に応じて必要な感染対策を講じた上で歯科診療を行う必要がある状態

(ア)　狂犬病

対して，当該保険医療機関から文書による診療情報提供を受けた上で，外来において初診を行った場合は，歯科診療特別対応連携加算として，月1回に限り**150点**を所定点数に加算する。

12　歯科診療を実施している保険医療機関（診療所（注11に規定する施設基準に適合しているものとして地方厚生局長等に届け出た保険医療機関を除く。）に限る。）において，他の保険医療機関（注11に規定する施設基準に適合しているものとして地方厚生局長等に届け出た保険医療機関に限る。）において注6若しくは区分番号A002に掲げる再診料の注4に規定する歯科診療特別対応加算1を算定した患者又は著しく歯科診療が困難な者であって注6若しくは区分番号A002に掲げる再診料の注4に規定する歯科診療特別対応加算2若しくは歯科診療特別対応加算3を算定した患者に対して，当該保険医療機関から文書による診療情報提供を受けた上で，外来において初診を行った場合は，歯科診療特別対応地域支援加算として，月1回に限り**100点**を所定点数に加算する。

13　削除

14　別に厚生労働大臣が定める施設基準を満たす歯科診療を実施している保険医療機関を受診した患者に対して十分な情報を取得した上で初診を行った場合は，医療情報取得加算1として，月1回に限り**3点**を所定点数に加算する。ただし，健康保険法第3条第13項に規定する電子資格確認により当該患者に係る診療情報を取得等した場合又は他の保険医療機関から当該患者に係る診療情報の提供を受けた場合にあっては，医療情報取得加算2として，月1回に限り**1点**を所定点数に加算する。

15　医療DX推進に係る体制として別に厚生労働大臣が定める施設基

(イ)　鳥インフルエンザ（特定鳥インフルエンザを除く。）

(ウ)　エムポックス

(エ)　重症熱性血小板減少症候群（病原体がフレボウイルス属SFTSウイルスであるものに限る。）

(オ)　腎症候性出血熱

(カ)　ニパウイルス感染症

(キ)　ハンタウイルス肺症候群

(ク)　ヘンドラウイルス感染症

(ケ)　インフルエンザ（鳥インフルエンザ及び新型インフルエンザ等感染症を除く。）

(コ)　後天性免疫不全症候群（ニューモシスチス肺炎に限る。）

(サ)　麻しん

(シ)　メチシリン耐性黄色ブドウ球菌感染症

(ス)　RSウイルス感染症

(セ)　カルバペネム耐性腸内細菌目細菌感染症

(ソ)　感染性胃腸炎（病原体がノロウイルスであるものに限る。）

(タ)　急性弛緩性麻痺（急性灰白髄炎を除く。病原体がエンテロウイルスによるものに限る。）

(チ)　新型コロナウイルス感染症

(ツ)　侵襲性髄膜炎菌感染症

(テ)　水痘

(ト)　先天性風しん症候群

(ナ)　バンコマイシン耐性黄色ブドウ球菌感染症

(ニ)　バンコマイシン耐性腸球菌感染症

(ヌ)　百日咳

(ネ)　風しん

(ノ)　ペニシリン耐性肺炎球菌感染症

(ハ)　無菌性髄膜炎（病原体がパルボウイルスB19によるものに限る。）

(ヒ)　薬剤耐性アシネトバクター感染症

(フ)　薬剤耐性緑膿菌感染症

(ヘ)　流行性耳下腺炎

(ホ)　感染症法第6条第3項に規定する二類感染症

⒄　「注6」に規定する歯科診療特別対応加算2（個室若しくは陰圧室において診療を行う必要性が特に高い患者に対して個室若しくは陰圧室において初診を行った場合を除く。）を算定するにあっては，「歯科治療環境に円滑に適応できるような技法」を用いた場合に算定する。また，「歯科治療環境に円滑に適応できるような技法」とは，歯科診療の開始に当たり，患者が歯科治療の環境に円滑に適応できるための方法として，Tell-Show-Do法などの系統的脱感作法並びにそれに準拠した方法，オペラント法，モデリング法，TEACCH法，遊戯療法，ボイスコントロール法等の患者の行動を調整する専門的技法をいう。なお，当該加算を算定した場合は，患者の状態及び用いた専門的技法の名称を診療録に記載する。

⒅　「注6」に規定する歯科診療特別対応加算2の「個室若しくは陰圧室において診療を行う必要性が特に高い患者」については，⒃のキに規定する感染症の患者であって，医学的に他者へ感染させるおそれがあると認められるものをいう。なお，当該加算を算定した場

準に適合しているものとして地方
厚生局長等に届け出た歯科診療を
実施している保険医療機関を受診
した患者に対して初診を行った場
合は，医療ＤＸ推進体制整備加算
として，月１回に限り**6点**を所定
点数に加算する。

16　別に厚生労働大臣が定める施設
基準に適合しているものとして地
方厚生局長等に届け出た保険医療
機関において，特に情報通信機器
を用いた歯科診療を行うことが必
要と認められるものに対して，情
報通信機器を用いた初診を行った
場合には，注１に規定する届出の
有無にかかわらず，１の歯科初診
料又は２の地域歯科診療支援病院
歯科初診料について，所定点数に
代えて，**233点**を算定する。

A001　削除

合は，当該患者の病名（⒃のキの㋐から㋭までのいずれか）を診療
録に記載する。

⒆　「注6」に規定する歯科診療特別対応加算3は，新型インフルエ
ンザ等感染症等の患者に対して，感染対策を実施した上で歯科診療
を行った場合に加算する。なお，当該加算を算定した場合は，病名
を診療録に記載する。

⒇　「注6」に規定する歯科診療特別対応加算1，歯科診療特別対応
加算2又は歯科診療特別対応加算3を算定する場合において，当該
患者の診療に要した時間が１時間を超えた場合は，30分又はその端
数を増すごとに，100点を更に所定点数に加算する。

㉑　「注7」及び「注8」の医科と共通の項目は，医科のＡ000初診
料の例により算定する。

㉒　「注9」に規定する歯科外来診療医療安全対策加算1及び歯科外
来診療医療安全対策加算2は，歯科診療の特性を踏まえ，患者にとっ
てより安全で安心できる歯科外来診療の医療安全対策に係る取組を
評価したものであり，別に厚生労働大臣が定める施設基準に適合し
ているものとして地方厚生（支）局長に届け出た保険医療機関にお
いて，外来診療に係る初診を行った場合に加算する。

㉓　「注10」に規定する歯科外来診療感染対策加算1及び歯科外来診
療感染対策加算3は，歯科診療の特性を踏まえ，患者にとってより
安全で安心できる歯科外来診療の感染対策に係る取組を評価したも
のであり，別に厚生労働大臣が定める施設基準に適合しているもの
として地方厚生（支）局長に届け出た保険医療機関において，外来
診療に係る初診を行った場合に加算する。

㉔　「注10」に規定する歯科外来診療感染対策加算2及び歯科外来診
療感染対策加算4は，新型インフルエンザ等感染症等の患者に対応
可能な歯科外来診療の体制整備に係る取組を評価したものであり，
別に厚生労働大臣が定める施設基準に適合しているものとして地方
厚生（支）局長に届け出た保険医療機関において，外来診療に係る
初診を行った場合に加算する。

㉕　「注11」に規定する歯科診療特別対応連携加算は，別に厚生労働
大臣が定める施設基準に適合しているものとして地方厚生（支）局
長に届け出た保険医療機関の外来部門において，歯科診療所である
保険医療機関（別に厚生労働大臣が定める歯科診療特別対応連携加
算に係る施設基準に適合しているものとして地方厚生（支）局長に
届け出た保険医療機関を除く。）で「注6」若しくはＡ002再診料の
注４に規定する歯科診療特別対応加算1を算定した患者又は「注6」
若しくはＡ002再診料の「注4」の「著しく歯科診療が困難な者」
であって歯科診療特別対応加算2若しくは歯科診療特別対応加算3
を算定した患者について，当該保険医療機関から診療情報提供料に
定める様式に基づいた診療情報提供を受けた上で初診を行い，当該
歯科診療特別対応加算を算定した場合に算定する。

㉖　「注12」に規定する歯科診療特別対応地域支援加算は，歯科診療
所である保険医療機関（別に厚生労働大臣が定める歯科診療特別対
応連携加算に係る施設基準に適合しているものとして地方厚生（支）
局長に届け出た保険医療機関を除く。）において，別に厚生労働大
臣が定める歯科診療特別対応連携加算に係る施設基準に適合してい
るものとして地方厚生（支）局長に届け出た保険医療機関において，

「注6」若しくはA002再診料の注4に規定する歯科診療特別対応加算1を算定した患者又は「注6」若しくはA002再診料の「注4」の「著しく歯科診療が困難な者」であって歯科診療特別対応加算2若しくは歯科診療特別対応加算3を算定した患者について，当該保険医療機関から診療情報提供料に定める様式に基づいた診療情報提供を受けた上で初診を行い，当該歯科診療特別対応加算を算定した場合に算定する。

(27) 医療情報取得加算

ア 「注14」に規定する医療情報取得加算は，オンライン資格確認を導入している保険医療機関において，初診時に患者の薬剤情報や特定健診情報等の診療情報を活用して質の高い診療を実施する体制を評価するものであり，別に厚生労働大臣が定める施設基準を満たす保険医療機関を受診した患者に対して十分な情報を取得した上で初診を行った場合に，医療情報取得加算1として，月1回に限り3点を所定点数に加算する。ただし，健康保険法第3条第13項に規定する電子資格確認により当該患者に係る診療情報を取得等した場合又は他の保険医療機関から当該患者に係る診療情報の提供を受けた場合にあっては，医療情報取得加算2として，月1回に限り1点を所定点数に加算する。

イ 医療情報取得加算を算定する保険医療機関においては，以下の事項について院内に掲示するとともに，原則として，ウェブサイトに掲載し，必要に応じて患者に対して説明する。

a オンライン資格確認を行う体制を有していること。

b 当該保険医療機関を受診した患者に対し，受診歴，薬剤情報，特定健診情報その他必要な診療情報を取得・活用して診療を行うこと。

ウ 初診時の標準的な問診票の項目は別紙様式5に定めるとおりであり，医療情報取得加算を算定する保険医療機関は，患者に対する初診時問診票の項目について，別紙様式5を参考とする。

(28) 医療DX推進体制整備加算

「注15」に規定する医療DX推進整備体制加算は，オンライン資格確認により取得した診療情報・薬剤情報等を実際の診療に活用できる体制を有するとともに，電子処方箋及び電子カルテ情報共有サービスを導入するなど，質の高い医療を提供するため医療DXに対応する体制を評価するものであり，別に厚生労働大臣が定める施設基準に適合しているものとして地方厚生（支）局長に届け出た保険医療機関を受診した患者に対して初診を行った場合に，月1回に限り6点を所定点数に加算する。

第2節 再 診 料

区分

A002 再診料

1	歯科再診料	**58点**
2	地域歯科診療支援病院歯科再診料	**75点**

注1 1については，区分番号A000に掲げる初診料の注1に規定する

◇ 再診料について

(1) 再診料は，歯科外来診療における院内感染防止対策に係る体制等を整備しているものとして，地方厚生（支）局長に届け出た保険医療機関において，再診の都度（同日において2以上の再診があってもその都度）算定する。また，当該届出を行っていない保険医療機関においては，「注1」の後段に規定する再診料を算定する。ただし，

歯科外来診療における院内感染防止対策につき別に厚生労働大臣が定める施設基準に適合しているものとして地方厚生局長等に届け出た保険医療機関において，再診を行った場合に算定する。この場合において，当該届出を行っていない保険医療機関については，**44点**を算定する。

2　2については，区分番号A000に掲げる初診料の注2に規定する別に厚生労働大臣が定める施設基準に適合しているものとして地方厚生局長等に届け出た病院である保険医療機関において，再診を行った場合に算定する。この場合において，1の歯科再診料は算定できない。

3　6歳未満の乳幼児に対して再診を行った場合は，乳幼児加算として，**10点**を所定点数に加算する。ただし，注6に規定する加算を算定する場合を除く。

4　著しく歯科診療が困難な者に対して再診を行った場合（歯科診療特別対応加算3を算定する場合を除く。）は，歯科診療特別対応加算1として，**175点**を所定点数に加算し，著しく歯科診療が困難な者に対して当該患者が歯科治療環境に円滑に適応できるような技法を用いて再診を行った場合又は個室若しくは陰圧室において診療を行う必要性が特に高い患者に対して個室若しくは陰圧室において再診を行った場合（歯科診療特別対応加算3を算定する場合を除く。）は，歯科診療特別対応加算2として，**250点**を所定点数に加算し，感染症法第6条第7項に規定する新型インフルエンザ等感染症，同条第8項に規定する指定感染症又は同条第9項に規定する新感染症の患者に対して再診を行った場合は，歯科診療特別対応加算3として，**500点**を所定点数に加算する。ただし，歯科診療特別対応加算1，歯科診療特別対応加算2又は歯科

2以上の傷病について同時に再診を行った場合は，1日につき1回に限り算定する。

(2)　「注12」の「特に情報通信機器を用いた歯科診療を行うことが必要と認められるもの」とは，以下に掲げる患者のことをいう。

ア　新型インフルエンザ等感染症等の発生時であって，保険医療機関での対面での診療が困難な状況において，歯科診療を必要とする患者

イ　B000-4-2小児口腔機能管理料の「注5」又はB000-4-3口腔機能管理料の「注5」に規定する患者

ウ　B002歯科特定疾患療養管理料の(2)のイ及びウに規定する患者

(3)　「注12」に規定する情報通信機器を用いた再診については，(2)を除き，「A000」初診料の(3)の取扱いと同様である。

(4)　A傷病について診療継続中の患者が，B傷病に罹り，B傷病について初診があった場合は，再診料を算定する。

(5)　歯冠修復又は欠損補綴において，一連の行為のために同日に2以上の再診を行った場合の再診料は，1回の算定とする。

(6)　電話等による再診

ア　当該保険医療機関で初診を受けた患者について，再診以後，当該患者又はその看護に当たっている者から直接又は間接（電話又はリアルタイムでの画像を介したコミュニケーション（以下「ビデオ通話」という。）による場合を含む。）に，治療上の意見を求められ必要な指示をした場合は，再診料を算定する。

イ　電話又はビデオ通話による再診（聴覚障害者である患者に係る再診に限り，ファクシミリ又は電子メール等によるものを含む。）は，患者の病状の変化に応じ療養について歯科医師の指示を受ける必要がある場合であって，当該患者又はその看護に当たっている者からの歯科医学的な意見の求めに対し治療上必要な適切な指示をした場合に限り算定する。ただし，電話又はビデオ通話による指示等が，同日における初診又は再診に附随する一連の行為とみなされる場合，時間おきに病状の報告を受ける内容のものである場合等は，再診料を算定できない。また，ファクシミリ又は電子メール等による再診は，再診の求めに速やかに応じた場合に限り算定するものとし，この場合において，診療録に当該ファクシミリ等の送受信の時刻を記載するとともに，当該ファクシミリ等の写しを添付する。

ウ　乳幼児の看護に当たっている者から電話等によって治療上の意見を求められ指示した場合は，乳幼児加算を算定する。

エ　時間外加算を算定すべき時間，休日又は深夜に患者又はその看護に当たっている者から電話等によって治療上の意見を求められ指示した場合は，時間外加算，休日加算又は深夜加算を算定する。

(7)　その他初診料と共通の項目は，A000初診料と同様であり，医科と共通の項目は，医科のA001再診料の例により算定する。

(8)　「注4」の「著しく歯科診療が困難な者」とは，次に掲げる状態又はこれらに準ずる状態をいう。なお，歯科診療特別対応加算1又は歯科診療特別対応加算2を算定した場合は，当該加算を算定した日の患者の状態（キに該当する患者の場合は病名）を診療録に記載する。

ア　脳性麻痺等で身体の不随意運動や緊張が強く体幹の安定が得ら

診療特別対応加算3を算定する患者について，当該患者に対する診療時間が1時間を超えた場合は，30分又はその端数を増すごとに，**100点**を更に所定点数に加算する。

5　6歳以上の患者に対して保険医療機関が表示する診療時間以外の時間，休日又は深夜において再診を行った場合は，時間外加算，休日加算又は深夜加算として，**65点**，**190点**又は**420点**をそれぞれ所定点数に加算する。ただし，区分番号A000に掲げる初診料の注7のただし書に規定する保険医療機関において，同注のただし書に規定する時間に再診を行った場合は，**180点**を所定点数に加算する。

6　6歳未満の乳幼児に対して保険医療機関が表示する診療時間以外の時間，休日又は深夜に再診を行った場合は，乳幼児時間外加算，乳幼児休日加算又は乳幼児深夜加算として，**75点**，**200点**又は**530点**をそれぞれ所定点数に加算する。ただし，区分番号A000に掲げる初診料の注7のただし書に規定する保険医療機関において，同注のただし書に規定する時間に再診を行った場合は，**190点**を所定点数に加算する。

7　患者又はその看護に当たっている者から電話等によって治療上の意見を求められて指示をした場合は，再診料を算定する。ただし，この場合において，注11に規定する加算は算定しない。

8　1及び2については，区分番号A000に掲げる初診料の注9に規定する歯科外来診療医療安全対策加算に係る施設基準に適合しているものとして地方厚生局長等に届け出た保険医療機関において，歯科外来診療における医療安全対策に係る取組を行った場合は，それぞれ歯科外来診療医療安全対策加算1又は歯科外来診療医療安全対策加算2として，**2点**又は**3点**を所定点数に加算する。

れない状態

イ　知的発達障害等により開口保持ができない状態や治療の目的が理解できず治療に協力が得られない状態

ウ　重症の呼吸器疾患等で頻繁に治療の中断が必要な状態

エ　日常生活に支障を来すような症状・行動や意志疎通の困難さが頻繁に見られ歯科診療に際して家族等の援助を必要とする状態

オ　人工呼吸器を使用している状態又は気管切開等を行っており歯科治療に際して管理が必要な状態

カ　強度行動障害の状態であって，日常生活に支障を来すような症状・行動が頻繁に見られ，歯科治療に協力が得られない状態

キ　次に掲げる感染症に罹患しており，標準予防策に加えて，空気感染対策，飛沫感染対策，接触感染対策など当該感染症の感染経路等の性質に応じて必要な感染対策を講じた上で歯科診療を行う必要がある状態

(ア)　狂犬病
(イ)　鳥インフルエンザ（特定鳥インフルエンザを除く。）
(ウ)　エムポックス
(エ)　重症熱性血小板減少症候群（病原体がフレボウイルス属SFTSウイルスであるものに限る。）
(オ)　腎症候性出血熱
(カ)　ニパウイルス感染症
(キ)　ハンタウイルス肺症候群
(ク)　ヘンドラウイルス感染症
(ケ)　インフルエンザ（鳥インフルエンザ及び新型インフルエンザ等感染症を除く。）
(コ)　後天性免疫不全症候群（ニューモシスチス肺炎に限る。）
(サ)　麻しん
(シ)　メチシリン耐性黄色ブドウ球菌感染症
(ス)　RSウイルス感染症
(セ)　カルバペネム耐性腸内細菌目細菌感染症
(ソ)　感染性胃腸炎（病原体がノロウイルスであるものに限る。）
(タ)　急性弛緩性麻痺（急性灰白髄炎を除く。病原体がエンテロウイルスによるものに限る。）
(チ)　新型コロナウイルス感染症
(ツ)　侵襲性髄膜炎菌感染症
(テ)　水痘
(ト)　先天性風しん症候群
(ナ)　バンコマイシン耐性黄色ブドウ球菌感染症
(ニ)　バンコマイシン耐性腸球菌感染症
(ヌ)　百日咳
(ネ)　風しん
(ノ)　ペニシリン耐性肺炎球菌感染症
(ハ)　無菌性髄膜炎（病原体がパルボウイルスB19によるものに限る。）
(ヒ)　薬剤耐性アシネトバクター感染症
(フ)　薬剤耐性緑膿菌感染症
(ヘ)　流行性耳下腺炎
(ホ)　感染症法第6条第3項に規定する二類感染症

9　1及び2については，区分番号A000に掲げる初診料の注10に規定する歯科外来診療感染対策加算に係る施設基準に適合しているものとして地方厚生局長等に届け出た保険医療機関において，歯科外来診療における院内感染防止対策に係る取組を行った場合は，それぞれ歯科外来診療感染対策加算1若しくは歯科外来診療感染対策加算2又は歯科外来診療感染対策加算3若しくは歯科外来診療感染対策加算4として，**2点**若しくは**4点**又は**3点**若しくは**5点**を所定点数に加算する。

10　個別の費用の計算の基礎となった項目ごとに記載した明細書の発行等につき別に厚生労働大臣が定める施設基準を満たす保険医療機関（診療所に限る。）を受診した患者については，明細書発行体制等加算として，**1点**を所定点数に加算する。

11　別に厚生労働大臣が定める施設基準を満たす歯科診療を実施している保険医療機関を受診した患者に対して十分な情報を取得した上で再診を行った場合は，医療情報取得加算3として，3月に1回に限り**2点**を所定点数に加算する。ただし，健康保険法第3条第13項に規定する電子資格確認により当該患者に係る診療情報を取得等した場合又は他の保険医療機関から当該患者に係る診療情報の提供を受けた場合にあっては，医療情報取得加算4として，3月に1回に限り**1点**を所定点数に加算する。

12　別に厚生労働大臣が定める施設基準に適合しているものとして地方厚生局長等に届け出た保険医療機関において，特に情報通信機器を用いた歯科診療を行うことが必要と認められるものに対して，情報通信機器を用いた再診を行った場合には，注1に規定する届出の有無にかかわらず，1の歯科再診料又は2の地域歯科診療支援病院

(9)　「注4」に規定する歯科診療特別対応加算2（個室若しくは陰圧室において診療を行う必要性が特に高い患者に対して個室若しくは陰圧室において初診を行った場合を除く。）を算定するにあっては，「歯科治療環境に円滑に適応できるような技法」を用いた場合に算定する。また，「歯科治療環境に円滑に適応できるような技法」とは，歯科診療の開始に当たり，患者が歯科治療の環境に円滑に適応できるための方法として，Tell-Show-Do法などの系統的脱感作法並びにそれに準拠した方法，オペラント法，モデリング法，TEACCH法，遊戯療法，ボイスコントロール法等の患者の行動を調整する専門的技法をいう。なお，当該加算を算定した場合は，患者の状態及び用いた専門的技法の名称を診療録に記載する。

(10)　「注4」に規定する歯科診療特別対応加算2の「個室若しくは陰圧室において診療を行う必要性が特に高い患者」については，(8)のキに規定する感染症の患者であって，医学的に他者へ感染させるおそれがあると認められるものをいう。なお，当該加算を算定した場合は，当該患者の病名（(8)のキの(ア)から(ホ)までのいずれか））を診療録に記載する。

(11)　「注4」に規定する歯科診療特別対応加算3は，新型インフルエンザ等感染症等の患者に対して，感染対策を実施した上で歯科診療を行った場合に加算する。なお，当該加算を算定した場合は，病名を診療録に記載する。

(12)　「注4」に規定する歯科診療特別対応加算1，歯科診療特別対応加算2又は歯科診療特別対応加算3を算定する場合において，当該患者に対する診療時間が1時間を超えた場合は，30分又はその端数を増すごとに，100点を更に所定点数に加算する。

(13)　「注8」に規定する歯科外来診療医療安全対策加算1及び歯科外来診療医療安全対策加算2は，歯科診療の特性を踏まえ，患者にとってより安全で安心できる歯科外来診療の医療安全対策に係る取組を評価したものであり，別に厚生労働大臣が定める施設基準に適合しているものとして地方厚生（支）局長に届け出た保険医療機関において，外来診療に係る再診を行った場合に加算する。

(14)　「注9」に規定する歯科外来診療感染対策加算1及び歯科外来診療感染対策加算3は，歯科診療の特性を踏まえ，患者にとってより安全で安心できる歯科外来診療の感染対策に係る取組を評価したものであり，別に厚生労働大臣が定める施設基準に適合しているものとして地方厚生（支）局長に届け出た保険医療機関において，外来診療に係る再診を行った場合に加算する。

(15)　「注9」に規定する歯科外来診療感染対策加算2及び歯科外来診療感染対策加算4は，新型インフルエンザ等感染症等の患者に対応可能な歯科外来診療の体制整備に係る取組を評価したものであり，別に厚生労働大臣が定める施設基準に適合しているものとして地方厚生（支）局長に届け出た保険医療機関において，外来診療に係る再診を行った場合に加算する。

(16)　医療情報取得加算

ア　「注11」に規定する医療情報取得加算は，オンライン資格確認を導入している保険医療機関において，再診時に患者の薬剤情報や特定健診情報等の診療情報を活用して質の高い診療を実施する体制を評価するものであり，別に厚生労働大臣が定める施設基準

歯科再診料について，所定点数に代えて，**51点**を算定する。

を満たす保険医療機関を受診した患者に対して十分な情報を取得した上で再診を行った場合に，医療情報取得加算3として，3月に1回に限り2点を所定点数に加算する。ただし，健康保険法第3条第13項に規定する電子資格確認により当該患者に係る診療情報を取得等した場合又は他の保険医療機関から当該患者に係る診療情報の提供を受けた場合にあっては，医療情報取得加算4として，3月に1回に限り1点を所定点数に加算する。

イ 医療情報取得加算の算定に当たっては，他院における処方を含めた薬剤情報や必要に応じて健診情報等を問診等により確認する。

第 2 部　入院料等

通　則

1　健康保険法第63条第 1 項第 5 号及び高齢者医療確保法第64条第 1 項第 5 号による入院及び看護の費用は，第 1 節から第 5 節までの各区分の所定点数により算定する。この場合において，特に規定する場合を除き，通常必要とされる療養環境の提供，看護及び歯科医学的管理に要する費用は，第 1 節，第 3 節又は第 4 節の各区分の所定点数に含まれる。

2　同一の保険医療機関において，同一の患者につき，第 1 節の各区分に掲げる入院基本料（特別入院基本料，月平均夜勤時間超過減算及び夜勤時間特別入院基本料（以下「特別入院基本料等」という。）を含む。），第 3 節の各区分に掲げる特定入院料及び第 4 節の各区分に掲げる短期滞在手術等基本料を同一の日に算定することはできない。

3　歯科診療及び歯科診療以外の診療を併せて行う保険医療機関にあっては，当該患者の主傷病に係る入院基本料（特別入院基本料等を含む。），特定入院料又は短期滞在手術等基本料を算定する。

4　第 1 節から第 4 節までに規定する期間の計算は，特に規定する場合を除き，保険医療機関に入院した日から起算して計算する。ただし，保険医療機関を退院した後，同一の疾病又は負傷により，当該保険医療機関又は当該保険医療機関と特別の関係にある保険医療機関に入院した場合は，急性増悪その他やむを得ない場合を除き，最初の保険医療機関に入院した日から起算して計算する。

5　別に厚生労働大臣が定める入院患者数の基準又は歯科医師等の員数の基準に該当する保険医療機関の入院基本料については，別に厚生労働大臣が定めるところにより算定する。

6　入院診療計画，院内感染防止対策，医療安全管理体制，褥瘡対策，栄養管

理体制，意思決定支援及び身体的拘束最小化について，別に厚生労働大臣が定める基準を満たす場合に限り，第1節（特別入院基本料等を含む。），第3節及び第4節（短期滞在手術等基本料1を除く。）の各区分に掲げるそれぞれの入院基本料，特定入院料又は短期滞在手術等基本料の所定点数を算定する。ただし，歯科診療のみを行う保険医療機関にあっては，別に厚生労働大臣が定める基準を満たす場合に限り，当該入院料の所定点数を算定する。

7　前号本文に規定する別に厚生労働大臣が定める基準（歯科診療のみを行う保険医療機関にあっては，前号ただし書に規定する別に厚生労働大臣が定める基準）のうち，栄養管理体制に関する基準を満たすことができない保険医療機関（診療所を除き，別に厚生労働大臣が定める基準を満たすものに限る。）については，第1節（特別入院基本料等を除く。），第3節及び第4節（短期滞在手術等基本料1を除く。）の各区分に掲げるそれぞれの入院基本料，特定入院料又は短期滞在手術等基本料の所定点数から1日につき**40点**を減算する。

8　第6号本文に規定する別に厚生労働大臣が定める基準（歯科診療のみを行う保険医療機関にあっては，第6号ただし書に規定する別に厚生労働大臣が定める基準）のうち，身体的拘束最小化に関する基準を満たすことができない保険医療機関については，第1節（特別入院基本料等を除く。），第3節及び第4節（短期滞在手術等基本料1を除く。）の各区分に掲げるそれぞれの入院基本料，特定入院料又は短期滞在手術等基本料の所定点数から1日につき**40点**を減算する。

第1節　入院基本料

◇　医科と共通の項目については，医科の例により算定する。

通則

1　本節各区分に掲げる入院基本料は，それぞれの算定要件を満たす患者について，別表第一医科診療報酬点数表（以下「医科点数表」という。）の第1章

第2部第1節に掲げる入院基本料（特別入院基本料等を含む。）の例により算定する。

2　本節各区分に掲げる入院基本料に係る算定要件は，医科点数表の第1章第2部第1節に掲げる入院基本料（特別入院基本料等を含む。）に係る算定要件の例による。

3　本節各区分に掲げる入院基本料について，加算要件を満たす場合は，医科点数表の第1章第2部第1節に掲げる入院基本料（特別入院基本料等を含む。）に係る加算の例により，本節各区分に掲げる入院基本料の所定点数に加算する。

4　本節各区分に掲げる入院基本料に係る加算要件は，医科点数表の第1章第2部第1節に掲げる入院基本料（特別入院基本料等を含む。）に係る加算要件の例による。

5　本節各区分に掲げる入院基本料に含まれる費用の範囲は，医科点数表の第1章第2部第1節に掲げる入院基本料（特別入院基本料等を含む。）の例による。

6　本節各区分に掲げる入院基本料を算定する保険医療機関においては，第2節の各区分に掲げる入院基本料等加算について，それぞれの算定要件を満たす場合に算定できる。

7　前号の規定により算定できる入院基本料等加算の範囲は，医科点数表の第1章第2部第1節に掲げる入院基本料（特別入院基本料等を含む。）につき算定できる医科点数表の第1章第2部第2節に掲げる入院基本料等加算の例による。ただし，第2節の各区分に掲げる入院基本料等加算に限られる。

区分
A100　一般病棟入院基本料
A101　療養病棟入院基本料
A102　特定機能病院入院基本料
A103　専門病院入院基本料
A103-2　障害者施設等入院基本料
A104　削除
A105　有床診療所入院基本料
A106　有床診療所療養病床入院基本料

第2節　入院基本料等加算

通則
1　本節各区分に掲げる入院基本料等加算（区分番号 A 250に掲げる地域歯科診療支援病院入院加算を除く。）は，それぞれの算定要件を満たす患者について，医科点数表の第 1 章第 2 部第 2 節に掲げる入院基本料等加算の例により算定する。この場合において，医科点数表の区分番号 A 204-2に掲げる臨床研修病院入院診療加算については，「基幹型」とあるのは「単独型又は管理型」と，「医師法（昭和23年法律第201号）第16条の 2 第 1 項に規定する都道府県知事の指定する病院」とあるのは「歯科医師法（昭和23年法律第202号）第16条の 2 第 1 項に規定する歯学若しくは医学を履修する課程を置く大学に附属する病院（歯科医業を行わないものを除く。）又は厚生労働大臣の指定する病院」と読み替えるものとする。
2　本節各区分に掲げる入院基本料等加算（区分番号 A 250に掲げる地域歯科診療支援病院入院加算を除く。）の算定要件は，医科点数表の第 1 章第 2 部第 2 節に掲げる入院基本料等加算の算定要件の例による。

区分
A 200　総合入院体制加算

A 200-2　急性期充実体制加算
A 201　削除
A 202　削除
A 203　削除
A 204　地域医療支援病院入院診療加算
A 204-2　臨床研修病院入院診療加算

◇　入院基本料等加算について
⑴　医科と共通の項目について，医科点数表の第 1 章第 2 部第 2 節に掲げる入院基本料等加算の例により算定する（A 204-2に掲げる臨床研修病院入院診療加算を除く。）。
　　ただし，総合入院体制加算は，医科歯科併設の病院にあって医科について算定する場合に限り，歯科疾患について入院する患者についても同様とする。
⑵　地域歯科診療支援病院入院加算は，在宅歯科医療又は障害者歯科医療を後方支援する地域歯科診療支援病院の機能を評価したものであり，別の保険医療機関において C 000歯科訪問診療料又は A 000初診料の「注 6 」若しくは A 002再診料の「注 4 」に規定する歯科診療特別対応加算 1 ，歯科診療特別対応加算 2 若しくは歯科診療特別対応加算 3 を算定した患者であって，当該別の保険医療機関による歯科診療が困難であると判断されたものについて，当該別の保険医療機関からの診療情報提供料に定める様式に基づいた診療情報提供を受け，入院させた場合に入院初日 1 回に限り算定する。ただし，入院の月又はその前月に当該別の保険医療機関において，B 000-4歯科疾患管理料，C 001-3歯科疾患在宅療養管理料，C 001-5在宅患者訪問口腔リハビリテーション指導管理料又は C 001-6小児在宅患者訪問口腔リハビリテーション指導管理料を算定した場合に限る。

◇　総合入院体制加算は，医科歯科併設の病院にあって医科について算定する場合に限り，歯科疾患について入院する患者についても同様とする。

◇　臨床研修病院入院診療加算について
⑴　研修歯科医が，当該保険医療機関の研修プログラムに位置づけられた臨床研修施設及び研修協力施設において，実際に臨床研修を実施している場合に，入院初日に限り算定する。なお，ここでいう入院初日とは，医科点数表第 1 章第 2 部入院料等の「通則 5 」に規定する起算日のことをいい，入院期間が通算される再入院の初日は算定できない。
⑵　⑴において研修を実施している場合とは，単独型臨床研修施設に

A

基本

入院基本料等加算

おいては実際に研修歯科医が研修を実施している期間及び研修歯科医が研修協力施設において研修を実施している期間，管理型臨床研修施設においては実際に研修歯科医が実施している期間及び研修歯科医が協力型臨床研修施設又は研修協力施設において研修を実施している期間，協力型臨床研修施設においては実際に研修歯科医が研修を実施している期間をいう。

(3) 研修歯科医の診療録の記載に係る指導及び確認は，速やかに行うこととし，診療録は指導の内容が分かるように指導歯科医自らが記載を行い，署名する。

300点

注 別に厚生労働大臣が定める施設基準に適合しているものとして地方厚生局長等に届け出た保険医療機関において，歯科訪問診療を実施している別の保険医療機関で区分番号C000に掲げる歯科訪問診療料又は区分番号A000に掲げる初診料の注6若しくは区分番号A002に掲げる再診料の注4に規定する歯科診療特別対応加算1，歯科診療特別対応加算2又は歯科診療特別対応加算3を算定した患者であって，区分番号B000-4に掲げる歯科疾患管理料，区分番号C001-3に掲げる歯科疾患在宅療養管理料，区分番号C001-5に掲げる在宅患者訪問口腔リハビリテーション指導管理料又は区分番号C001-6に掲げる小児在宅患者訪問口腔リハビリテーション指導管理料を入院の月又はその前月に算定しているものについて，当該保険医療機関から文書による診療情報提供を受

◇ 地域歯科診療支援病院入院加算は，在宅歯科医療又は障害者歯科医療を後方支援する地域歯科診療支援病院の機能を評価したものであり，別の保険医療機関においてC000歯科訪問診療料又は基本診療料に係る歯科診療特別対応加算を算定した患者であって，当該別の保険医療機関による歯科診療が困難であると判断されたものについて，当該別の保険医療機関からの診療情報提供料に定める様式に基づいた診療情報提供を受け，入院させた場合に入院初日1回に限り算定する。ただし，入院の月又はその前月に当該別の保険医療機関において，B000-4歯科疾患管理料，C001-3歯科疾患在宅療養管理料，C001-5在宅患者訪問口腔リハビリテーション指導管理料又はC001-6小児在宅患者訪問口腔リハビリテーション指導管理料を算定した場合に限る。

け，求めに応じて入院させた場合に，当該患者（第1節のいずれかの入院基本料（特別入院基本料等を含む。）を現に算定している患者に限る。）について，入院初日に限り所定点数に加算する。

第3節　特定入院料

通則

1　本節各区分に掲げる特定入院料は，それぞれの算定要件を満たす患者について，医科点数表の第1章第2部第3節に掲げる特定入院料の例により算定する。

2　本節各区分に掲げる特定入院料に係る算定要件は，医科点数表の第1章第2部第3節に掲げる特定入院料に係る算定要件の例による。

3　本節各区分に掲げる特定入院料について，加算要件を満たす場合は，医科点数表の第1章第2部第3節に掲げる特定入院料に係る加算の例により，本節各区分に掲げる特定入院料の所定点数に加算する。

4　本節各区分に掲げる特定入院料に係る加算要件は，医科点数表の第1章第2部第3節に掲げる特定入院料に係る加算要件の例による。

5　本節各区分に掲げる特定入院料に含まれる費用の範囲は，医科点数表の第1章第2部第3節に掲げる特定入院料の例による。

6　本節各区分に掲げる特定入院料を算定する保険医療機関においては，第2節の各区分に掲げる入院基本料等加算について，それぞれの算定要件を満たす場合に算定できる。

7　前号の規定により算定できる入院基本料等加算の範囲は，医科点数表の第1章第2部第3節に掲げる特定入院料につき算定できる医科点数表の第1章第2部第2節に掲げる入院基本料等加算の例による。ただし，第2節の各区分に掲げる入院基本料等加算に限られる。

区分

◇　医科と共通の項目については，医科の例により算定する。

◇　「通則5」の特定入院料に含まれる費用の範囲に，歯科点数表の第2章第8部第1節 I 017口腔内装置，I 017-1-2睡眠時無呼吸症候群に対する口腔内装置及び I 017-1-3舌接触補助床，第2章第12部に掲げる歯冠修復及び欠損補綴及び第13部に掲げる歯科矯正は含まれない。

A 300　特定集中治療室管理料
A 301　ハイケアユニット入院医療管理料
A 302　小児特定集中治療室管理料
A 303　緩和ケア病棟入院料
A 304　小児入院医療管理料
A 305　特定一般病棟入院料
A 306　地域包括ケア病棟入院料
A 307　地域包括医療病棟入院料

第 4 節　短期滞在手術等基本料

区分

A 400　短期滞在手術等基本料

　　注1　医科点数表の区分番号A 400に
　　　　掲げる短期滞在手術等基本料の注
　　　　1本文に規定する別に厚生労働大
　　　　臣が定める施設基準に適合してい
　　　　るものとして地方厚生局長等に届
　　　　け出た保険医療機関において，医
　　　　科点数表の区分番号A 400に掲げ
　　　　る短期滞在手術等基本料の算定要
　　　　件を満たした場合に，医科点数表
　　　　の区分番号A 400に掲げる短期滞
　　　　在手術等基本料の例により算定す
　　　　る。
　　　2　短期滞在手術等基本料に含まれ
　　　　る費用の範囲は，医科点数表の区
　　　　分番号A 400に掲げる短期滞在手
　　　　術等基本料に含まれる費用の範囲
　　　　の例による。この場合において，
　　　　同注3中「及び第11部麻酔」とあ
　　　　るのは「並びに第11部麻酔及び別
　　　　表第二歯科診療報酬点数表（以下
　　　　「歯科点数表」という。）の第2章
　　　　第10部麻酔」と，同注3のル中「麻
　　　　酔管理料（I）区分番号L 009に
　　　　掲げるもの」とあるのは「麻酔管
　　　　理料（I）及び歯科麻酔管理料
　　　　区分番号L 009に掲げるもの及び
　　　　歯科点数表の区分番号K 004に掲
　　　　げるもの」と読み替えるものとす
　　　　る。

◇　短期滞在手術等基本料について
　　医科のA 400短期滞在手術等基本料の例により算定する。

第2章　特掲診療料

◇　通則

　算定回数が「週」単位又は「月」単位とされているものについては，特に定めのない限り，それぞれ日曜日から土曜日までの1週間又は月の初日から月の末日までの1か月を単位として算定する。

第1部　医学管理等

区分

B 000　削除

B 000-2　削除

B 000-3　削除

B 000-4　歯科疾患管理料　　　　　　　　100点

　　注1　1回目の歯科疾患管理料は，歯科疾患の管理が必要な患者に対し，当該患者又はその家族等（以下この部において「患者等」という。）の同意を得て管理計画を作成し，その内容について説明を行った場合に算定する。なお，初診日の属する月に算定する場合は，所定点数の100分の80に相当する点数により算定する。

　　　2　2回目以降の歯科疾患管理料は，1回目の歯科疾患管理料を算定した患者に対して，注1の規定による管理計画に基づく継続的な管理を行っている場合であって，歯科疾患の管理及び療養上必要な指導を行ったときに，1回目の歯科疾患管理料を算定した日の属する月の翌月以降月1回に限り算定する。

　　　3　区分番号B 000-6に掲げる周術期等口腔機能管理料（I），区分番号B 000-7に掲げる周術期等口腔機能管理料（II），区分番号B 000-8に掲げる周術期等口腔機能管理料（III），区分番号B 000-9に掲げる周術期等口腔機能管理料（IV），区分番号B 000-11に掲げる回復期等口腔機能管理料，区分番号B 002に掲げる歯科特定疾患療養管理料，区分番号C 001-3に掲

◇　歯科疾患管理料について

　(1)　継続的管理を必要とする歯科疾患を有する患者（有床義歯に係る治療のみを行う患者を除く。）に対して，口腔を一単位（以下「1口腔単位」という。）としてとらえ，患者との協働により行う口腔管理に加えて，病状が改善した歯科疾患等の再発防止及び重症化予防を評価したものである。

　(2)　1回目の歯科疾患管理料は，患者等の同意を得た上で管理計画を作成し，その内容について説明した場合に算定する。また，診療録には説明した内容の要点を記載する。なお，「注1」に規定する管理計画は，患者の歯科治療及び口腔管理を行う上で必要な基本状況（全身の状態，基礎疾患の有無，服薬状況，喫煙状況を含む生活習慣の状況等），口腔の状態（歯科疾患，口腔衛生状態，口腔機能の状態等），必要に応じて実施した検査結果等の要点，治療方針の概要等，歯科疾患の継続的管理を行う上で必要となる情報をいい，当該患者の状態に応じた口腔管理を行うに当たって，必要な事項等を診療録に記載する。なお，100分の80に相当する点数により算定する場合において，「注8」から「注10」までに規定する加算は，100分の80に相当する点数にそれぞれの点数を加算する。

　(3)　2回目以降の歯科疾患管理料は，管理計画に基づく継続的な口腔管理等を行った場合に算定し，診療録にその要点を記載する。なお，当該管理に当たって，管理計画に変更があった場合（「注8」及び「注10」に規定する加算に係る管理計画も含む。）は，変更の内容を診療録に記載する。また，1回目に患者の主訴に関する管理を開始し，2回目以降にその他の疾患も含めた管理を行う場合や新たな検査を実施する場合は，検査結果も含め管理計画の変更点を患者等に対して説明する。この場合において，当該月より改めて1口腔単位での管理を開始する。

　(4)　歯周病に罹患している患者の管理を行う場合は，歯周病検査の結果を踏まえた治療方針等を含んだ管理計画を作成する。ただし，初診時に歯周病の急性症状を呈する患者であって，歯周病検査の実施が困難である場合は，急性症状寛解後の歯科疾患管理料算定時までに実施する。なお，急性症状が寛解せず歯周病検査が実施できない

げる歯科疾患在宅療養管理料，区分番号C 001-5に掲げる在宅患者訪問口腔リハビリテーション指導管理料，区分番号C 001-6に掲げる小児在宅患者訪問口腔リハビリテーション指導管理料又は区分番号N 002に掲げる歯科矯正管理料を算定した患者に対して，当該管理の終了後に療養上の必要があって歯科疾患の継続的な管理を行う場合は，区分番号B 000-6に掲げる周術期等口腔機能管理料（Ⅰ），区分番号B 000-7に掲げる周術期等口腔機能管理料（Ⅱ），区分番号B 000-8に掲げる周術期等口腔機能管理料（Ⅲ），区分番号B 000-9に掲げる周術期等口腔機能管理料（Ⅳ），区分番号B 000-11に掲げる回復期等口腔機能管理料，区分番号B 002に掲げる歯科特定疾患療養管理料，区分番号C 001-3に掲げる歯科疾患在宅療養管理料，区分番号C 001-5に掲げる在宅患者訪問口腔リハビリテーション指導管理料，区分番号C 001-6に掲げる小児在宅患者訪問口腔リハビリテーション指導管理料又は区分番号N 002に掲げる歯科矯正管理料を算定した日の属する月の翌月以降から算定する。

4 入院中の患者に対して管理を行った場合又は退院した患者に対して退院の日の属する月に管理を行った場合における当該管理の費用は，第1章第2部第1節，第3節又は第4節の各区分の所定点数に含まれる。ただし，歯科診療及び歯科診療以外の診療を併せて行う保険医療機関の歯科診療以外の診療に係る病棟に入院中の患者又は当該病棟を退院した患者については，この限りでない。

5 初診日から入院（歯科診療に限る。）中の患者について，退院後に歯科疾患の継続的な管理が必要な場合は，退院した日の属する月の翌月以降から算定する。

6 管理計画に基づく治療終了日か

場合は，症状の要点を診療録に記載する。

(5) 「注1」に規定する管理計画について，口腔機能低下症又は口腔機能発達不全症の患者に対して口腔機能の回復若しくは維持・向上又は獲得を目的とした管理を行う場合は，口腔機能の検査の結果を踏まえた治療方針を含むものとすること。

(6) 「注5」は，「注3」に規定する患者を除き，初診日から入院している患者（歯科診療に限る。）について，退院後に歯科疾患の継続的管理が必要な場合の取扱いを定めたものをいい，入院前に外来において歯科診療を行った場合（外来の歯科診療を行った日と入院日が同日である場合に限る。）も歯科疾患管理料を算定する。

(7) B 000-6周術期等口腔機能管理料（Ⅰ），B 000-7周術期等口腔機能管理料（Ⅱ），B 000-8周術期等口腔機能管理料（Ⅲ），B 000-9周術期等口腔機能管理料（Ⅳ），B 000-11回復期等口腔機能管理料，B 002歯科特定疾患療養管理料，C 001-3歯科疾患在宅療養管理料，C 001-5在宅患者訪問口腔リハビリテーション指導管理料，C 001-6小児在宅患者訪問口腔リハビリテーション指導管理料又はN 002歯科矯正管理料を算定した患者は，「注1」及び「注2」の規定にかかわらず，周術期等口腔機能管理料等を算定した日の属する月の翌月以降から歯科疾患管理料を算定できる。この場合において，管理計画を作成して患者等に説明する。

(8) B 013新製有床義歯管理料若しくはH 001-2歯科口腔リハビリテーション料1（「1」有床義歯の場合に限る。）を算定している患者（有床義歯に係る治療のみを行う患者を除く。）に対して当該歯科疾患管理を行った場合は歯科疾患管理料を算定できる。なお，口腔粘膜疾患等（「特掲診療料の施設基準等」の別表第四歯科特定疾患療養管理料に規定する疾患に掲げる疾患を除く。）を有している患者であって，現に当該歯科疾患に係る治療（有床義歯を原因とする疾患に係る治療を除く。）又は管理を行っている場合についても当該管理料は算定できる。

(9) 再診が電話等により行われた場合は，歯科疾患管理料は算定できない。

(10) 「注8」に規定する「う蝕多発傾向者」とは，継続的な指導管理が必要な者であって，う蝕多発傾向者の判定基準の左欄の年齢に応じて右欄の歯冠修復終了歯を有するものをいう。

（う蝕多発傾向者の判定基準）

年　齢	歯冠修復終了歯	
	乳　歯	永　久　歯
0〜4歳	1　歯　以　上	——
5〜7歳	2　歯　以　上　又　は　1　歯　以　上	
8〜11歳	2　歯　以　上　又　は　1　歯　以　上	
12〜15歳	——	2　歯　以　上

(11) う蝕多発傾向者の判定基準において，(10)にかかわらず次の場合はそれぞれに規定するところにより取り扱う。

ア フッ化ジアンミン銀塗布歯は歯冠修復終了歯には含まないが，5歳未満の患者の初期う蝕で，歯冠修復の実施が患者の非協力等により物理的に困難と判断される場合に限り，当該未処置う蝕歯にフッ化ジアンミン銀を塗布した場合，歯冠修復終了乳歯として

ら起算して2月を経過するまでの間，区分番号A000に掲げる初診料は，算定できない。

7　歯科疾患管理料を算定した月において，区分番号B000-6に掲げる周術期等口腔機能管理料（Ⅰ），区分番号B000-7に掲げる周術期等口腔機能管理料（Ⅱ），区分番号B000-8に掲げる周術期等口腔機能管理料（Ⅲ），区分番号B000-9に掲げる周術期等口腔機能管理料（Ⅳ），区分番号B000-11に掲げる回復期等口腔機能管理料，区分番号B002に掲げる歯科特定疾患療養管理料，区分番号C001-3に掲げる歯科疾患在宅療養管理料，区分番号C001-5に掲げる在宅患者訪問口腔リハビリテーション指導管理料，区分番号C001-6に掲げる小児在宅患者訪問口腔リハビリテーション指導管理料及び区分番号N002に掲げる歯科矯正管理料は，算定できない。

8　16歳未満のう蝕に罹患している患者であって，う蝕多発傾向にあり，う蝕に対する歯冠修復終了後もう蝕活動性が高く，継続的な指導管理が必要なもの（以下「う蝕多発傾向者」という。）のうち，4歳以上のう蝕多発傾向者又はその家族等に対して，当該患者の療養を主として担う歯科医師（以下「主治の歯科医師」という。）又はその指示を受けた歯科衛生士が，フッ化物洗口に係る薬液の取扱い及び洗口法に関する指導を行った場合は，歯科疾患管理の実施期間中に患者1人につき1回に限り，フッ化物洗口指導加算として，**40点**を所定点数に加算する。ただし，区分番号C001に掲げる訪問歯科衛生指導料を算定している患者については，当該加算は算定できない。

9　注1の規定による管理計画に基づき，患者等に対し，歯科疾患の管理に係る内容を文書により提供した場合は，文書提供加算として，**10点**を所定点数に加算する。

取り扱う。
イ　I003初期う蝕早期充填処置を行った場合は，歯冠修復終了歯として取り扱う。

⑿　「注8」のフッ化物洗口指導による指導管理に係る加算は，次の取扱いとする。
ア　主治の歯科医師又はその指示を受けた歯科衛生士が，家族等に対しフッ化物洗口に係る指導を行い文書により提供を行った場合に算定する。
イ　フッ化物洗口に用いる薬液とは，毎日法又は週1回法に用いられる洗口用のフッ化ナトリウム溶液をいう。
ウ　フッ化物洗口に係る指導に当たっては，歯科医師が行った場合は次のaからcまでの内容を含め患者に対し説明を行い，指導内容等を文書により提供した場合に算定する。
　a　洗口の方法（薬液の量やうがいの方法）及び頻度
　b　洗口に関する注意事項
　c　薬液の取扱い及びその保管方法
エ　歯科医師の指示を受けた歯科衛生士が指導を行った場合は，歯科医師は診療録に指示内容を記載し，歯科衛生士はウに規定するaからcまでの内容を含め患者に対し説明を行い，その内容を文書により提供した場合に算定する。なお，当該指導を行った歯科衛生士は業務に関する記録を作成する。

⒀　「注1」の規定による管理計画に基づき，当該患者等に対し，その内容を文書により提供した場合は「注9」の文書提供加算を算定する。その場合においては，患者等に提供した文書の写しを診療録に添付し，その文書の内容以外に療養上必要な管理事項がある場合は，その要点を診療録に記載する。ただし，患者等に提供する文書の様式は，初回は「別紙様式1」（略）又はこれに準じた様式とし，2回目以降は，「別紙様式2」（略）又はこれに準じた様式とする。

⒁　歯科疾患管理料を算定する保険医療機関は，歯科疾患管理料の趣旨及び内容について，院内掲示により患者に対して情報提供を行うよう努める。

⒂　「注10」の総合医療管理加算は，糖尿病の患者，骨吸収抑制薬投与中の患者，感染性心内膜炎のハイリスク患者，関節リウマチの患者，血液凝固阻止剤若しくは抗血症板剤投与中の患者，認知症の患者，神経難病の患者，HIV感染症の患者又はA000初診料の⒃のキ若しくは⒆に規定する感染症の患者若しくは当該感染症を疑う患者であって，別の医科の保険医療機関の当該疾患の担当医から歯科治療を行うに当たり，診療情報提供料に定める様式に基づいた文書により患者の全身状態や服薬状況等についての必要な診療情報の提供を受け，適切な総合医療管理を実施した場合に算定する。なお，算定に当たっては当該疾患の担当医からの情報提供に関する内容及び担当医の保険医療機関名等について診療録に記載又は提供文書の写しを添付する。

⒃　「注11」の長期管理加算は，歯科疾患の重症化予防に資する長期にわたる継続的な口腔管理等を評価したものである。当該加算を初めて算定する場合にあっては，当該患者の治療経過及び口腔の状態を踏まえ，今後の口腔管理に当たって特に留意すべき事項を患者等に説明し，診療録には，説明した内容の要点を記載する。

10　別の保険医療機関（歯科診療を行うものを除く。）から歯科治療における総合的医療管理が必要な患者であるとして文書による診療情報の提供を受けたものに対し，必要な管理及び療養上の指導等を行った場合は，総合医療管理加算として，**50点**を所定点数に加算する。

11　初診日の属する月から起算して６月を超えて歯科疾患の管理及び療養上必要な指導を行った場合は，長期管理加算として，次に掲げる点数をそれぞれ所定点数に加算する。

　イ　区分番号Ｂ000-4-2に掲げる小児口腔機能管理料の注３に規定する施設基準に適合しているものとして地方厚生局長等に届け出た診療所である保険医療機関の場合　**120点**

　ロ　イ以外の保険医療機関の場合　**100点**

B 000-4-2 小児口腔機能管理料　　　**60点**

注１　区分番号Ｂ000-4に掲げる歯科疾患管理料又は区分番号Ｂ002に掲げる歯科特定疾患療養管理料を算定した患者であって，口腔機能の発達不全を有する18歳未満の児童に対して，口腔機能の獲得を目的として，当該患者等の同意を得て，当該患者の口腔機能評価に基づく管理計画を作成し，当該管理計画に基づき，口腔機能の管理を行った場合に，月１回に限り算定する。

　　２　入院中の患者に対して管理を行った場合又は退院した患者に対して退院の日の属する月に管理を行った場合における当該管理の費用は，第１章第２部第１節，第３節又は第４節の各区分の所定点数に含まれる。ただし，歯科診療及び歯科診療以外の診療を併せて行う保険医療機関の歯科診療以外の診療に係る病棟に入院中の患者又は当該病棟を退院した患者については，この限りでない。

(17)　N001-2歯科矯正相談料を算定し，第13部歯科矯正に掲げる歯科矯正の適応と評価されない患者であって，咬合異常以外の歯科疾患について継続的管理が必要な患者については，歯科矯正相談料を算定した日に歯科疾患管理料を算定できる。

◇　小児口腔機能管理料について

(1)　小児口腔機能管理料とは，18歳未満の口腔機能の発達不全を認める患者に対して，正常な口腔機能の獲得を目的として行う医学管理を評価したものをいい，関係学会の診断基準により口腔機能発達不全症と診断されている患者のうち，評価項目において３項目以上に該当する小児に対して，管理計画に基づき継続的な管理を実施する場合に当該管理料を算定する。当該管理を行うに当たっては，関係学会より示されている「口腔機能発達不全症に関する基本的な考え方」（令和６年３月日本歯科医学会）を参考とすること。

(2)　当該管理料を算定するに当たっては，口腔機能の評価及び一連の口腔機能の管理計画を策定し，患者等に対して説明するとともに，当該管理計画に係る情報を文書により提供し，提供した文書の写しを診療録に添付する。また，当該管理を行った場合においては，管理内容を診療録に記載し，又は管理に係る記録を文書により作成している場合においては，当該記録若しくはその写しを診療録に添付すること。

(3)　患者の成長発達に伴う口腔内等の状況変化の確認を目的として，患者の状態に応じて口腔外又は口腔内カラー写真撮影を行うこと。写真撮影は，当該管理料の初回算定日には必ず実施し，その後は少なくとも当該管理料を３回算定するに当たり１回以上行うものとし，診療録に添付又はデジタル撮影した画像を電子媒体に保存・管理する。

(4)　「注３」に規定する口腔管理体制強化加算の施設基準の届出を行っている保険医療機関において，医学管理を行った場合（情報通信機器を用いて行った場合を含む。）は，「注３」に規定する加算を算定

3　別に厚生労働大臣が定める施設基準に適合しているものとして地方厚生局長等に届け出た診療所である保険医療機関において，口腔機能の管理を行った場合は，口腔管理体制強化加算として，**50点**を所定点数に加算する。

4　小児口腔機能管理料を算定した月において，区分番号B000-6に掲げる周術期等口腔機能管理料（Ⅰ），区分番号B000-7に掲げる周術期等口腔機能管理料（Ⅱ），区分番号B000-8に掲げる周術期等口腔機能管理料（Ⅲ），区分番号B000-9に掲げる周術期等口腔機能管理料（Ⅳ），区分番号B000-11に掲げる回復期等口腔機能管理料，区分番号C001-3に掲げる歯科疾患在宅療養管理料，区分番号C001-6に掲げる小児在宅患者訪問口腔リハビリテーション指導管理料及び区分番号N002に掲げる歯科矯正管理料は，算定できない。

5　別に厚生労働大臣が定める施設基準に適合しているものとして地方厚生局長等に届け出た保険医療機関において，特に情報通信機器を用いた歯科診療を行うことが必要と認められるもの（過去に小児口腔機能管理料を算定した患者に限る。）に対して，小児口腔機能管理料を算定すべき医学管理を情報通信機器を用いて行った場合は，所定点数に代えて，**53点**を算定する。

B 000-4-3　口腔機能管理料　　　　60点

注1　区分番号B000-4に掲げる歯科疾患管理料又は区分番号B002に掲げる歯科特定疾患療養管理料を算定した患者であって，口腔機能の低下を来しているものに対して，口腔機能の回復又は維持を目的として，当該患者等の同意を得て，当該患者の口腔機能評価に基づく管理計画を作成し，当該管理計画に基づき，口腔機能の管理を行った場合に，月1回に限り算定

する。

(5)　「注5」に規定する情報通信機器を用いた医学管理については，歯科オンライン指針に沿って診療を行った場合に算定する。当該管理を行うに当たっては，関係学会より示されている「歯科におけるオンライン診療に関する基本的な考え方」（令和6年3月日本歯科医学会）を参考とすること。

◇　口腔機能管理料について

(1)　口腔機能管理料とは，50歳以上の歯の喪失や加齢，これら以外の全身的な疾患等により口腔機能の低下を認める患者に対して，口腔機能の回復又は維持・向上を目的として行う医学管理を評価したものをいい，関係学会の診断基準により口腔機能低下症と診断されている患者のうち，咀嚼機能低下（D011-2咀嚼能力検査を算定した患者に限る。），咬合力低下（D011-3咬合圧検査を算定した患者に限る。）又は低舌圧（D012舌圧検査を算定した患者に限る。）のいずれかに該当するものに対して，管理計画に基づき継続的な管理を実施する場合に当該管理料を算定する。当該管理を行うに当たっては，関係学会より示されている「口腔機能低下症に関する基本的な考え方」（令和6年3月日本歯科医学会）を参考とすること。

する。

2 　入院中の患者に対して管理を行った場合又は退院した患者に対して退院の日の属する月に管理を行った場合における当該管理の費用は，第1章第2部第1節，第3節又は第4節の各区分の所定点数に含まれる。ただし，歯科診療及び歯科診療以外の診療を併せて行う保険医療機関の歯科診療以外の診療に係る病棟に入院中の患者又は当該病棟を退院した患者については，この限りでない。

3 　区分番号B 000-4-2に掲げる小児口腔機能管理料の注3に規定する施設基準に適合しているものとして地方厚生局長等に届け出た診療所である保険医療機関において，口腔機能の管理を行った場合は，口腔管理体制強化加算として**50点**を所定点数に加算する。

4 　口腔機能管理料を算定した月において，区分番号B 000-6に掲げる周術期等口腔機能管理料（Ⅰ），区分番号B 000-7に掲げる周術期等口腔機能管理料（Ⅱ），区分番号B 000-8に掲げる周術期等口腔機能管理料（Ⅲ），区分番号B 000-9に掲げる周術期等口腔機能管理料（Ⅳ），区分番号B 000-11に掲げる回復期等口腔機能管理料，区分番号C 001-3に掲げる歯科疾患在宅療養管理料，区分番号C 001-5に掲げる在宅患者訪問口腔リハビリテーション指導管理料及び区分番号N 002に掲げる歯科矯正管理料は，算定できない。

5 　別に厚生労働大臣が定める施設基準に適合しているものとして地方厚生局長等に届け出た保険医療機関において，特に情報通信機器を用いた歯科診療を行うことが必要と認められるもの（過去に口腔機能管理料を算定した患者に限る。）に対して，口腔機能管理料を算定すべき医学管理を情報通信機器を用いて行った場合は，所定点数に代えて，**53点**を算定する。

⑵　当該管理料を算定するに当たっては，口腔機能の評価及び一連の口腔機能の管理計画を策定し，当該管理計画に係る情報を文書により提供し，提供した文書の写しを診療録に添付する。また，当該管理を行った場合においては，管理内容を診療録に記載し，又は管理に係る記録を文書により作成している場合においては，当該記録若しくはその写しを診療録に添付すること。

⑶　B 000-4-2小児口腔機能管理料の注3に規定する口腔管理体制強化加算の施設基準の届出を行っている保険医療機関において，医学管理を行った場合（情報通信機器を用いて行った場合を含む。）は，「注3」に規定する加算を算定する。

⑷　「注5」に規定する情報通信機器を用いた医学管理については，歯科オンライン指針に沿って診療を行った場合に算定する。当該管理を行うに当たっては，関係学会より示されている「歯科におけるオンライン診療に関する基本的な考え方」（令和6年3月日本歯科医学会）を参考とすること。

B 000-5 周術期等口腔機能管理計画策定料
300点

注1　がん等に係る手術（歯科疾患に係る手術については，入院期間が2日を超えるものに限る。）又は放射線治療，化学療法，集中治療室における治療若しくは緩和ケア（以下「手術等」という。）を実施する患者に対して，歯科診療を実施している保険医療機関において，手術等を実施する保険医療機関からの文書による依頼に基づき，当該患者又はその家族の同意を得た上で，周術期等の口腔機能の評価及び一連の管理計画を策定するとともに，その内容について説明を行い，当該管理計画を文書により提供した場合に，当該手術等に係る一連の治療を通じて1回に限り算定する。

2　歯科診療を実施している保険医療機関又は手術等を実施する保険医療機関において、区分番号N001に掲げる顎口腔機能診断料を算定した患者に対して、顎離断等の手術に係る注1に規定する管理計画を策定した場合（当該顎離断等の手術に当たって，全身的な管理が必要な患者に対して，当該管理計画を策定した場合を除く。）は，所定点数の100分の50に相当する点数により算定する。

3　区分番号B006に掲げる開放型病院共同指導料（Ⅱ），区分番号B006-3に掲げるがん治療連携計画策定料，区分番号B000-10に掲げる回復期等口腔機能管理計画策定料，区分番号B009に掲げる診療情報提供料（Ⅰ）の注5に規定する加算及び区分番号B015に掲げる退院時共同指導料2は，別に算定できない。

B 000-6 周術期等口腔機能管理料（Ⅰ）
1　手術前　　　　　　　　　**280点**
2　手術後　　　　　　　　　**190点**

注1　がん等に係る手術（歯科疾患に係る手術については，入院期間が2日を超えるものに限る。）を実

◇　周術期等口腔機能管理計画策定料について

(1)　周術期等口腔機能管理計画策定料は，がん等に係る手術（歯科疾患に係る手術については，入院期間が2日を超えるものに限る。），放射線治療，化学療法，集中治療室での治療若しくはその後の一連の治療又は緩和ケアにおける一連の治療（以下「周術期等」という。）において，患者の口腔機能を管理するため，歯科診療を実施している保険医療機関において，手術等を実施する保険医療機関からの文書（以下「依頼文書」という。）による依頼に基づき，患者の同意を得た上で，周術期等の口腔機能の評価及び一連の口腔機能の管理計画を策定し，当該管理計画に係る情報を文書（以下「管理計画書」という。）により提供するとともに，周術期等の口腔機能の管理を行う保険医療機関に当該患者に係る管理計画書を提供した場合に当該手術等に係る一連の治療を通じて1回に限り算定する。なお，当該管理計画書の内容又はその写しを診療録に記載又は添付する。

(2)　(1)の規定にかかわらず，歯科診療を実施している保険医療機関において手術等を実施する場合であって，当該同一の保険医療機関で管理計画書を策定する場合は，依頼文書は要しない。また，管理計画書を策定する保険医療機関と管理を行う保険医療機関が同一の場合は，当該保険医療機関内での管理計画書の提供は要しない。

(3)　「注1」に規定する管理計画書とは，①基礎疾患の状態・生活習慣，②主病の手術等の予定（又は実績），③口腔内の状態等（現症及び手術等によって予測される（又は生じた）変化等），④周術期等の口腔機能の管理において実施する内容，⑤主病の手術等に係る患者の日常的なセルフケアに関する指導方針，⑥その他必要な内容，⑦保険医療機関名及び当該管理を行う歯科医師の氏名等の情報を記載したものをいう。

(4)　「注2」について，全身麻酔による手術を行うにあたって，顎離断等の手術の外科的侵襲，薬剤投与等による免疫力低下により生じる病巣感染や術後合併症等のリスクが高いと考えられる全身的な疾患を有する患者については，所定点数により算定する。

(5)　周術期等の口腔機能の管理計画の策定を適切に行うため，定期的に周術期等の口腔機能の管理等に関する講習会や研修会等に参加し，必要な知識の習得に努める。

◇　周術期等口腔機能管理料（Ⅰ）及び周術期等口腔機能管理料（Ⅱ）について

(1)　周術期等口腔機能管理料（Ⅰ）及び周術期等口腔機能管理料（Ⅱ）における口腔機能管理は，患者の口腔衛生状態や口腔内の状態等の把握，手術（歯科疾患に係る手術については，入院期間が2日を超えるものに限る。）に係る主病及びその治療に関連する口腔機能の

施する患者の周術期における口腔機能の管理を行うため，歯科診療を実施している保険医療機関において，区分番号 B 000-5 に掲げる周術期等口腔機能管理計画策定料の注1に規定する管理計画に基づき，当該手術を実施する他の病院である保険医療機関に入院中の患者又は他の病院である保険医療機関若しくは同一の病院である保険医療機関に入院中の患者以外の患者に対して，歯科医師が口腔機能の管理を行い，かつ，当該管理内容に係る情報を文書により提供した場合は，当該患者につき，手術前は1回に限り，手術後は手術を行った日の属する月から起算して3月以内において3回に限り算定する。ただし，区分番号 B 000-5 に掲げる周術期等口腔機能管理計画策定料の注2に規定する場合に策定した管理計画に基づき，歯科医師が口腔機能の管理等を行う場合は，算定できない。

2　周術期等口腔機能管理料（Ⅰ）を算定した月において，区分番号 B 000-4 に掲げる歯科疾患管理料，区分番号 B 000-4-2 に掲げる小児口腔機能管理料，区分番号 B 000-4-3 に掲げる口腔機能管理料，区分番号 B 000-11 に掲げる回復期等口腔機能管理料，区分番号 B 002 に掲げる歯科特定疾患療養管理料，区分番号 B 004-6-2 に掲げる歯科治療時医療管理料，区分番号 B 006-3-2 に掲げるがん治療連携指導料，区分番号 C 001-3 に掲げる歯科疾患在宅療養管理料，区分番号 C 001-4-2 に掲げる在宅患者歯科治療時医療管理料及び区分番号 N 002 に掲げる歯科矯正管理料は算定できない。

B 000-7　周術期等口腔機能管理料（Ⅱ）

1　手術前　　　　　　　　**500点**
2　手術後　　　　　　　　**300点**
注1　がん等に係る手術（歯科疾患に係る手術については，入院期間が2日を超えるものに限る。）を実

変化に伴う日常的な指導等を評価し，歯科疾患を有する患者や口腔衛生状態不良の患者における口腔内細菌による合併症（手術部位感染や病巣感染），手術の外科的侵襲や薬剤投与等による免疫力低下により生じる病巣感染，人工呼吸管理時の気管内挿管による誤嚥性肺炎等の術後合併症や脳卒中により生じた摂食機能障害による誤嚥性肺炎や術後の栄養障害の予防等を目的に，例えば次に掲げるような手術において実施する。

ア　頭頸部領域，呼吸器領域，消化器領域等の悪性腫瘍の手術
イ　心臓血管外科手術
ウ　人工股関節置換術等の整形外科手術
エ　臓器移植手術
オ　造血幹細胞移植
カ　脳卒中に対する手術

(2)　緊急手術において，手術後早期に口腔機能管理の依頼を受けた場合においても周術期等口腔機能管理計画策定料及び周術期等口腔機能管理料を算定できる。この場合においては，周術期等口腔機能管理料（Ⅰ）又は周術期等口腔機能管理料（Ⅱ）の「1」手術前は算定できない。

(3)　周術期等の口腔機能の管理を実施した場合は，①口腔内の状態の評価，②具体的な実施内容や指導内容，③その他必要な内容を記載した管理報告書を作成し，患者に提供する。ただし，次の場合は，それぞれの管理内容がまとめて記載された管理報告書（追記する形式等をいう。）により作成しても差し支えない。

ア　同月に同一の保険医療機関において，手術前に周術期等口腔機能管理料（Ⅰ），周術期等口腔機能管理料（Ⅲ）又は周術期等口腔機能管理料（Ⅳ）を算定した患者に対して，手術前の周術期等口腔機能管理料（Ⅱ）を算定する場合。この場合において，周術期等口腔機能管理料（Ⅱ）に係る管理を実施した際に管理報告書を提供する。

イ　同月に同一の保険医療機関において，手術後に周術期等口腔機能管理料（Ⅰ）又は周術期等口腔機能管理料（Ⅱ）を合計して3回以上算定する場合。この場合において，手術後の1回目の周術期等口腔機能管理料に係る管理を実施した際及び当該月に予定する最後の周術期等口腔機能管理料に係る管理を実施した際に管理報告書を提供する。

(4)　患者の状態等に変化が生じた場合は，必要な管理計画の修正を行い，管理報告書にその内容を記載の上，患者に提供する。

(5)　周術期等口腔機能管理料（Ⅰ）及び周術期等口腔機能管理料（Ⅱ）は，B 000-5 周術期等口腔機能管理計画策定料に規定する管理計画書に基づき，次の区分に応じて，歯科医師による周術期等における口腔機能の管理を行った場合に算定する。なお，当該管理報告書の内容又はその写しを診療録に記載又は添付する。

施する患者の周術期における口腔
機能の管理を行うため，歯科診療
を実施している病院である保険医
療機関において，区分番号 B
000-5に掲げる周術期等口腔機能
管理計画策定料の注1に規定する
管理計画に基づき，当該手術を実
施する同一の保険医療機関に入院
中の患者に対して，当該保険医療
機関に属する歯科医師が口腔機能
の管理を行い，かつ，当該管理内
容に係る情報を文書により提供し
た場合は，当該患者につき，手術
前は1回に限り，手術後は手術を
行った日の属する月から起算して
3月以内において，月2回に限り
算定する。

2　周術期等口腔機能管理料（Ⅱ）
を算定した月において，区分番号
B 000-4に掲げる歯科疾患管理料，
区分番号 B 000-4-2に掲げる小児
口腔機能管理料，区分番号 B 000-
4-3に掲げる口腔機能管理料，区
分番号 B 000-11に掲げる回復期等
口腔機能管理料，区分番号 B 002
に掲げる歯科特定疾患療養管理
料，区分番号 B 004-6-2に掲げる
歯科治療時医療管理料，区分番号
C 001-3に掲げる歯科疾患在宅療
養管理料，区分番号 C 001-4-2に
掲げる在宅患者歯科治療時医療管
理料及び区分番号 N 002に掲げる
歯科矯正管理料は算定できない。

		手術を行った（又は予定する）保険医療機関	
		同一の保険医療機関（病院）	他の保険医療機関（病院）
患者の状況	入院外	周術期等口腔機能管理料（Ⅰ）※同一の医科歯科併設病院で外来又は在宅で治療中の患者※同一の歯科病院で外来又は在宅で治療中の患者（備考欄ロ）	周術期等口腔機能管理料（Ⅰ）※他の病院で外来又は在宅で治療中の患者（備考欄イ）
	入院中	周術期等口腔機能管理料（Ⅱ）※同一の医科歯科併設の病院に入院中の患者※同一の歯科病院に入院中の患者（備考欄ニ）	周術期等口腔機能管理料（Ⅰ）※他の医科病院に入院中の患者に対して，歯科訪問診療に併せて管理を行う場合（備考欄ハ）

［備考］
イ　歯科病院(歯科診療のみの診療を行う病院をいう。以下同じ。)，医科歯科併設の病院(歯科診療科に限る。)又は歯科診療所に属する歯科医師が，他の保険医療機関(病院に限る。)において口腔機能管理を必要とする手術(以下この区分において「管理を要する手術」という。)を行った(手術を予定する場合を含む。以下同じ。)入院中の患者以外の患者の口腔機能の管理を行う場合
ロ　歯科病院又は医科歯科併設の病院（歯科診療科に限る。）に属する歯科医師が，同一の保険医療機関において，管理を要する手術を行った入院中の患者以外の患者の口腔機能の管理を行う場合
ハ　歯科病院，医科歯科併設の病院（歯科診療科に限る。）又は歯科診療所に属する歯科医師が，他の医科病院（歯科診療を行う保険医療機関を除く。）において，管理を要する手術を行った入院中の患者の口腔機能の管理を行う場合
ニ　歯科病院又は医科歯科併設の病院（歯科診療科に限る。）に属する歯科医師が，同一の保険医療機関において，管理を要する手術を行った入院中の患者の口腔機能の管理を行う場合

(6)　(5)の規定に関わらず，歯科診療所の歯科医師が医科歯科併設の病院に入院中の患者に対して，歯科訪問診療を行い当該管理を行う場合は，B 000-6周術期等口腔機能管理料（Ⅰ）により算定する。ただし，入院中の保険医療機関においてB 000-7周術期等口腔機能管理料（Ⅱ）を算定する月は算定できない。

(7)　管理計画書を策定した保険医療機関と周術期等に関する口腔機能管理を実施する保険医療機関が異なる場合は，周術期等口腔機能管理料（Ⅰ）及び周術期等口腔機能管理料（Ⅱ）を算定する際，管理計画書又はその写しを診療録に添付するとともに，当該管理計画書の内容以外に必要な管理事項がある場合は，その要点を診療録に記載する。

(8)　B 000-4歯科疾患管理料，B 000-4-2小児口腔機能管理料，B 000-4-3口腔機能管理料，B 000-11回復期等口腔機能管理料，B 002歯科特定疾患療養管理料，B 004-6-2歯科治療時医療管理料，B 006-3-2がん治療連携指導料，C 001-3歯科疾患在宅療養管理料，C 001-4-2

在宅患者歯科治療時医療管理料，C001-5在宅患者訪問口腔リハビリテーション指導管理料，C001-6小児在宅患者訪問口腔リハビリテーション指導管理料及びN002歯科矯正管理料を算定している同月において，周術期等口腔機能管理料（Ⅰ）及び周術期等口腔機能管理料（Ⅱ）は，別に算定できない。ただし，同月であっても，手術前に上記管理料を算定し，手術後において口腔機能管理を行う場合は，周術期等口腔機能管理料（Ⅰ）及び周術期等口腔機能管理料（Ⅱ）を算定できる。

(9) 周術期等の口腔機能の管理を行うに当たっては，一連の管理中においては患者の主治の医師と連携し，また，入院中においては主治の医師や日常の療養上の世話を行う看護師等との間で実施内容や注意事項等の情報の共有に努める。

(10) 周術期等の口腔機能の管理を行うに当たっては，手術前後や放射線治療等の患者の口腔機能の管理を適切に行うため，定期的に周術期等の口腔機能の管理に関する講習会や研修会等に参加し，必要な知識の習得に努める。

◇ 周術期等口腔機能管理料（Ⅲ），周術期等口腔機能管理料（Ⅳ）について

(1) 周術期等口腔機能管理料（Ⅲ）は，他の保険医療機関又は同一の保険医療機関に入院中の患者以外の患者であって，がん等に係る放射線治療若しくは化学療法を実施している患者（予定している患者を含む。），集中治療室での治療若しくはその後の一連の治療を実施している患者又は緩和ケアの対象となる患者に対して，歯科医師による必要な口腔機能の管理を行った場合に算定する。

(2) 周術期等口腔機能管理料（Ⅳ）は，他の保険医療機関又は同一の保険医療機関に入院中の患者であって，がん等に係る放射線治療若しくは化学療法を実施している患者（予定している患者を含む。），集中治療室での治療若しくはその後の一連の治療を実施している患者又は緩和ケアの対象となる患者に対して，歯科医師による必要な口腔機能の管理を行った場合に算定する。

(3) 周術期等口腔機能管理料（Ⅲ）及び周術期等口腔機能管理料（Ⅳ）を算定する場合は，B000-5周術期等口腔機能管理計画策定料に規定する管理計画書に基づき，口腔機能の管理を行い，管理報告書（①口腔内の状態の評価，②具体的な実施内容や指導内容，③その他必要な内容を含むもの。）を作成し患者に提供する。ただし，患者の状態に大きな変化がない場合は，少なくとも前回の管理報告書の提供日から起算して3月を超える日までに1回以上提供する。なお，管理報告書の内容又はその写しを診療録に記載又は添付する。

(4) 放射線治療等を実施する患者に対して，周術期等口腔機能管理料（Ⅳ）を算定する場合は，B000-5周術期等口腔機能管理計画策定料を算定した日の属する月から起算して3月以内においては月2回に限り算定する。

(5) がん等に係る手術を実施する患者について，一連の治療において手術の前後に放射線治療又は化学療法を実施する場合は，周術期等口腔機能管理料（Ⅰ）又は周術期等口腔機能管理料（Ⅱ）の「1」手術前若しくは「2」手術後と周術期等口腔機能管理料（Ⅲ）又は周術期等口腔機能管理料（Ⅳ）を同一月に算定して差し支えない。

(6) 「注2」の長期管理加算は，長期にわたる継続的な周術期等にお

B000-8 周術期等口腔機能管理料（Ⅲ）
200点

注1　がん等に係る放射線治療，化学療法，集中治療室における治療又は緩和ケア（以下「放射線治療等」という。）を実施する患者の口腔機能を管理するため，歯科診療を実施している保険医療機関において，区分番号B000-5に掲げる周術期等口腔機能管理計画策定料の注1に規定する管理計画に基づき，他の保険医療機関又は同一の保険医療機関に入院中の患者以外の患者であって，放射線治療等を実施するものに対して，歯科医師が口腔機能の管理を行い，当該管理内容に係る情報を文書により提供した場合は，当該患者につき，区分番号B000-5に掲げる周術期等口腔機能管理計画策定料を算定した日の属する月から月1回に限り算定する。

2　区分番号B000-5に掲げる周術期等口腔機能管理計画策定料を算定した日の属する月から起算して6月を超えて，注1に規定する管理を行った場合は，長期管理加算として**50点**を所定点数に加算する。

3　周術期等口腔機能管理料（Ⅲ）を算定した月において，区分番号B000-4に掲げる歯科疾患管理料，区分番号B000-4-2に掲げる小児

口腔機能管理料，区分番号B 000-4-3に掲げる口腔機能管理料，区分番号B 000-11に掲げる回復期等口腔機能管理料，区分番号B 002に掲げる歯科特定疾患療養管理料，区分番号B 004-6-2に掲げる歯科治療時医療管理料，区分番号B 006-3-2に掲げるがん治療連携指導料，区分番号C 001-3に掲げる歯科疾患在宅療養管理料，区分番号C 001-4-2に掲げる在宅患者歯科治療時医療管理料及び区分番号N 002に掲げる歯科矯正管理料は算定できない。

B 000-9 周術期等口腔機能管理料（Ⅳ）

200点

注1　放射線治療等を実施する患者の口腔機能を管理するため，歯科診療を実施している保険医療機関において，区分番号B 000-5に掲げる周術期等口腔機能管理計画策定料の注1に規定する管理計画に基づき，他の保険医療機関又は同一の保険医療機関に入院中の患者であって，放射線治療等を実施するものに対して，歯科医師が口腔機能の管理を行い，当該管理内容に係る情報を文書により提供した場合は，当該患者につき，区分番号B 000-5に掲げる周術期等口腔機能管理計画策定料を算定した日の属する月から起算して3月以内においては月2回に限り，その他の月においては月1回に限り算定する。

2　区分番号B 000-5に掲げる周術期等口腔機能管理計画策定料を算定した日の属する月から起算して6月を超えて，注1に規定する管理を行った場合は，長期管理加算として**50点**を所定点数に加算する。

3　周術期等口腔機能管理料（Ⅳ）を算定した月において，区分番号B 000-4に掲げる歯科疾患管理料，区分番号B 000-4-2に掲げる小児口腔機能管理料，区分番号B 000-4-3に掲げる口腔機能管理料，区分番号B 000-11に掲げる回復期等

ける口腔管理等を評価したものである。当該加算を初めて算定する場合にあっては，当該患者の治療経過及び口腔の状態を踏まえ，今後の口腔管理に当たって特に注意すべき事項を患者等に説明し，診療録には，説明した内容の要点を記載する。

⑺　「注2」の長期管理加算は，長期にわたる継続的な周術期等における口腔管理等を評価したものである。当該加算を初めて算定する場合にあっては，当該患者の治療経過及び口腔の状態を踏まえ，今後の口腔管理に当たって特に注意すべき事項を患者等に説明し，診療録には，説明した内容の要点を記載する。

⑻　「注2」の長期管理加算を算定するにあたって，他の保険医療機関でB 000-5周術期等口腔機能管理計画策定料を算定している患者については，当該他の保険医療機関で周術期等口腔機能管理計画策定料を算定した日の属する月から起算する。

⑼　一連の治療において，同一月に周術期等口腔機能管理料（Ⅲ）及び周術期等口腔機能管理料（Ⅳ）を算定して差し支えない。

⑽　その他周術期等口腔機能管理料（Ⅲ）及び周術期等口腔機能管理料（Ⅳ）に係る周術期等口腔機能管理料（Ⅰ）及び周術期等口腔機能管理料（Ⅱ）と共通の項目は，B 000-6周術期等口腔機能管理料（Ⅰ）及びB 000-7周術期等口腔機能管理料（Ⅱ）の例により算定する。

口腔機能管理料，区分番号B 002に掲げる歯科特定疾患療養管理料，区分番号B 004-6-2に掲げる歯科治療時医療管理料，区分番号C 001-3に掲げる歯科疾患在宅療養管理料，区分番号C 001-4-2に掲げる在宅患者歯科治療時医療管理料及び区分番号N 002に掲げる歯科矯正管理料は算定できない。

B 000-10 回復期等口腔機能管理計画策定料　300点

注1　医科点数表の区分番号A 101に掲げる療養病棟入院基本料，区分番号A 308に掲げる回復期リハビリテーション病棟入院料又は区分番号A 308-3に掲げる地域包括ケア病棟入院料を算定する患者に対して，歯科診療を実施している保険医療機関において，リハビリテーション等を行う保険医療機関からの文書による依頼に基づき，当該患者又はその家族の同意を得た上で，回復期等の口腔機能の評価及び一連の管理計画を策定するとともに，その内容について説明を行い，当該管理計画を文書により提供した場合に，当該リハビリテーション等に係る一連の治療を通じて1回に限り算定する。

2　区分番号B 000-5に掲げる周術期等口腔機能管理計画策定料，区分番号B 006に掲げる開放型病院共同指導料（Ⅱ），区分番号B 006-3に掲げるがん治療連携計画策定料，区分番号B 009に掲げる診療情報提供料（Ⅰ）の注5に規定する加算及び区分番号B 015に掲げる退院時共同指導料2は，別に算定できない。

B 000-11 回復期等口腔機能管理料　200点

注1　医科点数表の区分番号A 101に掲げる療養病棟入院基本料，区分番号A 308に掲げる回復期リハビリテーション病棟入院料又は区分番号A 308-3に掲げる地域包括ケア病棟入院料を算定する患者の口腔機能を管理するため，歯科診療

◇　回復期等口腔機能管理計画策定料について

(1)　回復期等口腔機能管理計画策定料は，医科点数表のA 101療養病棟，医科点数表のA 308回復期リハビリテーション病棟又は医科点数表のA 308-3地域包括ケア病棟に入院している患者に対して，ADLの向上等を目的として，リハビリテーションや栄養管理（以下，リハビリテーション等とする。）に係る医療関係職種等と連携し，患者の口腔機能を管理するため，歯科診療を実施している保険医療機関において，リハビリテーション等を実施する保険医療機関からの文書（以下「依頼文書」という。）による依頼に基づき，患者の同意を得た上で，回復期等の口腔機能の評価及び一連の口腔機能の管理計画を策定し，当該管理計画に係る情報を文書（以下「管理計画書」という。）により提供するとともに，回復期等の口腔機能の管理を行う保険医療機関に当該患者に係る管理計画書を提供した場合に当該リハビリテーション等に係る一連の治療を通じて1回に限り算定する。なお，当該管理計画書の内容又はその写しを診療録に記載又は添付する。

(2)　(1)の規定にかかわらず，歯科診療を実施している保険医療機関においてリハビリテーション等を実施する場合であって，当該同一の保険医療機関で管理計画書を策定する場合は，依頼文書は要しない。また，管理計画書を策定する保険医療機関と管理を行う保険医療機関が同一の場合は，当該保険医療機関内での管理計画書の提供は要しない。

(3)　「注1」に規定する管理計画書とは，①基礎疾患の状態・生活習慣，②口腔内の状態及び口腔機能の状態等，③回復期等の口腔機能の管理において実施する内容，④リハビリテーション等に係る患者の日常的なセルフケアに関する指導方針，⑤その他必要な内容，⑥保険医療機関名及び当該管理を行う歯科医師の氏名等の情報を記載したものをいう。

(4)　回復期等の口腔機能の管理計画の策定を適切に行うため，定期的に回復期等の多職種連携等に関する講習会や研修会等に参加し，必要な知識の習得に努める。

◇　回復期等口腔機能管理料について

(1)　回復期等口腔機能管理料は，療養病棟，回復期リハビリテーション病棟又は地域包括ケア病棟に入院している患者であって，B 000-10回復期等口腔機能管理計画策定料に規定する管理計画書に基づき，歯科医師による必要な口腔機能の管理を行い，管理報告書を作成し患者に提供した場合に算定する。

(2)　口腔機能の管理を実施した場合は，①口腔内の状態及び摂食・嚥下機能等の状態の評価，②具体的な実施内容や指導内容，③その他

を実施している保険医療機関において，区分番号B000-10に掲げる回復期等口腔機能管理計画策定料の注1に規定する管理計画に基づき，リハビリテーション等を行う他の保険医療機関又は同一の保険医療機関に入院中の患者に対して，歯科医師が口腔機能の管理を行い，かつ，当該管理内容に係る情報を文書により提供した場合は，当該患者につき，区分番号B000-10に掲げる回復期等口腔機能管理計画策定料を算定した日の属する月から月1回に限り算定する。

2　回復期等口腔機能管理料を算定した月において，区分番号B000-4に掲げる歯科疾患管理料，区分番号B000-4-2に掲げる小児口腔機能管理料，区分番号B000-4-3に掲げる口腔機能管理料，区分番号B000-6に掲げる周術期等口腔機能管理料（I），区分番号B000-7に掲げる周術期等口腔機能管理料（II），区分番号B000-8に掲げる周術期等口腔機能管理料（III），区分番号B000-9に掲げる周術期等口腔機能管理料（IV），区分番号B002に掲げる歯科特定疾患療養管理料，区分番号B004-6-2に掲げる歯科治療時医療管理料，区分番号C001-3に掲げる歯科疾患在宅療養管理料，区分番号C001-4-2に掲げる在宅患者歯科治療時医療管理料及び区分番号N002に掲げる歯科矯正管理料は算定できない。

B 000-12　根面う蝕管理料　　　　30点

注1　区分番号B000-4に掲げる歯科疾患管理料若しくは区分番号B002に掲げる歯科特定疾患療養管理料を算定した患者（65歳以上のものに限る。）又は区分番号C000に掲げる歯科訪問診療料を算定した患者であって，初期の根面う蝕に罹患しているものに対して，当該う蝕の評価に基づく管理計画を作成するとともに，その内容について説明を行い，非切削による当

必要な内容を記載した管理報告書を作成し，患者に提供する。ただし，患者の状態に大きな変化がない場合は，少なくとも前回の管理報告書の提供日から起算して3月を超える日までに1回以上提供する。なお，管理報告書の内容又はその写しを診療録に記載又は添付する。

(3)　患者の状態等に変化が生じた場合は，必要な管理計画の修正を行い，管理報告書のその内容を記載の上，患者に提供する。

(4)　回復期等の口腔機能の管理を行うに当たっては，一連の管理中においては患者の主治の医師や日常の療養上の世話を行う看護師等との間で実施内容や注意事項等の情報の共有に努める。

◇　根面う蝕管理料について

(1)　「注1」に規定する初期の根面う蝕とは，露出した歯の根面に生じ，変色を認めるがう窩はない又はあってもごく小さい，表面が硬く，滑沢で光沢がある初期のう蝕をいう。

(2)　根面う蝕管理料は，B000-4歯科疾患管理料若しくはB002歯科特定疾患療養管理料を算定した患者（65歳以上のものに限る。）又はC000歯科訪問診療料を算定した患者であって，初期の根面う蝕を有するものに対して，当該う蝕の進行抑制を目的として実施する管理等をいい，患者等の同意を得て管理等の内容について，説明を行った場合に算定する。なお，当該管理を行った場合は，患者等に対し，説明した内容の要点を診療録に記載する。当該管理を行うに当たっては，関係学会より示されている「初期根面う蝕の管理に関する基

該う蝕の管理を行う場合に，月1回に限り算定する。

　　注2　区分番号B 000-4-2に掲げる小児口腔機能管理料の注3に規定する施設基準に適合しているものとして地方厚生局長等に届け出た診療所である保険医療機関が当該管理を行う場合は，口腔管理体制強化加算として，**48点**を所定点数に加算する。

B 000-13　エナメル質初期う蝕管理料　30点
　　注1　区分番号B 000-4に掲げる歯科疾患管理料又は区分番号B 002に掲げる歯科特定疾患療養管理料を算定した患者であって，エナメル質初期う蝕に罹患しているものに対して，当該う蝕の評価に基づく管理計画を作成するとともに，その内容について説明を行い，当該う蝕の管理を行う場合に，月1回に限り算定する。

　　注2　区分番号B 000-4-2に掲げる小児口腔機能管理料の注3に規定する施設基準に適合しているものとして地方厚生局長等に届け出た診療所である保険医療機関が当該管理を行う場合は，口腔管理体制強化加算として，**48点**を所定点数に加算する。

B 001　削除

B 001-2　歯科衛生実地指導料
　　1　歯科衛生実地指導料1　　　　**80点**
　　2　歯科衛生実地指導料2　　　　**100点**
　　注1　1については，歯科疾患に罹患している患者に対して，主治の歯科医師の指示を受けた歯科衛生士が，直接15分以上の実地指導を行った上で，当該指導内容に係る情報を文書により提供した場合に，月1回に限り算定する。

　　注2　2については，区分番号A 000に掲げる初診料の注11に規定する加算に係る施設基準又は地域歯科診療支援病院歯科初診料に係る施設基準に適合するものとして地方厚生局長等に届け出た保険医療機関において，区分番号A 000に掲げる初診料の注6又は区分番号A

本的な考え方」（令和6年3月日本歯科医学会）を参考とすること。
　(3)　根面う蝕管理料を算定した日に機械的歯面清掃処置又はフッ化物歯面塗布処置を行った場合は，それぞれ I 030機械的歯面清掃処置又は I 031フッ化物歯面塗布処置を別に算定する。
　(4)　B 000-4-2小児口腔機能管理料の注3に規定する口腔管理体制強化加算の施設基準の届出を行っている保険医療機関において，根面う蝕管理を行った場合は，「注2」に規定する加算を算定する。

◇　エナメル質初期う蝕管理料について
　(1)　「注1」に規定するエナメル質初期う蝕とは，エナメル質に限局した表面が粗造な白濁等の脱灰病変をいう。
　(2)　エナメル質初期う蝕管理料は，B 000-4歯科疾患管理料又はB 002歯科特定疾患療養管理料を算定した患者であって，エナメル質初期う蝕を有する患者に対して，当該病変の治癒又は重症化予防を目的として実施する管理等をいい，患者等の同意を得て管理等の内容について説明を行った場合に算定する。なお，当該管理を行った場合は，患者等に対し，説明した内容の要点を診療録に記載する。当該管理を行うに当たっては，関係学会より示されている「エナメル質初期う蝕に関する基本的な考え方」（平成28年3月日本歯科医学会）を参考とすること。
　(3)　エナメル質初期う蝕管理料を算定した日に機械的歯面清掃処置又はフッ化物歯面塗布処置を行った場合は，それぞれ I 030機械的歯面清掃処置又は I 031フッ化物歯面塗布処置を別に算定する。
　(4)　B 000-4-2小児口腔機能管理料の注3に規定する口腔管理体制強化加算の施設基準の届出を行っている保険医療機関において，エナメル質初期う蝕管理を行った場合は，「注2」に規定する加算を算定する。

◇　歯科衛生実地指導料について
　(1)　「1」歯科衛生実地指導料1は，歯科疾患に罹患している患者であって，歯科衛生士による実地指導が必要なものに対して，主治の歯科医師の指示を受けた歯科衛生士が，歯及び歯肉等口腔状況の説明及び次のア又はイの必要な事項について15分以上実施した場合に算定する。なお，う蝕又は歯周病に罹患している患者については必ずアを実施するものであること。
　　ア　プラークチャート等を用いたプラークの付着状況の指摘及び患者自身によるブラッシングを観察した上でのプラーク除去方法の指導
　　イ　その他，患者の状態に応じて必要な事項
　(2)　「2」歯科衛生実地指導料2は，歯科疾患に罹患している患者のうち，A 000初診料の「注6」又はA 002再診料の「注4」に規定する歯科診療特別対応加算1，歯科診療特別対応加算2又は歯科診療特別対応加算3を算定している患者であって，歯科衛生士による実地指導が必要なものに対して，主治の歯科医師の指示を受けた歯科衛生士が，歯及び歯肉等口腔状況の説明及び次のイ又はロの必要な事項について15分以上実施した場合又は15分以上の実地指導を行う

002に掲げる再診料の注4に規定する歯科診療特別対応加算1，歯科診療特別対応加算2又は歯科診療特別対応加算3を算定している患者であって，歯科疾患に罹患しているものに対して，主治の歯科医師の指示を受けた歯科衛生士が，直接15分以上の実地指導（15分以上の実地指導を行うことが困難な場合にあっては，月2回の実地指導を合わせて15分以上の実地指導）を行い，かつ，当該指導内容に係る情報を文書により提供した場合に，月1回に限り算定する。ただし，歯科衛生実地指導料2を算定した月においては，歯科衛生実地指導料1は算定できない。

3　1及び2について，口腔機能の発達不全を有する患者又は口腔機能の低下を来している患者に対して，主治の歯科医師の指示を受けた歯科衛生士が，注1又は注2に規定する実地指導と併せて口腔機能に係る指導を行った場合は，口腔機能指導加算として，**10点**を所定点数に加算する。

4　入院中の患者に対して行った指導又は退院した患者に対して退院の日から当該退院した日の属する月の末日までに行った指導の費用は，第1章第2部第1節，第3節又は第4節の各区分の所定点数に含まれる。ただし，当該患者が歯科診療及び歯科診療以外の診療を併せて行う保険医療機関の歯科診療以外に係る病棟に入院している場合は，この限りでない。

5　区分番号C001に掲げる訪問歯科衛生指導料を算定している月は，算定できない。

B 001-3 歯周病患者画像活用指導料　10点
注　歯周病に罹患している患者に対し

ことが困難な場合にあっては月2回の実地指導を合わせて15分以上行った場合に算定する。なお，う蝕又は歯周病に罹患している患者については必ずイを実施するものであること。

ア　プラークチャート等を用いたプラークの付着状況の指摘及び患者自身によるブラッシングを観察した上でのプラーク除去方法の指導

イ　その他，患者の状態に応じて必要な事項

(3)　「注1」及び「注2」に規定する文書とは，(1)及び(2)に掲げる指導等の内容，口腔衛生状態（う蝕又は歯周病に罹患している患者はプラークの付着状況を含む。），指導の実施時刻（開始時刻及び終了時刻），保険医療機関名並びに主治の歯科医師の氏名及び当該指導を行った歯科衛生士の氏名が記載されたものをいう。

(4)　患者に対する当該指導の内容の情報提供は，「1」歯科衛生実地指導料1を算定する場合は当該指導の初回時に行い，「2」歯科衛生実地指導料2を算定する場合は実地指導の合計が15分以上となったとき（当該指導回数が1回又は2回の場合に限る。）に行う。このほか，患者自身によるプラークコントロールの状況や指導の内容に変化があったとき又は指導による改善が認められないとき等に必要に応じて行うこととするが，この場合においても6月に1回以上は当該指導の内容を文書により提供する。

(5)　主治の歯科医師は，歯科衛生士に患者の療養上必要な指示を十分に行うとともに，歯科衛生士に行った指示内容等の要点を診療録に記載する。

(6)　当該指導を行った歯科衛生士は，主治の歯科医師に報告するとともに患者に提供した文書の写しを提出し，業務に関する記録を作成する。

(7)　主治の歯科医師は，歯科衛生士から提出を受けた患者に提供した文書の写しを診療録に添付する。

(8)　歯科衛生実地指導料を算定した保険医療機関は，毎年8月1日現在で名称，常勤非常勤ごとの歯科衛生士数等を地方厚生（支）局長に報告する。

(9)　「注3」に規定する口腔機能指導加算は，主治の歯科医師の指示を受けた歯科衛生士が以下のいずれかに該当する指導を行った場合に算定する。

ア　口腔機能の発達不全を認める患者に対して行う正常な口腔機能の獲得を目的とした実地指導

イ　口腔機能の低下を認める患者に対して行う口腔機能の回復又は維持・向上を目的とした実地指導

(10)　「注3」に規定する口腔機能指導加算を算定した場合は，「注1」及び「注2」に規定する文書に当該指導の内容を記載するとともに，主治の歯科医師は，歯科衛生士に行った口腔機能に係る指示内容等の要点を診療録に記載する。

(11)　H001-4歯科口腔リハビリテーション料3を算定した日において，「注3」に規定する口腔機能に係る指導を実施する場合であって，その指導内容が歯科口腔リハビリテーション料3で行う指導・訓練の内容と重複する場合は，当該加算は算定できない。

◇　歯周病患者画像活用指導料について

(1)　B000-4歯科疾患管理料，B000-6周術期等口腔機能管理料（Ⅰ）

て区分番号D002に掲げる歯周病検査を実施する場合において，継続的な管理を行うに当たって必要な口腔内写真を撮影し，当該患者又はその家族等に対し療養上必要な指導を行った場合に算定する。なお，2枚以上撮影した場合は，2枚目から1枚につき**10点**を所定点数に加算し，1回につき5枚に限り算定する。

B002 歯科特定疾患療養管理料　　170点

注1　別に厚生労働大臣が定める疾患を主病とする患者に対して，治療計画に基づき療養上必要な指導を行った場合は，月2回に限り算定する。

2　指導に先立って，患者の療養を主として担う医師（注1に規定する別に厚生労働大臣が定める疾患に限る。）と共同して，歯科診療に関する総合的な口腔の療養指導計画を策定し，当該患者に対し，その内容を文書により提供した場合は，1回に限り，共同療養指導計画加算として，**100点**を所定点数に加算する。

3　入院中の患者に対して行った指導又は退院した患者に対して退院の日から1月以内に行った指導の費用は，第1章第2部第1節，第3節又は第4節の各区分の所定点数に含まれる。ただし，当該患者が歯科診療及び歯科診療以外の診療を併せて行う保険医療機関の歯科診療以外の診療に係る病棟に入院している場合又は当該病棟に入院していた場合は，この限りでない。

4　区分番号B000-4に掲げる歯科疾患管理料，区分番号B000-6に掲げる周術期等口腔機能管理料（Ⅰ），区分番号B000-7に掲げる周術期等口腔機能管理料（Ⅱ），区分番号B000-8に掲げる周術期等口腔機能管理料（Ⅲ），区分番号B000-9に掲げる周術期等口腔

B000-7周術期等口腔機能管理料（Ⅱ），B000-8周術期等口腔機能管理料（Ⅲ），B000-9周術期等口腔機能管理料（Ⅳ），B000-11回復期等口腔機能管理料，B002歯科特定疾患療養管理料，C001-3歯科疾患在宅療養管理料，C001-5在宅患者訪問口腔リハビリテーション指導管理料又はC001-6小児在宅患者訪問口腔リハビリテーション指導管理料のいずれかの管理料を算定した患者であって歯周病に罹患しているものに対し，プラークコントロールの動機付けを目的として，口腔内カラー写真を用いて療養上必要な指導及び説明を行った場合に算定する。

(2) 写真撮影に係る費用は所定点数に含まれ，別に算定できない。

(3) 撮影した口腔内カラー写真は，診療録に添付又はデジタル撮影した画像を電子媒体に保存して管理する。

◇　歯科特定疾患療養管理料について

(1) 別に厚生労働大臣が定める疾患に掲げる疾患を主病とする患者に対して，治療計画に基づき，服薬，栄養等の療養上の指導を行った場合に月2回に限り算定する。なお，当該管理を行った場合は，症状及び管理内容の要点を診療録に記載する。

(2) 別に厚生労働大臣が定める疾患に掲げる疾患のうち，顎・口腔の先天異常，舌痛症（心因性によるものを含む。），口腔軟組織の疾患（難治性のものに限る。），口腔乾燥症（放射線治療又は化学療法を原因とするものに限る。），睡眠時無呼吸症候群（口腔内装置治療を要するものに限る。），骨吸収抑制薬関連顎骨壊死（骨露出を伴うものに限る。）又は放射線性顎骨壊死若しくは三叉神経ニューロパチーとはそれぞれ次の疾患をいう。

ア　顎・口腔の先天異常とは，後継永久歯がなく，かつ，著しい言語障害及び咀嚼障害を伴う先天性無歯症又は唇顎口蓋裂（単独又は複合的に発症している症例を含む。以下この表において同じ。）をいう。

イ　舌痛症とは，ハンター舌炎，メラー舌炎，プランマー・ヴィンソン症候群又はペラグラであって舌の疼痛を伴うもの及び心因性によるものをいう。

ウ　口腔軟組織の疾患（難治性のものに限る。）とは，口腔の帯状疱疹，再生不良性貧血による歯肉出血，原発性血小板減少性紫斑病による歯肉出血，血友病における歯肉出血，口腔のダリエー病，口腔のベーチェット病，口腔の結核，口腔の後天性免疫不全症候群，口腔の扁平苔癬又は口腔の白板症をいう。

エ　口腔乾燥症（放射線治療又は化学療法を原因とするものに限る。）とは，口腔領域以外の悪性腫瘍等の治療のため行われた放射線治療又は化学療法を原因とするものをいう。

オ　睡眠時無呼吸症候群（口腔内装置治療を要するものに限る。）とは，口腔内装置治療が有効であると診断され，医科保険医療機関又は医科歯科併設の医療機関の担当科の医師からの診療情報提供（診療情報提供料の様式に準ずるもの）に基づき，口腔内装置治療を必要とするものをいう。

カ　骨吸収抑制薬関連顎骨壊死（骨露出を伴うものに限る。）又は放射線性顎骨壊死とはビスフォスホネート製剤若しくは抗RANKL抗体製剤等の骨吸収抑制薬の投与又はがん等に係る放射線治療を原因とする顎骨壊死をいう。

機能管理料（Ⅳ），区分番号B000 -11に掲げる回復期等口腔機能管理料，区分番号C001-3に掲げる歯科疾患在宅療養管理料，区分番号C001-5に掲げる在宅患者訪問口腔リハビリテーション指導管理料又は区分番号C001-6に掲げる小児在宅患者訪問口腔リハビリテーション指導管理料を算定している患者に対して行った歯科特定疾患療養管理料は，別に算定できない。

5　別に厚生労働大臣が定める施設基準に適合しているものとして地方厚生局長等に届け出た保険医療機関において，特に情報通信機器を用いた歯科診療を行うことが必要と認められるもの（過去に歯科特定疾患療養管理料を算定した患者に限る。）に対して，歯科特定疾患療養管理料を算定すべき医学管理を情報通信機器を用いて行った場合は，所定点数に代えて，**148点**を算定する。

B 003　特定薬剤治療管理料　　　470点

注1　別に厚生労働大臣が定める患者に対して，薬物血中濃度を測定して計画的な治療管理を行った場合に算定する。

2　同一の患者につき1月以内に特定薬剤治療管理料を算定すべき測定及び計画的な治療管理を2回以上行った場合においては，特定薬剤治療管理料は1回とし，第1回の測定及び計画的な治療管理を行ったときに算定する。

3　薬物血中濃度の測定及び計画的

キ　三叉神経ニューロパチーとは，三叉神経に何らかの原因で機能障害が生じる神経症状（三叉神経痛を含む。）をいう。

(3)　「注2」の共同療養指導計画加算は，患者の主治医（「注1」に規定する厚生労働大臣が定める疾患に係るものに限る。）と共同で，歯科診療に関する総合的な口腔の療養指導計画を策定し，当該患者にその内容を文書により提供した場合に，患者1人につき1回に限り算定する。なお，患者の症状に変化が生じる等の理由により当該計画の見直しが必要となり，改めてその内容を文書により提供した場合は再度算定する。

また，共同療養指導計画加算を算定した場合は，患者に提供した療養指導計画に係る文書の写しを診療録に添付するとともに，共同療養指導計画の策定に関わった患者の主治医（「注1」に規定する厚生労働大臣が定める疾患に係るものに限る。）の保険医療機関名及び氏名を診療録に記載する。

(4)　「注5」の「特に情報通信機器を用いた歯科診療を行うことが必要と認められるもの」とは，(2)のイ及びキに規定する患者のことをいう。

(5)　「注5」に規定する情報通信機器を用いた医学管理については，歯科オンライン指針に沿って診療を行った場合に算定する。当該管理を行うに当たっては，関係学会より示されている「歯科におけるオンライン診療に関する基本的な考え方」（令和6年3月日本歯科医学会）を参考とすること。

(6)　診察に基づき計画的な診療計画を立てている場合であって，必要やむを得ない場合に限り，看護に当たっている患者の家族等を通して療養上の指導を行ったときは，歯科特定疾患療養管理料を算定する。

(7)　別に厚生労働大臣が定める疾患を主病とする者に対し，実際に主病を中心とした療養上必要な指導が行われていない場合又は実態的に主病の口腔領域における症状に対する治療が当該保険医療機関では行われていない場合は算定できない。

(8)　主病とは，当該患者の全身的な医学管理が必要となる主たる特定疾患をいい，対診又は依頼により検査のみを行っている保険医療機関は算定できない。

(9)　再診が電話等により行われた場合は，歯科特定疾患療養管理料は算定できない。

◇　特定薬剤治療管理料について

(1)　アミノ配糖体抗生物質，グリコペプチド系抗生物質等を数日間以上投与している入院中の患者について，投与薬剤の血中濃度を測定し，その測定結果をもとに投与量を精密に管理した場合，月1回に限り算定する。

(2)　特定薬剤治療管理料を算定するグリコペプチド系抗生物質とは，バンコマイシン及びテイコプラニンをいう。

(3)　薬剤の血中濃度，治療計画の要点を診療録に記載又は添付する。

(4)　「注4」に規定する加算は，入院中の患者であって，バンコマイシンを数日間以上投与しているものに対して，バンコマイシンの安定した血中至適濃度を得るため頻回の測定が行われる初回月に限り，初回月加算（バンコマイシンを投与した場合）として「注4」に規定する加算を算定し，「注5」に規定する加算は別に算定でき

な治療管理のうち，4月目以降の
ものについては，所定点数の100
分の50に相当する点数により算定
する。

4　入院中の患者であって，バンコ
マイシンを投与しているものに対
して，同一暦月に血中のバンコマ
イシンの濃度を複数回測定し，そ
の測定結果に基づき，投与量を精
密に管理した場合は，1回目の特
定薬剤治療管理料を算定すべき月
に限り，**530点**を所定点数に加算
する。

5　注4に規定する患者以外の患者
に対して，特定薬剤治療管理に係
る薬剤の投与を行った場合は，1
回目の特定薬剤治療管理料を算定
すべき月に限り，**280点**を所定点
数に加算する。

B004　悪性腫瘍特異物質治療管理料

注　医科点数表の区分番号B001の3
に掲げる悪性腫瘍特異物質治療管理
料の例により算定する。

B004-1-2　がん性疼痛緩和指導管理料

200点

注1　別に厚生労働大臣が定める施設
基準に適合しているものとして地
方厚生局長等に届け出た保険医療
機関において，がん性疼痛の症状
緩和を目的として麻薬を投与して
いる患者に対して，WHO方式の
がん性疼痛の治療法に基づき，当
該保険医療機関の緩和ケアに係る
研修を受けた歯科医師が計画的な
治療管理及び療養上必要な指導を
行い，麻薬を処方した場合は，月
1回に限り算定する。

2　別に厚生労働大臣が定める施設
基準に適合しているものとして地
方厚生局長等に届け出た保険医療
機関において，がん性疼痛緩和の
ための専門的な治療が必要な患者
に対して，当該患者又はその家族
等の同意を得て，当該保険医療機
関の歯科医師が，その必要性及び
診療方針等について文書により説
明を行った場合に，難治性がん性
疼痛緩和指導管理加算として，患

ない。

(5)　「注5」に規定する初回月加算とは，投与中の薬剤の安定した血
中至適濃度を得るため頻回の測定が行われる初回月に限り算定でき
るものであり，薬剤を変更した場合は算定できない。

(6)　特殊な薬物血中濃度の測定及び計画的な治療管理のうち，特に本
項を準用する必要のあるものは，その都度当局に内議し，最も近似
する測定及び治療管理として準用が通知された算定方法により算定
する。

◇　悪性腫瘍特異物質治療管理は，悪性腫瘍と既に確定診断がされた患
者に対し行った腫瘍マーカー検査に基づき実施するが，腫瘍マーカー
及び本区分を算定する場合は，医科のB001の「3」悪性腫瘍特異物
質治療管理料及び医科のD009腫瘍マーカーの例により算定する。

◇　がん性疼痛緩和指導管理料について

(1)　歯科医師ががん性疼痛の症状緩和を目的として麻薬を投与してい
るがん患者に対して，WHO方式のがん性疼痛の治療法（World
Guidelines for pharmacological and radiotherapeutic management
of cancer pain in adults and adolescents 2018）に従って副作用対
策等を含めた計画的な治療管理を継続して行い，療養上必要な指導
を行った場合に，月1回に限り，当該薬剤に関する指導を行い，当
該薬剤を処方した日に算定する。なお，当該指導は，当該薬剤の効
果及び副作用に関する説明，疼痛時に追加する臨時の薬剤の使用方
法に関する説明を含める。

(2)　緩和ケアの経験を有する歯科医師（緩和ケアに係る研修を受けた
者に限る。）が当該指導管理を行った場合に算定する。

(3)　がん性疼痛緩和指導管理料を算定する場合は，麻薬の処方前の疼
痛の程度（疼痛の強さ，部位，性状，頻度等），麻薬の処方後の効
果判定，副作用の有無，治療計画及び指導内容の要点を診療録に記
載する。

(4)　「注2」に規定する難治性がん性疼痛緩和指導管理加算は，がん
疼痛の症状緩和を目的とした放射線治療及び神経ブロック等の療法
について，患者又はその家族等が十分に理解し，納得した上で治療
方針を選択できるように文書を用いて説明を行った場合に，患者1
人につき1回に限り算定する。

(5)　「注2」に規定する難治性がん性疼痛緩和指導管理加算を算定す
る場合は，説明内容の要点を診療録に記載する。

者1人につき1回に限り所定点数に100点を加算する。

　3　当該患者が15歳未満の小児である場合は，小児加算として，**50点**を所定点数に加算する。

　4　区分番号B004-1-3に掲げるがん患者指導管理料（2に限る。）は，別に算定できない。

B004-1-3　がん患者指導管理料

　1　歯科医師が看護師と共同して診療方針等について話し合い，その内容を文書等により提供した場合　**500点**

　2　歯科医師，看護師又は公認心理師が心理的不安を軽減するための面接を行った場合

200点

　3　歯科医師又は薬剤師が抗悪性腫瘍剤の投薬又は注射の必要性等について文書により説明を行った場合

200点

注1　1については，別に厚生労働大臣が定める施設基準に適合しているものとして地方厚生局長等に届け出た保険医療機関において，がんと診断された患者であって継続して治療を行うものに対して，当該患者の同意を得て，当該保険医療機関の歯科医師が看護師と共同して，診療方針等について十分に話し合い，その内容を文書等により提供した場合又は入院中の患者以外の末期の悪性腫瘍の患者に対して，当該患者の同意を得て，当該保険医療機関の歯科医師が看護師と共同して，診療方針等について十分に話し合った上で，当該診療方針等に関する当該患者の意思決定に対する支援を行い，その内容を文書等により提供した場合に，患者1人につき1回（当該患者について区分番号B006-3に掲げるがん治療連携計画策定料を算定した保険医療機関及び区分番号B006-3-2に掲げるがん治療連携指導料を算定した保険医療機関が，それぞれ当該指導管理を実施した場合は，それぞれの保険医療機関において，患者1人につき1

◇　本区分については，医科のB001の「23」がん患者指導管理料の例により算定するとともに，当該区分中「医師」又は「医科点数表」とあるのはそれぞれ「歯科医師」又は「歯科点数表」に読み替えて適用する。

回）に限り算定する。

2　2については，別に厚生労働大臣が定める施設基準に適合しているものとして地方厚生局長等に届け出た保険医療機関において，がんと診断された患者であって継続して治療を行うものに対して，当該患者の同意を得て，当該保険医療機関の歯科医師，その指示に基づき看護師又は歯科医師と医師との連携の下に公認心理師が患者の心理的不安を軽減するための面接を行った場合に，患者1人につき6回に限り算定する。

3　3については，別に厚生労働大臣が定める施設基準に適合しているものとして地方厚生局長等に届け出た保険医療機関において，がんと診断された患者であって継続して抗悪性腫瘍剤の投薬又は注射を受けているものに対して，当該患者の同意を得て，当該保険医療機関の歯科医師又はその指示に基づき，薬剤師が投薬又は注射の前後にその必要性について文書により説明を行った場合に，患者1人につき6回に限り算定する。

4　2について，区分番号A221-2に掲げる緩和ケア診療加算，区分番号B004-1-2に掲げるがん性疼痛緩和指導管理料及び区分番号B004-1-5に掲げる外来緩和ケア管理料は，別に算定できない。

5　3について，区分番号B004-1-8に掲げる外来腫瘍化学療法診療科，区分番号B008に掲げる薬剤管理指導料，区分番号F100に掲げる処方料の注6に規定する加算及び区分番号F400に掲げる処方箋料の注4に規定する加算は，別に算定できない。

B004-1-4　入院栄養食事指導料（週1回）

1　入院栄養食事指導料1
イ　初回　　　　　　　　**260点**
ロ　2回目　　　　　　　**200点**
2　入院栄養食事指導料2
イ　初回　　　　　　　　**250点**
ロ　2回目　　　　　　　**190点**

◇　入院栄養食事指導料について

(1)　入院栄養食事指導料1は，入院中であって，別に厚生労働大臣が定める特別食が必要と認めた者又は次のいずれかに該当する者に対し，歯科医師と医師との連携により，当該保険医療機関の管理栄養士が初回にあっては概ね30分以上，2回目にあっては概ね20分以上，療養のため必要な栄養の指導を行った場合に入院中2回に限り算定する。ただし，1週間に1回に限り算定する。

注1　1については，入院中の患者で
あって，別に厚生労働大臣が定め
るものに対して，保険医療機関の
歯科医師と医師との連携の下に当
該保険医療機関の管理栄養士が具
体的な献立等によって指導を行っ
た場合に，入院中2回に限り算定
する。

2　2については，診療所において，
入院中の患者であって，別に厚生
労働大臣が定めるものに対して，
保険医療機関の歯科医師と医師と
の連携の下に当該保険医療機関以
外の管理栄養士が具体的な献立等
によって指導を行った場合に，入
院中2回に限り算定する。

B 004-1-5 外来緩和ケア管理料　　290点

注1　別に厚生労働大臣が定める施設
基準に適合しているものとして地
方厚生局長等に届け出た保険医療
機関において，緩和ケアを要する
入院中の患者以外の患者（症状緩
和を目的として麻薬が投与されて
いる患者に限る。）に対して，当
該保険医療機関の歯科医師，看護
師，薬剤師等が共同して療養上必
要な指導を行った場合に，月1回
に限り算定する。

2　当該患者が15歳未満の小児であ
る場合は，小児加算として，**150
点**を所定点数に加算する。

3　区分番号B 004-1-2に掲げるが
ん性疼痛緩和指導管理料又は区分
番号B 004-1-3に掲げるがん患者
指導管理料（2に限る。）は，別
に算定できない。

B 004-1-6 外来リハビリテーション診療料

1　外来リハビリテーション診療料1

ア　がん患者
イ　摂食機能又は嚥下機能が低下した患者
ウ　低栄養状態にある患者

(2)　入院栄養食事指導料1は，当該保険医療機関の管理栄養士が当該
保険医療機関の歯科医師と医師との連携により，指導を行った場合
に算定する。

また，入院栄養食事指導料2は，有床診療所において，当該診療
所以外（公益社団法人日本栄養士会若しくは都道府県栄養士会が設
置し，運営する「栄養ケア・ステーション」又は他の保険医療機関
に限る。）の管理栄養士が当該診療所の歯科医師と医師との連携に
より，対面による指導を行った場合に算定する。

(3)　摂食機能又は嚥下機能が低下した患者とは，歯科医師及び連携し
た医師が，硬さ，付着性，凝集性などに配慮した嚥下調整食（日本
摂食嚥下リハビリテーション学会の分類に基づく。）に相当する食
事を要すると判断した患者をいう。

(4)　低栄養状態にある患者とは，次のいずれかを満たす患者をいう。
ア　血中アルブミンが3.0g/dL以下である患者
イ　歯科医師及び連携した医師が栄養管理により低栄養状態の改善
を要すると判断した患者

(5)　歯科医師は，診療録に連携した医師の氏名及び連携内容の要点を
記載する。また，管理栄養士は，患者ごとに栄養指導記録を作成す
るとともに，当該栄養指導記録に指導を行った献立又は食事計画の
例についての総カロリー，栄養素別の計算及び指導内容の要点を記
載する。

(6)　その他入院栄養食事指導料の医科と共通の項目は，医科のB 001
の「10」の入院栄養食事指導料の例により算定する。

◇　本区分については，医科のB 001の「24」外来緩和ケア管理料の例
により算定する。

◇　本区分については，医科のB 001-2-7外来リハビリテーション診療
料の例により算定する。

73点

2　外来リハビリテーション診療料2
110点

注1　別に厚生労働大臣が定める施設
　　基準を満たす保険医療機関におい
　　て，リハビリテーション（区分番
　　号H000に掲げる脳血管疾患等リ
　　ハビリテーション料又は区分番号
　　H000-3に掲げる廃用症候群リハ
　　ビリテーション料を算定するもの
　　に限る。以下この区分番号におい
　　て同じ。）を要する入院中の患者
　　以外の患者に対して，リハビリ
　　テーションの実施に関し必要な診
　　療を行った場合に，外来リハビリ
　　テーション診療料1については7
　　日間に1回に限り，外来リハビリ
　　テーション診療料2については14
　　日間に1回に限り算定する。

　2　外来リハビリテーション診療料
　　1を算定する日から起算して7日
　　以内の期間においては，当該リハ
　　ビリテーションの実施に係る区分
　　番号A000に掲げる初診料（注14
　　及び注15に規定する加算を除
　　く。），区分番号A002に掲げる再
　　診料（注11に規定する加算を除
　　く。）及び外来リハビリテーショ
　　ン診療料2は，算定できない。

　3　外来リハビリテーション診療料
　　2を算定する日から起算して14日
　　以内の期間においては，当該リハ
　　ビリテーションの実施に係る区分
　　番号A000に掲げる初診料（注14
　　及び注15に規定する加算を除
　　く。），区分番号A002に掲げる再
　　診料（注11に規定する加算を除
　　く。）及び外来リハビリテーショ
　　ン診療料1は，算定できない。

B004-1-7　外来放射線照射診療料　297点
　注1　別に厚生労働大臣が定める施設
　　基準に適合しているものとして地
　　方厚生局長等に届け出た保険医療
　　機関において，放射線治療を要す
　　る入院中の患者以外の患者に対し
　　て，放射線治療の実施に関し必要
　　な診療を行った場合に，7日間に
　　1回に限り算定する。

◇　本区分については，医科のB001-2-8外来放射線照射診療料の例に
　より算定する。

B

医管

2　外来放射線照射診療料を算定す
る日から起算して7日以内の期間
に4日以上の放射線治療を予定し
ていない場合は，所定点数の100
分の50に相当する点数により算定
する。
3　外来放射線照射診療料を算定す
る日から起算して7日以内の期間
においては，当該放射線治療の実
施に係る区分番号A000に掲げる
初診料（注14及び注15に規定する
加算を除く。）及び区分番号A002
に掲げる再診料（注11に規定する
加算を除く。）は，算定できない。

B 004-1-8　外来腫瘍化学療法診療料

1　外来腫瘍化学療法診療料1
イ　抗悪性腫瘍剤を投与した場合
(1)　初回から3回目まで　**800点**
(2)　4回目以降　**450点**
ロ　イ以外の必要な治療管理を行っ
た場合　**350点**
2　外来腫瘍化学療法診療料2
イ　抗悪性腫瘍剤を投与した場合
(1)　初回から3回目まで　**600点**
(2)　4回目以降　**320点**
ロ　イ以外の必要な治療管理を行っ
た場合　**220点**
3　外来腫瘍化学療法診療料3
イ　抗悪性腫瘍剤を投与した場合
(1)　初回から3回目まで　**540点**
(2)　4回目以降　**280点**
ロ　イ以外の必要な治療管理を行っ
た場合　**180点**
注1　別に厚生労働大臣が定める施設
基準に適合しているものとして地
方厚生局長等に届け出た保険医療
機関において，悪性腫瘍を主病と
する患者であって入院中の患者以
外のものに対して，外来化学療法
（別に厚生労働大臣が定めるもの
に限る。）の実施その他の必要な
治療管理を行った場合に，当該基
準に係る区分に従い算定する。こ
の場合において，区分番号A000
に掲げる初診料（注5，注7，注
8，注14及び注15に規定する加算
を除く。），区分番号A002に掲げ
る再診料（注3，注5，注6及び

◇　外来腫瘍化学療法診療料について

本区分については，医科のB 001-2-12外来腫瘍化学療法診療料の例
により算定するとともに，当該区分中「医師」とあるのは「歯科医師」
に読み替えて適用する。なお，管理栄養士と連携を図る場合は，歯科
医師と医師との連携により行う。

注11に規定する加算を除く。）又
は区分番号B004-1-3に掲げるが
ん患者指導管理料の3は，別に算
定できない。
2　1のイの(1)，2のイの(1)及び3
のイの(1)については，当該患者に
対して，抗悪性腫瘍剤を投与した
場合に，月3回に限り算定する。
3　1のイの(2)，2のイの(2)及び3
のイの(2)については，1のイの(1)，
2のイの(1)又は3のイの(1)を算定
する日以外の日において，当該患
者に対して，抗悪性腫瘍剤を投与
した場合に，週1回に限り算定す
る。
4　1のロについては，次に掲げる
いずれかの治療管理を行った場合
に，週1回に限り算定する。
　イ　1のイの(1)又は(2)を算定する
　　日以外の日において，当該患者
　　に対して，抗悪性腫瘍剤の投与
　　以外の必要な治療管理を行った
　　場合
　ロ　連携する他の保険医療機関が
　　外来化学療法を実施している患
　　者に対し，緊急に抗悪性腫瘍剤
　　の投与以外の必要な治療管理を
　　行った場合
5　2のロ及び3のロについては，
2のイの(1)若しくは(2)又は3のイ
の(1)若しくは(2)を算定する日以外
の日において，当該患者に対して，
抗悪性腫瘍剤の投与以外の必要な
治療管理を行った場合に，週1回
に限り算定する。
6　退院した患者に対して退院の日
から起算して7日以内に行った治
療管理の費用は，第1章第2部第
1節に掲げる入院基本料に含まれ
るものとする。
7　当該患者が15歳未満の小児であ
る場合には，小児加算として，所
定点数に**200点**を加算する。
8　別に厚生労働大臣が定める施設
基準に適合しているものとして地
方厚生局長等に届け出た保険医療
機関において，1のイの(1)を算定
した患者に対して，当該保険医療

機関の歯科医師又は当該歯科医師の指示に基づき薬剤師が，副作用の発現状況，治療計画等を文書により提供した上で，当該患者の状態を踏まえて必要な指導を行った場合は，連携充実加算として，月1回に限り**150点**を所定点数に加算する。

9　別に厚生労働大臣が定める施設基準に適合しているものとして地方厚生局長等に届け出た保険医療機関において，1のイの(1)を算定する患者に対して，当該保険医療機関の歯科医師の指示に基づき薬剤師が，服薬状況，副作用の有無等の情報の収集及び評価を行い，歯科医師の診察前に情報提供や処方の提案等を行った場合は，がん薬物療法体制充実加算として，月1回に限り**100点**を所定点数に加算する。

B 004-2　手術前医学管理料　　　　**1,192点**

注1　手術前に行われる検査の結果に基づき計画的な医学管理を行う保険医療機関において，手術の実施に際して第10部の通則第5号により医科点数表の例によることとされる硬膜外麻酔，脊椎麻酔又はマスク若しくは気管内挿管による閉鎖循環式全身麻酔を行った場合に，当該手術に係る手術料を算定した日に算定する。

2　同一の患者につき1月以内に手術前医学管理料を算定すべき医学管理を2回以上行った場合は，第1回目の手術前医学管理に係る手術料を算定した日1回に限り手術前医学管理料を算定する。

3　手術前医学管理料を算定した同一月に医科点数表の区分番号D208に掲げる心電図検査を算定した場合は，算定の期日にかかわらず，所定点数の100分の90に相当する点数により算定する。

4　同一の部位につき当該管理料に含まれる区分番号E000に掲げる写真診断及び区分番号E100に掲げる歯，歯周組織，顎骨，口腔軟

◇　本区分については，医科のB001-4手術前医学管理料の例により算定する。

組織と同時に2枚以上同一の方法
により撮影を行った場合における
第2枚目から第5枚目までの写真
診断及び撮影（区分番号E000及
び区分番号E100に規定する歯科
用3次元エックス線断層撮影を除
く。）の費用は，それぞれの所定
点数の100分の50に相当する点数
により別に算定する。この場合に
おいて，第6枚目以後の写真診断
及び撮影の費用については算定で
きない。
5　当該所定点数に含まれる検査及
び画像診断は医科点数表の区分番
号B001-4の注5の例による。た
だし，当該期間において同一の検
査又は画像診断を2回以上行った
場合の第2回目以降のものについ
ては，別に算定する。
6　第3部の通則第5号により医科
点数表の例によることとされる血
液学的検査判断料，生化学的検査
（Ⅰ）判断料又は免疫学的検査判
断料を算定している患者について
は算定できない。
7　第1章第2部第3節に掲げる特
定入院料又は第3部の通則第5号
により医科点数表の例によること
とされる医科点数表の区分番号D
027に掲げる基本的検体検査判断
料を算定している患者については
算定できない。

B 004-3　**手術後医学管理料**（1日につき）
　1　病院の場合　　　　　　　**1,188点**
　2　診療所の場合　　　　　　**1,056点**
　注1　病院（療養病棟，結核病棟及び
　　　精神病棟を除く。）又は診療所に
　　　入院している患者について，第10
　　　部の通則第5号により医科点数表
　　　の例によることとされるマスク又
　　　は気管内挿管による閉鎖循環式全
　　　身麻酔を伴う手術（入院の日から
　　　起算して10日以内に行われたもの
　　　に限る。）後に，必要な医学管理
　　　を行った場合に，当該手術に係る
　　　手術料を算定した日の翌日から起
　　　算して3日を限度として算定する。
　　2　同一の手術について，同一月に

◇　本区分については，医科のB001-5手術後医学管理料の例により算
　定する。

区分番号B 004-2に掲げる手術前医学管理料を算定する場合は，本管理料を算定する3日間については，所定点数の100分の95に相当する点数により算定する。

3　当該所定点数に含まれる検査は医科点数表の区分番号B 001-5に掲げる手術後医学管理料の注3の例による。

4　第3部の通則第5号により医科点数表の例によることとされる尿・糞便等検査判断料，血液学的検査判断料又は生化学的検査（Ⅰ）判断料を算定している患者については算定できない。

5　第1章第2部第3節に掲げる特定入院料又は第3部の通則第5号により医科点数表の例によることとされる医科点数表の区分番号D 027に掲げる基本的検体検査判断料を算定している患者については算定できない。

6　第1章第2部第3節に掲げる特定入院料のうち，特定集中治療室管理料に係る別に厚生労働大臣が定める施設基準に適合しているものとして地方厚生局長等に届け出た保険医療機関に入院している患者については算定できない。

B 004-4　削除

B 004-5　削除

B 004-6　削除

B 004-6-2　歯科治療時医療管理料（1日につき）　**45点**

注1　別に厚生労働大臣が定める施設基準に適合しているものとして地方厚生局長等に届け出た保険医療機関において，全身的な管理が必要な患者に対し，第8部処置（区分番号 I 009， I 009-2及び I 010に掲げるものを除く。），第9部手術又は第12部歯冠修復及び欠損補綴（区分番号M001から区分番号M003まで又はM003-4に掲げるものに限る。）を行うに当たって，必要な医療管理を行った場合（当該処置，手術又は歯冠修復及び欠損補綴を全身麻酔下で行った場合

◇　歯科治療時医療管理料について

(1)　高血圧性疾患，虚血性心疾患，不整脈，心不全，脳血管障害，喘息，慢性気管支炎，糖尿病，甲状腺機能低下症，甲状腺機能亢進症，副腎皮質機能不全，てんかん，慢性腎臓病（腎代替療法を行う患者に限る。）の患者，人工呼吸器を装着している患者，在宅酸素療法を行っている患者又は A 000初診料の(16)のキ若しくは(19)に規定する感染症の患者に対して，歯科治療時における患者の全身状態の変化等を把握するため，患者の血圧，脈拍，経皮的動脈血酸素飽和度を経時的に監視し，必要な医療管理を行った場合に算定する。

(2)　歯科治療時医療管理料を算定する保険医療機関は，全身状態の把握，管理等に必要な機器，機材等が整備されている。

(3)　管理内容及び患者の全身状態の要点を診療録に記載する。

を除く。）に算定する。

2　第3部の通則第5号により医科点数表の例によることとされる医科点数表の区分番号D220に掲げる呼吸心拍監視，新生児心拍・呼吸監視，カルジオスコープ（ハートスコープ），カルジオタコスコープを算定した日は，当該管理料は算定できない。

3　歯科治療時医療管理料を算定した月において，区分番号B000-6に掲げる周術期等口腔機能管理料（Ⅰ），区分番号B000-7に掲げる周術期等口腔機能管理料（Ⅱ），区分番号B000-8に掲げる周術期等口腔機能管理料（Ⅲ），区分番号B000-9に掲げる周術期等口腔機能管理料（Ⅳ）又は区分番号B000-11に掲げる回復期等口腔機能管理料は，別に算定できない。

B 004-7　削除

B 004-8　削除

B 004-9　介護支援等連携指導料　　　400点

注　当該保険医療機関に入院中の患者に対して，当該患者の同意を得て，歯科医師又はその指示を受けた歯科衛生士，看護師等が介護支援専門員又は相談支援専門員と共同して，患者の心身の状態等を踏まえて導入が望ましい介護サービス又は障害福祉サービス等や退院後に利用可能な介護サービス又は障害福祉サービス等について説明及び指導を行った場合に，当該入院中2回に限り算定する。この場合において，同一日に，区分番号B015の注3に掲げる加算（介護支援専門員又は相談支援専門員と共同して指導を行った場合に限る。）は別に算定できない。

◇　介護支援等連携指導料について

(1)　入院の原因となった疾患・障害や入院時に行った患者の心身の状況等の総合的な評価の結果を踏まえ，退院後に介護サービス又は障害福祉サービス，地域相談支援若しくは障害児通所支援（以下この区分において「介護等サービス」という。）を導入することが適当であると考えられ，また，本人も導入を望んでいる患者が，退院後により適切な介護等サービスを受けられるよう，入院中から居宅介護支援事業者等の介護支援専門員（ケアマネジャー）又は指定特定相談支援事業者若しくは指定障害児相談支援事業者（以下この区分において「指定特定相談支援事業者等」という。）の相談支援専門員と連携し退院後のケアプラン又はサービス等利用計画若しくは障害児支援利用計画（以下この区分において「ケアプラン等」という。）の作成につなげることを評価する。

(2)　歯科医師又は歯科医師の指示を受けた看護師，歯科衛生士，社会福祉士，薬剤師，言語聴覚士，その他，退院後に導入が望ましい介護等サービスから考え適切な医療関係職種が，患者が入院前にケアプラン作成を担当していた介護支援専門員若しくは相談支援専門員又は退院後のケアプラン等の作成を行うため患者が選択した居宅介護支援事業者，介護予防支援事業者，介護保険施設等の介護支援専門員若しくは指定特定相談支援事業者等の相談支援専門員と共同して，患者に対し，患者の心身の状況等を踏まえ導入が望ましいと考えられる介護等サービスや，当該地域において提供可能な介護等サービス等の情報を提供した場合に入院中2回に限り算定する。

(3)　ここでいう介護保険施設等とは，介護保険の給付が行われる保健医療サービス又は福祉サービスを提供する施設であって，次の施設をいうものとする。

B
医管

ア 介護老人福祉施設（介護保険法第 8 条第22項に規定する地域密着型介護老人福祉施設及び同条第27項に規定する介護老人福祉施設のことをいう。）

イ 介護保険法第 8 条第28項に規定する介護老人保健施設

ウ 介護保険法第 8 条第29項に規定する介護医療院

エ 特定施設（介護保険法第 8 条第11項に規定する特定施設，同条第21項に規定する地域密着型特定施設及び同法第 8 条の 2 第 9 項に規定する介護予防特定施設入居者生活介護を提供する施設のことをいい，指定居宅サービス等の事業の人員，設備及び運営に関する基準（平成11年厚生省令第37号）第192条の 2 に規定する外部サービス利用型指定特定施設入居者生活介護を受けている患者が入居する施設を含む。）

オ 認知症対応型グループホーム（介護保険法第 8 条第20項に規定する認知症対応型共同生活介護及び同法第 8 条の 2 第15項に規定する介護予防認知症対応型共同生活介護を提供する施設のことをいう。）

カ 小規模多機能居宅介護事業所（介護保険法第 8 条第19項に規定する小規模多機能型居宅介護及び同法第 8 条の 2 第14項に規定する介護予防小規模多機能型居宅介護を提供する施設のことをいう。）

キ 複合型サービス事業所（介護保険法第 8 条第23項に規定する複合型サービスを提供する施設のことをいう。）

(4) 初回の指導とは，入院の原因となった疾患が比較的落ち着いた段階で，退院後の生活を見越し，当該地域で導入可能な介護等サービス等の情報について，患者や医療関係者と情報共有することで，患者がより適切な療養場所を選択することに資するものをいい，2 回目の指導とは，実際の退院を前に，最終的なケアプラン等作成のための指導を行う等の指導を想定したものをいう。

(5) 介護支援等連携指導料の算定に当たっては，行った指導の内容等について，要点を診療録に記載する。

(6) 介護支援等連携指導料を算定するに当たり共同指導を行う介護支援専門員又は相談支援専門員は，介護等サービスの導入を希望する患者の選択によるものであり，患者が選択した場合は，当該保険医療機関に併設する居宅介護事業所等の介護支援専門員又は指定特定相談支援事業者等の相談支援専門員であっても介護支援等連携指導料の算定を妨げるものではない。

(7) 同日に B 015退院時共同指導料 2 の「注 3 」に規定する加算を算定すべき介護支援専門員又は相談支援専門員を含めた共同指導を行った場合は，介護支援等連携指導料あるいは退院時共同指導料 2 の「注 3 」に規定する加算の両方を算定することはできない。

(8) 当該共同指導は，ビデオ通話が可能な機器を用いて実施しても差し支えない。この場合において，患者の個人情報を当該ビデオ通話の画面上で共有する際は，患者の同意を得ていること。また，保険医療機関の電子カルテなどを含む医療情報システムと共通のネットワーク上の端末において共同指導を実施する場合には，厚生労働省「医療情報システムの安全管理に関するガイドライン」に対応していること。

B 005 開放型病院共同指導料（Ⅰ） 350点

◇ 本区分については，医科の B 002開放型病院共同指導料（Ⅰ）の例

注1　診察に基づき紹介された患者
　　　が，別に厚生労働大臣が定める開
　　　放利用に係る施設基準に適合して
　　　いるものとして地方厚生局長等に
　　　届け出た保険医療機関（以下この
　　　表において「開放型病院」という。）
　　　に入院中である場合において，当
　　　該開放型病院に赴いて，当該患者
　　　に対して療養上必要な指導を共同
　　　して行った場合に，患者1人1日
　　　につき1回算定する。
　　2　区分番号A000に掲げる初診料，
　　　区分番号A002に掲げる再診料及
　　　び区分番号C000に掲げる歯科訪
　　　問診療料は別に算定できない。

により算定する。

B 006　開放型病院共同指導料（Ⅱ）　220点
　　注　診察に基づき紹介された患者が開
　　　　放型病院に入院中である場合におい
　　　　て，当該開放型病院において，当該
　　　　患者を診察した保険医療機関の医師
　　　　又は歯科医師と共同して療養上必要
　　　　な指導を行った場合に，患者1人1
　　　　日につき1回算定する。

◇　本区分については，医科のB 003開放型病院共同指導料（Ⅱ）の例
　により算定する。

B 006-2　削除

B 006-3　がん治療連携計画策定料
　　1　がん治療連携計画策定料1　**750点**
　　2　がん治療連携計画策定料2　**300点**
　　注1　がん治療連携計画策定料1につ
　　　　いては，入院中のがん患者の退院
　　　　後の治療を総合的に管理するた
　　　　め，別に厚生労働大臣が定める施
　　　　設基準に適合しているものとして
　　　　地方厚生局長等に届け出た病院で
　　　　ある保険医療機関（以下この表に
　　　　おいて「計画策定病院」という。）
　　　　が，あらかじめがんの種類やス
　　　　テージを考慮した地域連携診療計
　　　　画を作成し，がん治療を担う別の
　　　　保険医療機関と共有し，かつ，当
　　　　該患者の同意を得た上で，入院中
　　　　又は当該保険医療機関を退院した
　　　　日から起算して30日以内に，当該
　　　　計画に基づき当該患者の治療計画
　　　　を作成し，患者に説明し，文書に
　　　　より提供するとともに，退院時又
　　　　は退院した日から起算して30日以
　　　　内に当該別の保険医療機関に当該
　　　　患者に係る診療情報を文書により

◇　本区分については，医科のB 005-6がん治療連携計画策定料及び医
　科のB005-6がん治療連携指導料の例により算定する。

提供した場合（がんと診断されてから最初の入院に係るものに限る。）に，退院時又は退院した日から起算して30日以内に1回に限り所定点数を算定する。

2　がん治療連携計画策定料2については，当該保険医療機関において注1に規定するがん治療連携計画策定料1を算定した患者であって，他の保険医療機関において区分番号B006-3-2に掲げるがん治療連携指導料を算定しているものについて，状態の変化等に伴う当該他の保険医療機関からの紹介により，当該患者を診療し，当該患者の診療計画を変更した場合に，患者1人につき月1回に限り所定点数を算定する。

3　注1及び注2の規定に基づく当該別の保険医療機関への文書の提供に係る区分番号B009に掲げる診療情報提供料（I）及び区分番号B011に掲げる診療情報等連携共有料の費用は，所定点数に含まれる。

4　区分番号B000-5に掲げる周術期等口腔機能管理計画策定料，区分番号B000-10に掲げる回復期等口腔機能管理計画策定料，区分番号B006に掲げる開放型病院共同指導料（II）又は区分番号B015に掲げる退院時共同指導料2は，別に算定できない。

B006-3-2　がん治療連携指導料　　300点

注1　別に厚生労働大臣が定める施設基準に適合しているものとして地方厚生局長等に届け出た保険医療機関（計画策定病院を除く。）が，区分番号B006-3に掲げるがん治療連携計画策定料を算定した患者であって入院中の患者以外のものに対して，地域連携診療計画に基づいた治療を行うとともに，当該患者の同意を得た上で，計画策定病院に当該患者に係る診療情報を文書により提供した場合に，月1回に限り算定する。

2　注1の規定に基づく計画策定病

◇　本区分については，医科のB005-6-2がん治療連携指導料の例により算定する。

院への文書の提供に係る区分番号
B 009に掲げる診療情報提供料
（Ⅰ），区分番号B 011に掲げる診
療情報等連携共有料及び区分番号
B 011-2に掲げる連携強化診療情
報提供料の費用は，所定点数に含
まれる。
3　区分番号B 000-6に掲げる周術
期等口腔機能管理料（Ⅰ）又は区
分番号B 000-8に掲げる周術期等
口腔機能管理料（Ⅲ）は，別に算
定できない。

B 006-3-3　がん治療連携管理料
1　がん診療連携拠点病院の場合

500点

2　地域がん診療病院の場合　**300点**
3　小児がん拠点病院の場合　**750点**
注　別に厚生労働大臣が定める施設基
準を満たす保険医療機関が，他の保
険医療機関等から紹介された患者で
あってがんと診断された入院中の患
者以外の患者に対して，化学療法又
は放射線治療を行った場合に，当該
基準に係る区分に従い，1人につき
1回に限り所定点数を算定する。

B 006-3-4　療養・就労両立支援指導料
1　初回　**800点**
2　2回目以降　**400点**
注1　1については，別に厚生労働大
臣が定める疾患に罹患している患
者に対して，当該患者と当該患者
を使用する事業者が共同して作成
した勤務情報を記載した文書の内
容を踏まえ，就労の状況を考慮し
て療養上の指導を行うとともに，
当該患者の同意を得て，当該患者
が勤務する事業場において選任さ
れている労働安全衛生法第13条第
1項に規定する産業医，同法第10
条第1項に規定する総括安全衛生
管理者，同法第12条に規定する衛
生管理者若しくは同法第12条の2
に規定する安全衛生推進者若しく
は衛生推進者又は同法第13条の2
の規定により労働者の健康管理等
を行う保健師（以下「産業医等」
という。）に対し，病状，治療計画，
就労上の措置に関する意見等当該

◇　本区分については，医科のB 005-6-3がん治療連携管理料の例によ
り算定する。

◇　本区分については，医科のB 001-9療養・就労両立支援指導料の例
により算定する。

患者の就労と療養の両立に必要な情報を提供した場合に，月1回に限り算定する。

2　2については，当該保険医療機関において1を算定した患者について，就労の状況を考慮して療養上の指導を行った場合に，1を算定した日の属する月から起算して3月を限度として，月1回に限り算定する。

3　別に厚生労働大臣が定める施設基準に適合しているものとして地方厚生局長等に届け出た保険医療機関において，当該患者に対して，看護師，社会福祉士，精神保健福祉士又は歯科医師と医師との連携の下に公認心理師が相談支援を行った場合に，相談支援加算として，**50点**を所定点数に加算する。

4　注1の規定に基づく産業医等への文書の提供に係る区分番号B009に掲げる診療情報提供料（Ⅰ）又は区分番号B010に掲げる診療情報提供料（Ⅱ）の費用は，所定点数に含まれるものとする。

B 006-3-5　こころの連携指導料（Ⅰ）　　350点

注　別に厚生労働大臣が定める施設基準に適合しているものとして地方厚生局長等に届け出た保険医療機関において，入院中の患者以外の患者であって，地域社会からの孤立の状況等により，精神疾患が増悪するおそれがあると認められるもの又は精神科若しくは心療内科を担当する医師による療養上の指導が必要であると判断されたものに対して，診療及び療養上必要な指導を行い，当該患者の同意を得て，精神科又は心療内科を標榜する保険医療機関に対して当該患者に係る診療情報の文書による提供等を行った場合に，初回算定日の属する月から起算して1年を限度として，患者1人につき月1回に限り算定する。

◇　本区分については，医科のB005-12こころの連携指導料（Ⅰ）の例により算定する。

B 006-4　歯科遠隔連携診療料　　500点

注　別に厚生労働大臣が定める施設基準を満たす保険医療機関において，

◇　歯科遠隔連携診療料について
(1)　対面診療を行っている入院中の患者以外の患者であって，専門的な歯科診療を必要とする，口腔領域の悪性新生物の術後の患者，難

対面診療を行っている入院中の患者以外の患者であって，別に厚生労働大臣が定めるものに対して，症状の確認等を目的として，患者の同意を得て，当該施設基準を満たす当該患者の疾患等に関する専門的な診療を行っている他の保険医療機関の歯科医師と事前に診療情報を共有した上で，当該患者の来院時に，情報通信機器を用いて，当該他の保険医療機関の歯科医師と連携して診療を行った場合に，3月に1回に限り算定する。

治性の口腔軟組織の疾患又は薬剤関連顎骨壊死の経過観察中等の患者に対して，症状の確認等を行うことを目的として，患者の同意を得て，当該患者の疾患等に関する専門的な診療を行っている他の保険医療機関の歯科医師に事前に診療情報提供を行った上で，当該患者の来院時に，ビデオ通話が可能な情報通信機器を用いて，当該他の保険医療機関の歯科医師と連携して診療を行った場合に，3月に1回に限り算定する。

(2) 歯科遠隔連携診療料の算定に当たっては，患者に対面診療を行っている保険医療機関の歯科医師が，他の保険医療機関の歯科医師に診療情報の提供を行い，当該歯科医師と連携して診療を行うことについて，あらかじめ患者に説明し同意を得る。

(3) 他の保険医療機関の歯科医師と連携して診療を行った際には，患者に対面診療を行っている保険医療機関の歯科医師は，当該診療の内容，診療を行った日，診療時間等の要点を診療録に記載する。

(4) 連携して診療を行う他の保険医療機関の歯科医師は，歯科オンライン指針に沿って診療を行う。また，当該他の保険医療機関内において診療を行う。

(5) 当該連携診療を行うに当たって，当該保険医療機関の歯科医師及び連携して診療を行う他の保険医療機関の歯科医師は，関係学会より示されている「歯科遠隔連携診療に関する基本的な考え方」（令和6年3月日本歯科医学会）を参考とすること。

(6) 事前の診療情報提供については，B 009診療情報提供料（Ⅰ）は別に算定できない。

(7) 当該診療報酬の請求については，対面による診療を行っている保険医療機関が行うものとし，当該診療報酬の分配は相互の合議に委ねる。

B 007 退院前訪問指導料　　　580点

　　注1　入院期間が1月を超えると見込まれる患者の円滑な退院のため，患家を訪問し，当該患者又はその家族等に対して，退院後の在宅での療養上の指導を行った場合に，当該入院中1回（入院後早期に退院前訪問指導の必要があると認められる場合は，2回）に限り算定する。
　　　2　注1に掲げる指導に要した交通費は，患家の負担とする。

◇　本区分については，医科のB 007退院前訪問指導料の例により算定する。

B 008 薬剤管理指導料

　　1　特に安全管理が必要な医薬品が投薬又は注射されている患者の場合
　　　　　　　　　　　　　　　　380点
　　2　1の患者以外の患者の場合　325点
　　注1　別に厚生労働大臣が定める施設基準に適合しているものとして地方厚生局長等に届け出た保険医療機関に入院している患者のうち，1については別に厚生労働大臣が

◇　本区分については，医科のB 008薬剤管理指導料の例により算定する。

定める患者に対して，２について
はそれ以外の患者に対して，それ
ぞれ投薬又は注射及び薬学的管理
指導を行った場合は，当該患者に
係る区分に従い，患者１人につき
週１回かつ月４回に限り算定す
る。
　２　麻薬の投薬又は注射が行われて
いる患者に対して，麻薬の使用に
関し，必要な薬学的管理指導を
行った場合は，麻薬管理指導加算
として，１回につき**50点**を所定点
数に加算する。
　３　区分番号Ｂ004-1-3に掲げるが
ん患者指導管理料（３に限る。）は，
算定できない。

B 008-2　薬剤総合評価調整管理料　　250点
　注１　入院中の患者以外の患者であっ
て，６種類以上の内服薬（特に規
定するものを除く。）が処方され
ていたものについて，当該処方の
内容を総合的に評価及び調整し，
当該患者に処方する内服薬が２種
類以上減少した場合に，月１回に
限り所定点数を算定する。
　　２　処方の内容の調整に当たって，
別の保険医療機関又は保険薬局に
対して，照会又は情報提供を行っ
た場合，連携管理加算として，**50
点**を所定点数に加算する。ただし，
連携管理加算を算定した場合にお
いて，区分番号Ｂ009に掲げる診
療情報提供料（Ⅰ）（当該別の保
険医療機関に対して患者の紹介を
行った場合に限る。）又は区分番
号Ｂ011に掲げる診療情報等連携
共有料（当該別の保険医療機関又
は当該別の保険薬局に対して行っ
た場合に限る。）は同一日には算
定できない。

B 009　診療情報提供料（Ⅰ）　　250点
　注１　保険医療機関が，診療に基づき，
別の保険医療機関での診療の必要
を認め，これに対して，当該患者
の同意を得て，診療状況を示す文
書を添えて患者の紹介を行った場
合に，紹介先保険医療機関ごとに
患者１人につき月１回に限り算定

◇　本区分については，医科のＢ008-2薬剤総合評価調整管理料の例に
より算定する。

◇　本区分については，医科のＢ009診療情報提供料（Ⅰ）の例により
算定するとともに，当該区分中「別紙様式12から別紙様式12の４まで」
とあるのは「別紙様式12から別紙様式12の３まで及び歯科点数表別紙
様式３の２」に読み替えて適用する。なお，⒃，⒆及び⒇は以下に読
み替えて適用する。
　⒃　「注９」に掲げる「保育所」又は「学校」に対する診療情報提供
においては，小児慢性特定疾病医療支援の対象である患者又は障害
児である患者について，患者の状態に合わせた配慮が必要であって，

する。

2 　保険医療機関が，診療に基づき患者の同意を得て，当該患者の居住地を管轄する市町村又は介護保険法第46条第１項に規定する指定居宅介護支援事業者，同法第58条第１項に規定する指定介護予防支援事業者，障害者の日常生活及び社会生活を総合的に支援するための法律第51条の17第１項第１号に規定する指定特定相談支援事業者，児童福祉法第24条の26第１項第１号に規定する指定障害児相談支援事業者等に対して，診療状況を示す文書を添えて，当該患者に係る保健福祉サービスに必要な情報を提供した場合に，患者１人につき月１回に限り算定する。

3 　保険医療機関が，診療に基づき保険薬局による在宅患者訪問薬剤管理指導の必要を認め，在宅での療養を行っている患者であって通院が困難なものの同意を得て，当該保険薬局に対して，診療状況を示す文書を添えて，当該患者に係る在宅患者訪問薬剤管理指導に必要な情報を提供した場合に，患者１人につき月１回に限り算定する。

4 　保険医療機関が，診療に基づき当該患者の同意を得て，介護老人保健施設又は介護医療院（当該保険医療機関と同一の敷地内にある介護老人保健施設又は介護医療院その他これに準ずる介護老人保健施設を除く。）に対して，診療状況を示す文書を添えて患者の紹介を行った場合に，患者１人につき月１回に限り算定する。

5 　保険医療機関が，患者の退院日の属する月又はその翌月に，添付の必要を認め，当該患者の同意を得て，別の保険医療機関，精神障害者施設又は介護老人保健施設若しくは介護医療院に対して，退院後の治療計画，検査結果，画像診断に係る画像情報その他の必要な情報を添付して紹介を行った場合

当該患者が通園又は通学する学校等の学校歯科医等に対して，当該学校等において当該患者（18歳に達する日以後最初の３月31日以前の患者をいう）が生活するに当たり必要な診療情報を提供した場合に算定する。

⑲　「注９」に掲げる「学校歯科医等」とは，当該学校等の学校歯科医，嘱託歯科医又は当該学校等が口腔管理について助言や指導を得るために委嘱する歯科医師をいう。

⑳　「注９」については，当該保険医療機関の主治医と学校歯科医等が同一の場合は算定できない。

は，**200点**を所定点数に加算する。

6 保険医療機関（区分番号A 000に掲げる初診料の注11に規定する厚生労働大臣が定める施設基準に適合しているものとして地方厚生局長等に届け出た保険医療機関を除く。）が，区分番号A 000に掲げる初診料の注6若しくは区分番号A 002に掲げる再診料の注4に規定する歯科診療特別対応加算1を算定している患者若しくは著しく歯科診療が困難な者であって区分番号A 000に掲げる初診料の注6若しくは区分番号A 002に掲げる再診料の注4に規定する歯科診療特別対応加算2若しくは歯科診療特別対応加算3を算定している患者又は区分番号C 000に掲げる歯科訪問診療料を算定している患者について，当該患者又はその家族の同意を得て，区分番号A 000に掲げる初診料の注11に規定する加算に係る施設基準又は地域歯科診療支援病院歯科初診料に係る施設基準に適合するものとして地方厚生局長等に届け出た保険医療機関，歯科医業を行わない保険医療機関又は指定居宅介護支援事業者に対して，診療状況を示す文書を添えて患者の紹介を行った場合は，**100点**を所定点数に加算する。

7 区分番号A 000に掲げる初診料の注11に規定する加算に係る施設基準又は地域歯科診療支援病院歯科初診料に係る施設基準に適合しているものとして地方厚生局長等に届け出た保険医療機関が，区分番号A 000に掲げる初診料の注6若しくは区分番号A 002に掲げる再診料の注4に規定する歯科診療特別対応加算1を算定している患者又は著しく歯科診療が困難な者であって区分番号A 000に掲げる初診料の注6若しくは区分番号A 002に掲げる再診料の注4に規定する歯科診療特別対応加算2若しくは歯科診療特別対応加算3を算定している患者について，当該患

者又はその家族の同意を得て，歯科診療を行う保険医療機関（区分番号A000に掲げる初診料の注11に規定する厚生労働大臣が定める施設基準に適合しているものとして地方厚生局長等に届け出た保険医療機関を除く。）に対して，診療状況を示す文書を添えて患者の紹介を行った場合は，**100点**を所定点数に加算する。

8　別に厚生労働大臣が定める施設基準に適合しているものとして地方厚生局長等に届け出た保険医療機関が，患者の紹介を行う際に，検査結果，画像情報，画像診断の所見，投薬内容，注射内容，退院時要約等の診療記録のうち主要なものについて，他の保険医療機関に対し，電子的方法により閲覧可能な形式で提供した場合又は電子的に送受される診療情報提供書に添付した場合に，検査・画像情報提供加算として，次に掲げる点数をそれぞれ所定点数に加算する。ただし，イについては，注5に規定する加算を算定する場合は算定しない。

イ　退院する患者について，当該患者の退院日の属する月又はその翌月に，必要な情報を提供した場合　　　　　　　　**200点**

ロ　入院中の患者以外の患者について，必要な情報を提供した場合　　　　　　　　　　　**30点**

9　保険医療機関が，児童福祉法第6条の2第3項に規定する小児慢性特定疾病医療支援の対象である患者又は同法第56条の6第2項に規定する障害児である患者について，診療に基づき当該患者又はその家族の同意を得て，当該患者が通園又は通学する同法第39条第1項に規定する保育所又は学校教育法第1条に規定する学校（大学を除く。）等の学校歯科医等に対して，診療状況を示す文書を添えて，当該患者が学校生活等を送るに当たり必要な情報を提供した場合

に，患者1人につき月1回に限り算定する。

B 009-2 電子的診療情報評価料　　30点

注　別に厚生労働大臣が定める施設基準に適合しているものとして地方厚生局長等に届け出た保険医療機関が，別の保険医療機関から診療情報提供書の提供を受けた患者に係る検査結果，画像情報，画像診断の所見，投薬内容，注射内容，退院時要約等の診療記録のうち主要なものについて，電子的方法により閲覧又は受信し，当該患者の診療に活用した場合に算定する。

◇　本区分については，医科のB 009-2電子的診療情報評価料の例により算定する。

B 010 診療情報提供料（Ⅱ）　　500点

注　保険医療機関が，治療法の選択等に関して当該保険医療機関以外の医師又は歯科医師の意見を求める患者からの要望を受けて，治療計画，検査結果，画像診断に係る画像情報その他の別の医療機関において必要な情報を添付し，診療状況を示す文書を患者に提供することを通じて，患者が当該保険医療機関以外の医師又は歯科医師の助言を得るための支援を行った場合に，患者1人につき月1回に限り算定する。

◇　本区分については，医科のB 010診療情報提供料（Ⅱ）の例により算定する。

B 011 診療情報等連携共有料

1　診療情報等連携共有料1　　**120点**
2　診療情報等連携共有料2　　**120点**

注1　1については，歯科診療を行うに当たり全身的な管理が必要な患者に対し，当該患者の同意を得て，別の保険医療機関（歯科診療を行うものを除く。）で行った検査の結果若しくは投薬内容等の診療情報又は保険薬局が有する服用薬の情報等（以下この区分番号において「診療情報等」という。）について，当該別の保険医療機関又は保険薬局に文書等により提供を求めた場合に，当該別の保険医療機関又は保険薬局ごとに患者1人につき，診療情報等の提供を求めた日の属する月から起算して3月に1回に限り算定する。

2　2については，別の保険医療機関（歯科診療を行うものを除く。）

◇　診療情報等連携共有料について

(1)　診療情報等連携共有料は，医科の保険医療機関又は保険薬局と歯科の保険医療機関の間で診療情報や服用薬の情報等を共有することにより，質の高い診療が効率的に行われることを評価するものである。

(2)　「1」診療情報等連携共有料1は，慢性疾患を有する患者又は歯科診療を行う上で特に全身的な管理の必要性を認め検査結果，診療情報又は服用薬の情報等（以下この区分において「診療情報等」という。）を確認する必要がある患者において，当該患者の同意を得て，別の保険医療機関又は保険薬局に当該患者の診療情報等の提供を文書等（電話，ファクシミリ又は電子メール等によるものを含む。）により求めた場合に算定する。

(3)　「1」診療情報等連携共有料1において，当該別の保険医療機関又は保険薬局に対して，文書で診療情報等を求めるに当たっては，次の事項を記載した文書を患者又は当該別の保険医療機関若しくは保険薬局に交付する。また，交付した文書の写しを診療録に添付すること。

ア　患者の氏名，生年月日，連絡先

イ　診療情報等の提供依頼目的（必要に応じて，傷病名，治療方針等を記載すること。）

ウ　診療情報等の提供を求める保険医療機関名

からの求めに応じ，患者の同意を得て，診療情報を文書により提供した場合に，提供する保険医療機関ごとに患者1人につき，診療情報を提供した日の属する月から起算して3月に1回に限り算定する。

3　1及び2について，区分番号B009に掲げる診療情報提供料（Ⅰ）（同一の保険医療機関に対して紹介を行った場合に限る。）を算定した月は，別に算定できない。

4　2について，区分番号B011-2に掲げる連携強化診療情報提供料（同一の保険医療機関に対して文書を提供した場合に限る。）を算定した月は，別に算定できない。

B011-2 連携強化診療情報提供料　　150点

注1　別に厚生労働大臣が定める施設基準を満たす保険医療機関において，別に厚生労働大臣が定める基準を満たす他の保険医療機関から紹介された患者について，当該患者を紹介した他の保険医療機関からの求めに応じ，患者の同意を得て，診療状況を示す文書を提供した場合（区分番号A000に掲げる初診料を算定する日を除く。ただし，当該保険医療機関に次回受診する日の予約を行った場合はこの限りでない。）に，提供する保険医療機関ごとに患者1人につき月1回に限り算定する。

2　注1に該当しない場合であって，注1に規定する別に厚生労働大臣が定める施設基準を満たす外来機能報告対象病院等（医療法第

エ　診療情報等の提供を求める内容（検査結果，投薬内容等）

オ　診療情報等の提供を依頼する保険医療機関名又は保険薬局名及び担当医名又は薬剤師名

なお，文書以外の手段で診療情報等を求めるに当たっては，交付した文書の写しを診療録に添付することに代えて，求めた内容を診療録に記載する。

(4)　「1」診療情報等連携共有料1は，保険医療機関又は保険薬局ごとに患者1人につき，診療情報等の提供を求めた日の属する月から起算して3月に1回に限り算定する。

(5)　「2」診療情報等連携共有料2は，別の保険医療機関（歯科診療を行うものを除く。）からの求めに応じ，患者の同意を得て，当該患者に関する治療状況，治療計画及び投薬内容等の診療情報を提供した場合に，提供する保険医療機関ごとに3月に1回限り算定する。

(6)　「2」診療情報等連携共有料2において，診療情報を提供するに当たっては，次の事項を記載した文書を作成し，患者又は提供する保険医療機関に交付する。また，交付した文書の写しを診療録に添付すること。

ア　患者の氏名，生年月日，連絡先

イ　診療情報の提供先保険医療機関名

ウ　提供する診療情報の内容（治療状況，治療計画，投薬内容等）

エ　診療情報を提供する保険医療機関名及び担当歯科医師名

(7)　診療情報等連携共有料を算定するに当たっては，保険医療機関又は保険薬局と連携を図り，必要に応じて問い合わせに対応できる体制（窓口の設置など）を確保していること。

(8)　B009診療情報提供料（Ⅰ）により紹介した月から起算して3月以内に，同一の保険医療機関に対して当該患者の診療情報等の提供を求めた場合及び診療情報を提供した場合において，診療情報等連携共有料は別に算定できない。

◇　本区分については，医科のB011連携強化診療情報提供料の例により算定する。

30条の18の4第1項第2号の規定に基づき，同法第30条の18の2第1項第1号の厚生労働省令で定める外来医療を提供する基幹的な病院又は診療所として都道府県が公表したものに限る。）である保険医療機関において，他の保険医療機関（許可病床の数が200未満の病院又は診療所に限る。）から紹介された患者について，当該患者を紹介した他の保険医療機関からの求めに応じ，患者の同意を得て，診療状況を示す文書を提供した場合（区分番号A000に掲げる初診料を算定する日を除く。ただし，当該保険医療機関に次回受診する日の予約を行った場合はこの限りではない。）に，提供する保険医療機関ごとに患者1人につき月1回に限り算定する。

3　注1及び注2に該当しない場合であって，注1に規定する別に厚生労働大臣が定める施設基準を満たす保険医療機関において，他の保険医療機関から紹介された妊娠中の患者について，当該患者を紹介した他の保険医療機関からの求めに応じ，患者の同意を得て，診療状況を示す文書を提供した場合（区分番号A000に掲げる初診料を算定する日を除く。ただし，当該医療機関に次回受診する日の予約を行った場合はこの限りでない。）に，提供する保険医療機関ごとに患者1人につき3月に1回（別に厚生労働大臣が定める施設基準を満たす保険医療機関において，産科若しくは産婦人科を標榜する保険医療機関から紹介された妊娠中の患者又は産科若しくは産婦人科を標榜する別に厚生労働大臣が定める施設基準を満たす保険医療機関において，他の保険医療機関から紹介された妊娠中の患者について，診療に基づき，頻回の情報提供の必要を認め，当該患者を紹介した他の保険医療機関に情報提供を行った場合にあっては，月1回）

に限り算定する。

4　区分番号B009に掲げる診療情
報提供料（Ⅰ）（同一の保険医療
機関に対して紹介を行った場合に
限る。）を算定した月は，別に算
定できない。

B011-3　薬剤情報提供料　　　　4点

注1　入院中の患者以外の患者に対し
て，処方した薬剤の名称，用法，
用量，効能，効果，副作用及び相
互作用に関する主な情報を文書に
より提供した場合に，月1回に限
り（処方の内容に変更があった場
合は，その都度）算定する。

2　注1の場合において，処方した
薬剤の名称を当該患者の求めに応
じて手帳に記載した場合は，手帳
記載加算として，**3点**を所定点数
に加算する。

3　保険薬局において調剤を受ける
ために処方箋を交付した患者につ
いては，算定できない。

◇　本区分については，医科のB011-3薬剤情報提供料の例により算定
する。

B011-4　退院時薬剤情報管理指導料　90点

注1　保険医療機関が，患者の入院時
に当該患者が服薬中の医薬品等に
ついて確認するとともに，当該患
者に対して入院中に使用した主な
薬剤の名称（副作用が発現した場
合については，当該副作用の概要，
講じた措置等を含む。）に関して
当該患者の手帳に記載した上で，
退院に際して当該患者又はその家
族等に対して，退院後の薬剤の服
用等に関する必要な指導を行った
場合に，退院の日に1回に限り算
定する。この場合において，同一
日に，区分番号B015に掲げる退
院時共同指導料2（注1の規定に
より，入院中の保険医療機関の薬
剤師が指導等を行った場合に限
る。）は，別に算定できない。

2　保険医療機関が，入院前の内服
薬の変更をした患者又は服用を中
止した患者について，保険薬局に
対して，当該患者又はその家族等
の同意を得て，その理由や変更又
は中止後の当該患者の状況を文書
により提供した場合に，退院時薬

◇　本区分については，医科のB014退院時薬剤情報管理指導料の例に
より算定する。

剤情報連携加算として，**60点**を所
定点数に加算する。

**B011-5　がんゲノムプロファイリング評
価提供料　　　　　　　12,000点**
注　別に厚生労働大臣が定める施設基
準を満たす保険医療機関において，
医科点数表の区分番号D006-19に掲
げるがんゲノムプロファイリング検
査により得られた包括的なゲノムプ
ロファイルの結果について，当該検
査結果を医学的に解釈するためのが
ん薬物療法又は遺伝医学に関する専
門的な知識及び技能を有する医師，
遺伝カウンセリング技術を有する者
等による検討会での検討を経た上で
患者に提供し，かつ，治療方針等に
ついて文書を用いて当該患者に説明
した場合に，患者1人につき1回に
限り算定する。

◇　本区分については，医科のB011-5がんゲノムプロファイリング評
価提供料の例により算定する。

B011-6　栄養情報連携料　　　70点
注1　区分番号B004-1-4に掲げる入
院栄養食事指導料を算定する患者
に対して，退院後の栄養食事管理
について，保険医療機関の歯科医
師と医師との連携の下に指導を
行った内容及び入院中の栄養管理
に関する情報を示す文書を用いて
説明し，これを他の保険医療機関，
介護老人保健施設，介護医療院，
特別養護老人ホーム又は障害者の
日常生活及び社会生活を総合的に
支援する法律第34条第1項に規定
する指定障害者支援施設等若しく
は児童福祉法第42条第1号に規定
する福祉型障害児入所施設（以下
この区分番号において「保険医療
機関等」という。）の医師又は管
理栄養士に情報提供し，共有した
場合に，入院中1回に限り算定す
る。
2　注1に該当しない場合であっ
て，当該医療機関を退院後に他の
保険医療機関等に転院又は入所す
る患者であって栄養管理計画が策
定されているものについて，患者
又はその家族等の同意を得て，入
院中の栄養管理に関する情報を示
す文書を用いて当該他の保険医療

◇　栄養情報連携料について
(1)　栄養情報連携料は，退院後の栄養食事指導に関する内容（「注1」
の場合に限る。）及び入院中の栄養管理に関する情報について，医
療機関間の有機的連携の強化及び保健又は福祉関係機関等への栄養
情報提供等の連携機能の評価を目的として設定されたものであり，
両者が患者の栄養に関する情報（必要栄養量，摂取栄養量，食事形
態（嚥下食コードを含む。），禁止食品，栄養管理に係る経過等）を
共有することにより，継続的な栄養管理の確保等を図るものである。
(2)　「注1」は，当該保険医療機関の歯科医師と医師の連携により，
当該保険医療機関の管理栄養士が栄養指導に加え，当該指導内容及
び入院中の栄養管理に関する情報を別紙様式12の5又はこれに準ず
る様式を用いて患者に退院の見通しが立った際に説明するととも
に，これを他の保険医療機関，介護老人保健施設，介護医療院，特
別養護老人ホーム又は障害者の日常生活及び社会生活を総合的に支
援する法律第34条第1項に規定する指定障害者支援施設等若しくは
児童福祉法第42条第1号に規定する福祉型障害児入所施設（以下こ
の区分番号において「保険医療機関等」という。）の医師又は管理
栄養士に情報提供し，共有した場合に，入院中1回に限り算定する。
(3)　「注2」は，患者又はその家族等の同意を得た上で，当該保険医
療機関の歯科医師と医師の連携により，当該保険医療機関の管理栄
養士が入院中の栄養管理に関する情報を別紙様式12の5又はこれに
準ずる様式を用いて，入院又は入所する先の他の保険医療機関等の
管理栄養士に，対面又は電話，ビデオ通話が可能な情報通信機器等
により説明の上，情報提供し，共有した場合に，入院中に1回に限
り算定する。
(4)　当該情報を提供する保険医療機関と特別の関係にある機関に情報
提供が行われた場合は，算定できない。
(5)　栄養情報提供に当たっては，別紙様式12の5又はこれに準ずる様
式を交付するとともに交付した文書の写しを診療録等に添付する。

機関等の管理栄養士に情報提供し，共有した場合に，入院中に1回に限り算定する。
　3　区分番号B015に掲げる退院時共同指導料2は，別に算定できない。

B012　傷病手当金意見書交付料　　100点
　注　健康保険法第99条第1項の規定による傷病手当金に係る意見書を交付した場合に算定する。

B013　新製有床義歯管理料（1口腔につき）
　1　2以外の場合　　　　　　**190点**
　2　困難な場合　　　　　　　**230点**
　注1　新製有床義歯管理料は，新たに製作した有床義歯を装着した日の属する月に，当該有床義歯を製作した保険医療機関において，有床義歯の適合性等について検査を行い，併せて患者又はその家族等に対して取扱い，保存，清掃方法等について必要な指導を行った上で，その内容を文書により提供した場合に，1回に限り算定する。
　　2　新製有床義歯管理料を算定した日の属する月は，区分番号H001-2に掲げる歯科口腔リハビリテーション料1（1に限る。）は算定できない。

なお，診療情報を示す文書等が交付されている場合にあっては，当該文書等と併せて他の保険医療機関等に情報提供することが望ましい。

◇　本区分については，医科のB012傷病手当金意見書交付料の例により算定する。

◇　新製有床義歯管理料について
⑴　新製有床義歯管理とは，新製有床義歯の生体との調和を主眼とした義歯の管理をいい，具体的には，当該有床義歯の形態，適合性，咬合関係等の調整及び患者に必要な義歯の取扱い等に係る指導をいう。
⑵　当該有床義歯を製作した保険医療機関において，新製した有床義歯の適合性等について検査を行い，併せて患者に対して，新製した有床義歯の取扱い等について必要な指導を行い，患者に対して当該有床義歯の管理に係る情報を文書により提供した場合に算定する。この場合において，当該文書の写しを診療録に添付し，当該文書の内容以外に療養上必要な管理事項がある場合は，診療録にその要点を記載する。
⑶　「2」困難な場合とは，特に咬合の回復が困難な患者に対する義歯管理を評価したものをいい，総義歯又は9歯以上の局部義歯を装着した場合をいう。
⑷　「注1」に規定する文書とは，欠損の状態，指導内容等の要点，保険医療機関名及び担当歯科医師の氏名を記載したものをいう。
⑸　新製有床義歯管理料を算定した患者について，当該有床義歯の装着日の属する月から起算して6月以内の期間において，当該有床義歯の装着部位とは異なる部位に別の有床義歯の新製又は有床義歯の裏装を行った場合は，H001-2歯科口腔リハビリテーション料1の「1」有床義歯の場合を算定し，新製有床義歯管理料は算定できない。
⑹　有床義歯の新製が予定されている月に旧義歯の修理を行い，M029有床義歯修理を算定した場合は，「注2」の規定に関わらず，H001-2歯科口腔リハビリテーション料1の「1」有床義歯の場合を算定し，新製した有床義歯の装着時に新製有床義歯管理料を算定して差し支えない。
⑺　有床義歯の新製が予定されている月に，やむを得ず旧義歯の調整が必要となり有床義歯の調整を行った場合はH001-2歯科口腔リハビリテーション料1の「1」有床義歯の場合を算定し，新製した有床義歯の装着時は「注2」の規定に関わらず，新製有床義歯管理料を算定する。
⑻　有床義歯を新製した月と同月に，当該有床義歯とは別の欠損部位の有床義歯の修理又は床裏装を行った場合は，M029有床義歯修理又はM030有床義歯内面適合法（有床義歯床裏装）は別に算定する。この場合において，新製有床義歯管理料又はH001-2歯科口腔リハビリテーション料1の「1」有床義歯の場合のいずれかにより算定する。

B

医管

B 013-2 削除

B 013-3 広範囲顎骨支持型補綴物管理料
（1口腔につき）

1 広範囲顎骨支持型補綴物管理料1
500点

2 広範囲顎骨支持型補綴物管理料2
350点

注1 1について，区分番号J109に
掲げる広範囲顎骨支持型装置埋入
手術に係る施設基準に適合してい
るものとして地方厚生局長等に届
け出た保険医療機関において，区
分番号M025-2に掲げる広範囲顎
骨支持型補綴に係る補綴物（歯冠
補綴物，ブリッジ及び有床義歯を
除く。以下この表において同じ。）
の適合性の確認等及び広範囲顎骨
支持型装置周囲の組織の管理等を
行い，かつ，患者又は家族に対し
て管理等に係る必要な指導を行っ
た上で，当該指導内容に係る情報
を文書により提供した場合に，当
該補綴物を装着した日の属する月
の翌月以降に月1回に限り算定す
る。

2 2について，区分番号J109に
掲げる広範囲顎骨支持型装置埋入
手術に係る施設基準に適合してい
るものとして地方厚生局長等に届
け出た保険医療機関において，区
分番号M025-2に掲げる広範囲顎

(9) I 022有床義歯床下粘膜調整処置を行い，有床義歯の新製又は床
裏装を予定している場合は，同月内であっても当該処置に併せてH
001-2歯科口腔リハビリテーション料1の「1」有床義歯の場合を
算定して差し支えない。この場合において，H001-2歯科口腔リハ
ビリテーション料1の「1」有床義歯の場合を算定したときは，同
月内に新製有床義歯管理料は算定できない。

(10) 新製有床義歯管理料を算定した患者について，当該管理料を算定
した日の属する月から起算して6月を超えた期間において，必要が
あって当該有床義歯の装着部位に新たに製作した有床義歯を装着し
調整又は指導を行った場合は，新製有床義歯管理料を算定する。

(11) 別の保険医療機関で製作した有床義歯の管理は，装着する日の属
する月であってもH001-2歯科口腔リハビリテーション料1の「1」
有床義歯の場合により算定する。

(12) 再診が電話等により行われた場合は，新製有床義歯管理料は算定
できない。

(13) 有床義歯に係る管理を行うに当たっては，「有床義歯の管理につ
いて」（平成19年11月日本歯科医学会）を参考とする。

◇ 広範囲顎骨支持型補綴物管理料について

(1) 広範囲顎骨支持型補綴物管理料とは，当該補綴物の調整に係る管
理を評価したものをいい，M025-2広範囲顎骨支持型補綴に係る補
綴物の装着を行った日の属する月の翌月以降月1回に限り算定す
る。

(2) 「1」広範囲顎骨支持型補綴物管理料1は，以下の要件をいずれ
も満たす場合に算定する。

ア 当該補綴物に係る適合性等の確認を行うこと。

イ 広範囲顎骨支持型装置周囲の組織等の管理を行うこと。

(3) 「2」広範囲顎骨支持型補綴物管理料2は，(2)のア又はイのいず
れかを満たす場合に算定する。

(4) 広範囲顎骨支持型補綴物管理料を算定する場合は，当該補綴物に
係る調整部位，広範囲顎骨支持型装置周囲組織等の状況，確認内容
及び管理内容等を診療録に記載する。

(5) 継続的管理を必要とする歯科疾患を有する患者に対する口腔管理
や病状が改善した歯科疾患等の再発防止及び重症化予防に係る費用
は所定点数に含まれ，B000-4歯科疾患管理料は別に算定できない。

(6) 別の保険医療機関で装着された当該補綴物の調整を行った場合
は，装着を実施した保険医療機関名及び装着時期について，患者か
らの情報等を踏まえ診療録に記載する。

骨支持型補綴に係る補綴物の適合
性の確認等のみ又は広範囲顎骨支
持型装置周囲の組織の管理等のみ
を行い，かつ，患者又は家族に対
して管理等に係る必要な指導を
行った上で，当該指導内容に係る
情報を文書により提供した場合
に，当該補綴物を装着した日の属
する月の翌月以降に月1回に限り
算定する。

B014 退院時共同指導料1

1　在宅療養支援歯科診療所1，在宅
療養支援歯科診療所2又は在宅療養
支援歯科病院（在宅等における療養
を歯科医療面から支援する保険医療
機関であって，別に厚生労働大臣が
定める施設基準に適合しているもの
として地方厚生局長等に届け出たも
のをいう。以下この表において同
じ。）の場合　　　　　　　**900点**

2　1以外の場合　　　　　　**500点**

注1　保険医療機関に入院中の患者に
ついて，地域において当該患者の
退院後の在宅療養を担う保険医療
機関（以下この区分番号及び区分
番号B015において「在宅療養担
当医療機関」という。）と連携す
る別の保険医療機関の歯科医師又
はその指示を受けた歯科衛生士
が，当該患者の同意を得て，退院
後，在宅での療養を行う患者に対
して，療養上必要な説明及び指導
を，入院中の保険医療機関の歯科
医師若しくは医師又は保健師，助
産師，看護師，准看護師（以下こ
の区分番号及び区分番号B015に
おいて「看護師等」という。），薬
剤師，管理栄養士，理学療法士，
作業療法士，言語聴覚士若しくは
社会福祉士と共同して行った上
で，文書により情報提供した場合
に，1回に限り算定する。ただし，
別に厚生労働大臣が定める疾病等
の患者については，在宅療養担当
医療機関と連携する別の保険医療
機関の歯科医師又はその指示を受
けた歯科衛生士が，当該患者が入
院している保険医療機関の歯科医

◇　退院時共同指導料1及び2について

(1)　退院時共同指導料1又は退院時共同指導料2は，保険医療機関に
入院中の患者について，地域において当該患者の退院後の在宅療養
を担う保険医療機関（以下この区分において「在宅療養担当医療機
関」という。）と連携する別の保険医療機関の歯科医師又はその指
示を受けた歯科衛生士が，患者の同意を得て，退院後の在宅での療
養を行う患者に対して，療養上必要な説明及び指導を，入院中の保
険医療機関の歯科医師若しくは医師又は保健師，助産師，看護師，
准看護師（以下この区分において，「看護師等」という。），薬剤師，
管理栄養士，理学療法士，作業療法士，言語聴覚士若しくは社会福
祉士と共同して行った上で，文書により情報提供した場合に，当該
入院中1回に限り，それぞれの保険医療機関において算定する。た
だし，特掲診療料の施設基準等別表第三の一の三に掲げる「退院時
共同指導料1及び退院時共同指導料2を二回算定できる疾病等の患
者」であって，当該入院中に2回算定する場合は，当該2回中1回
はそれぞれの保険医療機関の歯科医師，医師，看護師又は准看護師
が共同して指導すること。なお，当該患者の退院後の在宅療養にお
いて歯科医療を行う保険医療機関の歯科衛生士と当該患者が，入院
中の保険医療機関の准看護師と共同して在宅での療養上必要な説明
及び指導を行う場合は，歯科医療を担当する保険医療機関の歯科医
師及び入院中の保険医療機関の医師又は看護師の指示を受けて行
う。また，ここでいう入院とは，第1章第2部通則4に定める入院
期間が通算される入院をいう。

(2)　退院時共同指導料は，患者の家族等退院後患者の看護を担当する
者に対して指導を行った場合も算定する。

(3)　行った指導の内容等について，要点を診療録に記載するとともに，
患者又はその家族等に提供した文書の写しを診療録に添付する。

(4)　退院時共同指導料1の「1」は，在宅療養支援歯科診療所1，在
宅療養支援歯科診療所2又は在宅療養支援歯科病院の歯科医師が当
該患者に対して，在宅療養担当医療機関との連携により，患者又は
その家族等の求めに対して迅速な歯科訪問診療が可能な体制を確保
し，当該担当者及び当該担当者と直接連絡がとれる連絡先電話番号，
診療可能日等並びに緊急時の注意事項について，事前に患者又は
その家族等に対して説明の上，文書により提供した場合に算定する。

(5)　「退院時共同指導料1」を算定した場合は，A000初診料，A002
再診料及びB005開放型病院共同指導料（I）は別に算定できない。
ただし，当該指導を行った日に歯科訪問診療を行った場合は，この
限りでない。

師若しくは医師又は看護師等と1回以上共同して行う場合は，当該入院中2回に限り算定する。

2　注1の場合において，当該患者が別に厚生労働大臣が定める特別な管理を要する状態等にあるときは，特別管理指導加算として，**200点**を所定点数に加算する。

B015　退院時共同指導料2　　　400点

注1　入院中の保険医療機関の歯科医師又は看護師等，薬剤師，管理栄養士，理学療法士，作業療法士，言語聴覚士若しくは社会福祉士が，入院中の患者に対して，当該患者の同意を得て，退院後の在宅での療養上必要な説明及び指導を，在宅療養担当医療機関の歯科医師若しくは医師，当該歯科医師若しくは医師の指示を受けた看護師等，薬剤師，管理栄養士，理学療法士，作業療法士，言語聴覚士若しくは社会福祉士又は在宅療養担当医療機関の医師の指示を受けた訪問看護ステーションの看護師等（准看護師を除く。），理学療法士，作業療法士若しくは言語聴覚士と共同して行った上で，文書により情報提供した場合に，当該患者が入院している保険医療機関において，当該入院中1回に限り算定する。ただし，別に厚生労働大臣が定める疾病等の患者については，当該患者が入院している保険医療機関の歯科医師又は看護師等が，在宅療養担当医療機関の歯科医師若しくは医師，当該歯科医師若しくは医師の指示を受けた看護師等又は在宅療養担当医療機関の医師の指示を受けた訪問看護ステーションの看護師等（准看護師を除く。）と1回以上，共同して行う場合は，当該入院中2回に限り算定する。

2　注1の場合において，入院中の保険医療機関の歯科医師及び在宅療養担当医療機関の歯科医師又は医師が共同して指導を行った場合に，**300点**を所定点数に加算する。

(6)　退院時共同指導料は，退院後に在宅での療養を行う患者が算定の対象となり，他の保険医療機関，社会福祉施設，介護老人保健施設，介護老人福祉施設に入院若しくは入所する患者又は死亡退院した患者は，対象とはならない。ただし，退院時共同指導料2の「注4」は，本文の規定にかかわらず，退院後在宅で療養を行う患者に加え，退院後に介護老人保健施設，介護医療院，介護老人福祉施設（地域密着型介護老人福祉施設を含む。），特定施設（地域密着型特定施設を含む。）又は障害者支援施設（生活介護を行う施設又は自立訓練（機能訓練）を行う施設に限る。），福祉型障害児入所施設若しくは医療型障害児入所施設（以下この区分において「介護施設等」という。）に入所する患者も対象となる。なお，当該患者が当該保険医療機関に併設する介護施設等に入所する場合は算定することはできない。

(7)　退院時共同指導料1の「注2」に規定する加算は，当該患者が厚生労働大臣の定める特別な管理を必要とする者であった場合，1人の患者に対して入院中1回に限り算定する。ただし，厚生労働大臣が定める疾病等の患者は当該入院中2回に限り算定する。

(8)　退院時共同指導料2の「注1」は，退院後の在宅での療養上必要な説明及び指導を，当該患者が入院している保険医療機関の歯科医師又は看護師等，薬剤師，理学療法士，作業療法士，言語聴覚士若しくは社会福祉士と在宅療養担当医療機関の歯科医師又は医師若しくは当該歯科医師又は医師の指示を受けた看護師等，薬剤師，理学療法士，作業療法士，言語聴覚士若しくは社会福祉士又は在宅療養担当医療機関の医師の指示を受けた訪問看護ステーションの保健師，助産師，看護師，理学療法士，作業療法士若しくは言語聴覚士が共同して行った場合に算定する。なお，退院後に介護保険によるリハビリテーション（介護保険法第8条第5項に規定する訪問リハビリテーション，同法第8条第8項に規定する通所リハビリテーション，同法第8条の2第4項に規定する介護予防訪問リハビリテーション又は同法第8条の2第6項に規定する介護予防通所リハビリテーションをいう。）を利用予定の場合，在宅での療養上必要な説明及び指導について，当該患者が入院している医療機関の歯科医師等が，介護保険によるリハビリテーションを提供する事業所の医師，理学療法士，作業療法士又は言語聴覚士の参加を求めることが望ましい。

(9)　退院時共同指導料1の「注1」及び退院時共同指導料2の「注1」の共同指導は，ビデオ通話が可能な機器を用いて実施しても差し支えない。

(10)　退院時共同指導料2の「注3」に規定する加算は，退院後の在宅での療養上必要な説明及び指導を，当該患者が入院している保険医療機関の歯科医師又は看護師等が，在宅療養担当医療機関の医師，看護師等，歯科医師又はその指示を受けた歯科衛生士，保険薬局の薬剤師，訪問看護ステーションの看護師，理学療法士，作業療法士若しくは言語聴覚士，介護支援専門員又は相談支援専門員のいずれかのうち3者以上と共同して行った場合に算定する。

(11)　(10)における共同指導は，ビデオ通話が可能な機器を用いて共同指導した場合でも算定可能である。

(12)　退院時共同指導料2の「注3」に規定する指導と同日に行う「注2」に規定する指導に係る費用及びB004-9介護支援等連携指導料

ただし，注 3 に規定する加算を算
定する場合は，算定できない。
　3　注 1 の場合において，入院中の
保険医療機関の歯科医師又は看護
師等が，在宅療養担当医療機関の
医師若しくは看護師等，歯科医師
若しくはその指示を受けた歯科衛
生士，保険薬局の薬剤師，訪問看
護ステーションの看護師等（准看
護師を除く。），理学療法士，作業
療法士若しくは言語聴覚士，介護
支援専門員又は相談支援専門員の
うちいずれか 3 者以上と共同して
指導を行った場合に，多機関共同
指導管理加算として，**2,000点**を
所定点数に加算する。
　4　注 1 の規定にかかわらず，区分
番号 A 227-5 に掲げる入退院支援
加算を算定する患者にあっては，
当該保険医療機関において，疾患
名，当該保険医療機関の退院基準，
退院後に必要とされる診療等在宅
での療養に必要な事項を記載した
退院支援計画を策定し，当該患者
に説明し，文書により提供すると
ともに，これを当該患者の退院後
の治療等を担う別の保険医療機関
と共有した場合に限り算定する。
　5　区分番号 B 006 に掲げる開放型
病院共同指導料（Ⅱ）は，別に算
定できない。

B 016　削除

B 017　肺血栓塞栓症予防管理料　　**305点**
　注 1　病院（療養病棟を除く。）又は
診療所（療養病床に係るものを除
く。）に入院中の患者であって肺
血栓塞栓症を発症する危険性が高
いものに対して，肺血栓塞栓症の
予防を目的として，必要な機器又
は材料を用いて計画的な医学管理
を行った場合に，当該入院中 1 回
に限り算定する。
　　2　肺血栓塞栓症の予防を目的とし
て行った処置に用いた機器及び材
料の費用は，所定点数に含まれる。

は，「注 3」に規定する加算に含まれ別に算定できない。
⒀　退院時共同指導料 2 の「注 4」は，当該保険医療機関の退院基準，
退院後に必要とされる診療に加えて退院後の在宅又は介護施設等で
の療養上必要な指導を行うために必要な看護及び栄養管理の状況等
の情報を当該患者及び家族に医科点数表の別紙様式 50 を参考に文書
により説明し，これを当該患者の退院後の治療等を担う他の保険医
療機関のほか訪問看護ステーション，介護施設等と共有する。
⒁　⑵及び⑾において，患者の個人情報を当該ビデオ通話の画面上で
共有する際は，患者の同意を得ていること。また，保険医療機関の
電子カルテなどを含む医療情報システムと共通のネットワーク上の
端末において共同指導を実施する場合には，厚生労働省「医療情報
システムの安全管理に関するガイドライン」に対応していること。
⒂　退院時共同指導料 2 については，入院中の保険医療機関の薬剤師
が指導等を行った場合は，同一日に B 011-4 退院時薬剤情報管理指
導料は別に算定できない。
⒃　同一日に退院時共同指導料 2 と B 011-4 退院時薬剤情報管理指導
料を算定した場合は，診療報酬明細書の摘要欄に，共同指導を行っ
た者の職種及び年月日を記載すること。

◇　肺血栓塞栓症予防管理料について
⑴　肺血栓塞栓症予防管理料とは，肺血栓塞栓症を発症する危険性が
高い患者に対して，肺血栓塞栓症の予防を目的とし，必要な医学管
理を行った場合を評価するものをいう。
⑵　病院（療養病棟を除く。）又は診療所（療養病床に係るものを除く。）
に入院中の患者であって，肺血栓塞栓症を発症する危険性の高いも
のに対して，肺血栓塞栓症の予防を目的として，弾性ストッキング
（患者の症状により弾性ストッキングが使用できないなどやむを得
ない理由により使用する弾性包帯を含む。）又は間歇的空気圧迫装
置を用いて計画的な医学管理を行った場合に，入院中 1 回に限り算
定する。なお，当該管理料は，肺血栓塞栓症の予防を目的として弾
性ストッキング又は間歇的空気圧迫装置を用いた場合に算定し，薬
剤のみで予防管理を行った場合は算定できない。また，医科点数表
第 1 章第 2 部「通則 5」に規定する入院期間が通算される再入院の
場合も，それぞれの入院において入院中 1 回に限り算定する。
⑶　肺血栓塞栓症の予防を目的として使用される弾性ストッキング及

び間歇的空気圧迫装置を用いた処置に要する費用は所定点数に含まれる。なお，肺血栓塞栓症の予防を目的として弾性ストッキングが複数使用される場合も，当該費用は所定点数に含まれる。また，同一の弾性ストッキングを複数の患者に使用してはならない。

(4) 肺血栓塞栓症の予防に係る計画的な医学管理を行うに当たっては，関係学会より示されている標準的な管理方法を踏まえ，医師との緊密な連携の下で行い，患者管理が適切になされるよう十分留意する。

◇ 医療機器安全管理料について

(1) 医療機器安全管理料とは，歯科医師の指示の下に，放射線治療機器の安全管理，保守点検及び安全使用のための精度管理を行う体制を評価したものをいい，当該保険医療機関において，患者に対して照射計画に基づく放射線治療が行われた場合は，一連の照射につき当該照射の初日に1回に限り算定する。

(2) 放射線治療機器とは，高エネルギー放射線治療装置（直線加速器）及び密封小線源治療機器をいう。

(3) 医療機器安全管理料を算定する当該保険医療機関は，医療機器の安全使用のための職員研修を計画的に実施するとともに，医療機器の保守点検に関する計画の策定，保守点検の適切な実施及び医療機器の安全使用のための情報収集等を適切に行う。

B 018 医療機器安全管理料（一連につき）
1,100点
注 別に厚生労働大臣が定める施設基準に適合しているものとして地方厚生局長等に届け出た保険医療機関において，放射線治療が必要な患者に対して，放射線治療計画に基づいて治療を行った場合に算定する。

第2部　在宅医療

区分

C 000　歯科訪問診療料（1日につき）

1	歯科訪問診療1	**1,100点**
2	歯科訪問診療2	**410点**
3	歯科訪問診療3	**310点**
4	歯科訪問診療4	**160点**
5	歯科訪問診療5	**95点**

注1　1については，在宅等において療養を行っている患者（当該患者と同一の建物に居住する他の患者に対して当該保険医療機関が同一日に歯科訪問診療を行う場合の当該患者（以下この区分番号において「同一建物居住者」という。）を除く。）であって通院が困難なものに対して，当該患者が居住する建物の屋内において，次のいずれかに該当する歯科訪問診療を行った場合に算定する。この場合において，区分番号A 000に掲げる初診料又は区分番号A 002に掲げる再診料は，算定できない。

イ　患者の求めに応じた歯科訪問診療

ロ　歯科訪問診療に基づき継続的な歯科診療が必要と認められた患者に対する当該患者の同意を得た歯科訪問診療

2　2については，在宅等において療養を行っている患者（同一建物居住者に限る。）であって通院が困難なものに対して，当該患者が居住する建物の屋内において，当該保険医療機関が，次のいずれかに該当する歯科訪問診療を同一日に3人以下の患者に行った場合に算定する。この場合において，区分番号A 000に掲げる初診料又は区分番号A 002に掲げる再診料は，算定できない。

イ　患者の求めに応じた歯科訪問診療

ロ　歯科訪問診療に基づき継続的な歯科診療が必要と認められた

◇　歯科訪問診療料について

(1)　歯科訪問診療料は，在宅等において療養を行っており，疾病，傷病のため通院による歯科治療が困難な患者を対象としていることから，通院が容易な者に対して安易に算定できない。この場合において，療養中の当該患者の在宅等から屋外等への移動を伴わない屋内で診療を行った場合に限り算定する。なお，歯科訪問診療を実施するに当たっては，急性症状の発症時等に即応できる環境の整備が必要なことから，歯科訪問診療料は切削器具を常時携行した場合に算定する。また，この区分において，診療時間については，同一日に当該患者に対して複数回の歯科訪問診療を行った場合は，その合計した時間を診療に要した時間とし，診療時間が20分未満の場合については，歯科訪問診療2，歯科訪問診療3，歯科訪問診療4又は歯科訪問診療5についてはそれぞれ287点，217点，96点又は57点を算定する。なお，診療時間が20分未満の場合において，「注8」から「注10」まで及び「注13」，「注18」若しくは「注20」に規定する加算並びに「注16」に規定する減算は，歯科訪問診療2，歯科訪問診療3，歯科訪問診療4又は歯科訪問診療5についてはそれぞれ287点，217点，96点又は57点にそれぞれの点数を加算又は減算し，「注14」及び「注17」に規定する加算は算定できない。

		同一の建物に居住する患者数				
		1人のみ（歯科訪問診療1）	2人以上3人以下（歯科訪問診療2）	4人以上9人以下（歯科訪問診療3）	10人以上19人以下（歯科訪問診療4）	20人以上（歯科訪問診療5）
患者1人につき診療に要した時間	20分以上	1,100点	410点	310点	160点	95点
	20分未満		287点	217点	96点	57点

(2)　歯科訪問診療を実施する保険医療機関は，歯科訪問診療を開始する月の前月までに別に厚生労働大臣が定める基準（歯科訪問診療料の「注15」に規定する基準）を満たす旨を地方厚生（支）局長に届け出る。ただし，在宅療養支援歯科診療所1又は在宅療養支援歯科診療所2の届出を行っている場合は，この限りではない。

(3)　歯科訪問診療を行った後に，患者又はその家族等（以下この部において「患者等」という。）が単に薬剤を受け取りに保険医療機関に来た場合は，再診料は算定できない。

(4)　「注1」から「注5」までに規定する「在宅等」は，介護老人保健施設，特別養護老人ホーム等のほか，歯科，小児歯科，矯正歯科又は歯科口腔外科を標榜する保険医療機関以外の保険医療機関も含まれ，これらに入院する患者についても算定する。ただし，歯科，小児歯科，矯正歯科又は歯科口腔外科を標榜する保険医療機関に入院する患者について，当該保険医療機関の歯科医師が当該患者の入

患者に対する当該患者の同意を得た歯科訪問診療

3　3については，在宅等において療養を行っている患者（同一建物居住者に限る。）であって通院が困難なものに対して，当該患者が居住する建物の屋内において，当該保険医療機関が，次のいずれかに該当する歯科訪問診療を同一日に4人以上9人以下の患者に行った場合に算定する。この場合において，区分番号A000に掲げる初診料又は区分番号A002に掲げる再診料は，算定できない。

イ　患者の求めに応じた歯科訪問診療

ロ　歯科訪問診療に基づき継続的な歯科診療が必要と認められた患者に対する当該患者の同意を得た歯科訪問診療

4　4については，在宅等において療養を行っている患者（同一建物居住者に限る。）であって通院が困難なものに対して，当該患者が居住する建物の屋内において，当該保険医療機関が，次のいずれかに該当する歯科訪問診療を同一日に10人以上19人以下の患者に行った場合に算定する。この場合において，区分番号A000に掲げる初診料又は区分番号A002に掲げる再診料は，算定できない。

イ　患者の求めに応じた歯科訪問診療

ロ　歯科訪問診療に基づき継続的な歯科診療が必要と認められた患者に対する当該患者の同意を得た歯科訪問診療

5　5については，在宅等において療養を行っている患者（同一建物居住者に限る。）であって通院が困難なものに対して，当該患者が居住する建物の屋内において，当該保険医療機関が，次のいずれかに該当する歯科訪問診療を同一日に20人以上の患者に行った場合に算定する。この場合において，区分番号A000に掲げる初診料又は

院する病院の歯科医師と連携のもとに周術期等口腔機能管理並びに回復期等口腔機能管理及びそれらに伴う治療行為を行う場合については歯科訪問診療料及びその他の特掲診療料を算定できる。

(5)　保険医療機関の歯科医師が，同一建物に居住する通院困難な患者1人のみに対し歯科訪問診療を行う場合は，「1」歯科訪問診療1を算定する。

(6)　「2」歯科訪問診療2は，「同一建物居住者」に対して保険医療機関の歯科医師が同日に3人以下の歯科訪問診療を行う場合に算定する。この場合において，診療時間が20分未満の場合については，287点を算定する。同一建物居住者とは，基本的には，建築基準法（昭和25年法律第201号）第2条第1号に掲げる建築物に居住する複数の者をいい，例えば次のような患者をいう。

ア　老人福祉法（昭和38年法律第133号）第20条の4に規定する養護老人ホーム，同法第20条の5に規定する特別養護老人ホーム，同法第20条の6に規定する軽費老人ホーム，同法第29条第1項に規定する有料老人ホーム，介護保険法第8条第29項に規定する介護医療院，高齢者の居住の安定確保に関する法律（平成13年4月6日法律第26号）第5条第1項に規定するサービス付き高齢者向け住宅，マンションなどの集合住宅等に入居又は入所している複数の患者

イ　介護保険法第8条第9項に規定する短期入所生活介護，同条第19項に規定する小規模多機能型居宅介護（指定地域密着型サービスの事業の人員，設備及び運営に関する基準第63条第5項に規定する宿泊サービスに限る。），同条第20項に規定する認知症対応型共同生活介護，同条第23項に規定する複合型サービス，同法第8条の2第7項に規定する介護予防短期入所生活介護，同条第14項に規定する介護予防小規模多機能型居宅介護（指定地域密着型介護予防サービスの事業の人員，設備及び運営並びに指定地域密着型介護予防サービスに係る介護予防のための効果的な支援の方法に関する基準（平成18年厚生労働省令第36号）第44条第5項に規定する宿泊サービスに限る。），同法第8条の2第15項に規定する介護予防認知症対応型共同生活介護などのサービスを受けている複数の患者

(7)　「3」歯科訪問診療3は，「同一建物居住者」に対して保険医療機関の歯科医師が同日に4人以上9人以下に対して歯科訪問診療を行う場合に算定する。この場合において，診療時間が20分未満のものについては，217点を算定する。

(8)　同居する同一世帯の複数の患者に対して診療を行った場合など，同一の患家において2人以上3人以下の患者の診療を行った場合には，(6)の規定に関わらず，1人は「1」歯科訪問診療1を算定し，「1」歯科訪問診療1を算定した患者以外の患者については「2」歯科訪問診療2を算定する。また，「注13」に規定する歯科訪問診療補助加算の要件を満たす場合においても，「1」歯科訪問診療1を算定した患者については施設基準に応じて「イの(1)」同一建物居住者以外の場合又は「ロの(1)」同一建物居住者以外の場合により算定し，「2」歯科訪問診療2を算定した患者については施設基準に応じて「イの(2)」同一建物居住者の場合又は「ロの(2)」同一建物居住者の場合により算定する。

区分番号A002に掲げる再診料は，算定できない。

イ　患者の求めに応じた歯科訪問診療

ロ　歯科訪問診療に基づき継続的な歯科診療が必要と認められた患者に対する当該患者の同意を得た歯科訪問診療

6　2から5までを算定する患者（歯科訪問診療料の注15又は注19に該当する場合を除く。）について，当該患者に対する診療時間が20分未満の場合における歯科訪問診療2，歯科訪問診療3，歯科訪問診療4又は歯科訪問診療5についてはそれぞれ**287点**，**217点**，**96点**又は**57点**を算定する。ただし，2及び3について，当該患者の容体が急変し，やむを得ず治療を中止した場合は，この限りではない。

7　歯科訪問診療料を算定する患者について，当該患者に対する診療時間が1時間を超えた場合は，30分又はその端数を増すごとに，**100点**を所定点数に加算する。

8　著しく歯科診療が困難な者に対して歯科訪問診療を行った場合（歯科診療特別対応加算3を算定する場合を除く。）は，歯科診療特別対応加算1として，**175点**を所定点数に加算し，著しく歯科診療が困難な者に対して当該患者が歯科治療環境に円滑に適応できるような技法を用いて歯科訪問診療を行った場合は，歯科診療特別対応加算2として，**250点**を所定点数に加算し，感染症法第6条第7項に規定する新型インフルエンザ等感染症，同条第8項に規定する指定感染症又は同条第9項に規定する新感染症の患者に対して歯科訪問診療を行った場合は，歯科診療特別対応加算3として，**500点**を所定点数に加算する。

9　別に厚生労働大臣が定める時間であって，入院中の患者以外の患者に対して診療に従事している時間において緊急に歯科訪問診療を

(9)　「2」歯科訪問診療2又は「3」歯科訪問診療3による歯科訪問診療を行う場合において，歯科訪問診療の治療中に患者の容体が急変し，医師の診察を要する場合等やむを得ず治療を中止した場合は，診療した時間が20分未満であっても「2」歯科訪問診療2又は「3」歯科訪問診療3の所定点数を算定する。なお，必要があって救急搬送を行った場合は，C002救急搬送診療料を算定しても差し支えない。

(10)　「4」歯科訪問診療4は，「同一建物居住者」に対して保険医療機関の歯科医師が同日に10人以上19人以下に対して歯科訪問診療を行う場合に算定する。この場合において，診療時間が20分未満のものについては，96点を算定する。

(11)　「5」歯科訪問診療5は，「同一建物居住者」に対して保険医療機関の歯科医師が同日に20人以上に対して歯科訪問診療を行う場合に算定する。この場合において，診療時間が20分未満のものについては，57点を算定する。

(12)　地域医療連携体制加算とは，歯科訪問診療が必要な通院困難な患者等が安心して在宅療養等が行えるよう，複数の保険医療機関により夜間，休日及び診療を自ら行わない時間等における緊急時の歯科診療ができる連携体制が整備されているとともに歯科訪問診療料を算定する患者の同意を得て当該患者の診療に必要な情報を他の保険医療機関の保険医等に提供及び共有すること等により，緊急時の迅速，適切な連携体制が整備されていること等を評価するものである。

　この場合において，緊急時は連携保険医療機関の歯科医師が対応に当たることがあり得る旨を患者等に説明するとともに，当該患者の病状，直近の診療内容等，緊急時の対応に必要な診療情報を連携保険医療機関に対し文書（電子メール，ファクシミリを含む。）により適宜提供する。

　なお，この連携に係る診療情報提供に係る費用は，所定点数に含まれ別に算定できない。

(13)　地域医療連携体制加算の算定による複数の保険医療機関により休日夜間等における緊急時の歯科診療ができる連携体制の確保が必要な場合とは，歯科訪問診療において処置，手術等が必要で治療期間中に病状が急変する可能性がある場合等をいい，病状が急変する可能性がなくなった場合は，当該加算の算定を中止する。

(14)　地域医療連携体制加算を算定する保険医療機関は，患者等に「特掲診療料施設基準通知」の「様式第21の3」（略）又はこれに準じた様式の文書を必ず提供するとともに，当該文書の写しを診療録に添付する。

(15)　地域医療連携体制加算を算定する保険医療機関は，患者等の同意を得て，歯科訪問診療料の算定対象となる療養に必要な情報を連携保険医療機関に対してあらかじめ文書（「特掲診療料施設基準通知」の「様式第21の2」（略）又はこれに準じた様式の文書に限る。）をもって提供し，その写しを診療録に添付する。また，引き続き地域医療連携体制加算の算定による緊急時等の対応が必要であり，病態の変化が生じた場合は，改めて連携保険医療機関に対し情報提供を行う。なお，連携保険医療機関等の変更にともない患者に対し再度の情報提供を行った場合の費用は，第1回目に含まれ別に算定できない。

(16)　当該患者の病状急変時等に，連携保険医療機関の歯科医師が緊急

行った場合，夜間（深夜を除く。）において歯科訪問診療を行った場合又は深夜において歯科訪問診療を行った場合は，緊急歯科訪問診療加算，夜間歯科訪問診療加算又は深夜歯科訪問診療加算として，次に掲げる点数をそれぞれ所定点数に加算する。

イ　緊急歯科訪問診療加算
(1)　歯科訪問診療1を算定する場合　　　　　　　　　　425点
(2)　歯科訪問診療2を算定する場合　　　　　　　　　　159点
(3)　歯科訪問診療3を算定する場合　　　　　　　　　　120点
(4)　歯科訪問診療4を算定する場合　　　　　　　　　　60点
(5)　歯科訪問診療5を算定する場合　　　　　　　　　　36点

ロ　夜間歯科訪問診療加算
(1)　歯科訪問診療1を算定する場合　　　　　　　　　　850点
(2)　歯科訪問診療2を算定する場合　　　　　　　　　　317点
(3)　歯科訪問診療3を算定する場合　　　　　　　　　　240点
(4)　歯科訪問診療4を算定する場合　　　　　　　　　　121点
(5)　歯科訪問診療5を算定する場合　　　　　　　　　　72点

ハ　深夜歯科訪問診療加算
(1)　歯科訪問診療1を算定する場合　　　　　　　　1,700点
(2)　歯科訪問診療2を算定する場合　　　　　　　　　　636点
(3)　歯科訪問診療3を算定する場合　　　　　　　　　　481点
(4)　歯科訪問診療4を算定する場合　　　　　　　　　　249点
(5)　歯科訪問診療5を算定する場合　　　　　　　　　　148点

10　別に厚生労働大臣が定める施設基準に適合しているものとして地方厚生局長等に届け出た保険医療機関において，歯科訪問診療料を算定する患者について，歯科訪問診療に基づき，当該保険医療機関が表示する診療時間以外の時間，

に診療又は歯科訪問診療等を行った場合は，歯科初診料，歯科再診料，歯科訪問診療料等は診療又は歯科訪問診療等を行った歯科医師の保険医療機関が算定する。

この場合，当該患者の病状急変等に対応して，診療又は歯科訪問診療等を行ったこと及びその際の診療内容等を，地域医療連携体制加算を算定する保険医療機関の主治医に速やかに報告し，当該主治医は治療の要点を当該患者の診療録に記載する。

(17)　地域医療連携体制加算を算定する場合は，休日，夜間等における緊急時に対応し得るよう，できる限り患家に近隣の保険医療機関を連携保険医療機関とする。

(18)　地域医療連携体制加算に係る連携保険医療機関においては，主治医から提供された患者の療養に必要な情報が記載された文書を緊急時に十分に活用できる状態で保管し，自ら当該患者を診療し診療録を作成した場合は，当該文書を診療録に添付する。

(19)　地域医療連携体制加算は，1人の患者につき同一の初診で1回に限り算定する。

(20)　特定の被保険者の求めに応ずるのではなく，保険診療を行う目的をもって定期又は不定期に在宅等へ赴き，被保険者（患者）を診療する場合は，歯科訪問診療として取り扱うことは認められず，歯科訪問診療料及びその他の特掲診療料は算定できない。

(21)　歯科訪問診療料を算定する場合は，当該初診期間における第1回目の歯科訪問診療の際に，当該患者の病状に基づいた訪問診療の計画を定めるとともに，その計画の要点を診療録に記載する。2回目以降に計画の変更を行う場合は，変更の要点を診療録に記載する。なお，2回以上の継続的な歯科訪問診療が予定される場合においては，次回の診療日までの間に計画書を作成し，当該計画書の写しを診療録に添付しても差し支えない。

(22)　「注8」の「著しく歯科診療が困難な者」とは，次に掲げる状態又はこれらに準ずる状態をいう。なお，歯科診療特別対応加算1又は歯科診療特別対応加算2を算定した場合は，当該加算を算定した日の患者の状態（キに該当する患者の場合は病名）を診療録に記載する。

ア　脳性麻痺等で身体の不随意運動や緊張が強く体幹の安定が得られない状態
イ　知的発達障害等により開口保持ができない状態や治療の目的が理解できず治療に協力が得られない状態
ウ　重症の呼吸器疾患等で頻繁に治療の中断が必要な状態
エ　日常生活に支障を来たすような症状・行動や意志疎通の困難さが頻繁に見られ歯科診療に際して家族等の援助を必要とする状態
オ　人工呼吸器を使用している状態又は気管切開等を行っており歯科治療に際して管理が必要な状態
カ　強度行動障害の状態であって，日常生活に支障を来たすような症状・行動が頻繁に見られ，歯科治療に協力が得られない状態
キ　次に掲げる感染症に罹患しており，標準予防策に加えて，空気感染対策，飛沫感染対策，接触感染対策など当該感染症の感染経路等の性質に応じて必要な感染対策を講じた上で歯科診療を行う必要がある状態
(ｱ)　狂犬病

休日又は深夜における緊急時の診療体制を確保する必要を認め，当該患者に対し，当該保険医療機関が連携する保険医療機関（以下「連携保険医療機関」という。）に関する情報を文書により提供し，かつ，当該患者又はその家族等の同意を得て，連携保険医療機関に対し診療状況を示す文書を添えて，当該患者に係る歯科診療に必要な情報を提供した場合は，地域医療連携体制加算として，1回に限り**300点**を所定点数に加算する。

11　保険医療機関の所在地と訪問先の所在地との距離が16キロメートルを超えた場合又は海路による歯科訪問診療を行った場合で，特殊の事情があったときの歯科訪問診療料は，別に厚生労働大臣が定めるところによって算定する。

12　歯科訪問診療に要した交通費は，患家の負担とする。

13　歯科訪問診療を実施する保険医療機関の歯科衛生士が，歯科医師と同行の上，歯科訪問診療の補助を行った場合は，歯科訪問診療補助加算として，次に掲げる点数を1日につき所定点数に加算する。

イ　在宅療養支援歯科診療所1，在宅療養支援歯科診療所2，区分番号B000-4-2に掲げる小児口腔機能管理料の注3に規定する施設基準に適合しているものとして地方厚生局長等に届け出た診療所である保険医療機関又は在宅療養支援歯科病院の場合

(1)　同一建物居住者以外の場合
115点

(2)　同一建物居住者の場合
50点

ロ　イ以外の保険医療機関の場合

(1)　同一建物居住者以外の場合
90点

(2)　同一建物居住者の場合
30点

14　1について，別に厚生労働大臣が定める施設基準に適合しているものとして地方厚生局長等に届け

(イ)　鳥インフルエンザ（特定鳥インフルエンザを除く。）

(ウ)　エムポックス

(エ)　重症熱性血小板減少症候群（病原体がフレボウイルス属SFTSウイルスであるものに限る。）

(オ)　腎症候性出血熱

(カ)　ニパウイルス感染症

(キ)　ハンタウイルス肺症候群

(ク)　ヘンドラウイルス感染症

(ケ)　インフルエンザ（鳥インフルエンザ及び新型インフルエンザ等感染症を除く。）

(コ)　後天性免疫不全症候群（ニューモシスチス肺炎に限る。）

(サ)　麻しん

(シ)　メチシリン耐性黄色ブドウ球菌感染症

(ス)　RSウイルス感染症

(セ)　カルバペネム耐性腸内細菌目細菌感染症

(ソ)　感染性胃腸炎（病原体がノロウイルスであるものに限る。）

(タ)　急性弛緩性麻痺（急性灰白髄炎を除く。病原体がエンテロウイルスによるものに限る。）

(チ)　新型コロナウイルス感染症

(ツ)　侵襲性髄膜炎菌感染症

(テ)　水痘

(ト)　先天性風しん症候群

(ナ)　バンコマイシン耐性黄色ブドウ球菌感染症

(ニ)　バンコマイシン耐性腸球菌感染症

(ヌ)　百日咳

(ネ)　風しん

(ノ)　ペニシリン耐性肺炎球菌感染症

(ハ)　無菌性髄膜炎（病原体がパルボウイルスB19によるものに限る。）

(ヒ)　薬剤耐性アシネトバクター感染症

(フ)　薬剤耐性緑膿菌感染症

(ヘ)　流行性耳下腺炎

(ホ)　感染症法第6条第3項に規定する二類感染症

(23)　「注8」の「歯科治療環境に円滑に適応できるような技法」とは，歯科診療の開始に当たり，患者が歯科治療の環境に円滑に適応できるための方法として，Tell-Show-Do法などの系統的脱感作法並びにそれに準拠した方法，オペラント法，モデリング法，ＴＥＡＣＣＨ法，遊戯療法，ボイスコントロール法等の患者の行動を調整する専門的技法をいう。なお，歯科診療特別対応加算2を算定した日は，患者の状態及び用いた専門的技法の名称を診療録に記載する。

(24)　「注8」に規定する歯科診療特別対応加算3は，新型インフルエンザ等感染症等の患者に対して，感染対策を実施した上で歯科診療を行った場合に加算する。なお，当該加算を算定した場合は，病名を診療録に記載する。

(25)　歯科訪問診療料を算定した場合において，それぞれの患者の診療に要した時間が1時間を超えた場合は，「注7」の加算を算定する。

(26)　「注6」及び「注7」に規定する診療時間は，診療前の準備，診療後の片付けや患者の移動に要した時間及び併せて実施したC001

出た保険医療機関において，在宅において療養を行っている患者に対して歯科訪問診療を実施した場合は，在宅歯科医療推進加算として，**100点**を所定点数に加算する。

15　1から5までについて，在宅療養支援歯科診療所1又は在宅療養支援歯科診療所2以外の診療所であって，別に厚生労働大臣が定める基準を満たさないものにおいては，次に掲げる点数により算定する。

イ　初診時　　　　　　**267点**
ロ　再診時　　　　　　**58点**

16　区分番号A000に掲げる初診料の注1又は注2に規定する施設基準に適合しているものとして地方厚生局長等に届出を行っていない保険医療機関については，1から5まで又は注15若しくは注19に規定するそれぞれの所定点数から**10点**を減算する。

17　1について，当該保険医療機関の外来（歯科診療を行うものに限る。）を受診していた患者であって在宅等において療養を行っているものに対して，歯科訪問診療を実施した場合は，歯科訪問診療移行加算として，次に掲げる点数を所定点数に加算する。なお，この場合において，注14に規定する加算は算定できない。

イ　区分番号B000-4-2に掲げる小児口腔機能管理料の注3に規定する施設基準に適合しているものとして地方厚生局長等に届け出た診療所である保険医療機関の場合　　　　　　**150点**
ロ　イ以外の場合　　　　**100点**

18　1から3までについて，地域歯科診療支援病院歯科初診料，在宅療養支援歯科診療所1，在宅療養支援歯科診療所2又は在宅療養支援歯科病院に係る施設基準に適合するものとして地方厚生局長等に届け出た保険医療機関において，当該保険医療機関の歯科衛生士等が，過去2月以内に区分番号C

訪問歯科衛生指導料又はB001-2歯科衛生実地指導料の算定の対象となる指導の時間を含まない。また，交通機関の都合その他診療の必要以外の事由によって患家に滞在又は宿泊した場合は，その患家滞在の時間は診療時間に算入しない。

⑵　歯科訪問診療を行った場合は，診療録に次の事項を記載する。ただし，イに関しては，歯科訪問診療を開始した日に限り記載することとするが，変更が生じた場合は，その都度記載する。また，ウに関して，(9)の場合においては急変時の対応の要点を記載する。

ア　実施時刻（開始時刻と終了時刻）
イ　訪問先名（記載例：自宅，○○マンション，介護老人保健施設××苑）
ウ　歯科訪問診療の際の患者の状態等（急変時の対応の要点を含む。）

⑵　疾病等のため通院による歯科治療が困難な場合以外の歯科訪問診療の必要性を認めない患者は，歯科訪問診療料及び歯科診療に係る費用は算定できない。

⑵　「注7」の加算は，患者それぞれについて算定し，複数の患者に対し訪問して歯科診療を行った場合の診療時間の合算はできない。

⑶　「注9」に規定する加算は，保険医療機関において，標榜時間内であって，入院中の患者以外の患者に対して診療に従事しているときに，患者又は現にその看護に当たっている者から緊急に求められて歯科訪問診療を行った場合に算定する。

⑶　「注9」に規定する「別に厚生労働大臣が定める時間」とは，保険医療機関において専ら診療に従事している時間であって，概ね午前9時から午後6時までの間とする。

⑶　「注9」に規定する加算の対象となる「緊急な場合」とは，患者又は現にその看護に当たっている者からの訴えにより，速やかに歯科訪問診療をしなければならないと判断した場合をいい，手術後の急変等が予想される場合をいう。

⑶　夜間（深夜の時間帯を除く。）とは概ね午後6時から翌日の午前6時まで，又は午後7時から翌日の午前7時までのように，12時間を標準として各都道府県において統一的取扱いをすることとし，深夜の取扱いは，午後10時から午前6時までとする。ただし，これらの時間帯が標榜時間に含まれる場合，夜間歯科訪問診療加算及び深夜歯科訪問診療加算は算定できない。

⑶　保険医療機関の所在地と患家の所在地との距離が16キロメートルを超える歯科訪問診療は，当該保険医療機関からの歯科訪問診療を必要とする絶対的な理由がある場合に認められるものであって，この場合において，歯科訪問診療料の算定は，16キロメートル以内の場合と同様に取り扱う。この絶対的に必要であるという根拠がなく，特に患家の希望により16キロメートルを超える歯科訪問診療をした場合の歯科訪問診療は保険診療としては算定できないことから，患者負担とする。この場合において，「保険医療機関の所在地と患家の所在地との距離が16キロメートルを超えた場合」とは，当該保険医療機関を中心とする半径16キロメートルの圏域の外側に患家が所在する場合をいう。

⑶　保険医療機関の所在地と患家の所在地との距離が16キロメートル以上の地域に居住する歯科医師に対して主治医が歯科訪問診療によ

001に掲げる訪問歯科衛生指導料を算定した患者であって，当該歯科衛生指導の実施時に当該保険医療機関の歯科医師が情報通信機器を用いて口腔内の状態等を観察したものに対して，歯科訪問診療を実施した場合は，通信画像情報活用加算として，患者1人につき月1回に限り，**30点**を所定点数に加算する。

19　1から5までについて，当該保険医療機関と特別の関係にある他の保険医療機関等において療養を行っている患者に対して歯科訪問診療を実施した場合は，次に掲げる点数により算定する。

イ　初診時	**267点**
ロ　再診時	**58点**

20　別に厚生労働大臣が定める施設基準に適合しているものとして地方厚生局長等に届け出た歯科診療を実施している保険医療機関において健康保険法第3条第13項に規定する電子資格確認等により得られる情報を踏まえて計画的な歯科医学的管理の下に，訪問して診療を行った場合は，在宅医療ＤＸ情報活用加算として，月1回に限り8点を所定点数に加算する。ただし，区分番号Ａ000に掲げる初診料の注14若しくは区分番号Ａ002に掲げる再診料の注11にそれぞれ規定する医療情報取得加算又は区分番号Ａ000に掲げる初診料の注15に規定する医療ＤＸ推進体制整備加算を算定した月は，在宅医療ＤＸ情報活用加算は算定できない。

る対診を求めることができるのは，患家付近に他の歯科医師がいない，いても専門外である，旅行中で不在である等やむを得ない絶対的理由のある場合に限り認められる。

(36)　「注12」に規定する交通費は実費とする。

(37)　その他，歯科訪問診療料の取扱いは，平成6年厚生省告示第235号による改正前の往診料に関する既往の通知が引き続き有効であるが，この場合において，当該通知中「往診」とあるのは「歯科訪問診療」と読み替えてこれを適用する。

(38)　「注13」に規定する歯科訪問診療補助加算は，歯科訪問診療料を算定した日において，当該診療が必要な患者に対して，歯科訪問診療を実施する保険医療機関に属する歯科医師と当該保険医療機関に属する歯科衛生士が同行し，当該歯科医師の行う歯科訪問診療中は，歯科訪問診療の補助が適切に行える体制の上で，実際に当該歯科衛生士がC 000歯科訪問診療料の算定の対象となる歯科訪問診療の時間を通じて，歯科訪問診療の補助を行った場合に算定する。また，施設基準に応じて，同一建物居住者以外の歯科訪問診療時は本区分の「イの(1)」同一建物居住者以外の場合又は「ロの(1)」同一建物居住者以外の場合により算定し，同一建物居住者の歯科訪問診療時は本区分の「イの(2)」同一建物居住者の場合又は「ロの(2)」同一建物居住者の場合により算定する。なお，当該加算を算定した場合は，診療録に診療の補助を行った歯科衛生士の氏名を記載する。

(39)　「注14」に規定する在宅歯科医療推進加算は，在宅療養患者（(6)のア(集合住宅にあっては，「高齢者の居住の安定確保に関する法律」第5条に該当する住宅に限る。)に入居若しくは入所している患者又はイのサービスを受けている患者以外の患者をいう。以下同じ。)に対して「1」歯科訪問診療1を算定した場合に所定点数に加算する。

(40)　在宅療養支援歯科診療所1又は在宅療養支援歯科診療所2以外の診療所であって，別に厚生労働大臣が定める基準を満たさないもの（主として歯科訪問診療を実施する診療所）が歯科訪問診療を実施した場合又は別に厚生労働大臣が定める基準を満たす旨を地方厚生（支）局長に届け出ていないものが歯科訪問診療を実施した場合は，「注13」に規定する歯科訪問診療料により算定する。

(41)　「2」歯科訪問診療2，「3」歯科訪問診療3，「4」歯科訪問診療4，「5」歯科訪問診療5，「注15」又は「注19」に規定する歯科訪問診療料を算定した場合であって，在宅療養患者以外の患者に対して歯科訪問診療を実施した場合は，歯科訪問診療を実施した日の属する月に，歯科訪問診療を行った日時及び訪問診療を行った歯科医師の氏名が記載された文書を患者若しくはその家族又は介護施設職員等の関係者のいずれかに提供するとともに，提供文書の写しを保険医療機関に保管する。なお，同一施設において，歯科訪問診療を実施した日の属する月に「2」歯科訪問診療2，「3」歯科訪問診療3，「4」歯科訪問診療4，「5」歯科訪問診療5，「注15」又は「注19」に規定する歯科訪問診療料を複数回算定した場合であって，患者又はその家族以外の介護施設職員等に当該文書を提供するときは，その提供先を明確にした上で，施設を単位として一覧表で作成しても差し支えない。

(42)　「注15」に規定する歯科訪問診療料を算定した場合において，「注7」，「注8」，「注10」，「注18」若しくは「注20」の加算は算定でき

る。

⑷ 「注16」について，「1」歯科訪問診療1，「2」歯科訪問診療2，
「3」歯科訪問診療3，「4」歯科訪問診療4又は「5」歯科訪問診
療5を算定する場合において診療時間が20分未満の場合は，「注6」
に規定する方法により算定した点数を所定点数とし，⑴の表に示す
各区分の点数から10点を減算するものとする。

⑷ 「注17」に規定する歯科訪問診療移行加算は，在宅等療養患者で
あって，当該保険医療機関の外来（歯科診療を行うものに限る。）
を継続的に受診していたものに対して「1」歯科訪問診療1を算定
した場合に所定点数に加算する。ただし，当該保険医療機関の外来
を最後に受診した日（初診料又は再診料を算定した日）から起算し
て3年以内に歯科訪問診療を実施した場合に限る。

⑷ 「注18」に規定する通信画像情報活用加算は，C 001訪問歯科衛
生指導料を算定する日（C 000歯科訪問診療料を算定する日を除く。）
において，歯科衛生士等がリアルタイムで口腔内の画像（以下，口
腔内ビデオ画像という。）を撮影できる装置を用いて，患者の口腔
内の状態等を撮影し，当該保険医療機関において，歯科医師がリア
ルタイムで当該口腔内ビデオ画像により当該患者の口腔内を観察
（ビデオ通話に準ずる方式）し，得られた情報を次回の歯科訪問診
療に活用した場合に算定する。

⑷ 「注18」に規定する通信画像情報活用加算を算定する場合には，
歯科医師は，当該患者の観察の内容，観察を行った日等の要点を診
療録に記載する。

⑷ 「注18」に規定する通信画像情報活用加算は，直近の歯科訪問診
療料を算定した日から当該加算を算定するまでの期間において，歯
科衛生指導の実施時に当該保険医療機関の歯科医師が情報通信機器
を用いて口腔内等の状態を観察した場合に算定できる。

⑷ 「注18」に規定する通信画像情報活用加算を算定する場合に，当
該観察を行う際の情報通信機器の運用に要する費用については，療
養の給付と直接関係ないサービス等の費用として別途徴収できる。

⑷ 保険医療機関が，当該保険医療機関と特別の関係にある保険医療
機関等を訪問し，歯科訪問診療を実施した場合は，「注19」に規定
する歯科訪問診療料により算定する。

⑸ 「注19」に規定する歯科訪問診療料を算定した場合において，「注
7」，「注8」，「注10」，「注13」，「注18」若しくは「注20」の加算は
算定できる。

⑸ 「注20」に規定する在宅医療DX情報活用加算は，在宅歯科医療
における診療計画の作成において居宅同意取得型のオンライン資格
確認等システム等，電子処方箋及び電子カルテ情報共有サービス等
により取得された患者の診療情報や薬剤情報等（以下この項におい
て「診療情報等」という。）を活用することで質の高い歯科医療を
実施することを評価するものであり，別に厚生労働大臣が定める施
設基準を満たす保険医療機関において当該診療情報等を踏まえて，
計画的な医学管理の下に，訪問して歯科診療を行った場合は，在宅
医療DX情報活用加算として，月1回に限り所定点数に8点を加算
する。

⑸ 在宅医療DX情報活用加算の算定に当たっては，初回の歯科訪問
診療の場合には，歯科訪問診療に係る計画の作成において，あらか

じめ，診療情報等を活用していない場合には算定できない。ただし，あらかじめ情報を取得している場合であって，初回の歯科訪問診療の際に患者の診療情報等を活用可能な場合には，初回の歯科訪問診療から算定できる。

(53) A 000初診料の「注14」若しくはA 002再診料の「注11」に規定する医療情報取得加算又はA 000初診料の「注15」に規定する医療DX推進体制整備加算を算定した月は，在宅医療DX情報活用加算は算定できない。

(54) 歯科訪問診療料を算定する保険医療機関においては，歯科訪問診療を行っている保険医療機関である旨を院内掲示により患者に対して情報提供を行うよう努める。

◇ 訪問歯科衛生指導料について

(1) 訪問歯科衛生指導料は，同一初診期間中にC 000歯科訪問診療料を算定した患者等に対して，歯科訪問診療料を算定した日から起算して1月以内（ただし，歯科訪問診療を行う歯科医師により，状態が安定していると判断される場合は2月以内でも差し支えない。）において，当該患者に係る歯科訪問診療を行った歯科医師の指示を受けた当該保険医療機関に勤務（常勤又は非常勤）する歯科衛生士等が，療養上必要な実地指導を行った場合に算定し，単なる日常的口腔清掃等のみを行った場合は算定できない。

(2) 「注2」について，「注1」の規定にかかわらず，緩和ケアを実施する患者に対して，当該患者に係る歯科訪問診療を行った歯科医師の指示を受けた歯科衛生士等が療養上必要な実地指導を行った場合は，訪問歯科衛生指導料は月8回に限り算定できる。

(3) 訪問歯科衛生指導料は，単一建物診療患者の人数に従い算定する。ここでいう単一建物診療患者の人数とは当該患者が居住する建築物に居住する者のうち，当該保険医療機関の定める歯科訪問診療の計画に基づいて訪問歯科衛生指導を行い，同一月に訪問歯科衛生指導料を算定する者（当該保険医療機関と特別の関係にある保険医療機関において算定するものを含む。）の人数をいう。なお，ユニット数が3以下の認知症対応型共同生活介護事業所については，それぞれのユニットにおいて，病院については，それぞれの病棟において，訪問歯科衛生指導料を算定する人数を，単一建物診療患者の人数とみなすことができる。また，1つの患家に訪問歯科衛生指導料の対象となる同居する同一世帯の患者が2人以上いる場合は，患者ごとに「単一建物診療患者が1人の場合」を算定する。また，当該建築物において訪問歯科衛生指導を行う患者数が，当該建築物の戸数の10%以下の場合又は当該建築物の戸数が20戸未満であって，訪問歯科衛生指導を行う患者が2人以下の場合には，それぞれ「単一建物診療患者が1人の場合」を算定すること。

(4) 「注3」に規定する複数名訪問歯科衛生指導加算は，次に掲げる状態又はこれらに準ずる状態である患者に対して当該保険医療機関の複数の歯科衛生士等が患家を訪問して訪問歯科衛生指導を行う場合に算定する。なお，複数名による訪問歯科衛生指導の必要性については，前回訪問時の状況等から判断する。

ア 脳性麻痺等で身体の不随意運動や緊張が強く体幹の安定が得られない状態

イ 知的発達障害等により開口保持ができない状態や療養上必要な

C 001 訪問歯科衛生指導料

1 単一建物診療患者が1人の場合 **362点**

2 単一建物診療患者が2人以上9人以下の場合 **326点**

3 1及び2以外の場合 **295点**

注1 歯科訪問診療を行った歯科医師の指示に基づき，歯科衛生士，保健師，看護師又は准看護師が訪問して療養上必要な指導として，単一建物診療患者（当該患者が居住する建物に居住するもののうち，当該保険医療機関が歯科訪問診療を実施し，歯科衛生士等が同一月に訪問歯科衛生指導を行っているものをいう。）又はその家族等に対して，当該患者の口腔内の清掃（機械的歯面清掃を含む。），有床義歯の清掃指導又は口腔機能の回復若しくは維持に関する実地指導を行い指導時間が20分以上であった場合は，患者1人につき，月4回に限り算定する。なお，当該歯科衛生指導で実施した指導内容等については，当該患者又はその家族等に対し文書により提供する。

2 区分番号C 000に掲げる歯科訪問診療料を算定した患者であって緩和ケアを実施するものに対して行った場合には，注1の規定にかかわらず，月8回に限り算定する。

3 1については，訪問歯科衛生指導が困難な者等に対して，保険医療機関の歯科衛生士等が，当該保険医療機関の他の歯科衛生士等と同時に訪問歯科衛生指導を行うことについて，当該患者又はその家

族等の同意を得て，訪問歯科衛生指導を実施した場合（区分番号C000に掲げる歯科訪問診療料を算定する日を除く。）には，複数名訪問歯科衛生指導加算として，**150点**を所定点数に加算する。

4　訪問歯科衛生指導に要した交通費は，患家の負担とする。

5　区分番号B001-2に掲げる歯科衛生実地指導料を算定している月は算定できない。

実地指導の目的が理解できず治療に協力が得られない状態

ウ　重症の呼吸器疾患等で頻繁に実地指導の中断が必要な状態

エ　日常生活に支障を来たすような症状・行動や意志疎通の困難さが頻繁に見られ実地指導に際して家族等の援助を必要とする状態

オ　人工呼吸器を使用している状態又は気管切開等を行っており実地指導に際して管理が必要な状態

カ　強度行動障害の状態であって，日常生活に支障を来たすような症状・行動が頻繁に見られ，実地指導に協力が得られない状態

キ　暴力行為，著しい迷惑行為，器物破損行為等が認められる者

ク　利用者の身体的理由により1人の歯科衛生士等による実地指導が困難と認められる者

ケ　その他利用者の状況等から判断して，アからクまでのいずれかに準ずると認められる者

(5)　訪問歯科衛生指導を行った時間とは，実際に指導を行った時間をいい，指導のための準備や患者の移動に要した時間等は含まない。

(6)　訪問歯科衛生指導料の算定を行った場合は，当該訪問指導で実施した指導内容，指導の実施時刻（開始時刻と終了時刻），及びその他療養上必要な事項に関する情報及び患者等に実地指導を行った歯科衛生士等の氏名（複数名歯科衛生指導加算を算定する場合は，同行したすべての歯科衛生士等の氏名）が記載された文書を提供するとともに，その文書の写しを診療録に添付する。

(7)　訪問歯科衛生指導を行った場合は，歯科医師は診療録に次の事項を記載する。ただし，ウに関しては，訪問歯科衛生指導を開始した日に限り記載することとするが，変更が生じた場合は，その都度記載する。また，当該訪問歯科衛生指導が歯科訪問診療と併せて行われた場合は，ウ及びエについて省略して差し支えない。

ア　歯科衛生士等に指示した内容

イ　指導の実施時刻（開始時刻と終了時刻）

ウ　訪問先名（記載例：自宅，○○マンション，介護老人保健施設××苑）

エ　訪問した日の患者の状態の要点等（複数名訪問歯科衛生指導加算を算定する場合は，複数名訪問歯科衛生指導を必要とする理由も含む。）

(8)　訪問歯科衛生指導を行った歯科衛生士等は，主治の歯科医師に報告するとともに患者に提供した文書の写しを提出し，業務に関する記録を作成する。

(9)　訪問歯科衛生指導料を算定する月においては，B001-2歯科衛生実地指導料は算定できない。

(10)　「注4」に規定する交通費は実費とする。

(11)　訪問歯科衛生指導料を算定した保険医療機関は，毎年8月1日現在で名称，開設者及び常勤，非常勤ごとの歯科衛生士数等を地方厚生（支）局長に報告する。

C001-2 削除

C001-3 歯科疾患在宅療養管理料

1　在宅療養支援歯科診療所1の場合　　**340点**

2　在宅療養支援歯科診療所2の場合　　**230点**

◇　**歯科疾患在宅療養管理料について**

(1)　歯科疾患在宅療養管理料とは，別に厚生労働大臣が定める施設基準に適合しているものとして地方厚生（支）局長に届け出た保険医療機関である在宅療養支援歯科診療所1，在宅療養支援歯科診療所2，在宅療養支援歯科病院又は歯科診療を行うその他の保険医療機

3　在宅療養支援歯科病院の場合

340点

4　1から3まで以外の場合　**200点**

注1　当該保険医療機関の歯科医師が，区分番号C000に掲げる歯科訪問診療料を算定した患者であって継続的な歯科疾患の管理が必要なものに対して，当該患者又はその家族等の同意を得て，当該患者の歯科疾患の状況及び併せて実施した口腔機能評価の結果等を踏まえて管理計画を作成した場合に，月1回に限り算定する。

2　2回目以降の歯科疾患在宅療養管理料は，1回目の歯科疾患在宅療養管理料を算定した患者に対して，注1の規定による管理計画に基づく継続的な管理を行っている場合であって，歯科疾患の管理及び療養上必要な指導を行った場合に，1回目の歯科疾患在宅療養管理料を算定した日の属する月の翌月以降月1回に限り算定する。

3　注1の規定による管理計画に基づき，当該患者等に対し，歯科疾患の管理及び口腔機能に係る内容を文書により提供した場合は，文書提供加算として，**10点**を所定点数に加算する。

4　別の保険医療機関（歯科診療を行うものを除く。）から歯科治療における総合的医療管理が必要な患者であるとして文書による診療情報の提供を受けたものに対し，必要な管理及び療養上の指導等を行った場合は，在宅総合医療管理加算として**50点**を所定点数に加算する。

5　他の保険医療機関を退院した患者であって継続的な歯科疾患の管理が必要なものに対して，当該他の保険医療機関の歯科医師から患者の退院時に受けた情報提供及び当該患者の歯科疾患の状況等を踏まえて管理計画を作成した場合は，在宅歯科医療連携加算1として**100点**を所定点数に加算する。

6　他の保険医療機関を退院した患

関において，在宅等において療養を行っている通院困難な患者の歯科疾患の継続的な管理を行うことを評価するものをいい，患者等の同意を得た上で，患者等に対して，歯科疾患の状況及び当該患者の口腔機能の評価結果等を踏まえた管理計画の内容について説明した場合に算定する。なお，当該管理料を算定する場合は，B000-4歯科疾患管理料，B000-4-2小児口腔機能管理料，B000-4-3口腔機能管理料，B000-6周術期等口腔機能管理料（Ⅰ），B000-7周術期等口腔機能管理料（Ⅱ），B000-8周術期等口腔機能管理料（Ⅲ），B000-9周術期等口腔機能管理料（Ⅳ），B000-11回復期等口腔機能管理料，B002歯科特定疾患療養管理料，C001-5在宅患者訪問口腔リハビリテーション指導管理料，C001-6小児在宅患者訪問口腔リハビリテーション指導管理料及びN002歯科矯正管理料は別に算定できない。

(2)　「注1」に規定する管理計画は，患者の歯科治療及び口腔管理を行う上で必要な全身の状態（基礎疾患の有無，服薬状況等），口腔の状態（口腔衛生状態，口腔粘膜の状態，口腔乾燥の有無，歯科疾患，有床義歯の状況，咬合状態等），口腔機能の状態（咀嚼の状態，摂食・嚥下の状況及び構音の状況，食形態等）管理方法の概要及び必要に応じて実施した検査結果の要点等を含むものであり，当該患者の継続的な管理に当たって必要な事項等を診療録に記載又は管理計画書の写しを添付する。

(3)　歯の喪失や加齢，これら以外の全身疾患等により口腔機能の低下を認める在宅等療養患者（口腔衛生状態不良，口腔乾燥，咀嚼機能低下，舌口唇運動機能低下，咬合力低下，低舌圧又は嚥下機能の7項目のうち3項目以上が該当する患者）に対して，口腔機能の回復又は維持・向上を目的として医学管理を行う場合は当該管理料を算定する。なお，この場合において，D002-6口腔細菌定量検査，D011-2咀嚼能力検査若しくはD011-3咬合圧検査又はD012舌圧検査を別に算定できる。

(4)　「注1」に規定する管理計画は，当該管理を開始する時期，管理計画の内容に変更があったとき及びその他療養上必要な時期に策定することとするが，当該管理計画に変更がない場合はこの限りでない。

(5)　「注1」の規定による管理計画に基づき，当該患者等に対し，その内容を文書により提供した場合は「注3」の文書提供加算を算定する。その場合においては，患者等に提供した文書の写しを診療録に添付し，その文書の内容以外に療養上必要な管理事項がある場合は，その要点を診療録に記載する。ただし，患者等に提供する文書の様式は，「別紙様式3」（略）又はこれに準じた様式とする。なお，診療日当日に患家において計画書を作成することが困難な場合においては，次回の診療日までの間に計画書を作成し，当該計画書の写しを診療録に添付しても差し支えない。

(6)　歯科疾患在宅療養管理料を算定した月は，患者等に対して，少なくとも1回以上の管理計画に基づく管理を行う。なお，当該管理を行った場合は，診療録にその要点を記載する。

(7)　「注4」の在宅総合医療管理加算は，糖尿病の患者，骨吸収抑制薬投与中の患者，感染性心内膜炎のハイリスク患者，関節リウマチの患者，血液凝固阻止剤若しくは抗血小板剤投与中の患者，認知症

C
在宅

者又は介護保険法第8条第25項に規定する介護保険施設等に入所している患者若しくは同法第8条第2項に規定する訪問介護等の利用者であって，継続的な歯科疾患の管理が必要なものに対して，医師，看護師，介護支援専門員等からの情報提供及び当該患者の歯科疾患の状況等を踏まえて管理計画を作成した場合は，在宅歯科医療連携加算2として**100点**を所定点数に加算する。

7　別に厚生労働大臣が定める施設基準に適合しているものとして地方厚生局長等に届け出た歯科訪問診療を実施している保険医療機関の歯科医師が，在宅での療養を行っている患者であって通院が困難なものの同意を得て，当該保険医療機関と連携する他の保険医療機関の保険医，他の保険医療機関の保険医である歯科医師等，訪問薬剤管理指導を実施している保険薬局の保険薬剤師，訪問看護ステーションの保健師，助産師，看護師，理学療法士，作業療法士若しくは言語聴覚士，管理栄養士，介護支援専門員又は相談支援専門員等であって当該患者に関わる者が，電子情報処理組織を使用する方法その他の情報通信の技術を利用する方法を用いて記録した当該患者に係る診療情報等を活用した上で，計画的な歯科医学的管理を行った場合に，在宅歯科医療情報連携加算として，月1回に限り，**100点**を所定点数に加算する。

8　区分番号B000-4に掲げる歯科疾患管理料，区分番号B000-4-2に掲げる小児口腔機能管理料，区分番号B000-4-3に掲げる口腔機能管理料，区分番号B000-6に掲げる周術期等口腔機能管理料（Ⅰ），区分番号B000-7に掲げる周術期等口腔機能管理料（Ⅱ），区分番号B000-8に掲げる周術期等口腔機能管理料（Ⅲ），区分番号B000-9に掲げる周術期等口腔

の患者，神経難病の患者，HIV感染症の患者又はA000初診料の⒃のキ若しくは⒆に規定する感染症の患者若しくは当該感染症を疑う患者であって，別の医科の保険医療機関の当該疾患の担当医から歯科治療を行うに当たり，診療情報提供料に定める様式に基づいた文書により患者の全身状態や服薬状況等についての必要な診療情報の提供を受け，適切な総合医療管理を実施した場合に算定する。なお，算定に当たっては当該疾患の担当医からの情報提供に関する内容及び担当医の保険医療機関名等について診療録に記載又は提供文書の写しを添付する。

(8)　「注5」に規定する在宅歯科医療連携加算1は，他の保険医療機関を退院した患者に対して，当該他の保険医療機関の歯科医師からの退院時の患者に関する文書等による情報提供に基づいて，患者の同意を得た上で，歯科疾患の状況等を踏まえ管理計画を作成又は変更し，患者等に対してその内容について説明した場合に，当該管理計画の作成又は変更時において，1回に限り算定する。

(9)　「注6」に規定する在宅歯科医療連携加算2は，他の保険医療機関を退院した患者若しくは介護保険法第8条第25項に規定する介護保険施設等に入所している患者又は同法第8条第2項に規定する訪問介護若しくは同条第4項に規定する訪問看護等の利用者であって，継続的な歯科疾患の管理が必要な患者に対して，当該他の保険医療機関の医師，看護師等又は介護保険施設等の介護支援専門員等からの文書等による情報提供に基づいて，患者等の同意を得た上で，歯科疾患の状況等を踏まえ管理計画を作成又は変更し，患者等に対してその内容について説明した場合に，当該管理計画の作成又は変更時において，1回に限り算定する。なお，退院後の管理に係る管理計画を入院中に作成する場合にあっては，入院中の患者について算定して差し支えない。

(10)　「注5」に規定する在宅歯科医療連携加算1又は「注6」に規定する在宅歯科医療連携加算2を算定した場合は，情報提供に係る文書を診療録に添付する。なお，文書以外による情報提供の場合は，情報提供を受けた日時，情報提供の内容，情報提供を行った他の保険医療機関若しくは介護保険施設等の担当歯科医師名若しくは担当者名を診療録に記載する。

(11)　「注7」に規定する在宅歯科医療情報連携加算は，在宅での療養を行っている患者に対し，歯科訪問診療を行っている保険医療機関の歯科医師が，連携する他の保険医療機関等に所属する患者の医療・ケアに関わる医療関係職種及び介護関係職種等（以下「医療関係職種等」という。）によりICTを用いて記録された情報を取得及び活用し，計画的な医学管理を行った場合に算定できる。なお，算定に当たっては以下の要件をいずれも満たす必要があること。

ア　以下について，患者からの同意を得ていること。

a　当該保険医療機関の歯科医師が，医療関係職種等によりICTを用いて記録された患者の医療・ケアに関わる情報を取得及び活用した上で，計画的な医学管理を行うこと。

b　歯科医師が診療を行った際の診療情報等についてICTを用いて記録し，医療関係職種等に共有すること。

イ　歯科訪問診療を行った日に当該保険医療機関の職員が，次回の歯科訪問診療の予定日及び当該患者の治療方針の変更の有無につ

機能管理料（Ⅳ），区分番号B000
-11に掲げる回復期等口腔機能管
理料，区分番号B002に掲げる歯
科特定疾患療養管理料，区分番号
C001-5に掲げる在宅患者訪問口
腔リハビリテーション指導管理
料，区分番号C001-6に掲げる小
児在宅患者訪問口腔リハビリテー
ション指導管理料又は区分番号N
002に掲げる歯科矯正管理料は，
別に算定できない。

C 001-4 削除

C 001-4-2 在宅患者歯科治療時医療管理料
（1日につき）　　　　　　　45点
　注1　別に厚生労働大臣が定める施設
　　　　基準に適合しているものとして地
　　　　方厚生局長等に届け出た保険医療
　　　　機関において，全身的な管理が必
　　　　要な患者に対し，第8部処置（区
　　　　分番号 I 009， I 009-2及び I 010
　　　　に掲げるものを除く。），第9部手
　　　　術又は第12部歯冠修復及び欠損補
　　　　綴（区分番号M001からM003まで，

いて，ICTを用いて医療関係職種等に共有できるように記録する
こと。また，当該患者の治療方針に変更があった場合には，歯科
医師がその変更の概要について同様に記録すること。
　ウ　歯科訪問診療を行った日に歯科医師が，患者の医療・ケアを行
　　う際の留意点を医療関係職種等に共有することが必要と判断した
　　場合において，当該留意点をICTを用いて医療関係職種等に共有
　　できるように記録すること。
　エ　当該保険医療機関の患者の医療・ケアに関わる者が，患者の人
　　生の最終段階における医療・ケア及び病状の急変時の治療方針
　　についての希望を患者又はその家族等から取得した場合に，患者
　　又はその家族等の同意を得た上でICTを用いて医療関係職種等に
　　共有できるように記録すること。なお，医療関係職種等が当該情
　　報を取得した場合も同様に記録することを促すよう努めること。
　オ　歯科訪問診療を行う場合に，過去90日以内に記録された患者の
　　医療・ケアに関する情報（当該保険医療機関及び当該保険医療機
　　関と特別の関係にある保険医療機関等が記録した情報を除く。）
　　をICTを用いて取得した数が1つ以上であること。なお，当該情
　　報は当該保険医療機関において常に確認できる状態であること。
　カ　医療関係職種等から患者の医療・ケアを行うに当たっての助言
　　の求めがあった場合は，適切に対応すること。
⑿　歯科疾患在宅療養管理料は，B013新製有床義歯管理料又はH
　001-2歯科口腔リハビリテーション料1（「1」有床義歯の場合に限
　る。）を算定している患者に対しても，歯科疾患の状況，口腔機能
　の評価を踏まえた口腔機能管理を行った場合は算定できる。
⒀　再診が電話等により行われた場合は，歯科疾患在宅療養管理料は
　算定できない。
⒁　指定居宅サービスに要する費用の額の算定に関する基準別表の5
　のイ「歯科医師が行う場合」又は指定介護予防サービスに要する費
　用の額の算定に関する基準（平成18年厚生労働省告示127号）別表
　5のイ「歯科医師が行う場合」を算定し，「注1」に規定する管理
　計画の内容を含む管理計画を策定している場合においては，当該管
　理料を算定したものとみなすことができる。なお，その場合におい
　ては，当該患者の継続的な管理に当たって必要な事項等を診療録に
　記載又は管理計画書の写しを診療録に添付するとともに，居宅療養
　管理指導費を算定した旨及び直近の算定日を診療報酬明細書の摘要
　欄に記載する。

◇　在宅患者歯科治療時医療管理料について
⑴　在宅患者歯科治療時医療管理料は，C000歯科訪問診療料を算定
　した日において，高血圧性疾患，虚血性心疾患，不整脈，心不全，
　脳血管障害，喘息，慢性気管支炎，糖尿病，甲状腺機能低下症，甲
　状腺機能亢進症，副腎皮質機能不全，てんかん若しくは慢性腎臓病
　（腎代替療法を行う患者に限る。）の患者，人工呼吸器を装着してい
　る患者，在宅酸素療法を行っている患者又はA000初診料の⒃のキ
　若しくは⒆に規定する感染症の患者に対して，歯科治療時における
　患者の全身状態の変化等を把握するため，患者の血圧，脈拍，経皮
　的動脈血酸素飽和度を経時的に監視し，必要な医療管理を行った場
　合に算定する。

M003-3又はM003-4に掲げるものに限る。）を行うに当たって，必要な医療管理を行った場合（当該処置，手術又は歯冠修復及び欠損補綴を全身麻酔下で行った場合を除く。）に算定する。

2　第3部の通則第5号により医科点数表の例によることとされる医科点数表の区分番号D220に掲げる呼吸心拍監視，新生児心拍・呼吸監視，カルジオスコープ（ハートスコープ），カルジオタコスコープを算定した日は，当該管理料は算定できない。

3　在宅患者歯科治療時医療管理料を算定した月において，区分番号B000-6に掲げる周術期等口腔機能管理料（Ⅰ），区分番号B000-7に掲げる周術期等口腔機能管理料（Ⅱ），区分番号B000-8に掲げる周術期等口腔機能管理料（Ⅲ），区分番号B000-9に掲げる周術期等口腔機能管理料（Ⅳ）又は区分番号B000-11に掲げる回復期等口腔機能管理料は，別に算定できない。

C 001-5　在宅患者訪問口腔リハビリテーション指導管理料

1	10歯未満	**400点**
2	10歯以上20歯未満	**500点**
3	20歯以上	**600点**

注1　当該保険医療機関の歯科医師が，区分番号C000に掲げる歯科訪問診療料を算定した患者であって，摂食機能障害又は口腔機能低下症を有し，継続的な歯科疾患の管理が必要なものに対して，当該患者又はその家族等の同意を得て，当該患者の口腔機能評価に基づく管理計画を作成し，20分以上必要な指導管理を行った場合に，月4回に限り算定する。

2　区分番号D002に掲げる歯周病検査，区分番号D002-5に掲げる歯周病部分的再評価検査，区分番号D002-6に掲げる口腔細菌定量検査，区分番号I011に掲げる歯周基本治療，区分番号I011-2に

(2)　在宅患者歯科治療時医療管理料を算定する保険医療機関は，全身状態の把握，管理等に必要な機器，機材等を整備する。

(3)　管理内容及び患者の全身状態の要点を診療録に記載する。

◇　在宅患者訪問口腔リハビリテーション指導管理料について

(1)　在宅等において療養を行っている通院困難な患者であって，口腔疾患及び摂食機能障害又は口腔機能低下症を有するものに対して，口腔機能の回復及び口腔疾患の重症化予防を目的として，当該患者の全身の状態，口腔内の状態及び口腔機能の状態等の評価をもとに作成した管理計画に基づき，プラークコントロール，機械的歯面清掃，スケーリング等を主体とした歯周基本治療若しくは口腔バイオフィルムの除去又は口腔機能低下症若しくは摂食機能障害に対する訓練を含む指導管理等を歯科医師が1回につき20分以上実施した場合に月4回に限り算定する。当該指導管理料は，患者等の同意を得た上で，患者等に対して，歯科疾患の状況及び当該患者の口腔機能の評価結果等を踏まえた管理計画の内容について説明した場合に算定する。

(2)　摂食機能障害を有する患者とは，H001摂食機能療法の対象となる患者であり，以下のいずれかに該当するものをいう。

ア　発達遅滞，顎切除及び舌切除の手術又は脳血管疾患等による後遺症により摂食機能に障害があるもの

イ　内視鏡下嚥下機能検査又は嚥下造影によって他覚的に嚥下機能の低下が確認できるものであって，医学的に摂食機能療法の有効性が期待できるもの

(3)　当該指導管理は，その開始に当たって，全身の状態（基礎疾患の有無，服薬状況，肺炎の既往等），口腔の状態（口腔衛生状態，口

掲げる歯周病安定期治療，区分番号Ⅰ011-2-3に掲げる歯周病重症化予防治療，区分番号Ⅰ029-2に掲げる在宅等療養患者専門的口腔衛生処置，区分番号Ⅰ030に掲げる機械的歯面清掃処置，区分番号Ⅰ030-3に掲げる口腔バイオフィルム除去処置及び区分番号H001に掲げる摂食機能療法は所定点数に含まれ，別に算定できない。

3　在宅患者訪問口腔リハビリテーション指導管理料を算定した月において，区分番号B000-4に掲げる歯科疾患管理料，区分番号B000-4-3に掲げる口腔機能管理料，区分番号B002に掲げる歯科特定疾患療養管理料，区分番号C001-3に掲げる歯科疾患在宅療養管理料及び区分番号C001-6に掲げる小児在宅患者訪問口腔リハビリテーション指導管理料は別に算定できない。

4　区分番号B000-4-2に掲げる小児口腔機能管理料の注3に規定する施設基準に適合しているものとして地方厚生局長等に届け出た診療所である保険医療機関の歯科医師が当該指導管理を実施した場合は，口腔管理体制強化加算として，**75点**を所定点数に加算する。

5　在宅療養支援歯科診療所1，在宅療養支援歯科診療所2又は在宅療養支援歯科病院の歯科医師が，当該指導管理を実施した場合は，在宅療養支援歯科診療所加算1，在宅療養支援歯科診療所加算2又は在宅療養支援歯科病院加算として，それぞれ**145点**，**80点**又は**145点**を所定点数に加算する。ただし，注4に規定する加算を算定している場合は，算定できない。

6　他の保険医療機関を退院した患者であって継続的な歯科疾患の管理が必要なものに対して，当該他の保険医療機関の歯科医師から患者の退院時に受けた情報提供及び当該患者の歯科疾患の状況等を踏まえて管理計画を作成した場合

腔粘膜の状態，口腔乾燥の有無，歯科疾患，有床義歯の状況，咬合状態等），口腔機能（咀嚼の状態，摂食・嚥下の状況及び構音の状況，食形態等）等のうち患者の状態に応じた口腔管理に当たって必要な評価及び歯周病検査（無歯顎者を除く。）を行い，当該計画の要点を診療録に記載又は当該管理計画書の写しを診療録に添付する。2回目以降の管理計画については，変更があった場合にその要点を記載する。

(4)　歯の喪失や加齢，これら以外の全身的な疾患等により口腔機能の低下を認める在宅等療養患者（口腔衛生状態不良，口腔乾燥，咀嚼機能低下，舌口唇運動機能低下，咬合力低下，低舌圧又は嚥下機能低下の7項目のうち3項目以上が該当する患者）に対して，口腔機能の回復又は維持・向上を目的として医学管理を行う場合は当該管理料を算定する。なお，この場合において，D002-6口腔細菌定量検査，D011-2咀嚼能力検査，D011-3咬合圧検査又はD012舌圧検査を別に算定できる。

(5)　B000-4-2小児口腔機能管理料の「注3」に規定する口腔管理体制強化加算の施設基準の届出を行っている保険医療機関において，当該指導管理を行った場合は，「注4」に規定する加算を算定する。

(6)　「注6」に規定する在宅歯科医療連携加算1は，他の保険医療機関を退院した患者に対して，当該他の保険医療機関の歯科医師からの退院時の患者に関する文書等による情報提供に基づいて，患者等の同意を得た上で，歯科疾患の状況等を踏まえ管理計画を作成又は変更し，患者等に対してその内容について説明した場合に，当該管理計画の作成又は変更時において，1回に限り算定する。

(7)　「注7」に規定する在宅歯科医療連携加算2は，他の保険医療機関を退院した患者若しくは介護保険法第8条第25項に規定する介護保険施設等に入所している患者又は同法第8条第2項に規定する訪問介護若しくは同条第4項に規定する訪問看護等の利用者であって，継続的な歯科疾患の管理が必要な患者に対して，当該他の保険医療機関の医師，看護師等又は介護保険施設等の介護支援専門員等からの文書等による情報提供に基づいて，患者等の同意を得た上で，歯科疾患の状況等を踏まえ管理計画を作成又は変更し，患者等に対してその内容について説明した場合に，当該管理計画の作成又は変更時において，1回に限り算定する。なお，退院後の管理に係る管理計画を入院中に作成する場合にあっては，入院中の患者について算定して差し支えない。

(8)　「注6」に規定する在宅歯科医療連携加算1又は「注7」に規定する在宅歯科医療連携加算2を算定した場合は，情報提供に係る文書を診療録に添付する。なお，文書以外による情報提供の場合は，情報提供を受けた日時，情報提供の内容，情報提供を行った他の保険医療機関名若しくは介護保険施設等及び担当歯科医師名若しくは担当者名を診療録に記載する。

(9)　「注8」に規定する在宅歯科医療情報連携加算は，在宅での療養を行っている患者に対し，歯科訪問診療を行っている保険医療機関の歯科医師が，連携する他の保険医療機関等に所属する患者の医療・ケアに関わる医療関係職種等によりICTを用いて記録された情報を取得及び活用し，計画的な医学管理を行った場合に算定できる。なお，算定に当たっては以下の要件をいずれも満たす必要があるこ

は，在宅歯科医療連携加算1として**100点**を所定点数に加算する。

7　他の保険医療機関を退院した患者又は介護保険法第8条第25項に規定する介護保険施設等に入所している患者若しくは同法第8条第2項に規定する訪問介護等の利用者であって，継続的な歯科疾患の管理が必要なものに対して，医師，看護師，介護支援専門員等からの情報提供及び当該患者の歯科疾患の状況等を踏まえて管理計画を作成した場合は，在宅歯科医療連携加算2として**100点**を所定点数に加算する。

8　別に厚生労働大臣が定める施設基準に適合しているものとして地方厚生局長等に届け出た歯科訪問診療を実施している保険医療機関の歯科医師が，在宅での療養を行っている患者であって通院が困難なものの同意を得て，当該保険医療機関と連携する他の保険医療機関の保険医，他の保険医療機関の保険医である歯科医師等，訪問薬剤管理指導を実施している保険薬局の保険薬剤師，訪問看護ステーションの保健師，助産師，看護師，理学療法士，作業療法士若しくは言語聴覚士，管理栄養士，介護支援専門員又は相談支援専門員等であって当該患者に関わる者が，電子情報処理組織を使用する方法その他の情報通信の技術を利用する方法を用いて記録した当該患者に係る診療情報等を活用した上で，計画的な歯科医学的管理を行った場合に，在宅歯科医療情報連携加算として，月1回に限り，**100点**を所定点数に加算する。

と。
　　ア　以下について，患者からの同意を得ていること。
　　　　a　当該保険医療機関の歯科医師が，医療関係職種等によりICTを用いて記録された患者の医療・ケアに関わる情報を取得及び活用した上で，計画的な医学管理を行うこと。
　　　　b　歯科医師が診療を行った際の診療情報等についてICTを用いて記録し，医療関係職種等に共有すること。
　　イ　歯科訪問診療を行った日に当該保険医療機関の職員が，次回の歯科訪問診療の予定日及び当該患者の治療方針の変更の有無について，ICTを用いて医療関係職種等に共有できるように記録すること。また，当該患者の治療方針に変更があった場合には，歯科医師がその変更の概要について同様に記録すること。
　　ウ　歯科訪問診療を行った日に歯科医師が，患者の医療・ケアを行う際の留意点を医療関係職種等に共有することが必要と判断した場合において，当該留意点をICTを用いて医療関係職種等に共有できるように記録すること。
　　エ　当該保険医療機関の患者の医療・ケアに関わる者が，患者の人生の最終段階における医療・ケア及び病状の急変時の治療方針についての希望を患者又はその家族等から取得した場合に，患者又はその家族等の同意を得た上でICTを用いて医療関係職種等に共有できるように記録すること。なお，医療関係職種等が当該情報を取得した場合も同様に記録することを促すよう努めること。
　　オ　歯科訪問診療を行う場合に，過去90日以内に記録された患者の医療・ケアに関する情報（当該保険医療機関及び当該保険医療機関と特別の関係にある保険医療機関等が記録した情報を除く。）をICTを用いて取得した数が1つ以上であること。なお，当該情報は当該保険医療機関において常に確認できる状態であること。
　　カ　医療関係職種等から患者の医療・ケアを行うに当たっての助言の求めがあった場合は，適切に対応すること。
⑽　当該指導管理の実施に当たっては，必要に応じて当該患者の主治の医師又は介護・福祉関係者等と連携を図りながら実施する。
⑾　当該指導管理の実施に当たっては，管理計画に基づいて，定期的な口腔機能評価（摂食機能評価を含む）をもとに，その効果判定を行う必要がある。なお，診療録に当該指導管理の実施時刻（開始時刻及び終了時刻），指導管理の内容の要点等を記載する。
⑿　有歯顎者（口腔バイオフィルム感染症の患者を除く。）に対して，当該指導管理を行う場合においては，歯周病検査を1回以上実施する。この場合において，歯周病検査は，歯周基本検査又は歯周精密検査に準じて実施するが，やむを得ず患者の状態等によりポケット深さの測定が困難な場合は，歯肉の発赤・腫脹の状態及び歯石の沈着の有無等により歯周組織の状態の評価を行う。
⒀　無歯顎者に対して当該管理を行う場合においては，口腔粘膜の発赤・腫脹の状態等を評価する。
⒁　口腔バイオフィルム感染症の治療を行う場合においては，歯，歯周ポケット，及び義歯等のバイオフィルム並びに舌苔の付着状態等を評価し，口腔細菌定量検査を1回以上実施すること。
⒂　当該指導管理は，「注1」に規定する管理計画に基づき，必要に応じて摂食機能障害若しくは口腔機能低下症に対する訓練を含む指

導管理等，プラークコントロール，機械的歯面清掃，スケーリング等を主体とした歯周基本治療又は口腔バイオフィルムの除去等を実施する。なお，1月に1回以上摂食機能障害又は口腔機能低下症に対する訓練を含む指導管理を実施すること。

(16) 当該指導管理における摂食機能障害に対する訓練等は，摂食機能評価の結果に基づいて，H001摂食機能療法に準じて実施する。また，摂食機能障害に対する指導管理の一部として，食事形態についての指導等を実施した場合は，当該指導管理料を算定する。

(17) 当該指導管理における口腔機能低下症に対する訓練等は，口腔機能評価の結果に基づいて，B000-4-3口腔機能管理料に準じて実施する。

(18) 当該指導管理を開始後，必要があって歯周ポケットに特定薬剤を使用した場合はI010歯周病処置及び特定薬剤料を算定する。

(19) 当該指導管理料を算定した日以降に実施したD002歯周病検査，D002-5歯周病部分的再評価検査，D002-6口腔細菌定量検査，H001摂食機能療法（歯科訪問診療以外で実施されるものを除く），I011歯周基本治療，I011-2歯周病安定期治療，I011-2-3歯周病重症化予防治療，I029-2在宅等療養患者専門的口腔衛生処置，I030機械的歯面清掃処置及びI030-3口腔バイオフィルム除去処置は，当該指導管理料に含まれ別に算定できない。

(20) 当該指導管理を開始する以前に，D002歯周病検査を含む歯周病の治療又はD002-6口腔細菌定量検査を含む口腔バイオフィルム感染症に対する治療を実施している場合においては，当該指導管理料は算定できない。ただし，歯周病の治療又は口腔バイオフィルム感染症に対する治療を開始後に摂食機能障害又は口腔機能低下症に対する訓練等が必要となった場合においては，当該指導管理料を算定できる。

C 001-6 小児在宅患者訪問口腔リハビリテーション指導管理料　　　600点

注1　当該保険医療機関の歯科医師が，区分番号C000に掲げる歯科訪問診療料を算定した18歳未満の患者であって，継続的な歯科疾患の管理が必要なもの又は18歳に達した日前に当該管理料を算定した患者であって，同日以後も継続的な歯科疾患の管理が必要なものに対して，当該患者又はその家族の同意を得て，当該患者の口腔機能評価に基づく管理計画を作成し，20分以上必要な指導管理を行った場合に，月4回に限り算定する。

2　区分番号D002に掲げる歯周病検査，区分番号D002-5に掲げる歯周病部分的再評価検査，区分番号D002-6に掲げる口腔細菌定量検査，区分番号H001に掲げる摂食機能療法，区分番号I011に掲

◇　小児在宅患者訪問口腔リハビリテーション指導管理料について

(1) 小児在宅患者訪問口腔リハビリテーション指導管理料は，18歳未満の在宅等において療養を行っている通院困難な患者又は18歳未満で当該管理料を算定し，18歳以降においても継続的な管理が必要な患者であって，口腔機能の発達不全を認めるもの，口腔疾患又は摂食機能障害を有するものに対して，口腔衛生状態の改善，口腔機能の向上及び口腔疾患の重症化予防を目的として，当該患者の全身の状態，口腔内の状態及び口腔機能の状態等の評価をもとに作成した管理計画に基づき，口腔内清掃及び患者等に対する実地指導等を主体とした口腔管理又は摂食機能障害に対する訓練を含む指導管理等を歯科医師が1回につき20分以上実施した場合に月4回に限り算定する。当該指導管理料は，患者又はその家族等の同意を得た上で，これらの者に対して，歯科疾患の状況及び当該患者の口腔機能の評価結果等を踏まえた管理計画の内容について説明した場合に算定する。

(2) 当該指導管理は，その開始に当たって，全身の状態（基礎疾患の状況，食事摂取の状況，呼吸管理の方法等），口腔の状態（口腔衛生状態，歯科疾患等），口腔機能（口腔周囲筋の状態，摂食・嚥下の状況等）等のうち患者の状態に応じた口腔管理に当たって必要な評価を行い，当該計画の要点を診療録に記載又は当該管理計画書の写しを診療録に添付する。2回目以降の管理計画については，変更

C

在宅

げる歯周基本治療，区分番号Ｉ011-2に掲げる歯周病安定期治療，区分番号Ｉ011-2-3に掲げる歯周病重症化予防治療，区分番号Ｉ029-2に掲げる在宅等療養患者専門的口腔衛生処置，区分番号Ｉ030に掲げる機械的歯面清掃処置及び区分番号Ｉ030-3に掲げる口腔バイオフィルム除去処置は所定点数に含まれ，別に算定できない。

3 小児在宅患者訪問口腔リハビリテーション指導管理料を算定した月において，区分番号Ｂ000-4に掲げる歯科疾患管理料，区分番号Ｂ000-4-2に掲げる小児口腔機能管理料，区分番号Ｂ002に掲げる歯科特定疾患療養管理料，区分番号Ｃ001-3に掲げる歯科疾患在宅療養管理料及び区分番号Ｃ001-5に掲げる在宅患者訪問口腔リハビリテーション指導管理料は別に算定できない。

4 区分番号Ｂ000-4-2に掲げる小児口腔機能管理料の注3に規定する施設基準に適合しているものとして地方厚生局長等に届け出た診療所である保険医療機関の歯科医師が当該指導管理を実施した場合は，口腔管理体制強化加算として，**75点**を所定点数に加算する。

5 在宅療養支援歯科診療所1，在宅療養支援歯科診療所2又は在宅療養支援歯科病院の歯科医師が，当該指導管理を実施した場合は，在宅療養支援歯科診療所加算1，在宅療養支援歯科診療所加算2又は在宅療養支援歯科病院加算として，それぞれ**145点**，**80点**又は**145点**を所定点数に加算する。ただし，注4に規定する加算を算定している場合は，算定できない。

6 他の保険医療機関を退院した患者であって継続的な歯科疾患の管理が必要なものに対して，当該他の保険医療機関の歯科医師から患者の退院時に受けた情報提供及び当該患者の歯科疾患の状況等を踏まえて管理計画を作成した場合

があった場合にその要点を記載する。

(3) 当該指導管理の実施に当たっては，必要に応じて当該患者の主治の医師又は介護・福祉関係者等と連携を図りながら実施すること。

(4) 当該指導管理の実施に当たっては，管理計画に基づいて，定期的な口腔機能評価（口腔衛生状態の評価及び摂食機能評価を含む）をもとに，その効果判定を行う必要がある。なお，診療録に当該指導管理の実施時刻（開始時刻と終了時刻），指導管理の内容の要点等を記載する。

(5) Ｂ000-4-2小児口腔機能管理料の「注3」に規定する口腔管理体制強化加算の施設基準の届出を行っている保険医療機関において，当該指導管理を行った場合は，「注4」に規定する加算を算定する。

(6) 「注6」に規定する小児在宅歯科医療連携加算1は，他の保険医療機関を退院した患者に対して，当該他の保険医療機関の歯科医師からの退院時の患者に関する文書等による情報提供に基づいて，患者等の同意を得た上で，歯科疾患の状況等を踏まえ管理計画を作成又は変更し，患者等に対してその内容について説明した場合に，当該管理計画の作成又は変更時において，1回に限り算定する。

(7) 「注7」に規定する小児在宅歯科医療連携加算2は，他の保険医療機関を退院した患者又は児童福祉法第42条に規定する障害児入所施設等に入所している患者であって，継続的な歯科疾患の管理が必要な患者に対して，当該他の保険医療機関の医師，看護師等又は障害児入所施設等の相談支援専門員等からの文書等による情報提供に基づいて，患者等の同意を得た上で，歯科疾患の状況等を踏まえ管理計画を作成又は変更し，患者等に対してその内容について説明した場合に，当該管理計画の作成又は変更時において，1回に限り算定する。なお，退院後の管理に係る管理計画を入院中に作成する場合にあっては，入院中の患者について算定して差し支えない。

(8) 「注6」に規定する小児在宅歯科医療連携加算1又は「注7」に規定する小児在宅歯科医療連携加算2を算定した場合は，情報提供に係る文書を診療録に添付する。なお，文書以外による情報提供の場合は，情報提供を受けた日時，情報提供の内容，情報提供を行った他の保険医療機関名若しくは障害児入所施設等及び担当歯科医師名若しくは担当者名を診療録に記載する。

(9) 「注8」に規定する在宅歯科医療情報連携加算は，在宅での療養を行っている患者に対し，歯科訪問診療を行っている保険医療機関の歯科医師が，連携する他の保険医療機関等に所属する患者の医療・ケアに関わる医療関係職種等によりICTを用いて記録された情報を取得及び活用し，計画的な医学管理を行った場合に算定できる。なお，算定に当たっては以下の要件をいずれも満たす必要があること。

ア 以下について，患者からの同意を得ていること。

 a 当該保険医療機関の歯科医師が，医療関係職種等によりICTを用いて記録された患者の医療・ケアに関わる情報を取得及び活用した上で，計画的な医学管理を行うこと。

 b 歯科医師が診療を行った際の診療情報等についてICTを用いて記録し，医療関係職種等に共有すること。

イ 歯科訪問診療を行った日に当該保険医療機関の職員が，次回の歯科訪問診療の予定日及び当該患者の治療方針の変更の有無につ

C

は，小児在宅歯科医療連携加算1として**100点**を所定点数に加算する。

7 他の保険医療機関を退院した患者又は児童福祉法第42条に規定する障害児入所施設等に入所している患者であって，継続的な歯科疾患の管理が必要なものに対して，医師，看護師，相談支援専門員等からの情報提供及び当該患者の歯科疾患の状況等を踏まえて管理計画を作成した場合は，小児在宅歯科医療連携加算2として**100点**を所定点数に加算する。

8 別に厚生労働大臣が定める施設基準に適合しているものとして地方厚生局長等に届け出た歯科訪問診療を実施している保険医療機関の歯科医師が，在宅での療養を行っている患者であって通院が困難なものの同意を得て，当該保険医療機関と連携する他の保険医療機関の保険医，他の保険医療機関の保険医である歯科医師等，訪問薬剤管理指導を実施している保険薬局の保険薬剤師，訪問看護ステーションの保健師，助産師，看護師，理学療法士，作業療法士若しくは言語聴覚士，管理栄養士，介護支援専門員又は相談支援専門員等であって当該患者に関わる者が，電子情報処理組織を使用する方法その他の情報通信の技術を利用する方法を用いて記録した当該患者に係る診療情報等を活用した上で，計画的な歯科医学的管理を行った場合に，在宅歯科医療情報連携加算として，月1回に限り，**100点**を所定点数に加算する。

C001-7 在宅歯科栄養サポートチーム等連携指導料

1 在宅歯科栄養サポートチーム等連携指導料1 **100点**
2 在宅歯科栄養サポートチーム等連携指導料2 **100点**
3 在宅歯科栄養サポートチーム等連携指導料3 **100点**

注1 1については，当該保険医療機

いて，ICTを用いて医療関係職種等に共有できるように記録すること。また，当該患者の治療方針に変更があった場合には，歯科医師がその変更の概要について同様に記録すること。

ウ 歯科訪問診療を行った日に歯科医師が，患者の医療・ケアを行う際の留意点を医療関係職種等に共有することが必要と判断した場合において，当該留意点をICTを用いて医療関係職種等に共有できるように記録すること。

エ 当該保険医療機関の患者の医療・ケアに関わる者が，患者の人生の最終段階における医療・ケア及び病状の急変時の治療方針等についての希望を患者又はその家族等から取得した場合に，患者又はその家族等の同意を得た上でICTを用いて医療関係職種等に共有できるように記録すること。なお，医療関係職種等が当該情報を取得した場合も同様に記録することを促すよう努めること。

オ 歯科訪問診療を行う場合に，過去90日以内に記録された患者の医療・ケアに関する情報（当該保険医療機関及び当該保険医療機関と特別の関係にある保険医療機関等が記録した情報を除く。）をICTを用いて取得した数が1つ以上であること。なお，当該情報は当該保険医療機関において常に確認できる状態であること。

カ 医療関係職種等から患者の医療・ケアを行うに当たっての助言の求めがあった場合は，適切に対応すること。

(10) 当該指導管理における摂食機能障害に対する訓練等は，摂食機能評価の結果に基づいて，H001摂食機能療法に準じて実施する。また，摂食機能障害に対する指導管理の一部として，食事形態についての指導等を実施した場合は，当該指導管理料を算定する。

(11) 当該指導管理料を算定した日以降に実施したD002歯周病検査，D002-5歯周病部分的再評価検査，D002-6口腔細菌定量検査，H001摂食機能療法（歯科訪問診療以外で実施されるものを除く。），I011歯周基本治療，I011-2歯周病安定期治療，I011-2-3歯周病重症化予防治療，I029-2在宅等療養患者専門的口腔衛生処置，I030機械的歯面清掃処置及びI030-3口腔バイオフィルム除去処置は，当該指導管理料に含まれ別に算定できない。

◇ 在宅歯科栄養サポートチーム等連携指導料について

(1) 在宅歯科栄養サポートチーム等連携指導料1は，当該保険医療機関の歯科医師が，他の保険医療機関に入院している患者であって，C001-3歯科疾患在宅療養管理料，C001-5在宅患者訪問口腔リハビリテーション指導管理料又はC001-6小児在宅患者訪問口腔リハビリテーション指導管理料を算定しているものに対して，当該患者の入院している他の保険医療機関の栄養サポートチーム，口腔ケアチーム又は摂食嚥下チーム等の構成員としてカンファレンス及び回診等に参加し，それらの結果に基づいてカンファレンス等に参加し

関の歯科医師が，他の保険医療機関に入院している患者であって，区分番号C001-3に掲げる歯科疾患在宅療養管理料，区分番号C001-5に掲げる在宅患者訪問口腔リハビリテーション指導管理料又は区分番号C001-6に掲げる小児在宅患者訪問口腔リハビリテーション指導管理料を算定しているものに対して，当該患者の入院している他の保険医療機関の栄養サポートチーム等の構成員として診療を行い，その結果を踏まえて口腔機能評価に基づく管理を行った場合に，月1回に限り算定する。

2　2については，当該保険医療機関の歯科医師が，介護保険法第8条第25項に規定する介護保険施設等に入所している患者であって，区分番号C001-3に掲げる歯科疾患在宅療養管理料又は区分番号C001-5に掲げる在宅患者訪問口腔リハビリテーション指導管理料を算定しているものに対して，当該患者の入所している施設で行われる食事観察等に参加し，その結果を踏まえて口腔機能評価に基づく管理を行った場合に，月1回に限り算定する。

3　3については，当該保険医療機関の歯科医師が，児童福祉法第42条に規定する障害児入所施設等に入所している患者であって，区分番号C001-6に掲げる小児在宅患者訪問口腔リハビリテーション指導管理料を算定しているものに対して，当該患者の入所している施設で行われる食事観察等に参加し，その結果を踏まえて口腔機能評価に基づく管理を行った場合に，月1回に限り算定する。

C002 救急搬送診療料　　　　1,300点
注1　患者を救急用の自動車で保険医療機関に搬送する際，診療上の必要から当該自動車に同乗して診療を行った場合に算定する。

た日から起算して2月以内に口腔機能等に係る指導を行った場合に，月に1回に限り算定する。

(2) 在宅歯科栄養サポートチーム等連携指導料2は，介護老人保健施設，介護医療院，特別養護老人ホーム，特定施設，養護老人ホーム，軽費老人ホーム，有料老人ホーム，認知症対応型グループホーム又はサービス付き高齢者向け住宅に入所している患者等であって，C001-3歯科疾患在宅療養管理料又はC001-5在宅患者訪問口腔リハビリテーション指導管理料を算定しているものに対して，当該保険医療機関の歯科医師が，当該患者の入所施設で行われた，経口による継続的な食事摂取を支援するための食事観察若しくは介護施設職員等への口腔管理に関する技術的助言・協力及び会議等に参加し，それらの結果に基づいて食事観察等に参加した日から起算して2月以内に口腔機能等に係る指導を行った場合に，月1回に限り算定する。

(3) 在宅歯科栄養サポートチーム等連携指導料3は，児童福祉法第42条に規定する障害児入所施設等に入所している患者であって，C001-6小児在宅患者訪問口腔リハビリテーション指導管理料を算定しているものに対して，当該保険医療機関の歯科医師が，当該患者の入所施設で行われた，経口による継続的な食事摂取を支援するための食事観察若しくは施設職員等への口腔管理に関する技術的助言・協力及び会議等に参加し，それらの結果に基づいて食事観察等に参加した日から起算して2月以内に口腔機能等に係る指導を行った場合に，月1回に限り算定する。

(4) 在宅歯科栄養サポートチーム等連携指導料の算定にあっては，(1)のカンファレンス及び回診等若しくは(2)並びに(3)の食事観察若しくは会議等の開催日，時間並びにこれらのカンファレンス等の内容の要点を診療録に記載又はこれらの内容がわかる文書の控えを添付する。なお，2回目以降については当該月にカンファレンス等に参加していない場合も算定できるが，少なくとも前回のカンファレンス等の参加日から起算して6月を超える日までに1回以上参加すること。

(5) (4)のカンファレンス等は，ビデオ通話が可能な機器を用いて参加することができる。ただし，この場合においても1回以上は対面で参加すること。

(6) (5)において，患者の個人情報を当該ビデオ通話の画面上で共有する際は，患者の同意を得ていること。また，保険医療機関の電子カルテなどを含む医療情報システムと共通のネットワーク上の端末においてカンファレンス等を実施する場合には，厚生労働省「医療情報システムの安全管理に関するガイドライン」に対応していること。

(7) 当該指導を行う場合は，C001-3歯科疾患在宅療養管理料，C001-5在宅患者訪問口腔リハビリテーション指導管理料又はC001-6小児在宅患者訪問口腔リハビリテーション指導管理料の注1に規定する管理計画について，当該指導に係る内容を踏まえたものとすること。

◇ 本区分については，医科のC004救急搬送診療料の例により算定する。

C

2 注1に規定する場合であって，
当該診療に要した時間が30分を超
えた場合には，長時間加算として，
700点を所定点数に加算する。

3 注1に規定する場合であって，
別に厚生労働大臣が定める施設基
準に適合しているものとして地方
厚生局長等に届け出た保険医療機
関が，重篤な患者に対して当該診
療を行った場合には，重症患者搬
送加算として，**1,800点**を所定点
数に加算する。

C 003 在宅患者訪問薬剤管理指導料
1 単一建物診療患者が1人の場合
650点
2 単一建物診療患者が2人以上9人
以下の場合 **320点**
3 1及び2以外の場合 **290点**
注1 在宅で療養を行っている患者で
あって通院が困難なものに対し
て，診療に基づき計画的な医学管
理を継続して行い，かつ，薬剤師
が訪問して薬学的管理指導を行っ
た場合に，単一建物診療患者（当
該患者が居住する建物に居住する
者のうち，当該保険医療機関の薬
剤師が訪問し薬学的管理指導を
行っているものをいう。）の人数
に従い，患者1人につき月4回(末
期の悪性腫瘍の患者及び中心静脈
栄養法の対象患者については，週
2回かつ月8回)に限り算定する。
この場合において，1から3まで
を合わせて薬剤師1人につき週40
回に限り算定できる。

2 麻薬の投薬が行われている患者
に対して，麻薬の使用に関し，そ
の服用及び保管の状況，副作用の
有無等について患者に確認し，必
要な薬学的管理指導を行った場合
は，1回につき**100点**を所定点数
に加算する。

3 在宅患者訪問薬剤管理指導に要
した交通費は，患家の負担とする。

4 6歳未満の乳幼児に対して，薬
剤師が訪問して薬学的管理指導を
行った場合には，乳幼児加算とし
て，**100点**を所定点数に加算する。

◇ 本区分については，医科のC 008在宅患者訪問薬剤管理指導料の例
により算定する。

C004 退院前在宅療養指導管理料　　120点

注1　入院中の患者が在宅療養に備えて一時的に外泊するに当たり，当該在宅療養に関する指導管理を行った場合に月1回に限り算定する。

　　2　6歳未満の乳幼児に対して在宅療養に関する指導管理を行った場合は，乳幼児加算として，**200点**を所定点数に加算する。

◇　本区分については，医科のC100退院前在宅療養指導管理料の例により算定する。

C005　在宅麻薬等注射指導管理料
1,500点

注1　悪性腫瘍の患者であって，入院中の患者以外の末期の患者に対して，在宅における麻薬等の注射に関する指導管理を行った場合に月1回に限り算定する。

　　2　退院した患者に対して退院の日から1月以内に行った指導管理の費用は算定できない。

　　3　入院中の患者に対して退院時に指導管理を行った場合は，当該退院の日に所定点数を算定し，退院の日の歯科医学的管理に要する費用は，所定点数に含まれる。

◇　本区分については，医科のC108在宅麻薬等注射指導管理料の例により算定する。

C005-2　在宅腫瘍化学療法注射指導管理料
1,500点

注　悪性腫瘍の患者であって，入院中の患者以外の患者に対して，在宅における抗悪性腫瘍剤等の注射に関する指導管理を行った場合に月1回に限り算定する。

◇　本区分については，医科のC108-2在宅腫瘍化学療法注射指導管理料の例により算定する。

C005-3　在宅悪性腫瘍患者共同指導管理料
1,500点

注1　別に厚生労働大臣が定める保険医療機関の保険医が，他の保険医療機関において区分番号C005に掲げる在宅麻薬等注射指導管理料又は区分番号C005-2に掲げる在宅腫瘍化学療法注射指導管理料を算定する指導管理を受けている患者に対し，当該他の保険医療機関と連携して，同一日に当該患者に対する麻薬等又は抗悪性腫瘍剤等の注射に関する指導管理を行った場合に算定する。

　　2　退院した患者に対して退院の日から1月以内に行った指導管理の

◇　本区分については，医科のC108-4在宅悪性腫瘍患者共同指導管理料の例により算定する。

費用は算定できない。

3　入院中の患者に対して退院時に指導管理を行った場合は，当該退院の日に所定点数を算定し，退院の日の歯科医学的管理に要する費用は，所定点数に含まれる。

C006　削除

C007　在宅患者連携指導料　　　　900点

注1　歯科訪問診療を実施している保険医療機関の歯科医師が，在宅での療養を行っている患者であって通院が困難なものに対して，当該患者又はその家族等の同意を得て，訪問診療を実施している保険医療機関（診療所及び許可病床数が200床未満の病院に限る。），訪問薬剤管理指導を実施している保険薬局又は訪問看護ステーションと文書等により情報共有を行うとともに，共有された情報を踏まえて療養上必要な指導を行った場合に，月1回に限り算定する。

2　1回目の歯科訪問診療料を算定する日に行った指導又は当該歯科訪問診療の日から1月以内に行った指導の費用は，1回目の歯科訪問診療料に含まれる。

3　当該保険医療機関を退院した患者に対して退院の日から起算して1月以内に行った指導の費用は，第1章第2部第1節に掲げる入院基本料に含まれる。

4　区分番号B009に掲げる診療情報提供料（Ⅰ）を算定している患者については算定できない。

C008　在宅患者緊急時等カンファレンス料　　　　200点

注　歯科訪問診療を実施している保険医療機関の歯科医師又はその指示を受けた歯科衛生士が，在宅での療養を行っている患者であって通院が困難なものの状態の急変等に伴い，当該歯科医師の求め又は当該患者の在宅療養を担う保険医療機関の医師の求めにより，訪問診療を実施している保険医療機関の医師，訪問薬剤管理指導を実施している保険薬局の保険薬剤師，訪問看護ステーションの

◇　在宅患者連携指導料について

(1)　在宅患者連携指導料とは，在宅での療養を行っている患者の診療情報等を，当該患者の診療等を担う保険医療機関等の医療関係職種間で文書等により共有し，それぞれの職種が当該診療情報等を踏まえ診療等を行う取組を評価するものをいう。

例えば，在宅での療養を行っている1人の患者に対して，医科の保険医療機関の医師と歯科医師がそれぞれ訪問診療により当該患者の診療を担っている場合において，医師が訪問診療を行った際に得た当該患者の全身の状態に関する診療情報を歯科医師に対して文書等で提供し，歯科医師が当該患者の歯科訪問診療時に，その情報を踏まえた指導を行った場合に算定する。

(2)　在宅での療養を行っている患者であって通院が困難な者に対して，患者の同意を得て，月2回以上医療関係職種間で文書等（電子メール，ファクシミリでも可）により共有された情報を基に，指導等を行った場合に，月1回に限り算定する。なお，当該指導等を患者の家族に対して行った場合でも算定する。

(3)　単に医療関係職種間で当該患者に関する診療情報を交換したのみの場合や訪問看護や訪問薬剤指導を行うよう指示を行ったのみでは算定できない。

(4)　他職種から情報提供を受けた場合は，できる限り速やかに患者への指導等に反映させるよう留意する。また，当該患者の療養上の指導に関する留意点がある場合は，速やかに他職種に情報提供するよう努める。

(5)　他職種から受けた診療情報の内容及びその情報提供日並びにその診療情報を基に行った診療の内容又は指導等の内容の要点及び診療日を診療録に記載する。

◇　在宅患者緊急時等カンファレンス料について

(1)　在宅患者緊急時等カンファレンス料とは，在宅での療養を行っている患者の状態の急変や診療方針の変更等の際，当該患者に対する診療等を行う医療関係職種等が一堂に会す等，カンファレンスを行うことにより，より適切な治療方針を立てること及び当該カンファレンスの参加者の間で診療方針の変更等の的確な情報共有を可能とすることは，患者及びその家族が安心して療養生活を行う上で重要であることから，そのような取組を評価するものをいう。

(2)　在宅での療養を行っている患者の病状が急変した場合や，診療方針の大幅な変更等の必要が生じた場合に，患家を訪問し，関係する医療関係職種等が共同でカンファレンスを行い，当該カンファレンスで共有した当該患者の診療情報を踏まえ，それぞれの職種が患者に対し療養上必要な指導を行った場合に月2回に限り算定する。な

保健師，助産師，看護師，理学療法士，作業療法士若しくは言語聴覚士，介護支援専門員又は相談支援専門員と共同でカンファレンスを行い又はカンファレンスに参加し，それらの者と共同で療養上必要な指導を行った場合に，月2回に限り算定する。

お，当該カンファレンスを行った日と異なる日に当該指導を行った場合でも算定するが，当該カンファレンスを行った日以降速やかに指導を行う。

(3)　当該カンファレンスは，1者以上が患家に赴きカンファレンスを行う場合には，その他の関係者はビデオ通話が可能な機器を用いて参加することができる。

(4)　(3)において，患者の個人情報を当該ビデオ通話の画面上で共有する際は，患者の同意を得ていること。また，保険医療機関の電子カルテなどを含む医療情報システムと共通のネットワーク上の端末においてカンファレンスを実施する場合には，厚生労働省「医療情報システムの安全管理に関するガイドライン」に対応していること。

(5)　在宅患者緊急時等カンファレンス料は，カンファレンスを行い，当該カンファレンスで共有した当該患者の診療情報を踏まえた療養上必要な指導を行った場合に，当該指導を行った日に算定することとし，A000初診料，A002再診料，C000歯科訪問診療料は併せて算定できない。

　また，必要に応じ，カンファレンスを行った日以降に当該指導を行う必要がある場合は，カンファレンスを行った日以降できる限り速やかに指導を行う。なお，当該指導とは，C000歯科訪問診療料を算定する訪問診療とは異なるが，例えば，当該指導とは別に継続的に実施している訪問診療を当該指導を行った日と同日に行う場合は，当該指導を行った日において歯科訪問診療料を併せて算定することは可能である。

(6)　当該カンファレンスは，原則として患家で行うこととするが，患者又はその家族が患家以外の場所でのカンファレンスを希望する場合はこの限りでない。

(7)　在宅での療養を行っている患者の診療を担う歯科医師は，当該カンファレンスに参加した医療関係職種等の氏名，カンファレンスの要点，患者に行った指導の要点及びカンファレンスを行った日を診療録に記載する。

第3部 検 査

通 則

1 検査の費用は，第1節の各区分の所定点数により算定する。ただし，検査に当たって患者に対し薬剤を施用した場合は，特に規定する場合を除き，第1節及び第2節の各区分の所定点数を合算した点数により算定する。

2 第1節に掲げられていない検査であって特殊なものの費用は，同節に掲げられている検査のうちで最も近似する検査の各区分の所定点数により算定する。

3 対称器官に係る検査の各区分の所定点数は，特に規定する場合を除き，両側の器官の検査料に係る点数とする。

4 保険医療機関が，患者の人体から排出され，又は採取された検体について，当該保険医療機関以外の施設に臨床検査技師等に関する法律第2条に規定する検査を委託する場合における検査に要する費用については，別に厚生労働大臣が定めるところにより算定する。

5 第3部に掲げる検査料以外の検査料の算定は，医科点数表の例による。

第1節 検 査 料

区分

（歯科一般検査）

D000 電気的根管長測定検査　　30点
　　注 2根管以上の歯に対して実施した場合は，2根管目からは1根管を増すごとに**15点**を所定点数に加算する。

D001 細菌簡易培養検査　　60点
　　注 感染根管処置後の根管貼薬処置期間中に行った場合に算定する。

D002 歯周病検査
　　1 歯周基本検査
　　　イ 1歯以上10歯未満　　**50点**
　　　ロ 10歯以上20歯未満　　**110点**
　　　ハ 20歯以上　　**200点**

◇ 通則

(1) 検査に用いた薬剤料は別に算定するが，投薬及び注射の手技料は別に算定できない。

(2) 検査料の項に掲げられていない検査のうち，スタディモデル及び簡単な検査の費用は基本診療料に含まれ，算定できないが，特殊なものの費用はその都度当局に内議し，最も近似する検査として準用が通知された算定方法により算定する。なお，準用した場合は，特に定める場合を除き，準用された項目に係る注についても同時に準用される。また，腫瘍マーカーは，医科のD009腫瘍マーカーの例により算定する。

(3) 各区分における検査の実施に当たっては，その検査結果を診療録へ記載又は検査結果が分かる記録を診療録に添付する。

(4) 第3部に規定する検査料以外の検査料の算定は，医科の例により算定する。この場合において，薬剤及び特定保険医療材料の使用に当たっては，医科点数表の例により算定する。

◇ 電気的根管長測定検査とは，電気的抵抗を応用して根管長を測定するものをいい，1歯につき1回に限り所定点数を算定する。ただし，2以上の根管を有する歯にあっては，2根管目以上は1根管を増すごとに所定点数に15点を加算する。

◇ 細菌簡易培養検査は，感染根管処置後の根管貼薬処置期間中に行った場合に，1歯1回につき算定する。なお，微生物学的検査判断料は，所定点数に含まれ別に算定できない。

◇ 歯周病検査について

(1) 歯周病検査とは，歯周病の診断に必要なポケット深さの測定，プロービング時の出血の有無，歯の動揺度の検査，プラークの付着状況の検査及び歯肉の炎症状態の検査をいい，当該検査は，1口腔単位で実施する。また，2回目以降の歯周病検査は，歯周基本治療等

2 歯周精密検査
　イ　1歯以上10歯未満　　　**100点**
　ロ　10歯以上20歯未満　　　**220点**
　ハ　20歯以上　　　　　　　**400点**
3 混合歯列期歯周病検査　　　**80点**
注　同一の患者につき1月以内に歯周
　病検査を算定する検査を2回以上
　行った場合は，第2回目以後の検査
　については所定点数の100分の50に
　相当する点数により算定する。

D 002-2　削除
D 002-3　削除
D 002-4　削除
D 002-5　**歯周病部分的再評価検査**（1歯に
　　　つき）　　　　　　　　　　**15点**
　注　区分番号J063に掲げる歯周外科
　　手術を行った部位に対して，歯周病
　　の治療の状態を評価することを目的
　　として実施した場合に，手術後1回

の効果，治療の成否，治療に対する反応等を把握し，治癒の判断又は治療計画の修正及び歯周外科手術を実施した後に歯周組織の変化の比較検討等を目的として実施する。歯周病検査の実施は，「歯周病の治療に関する基本的な考え方」（令和2年3月日本歯科医学会）を参考とする。

(2) 歯周基本検査及び歯周精密検査は，当該検査を実施した歯数により算定する。ただし，残根歯（歯内療法，根面被覆，キーパー付き根面板を行って積極的に保存した残根を除く。）は歯数に数えない。

(3) 歯周基本検査は，1点以上のポケット深さの測定及び歯の動揺度検査を行った場合に算定する。

(4) 歯周精密検査は，4点以上のポケット深さの測定，プロービング時の出血の有無，歯の動揺度及びプラークチャートを用いてプラークの付着状況を検査した場合に算定する。

(5) 混合歯列期歯周病検査は，混合歯列期の患者に対して，歯肉の発赤・腫脹の状態及び歯石沈着の有無を確認し，プラークチャートを用いたプラークの付着状況及びプロービング時の出血の有無の検査を行った場合に算定する。なお，混合歯列期歯周病検査に基づく歯周基本治療は，I011歯周基本治療の「1」スケーリングにより算定する。

(6) 混合歯列期の患者の歯周組織の状態及び歯年齢等により混合歯列期歯周病検査以外の歯周病検査を行う場合は，十分に必要性を考慮した上で行い，その算定に当たっては，永久歯の歯数に応じた歯周基本検査の各区分により算定する。なお，この場合において後継永久歯が先天性に欠如している乳歯については，永久歯の歯数に含めて差し支えない。

(7) 乳歯列期の患者の歯周病検査は，「3」混合歯列期歯周病検査により算定する。

(8) 「注」に規定する第2回目以降の検査については，前回検査を実施した日から起算して1月以内に実施した場合に，所定点数の100分の50に相当する点数により算定する。

(9) 次の場合において，やむを得ず患者の状態等によりポケット深さの測定等が困難な場合は，歯肉の発赤・腫脹の状態及び歯石の沈着の有無等により歯周組織の状態の評価を行い，歯周基本治療を開始して差し支えない。
　ア　在宅等において療養を行っている患者
　イ　歯科診療特別対応加算1，歯科診療特別対応加算2又は歯科診療特別対応加算3を算定している患者
　この場合において，患者及び歯周組織の状態を診療録に記載すること。

◇　**歯周病部分的再評価検査**について
(1) 歯周病部分的再評価検査（以下「部分的再評価」という。）とは，歯周病治療を目的としてJ063歯周外科手術を行った部位に対して，歯周病の治癒の状態の評価を目的として実施する検査であり，4点以上のポケット深さの測定，プロービング時の出血の有無及び必要に応じて歯の動揺度及びプラークチャートを用いてプラークの付着

に限り算定する。

D 002-6　口腔細菌定量検査（1回につき）

1　口腔細菌定量検査1　**130点**

2　口腔細菌定量検査2　**65点**

注1　1について，別に厚生労働大臣が定める施設基準に適合しているものとして地方厚生局長等に届け出た保険医療機関において，口腔細菌定量検査を行った場合に，月2回に限り算定する。

2　1について，同一の患者につき1月以内に口腔細菌定量検査を2回以上行った場合は，第2回目以後の検査については所定点数の100分の50に相当する点数により算定する。

3　2について，別に厚生労働大臣が定める施設基準に適合しているものとして地方厚生局長等に届け出た保険医療機関において，歯の喪失や加齢等により口腔機能の低下を来している患者に対して口腔細菌定量検査を行った場合（口腔細菌定量検査1を算定する場合を除く。）に，3月に1回に限り算定する。

4　区分番号D 002に掲げる歯周病検査又は区分番号D 002-5に掲げる歯周病部分的再評価検査を算定した月は，別に算定できない。

D 003　削除

D 003-2　削除

D 004　削除

D 005　削除

D 006　削除

D 007　削除

D 008　削除

D 009　顎運動関連検査（1装置につき1回）　**380点**

注　顎運動関連検査は，下顎運動路描記法（MMG），ゴシックアーチ描記法若しくはパントグラフ描記法により検査を行った場合又はチェック

状況を検査した場合に算定する。

(2)　部分的再評価は，手術後1回に限り算定する。

(3)　C 001-5在宅患者訪問口腔リハビリテーション指導管理料及びI 011-2歯周病安定期治療の算定期間中は算定できない。

(4)　D 002歯周病検査と同日に行う部分的再評価は，歯周病検査に含まれ別に算定できない。

◇　口腔細菌定量検査について

(1)　口腔細菌定量検査とは，舌の表面を擦過し採取されたもの又は舌の下部から採取された唾液を検体として，口腔細菌定量分析装置を用いて細菌数を定量的に測定することをいう。口腔細菌定量検査の実施は「口腔バイオフィルム感染症に関する基本的な考え方」（令和6年3月日本歯科医学会）及び「口腔機能低下症に関する基本的な考え方」（令和6年3月日本歯科医学会）を参考にすること。

(2)　「1」口腔細菌定量検査1は，次のいずれかに該当する患者に対して口腔バイオフィルム感染症の診断を目的として実施した場合に算定できる。

ア　在宅等において療養を行っている患者

イ　ア又はウ以外の患者であって，入院中のもの

ウ　A 000初診料の(16)のア，イ，エ若しくはオの状態又はA 002再診料の(8)のア，イ，エ若しくはオの状態の患者

(3)　「注2」に規定する第2回目以降の検査については，前回検査を実施した日から起算して1月以内に実施した場合に，所定点数の100分の50に相当する点数により算定する。

(4)　「2」口腔細菌定量検査2は，問診，口腔内所見又は他の検査所見から加齢等による口腔機能の低下が疑われる患者に対し，口腔機能低下症の診断を目的として実施した場合に算定する。

(5)　「2」口腔細菌定量検査2は，口腔機能低下症の診断後の患者については，B 000-4歯科疾患管理料，B 000-4-3口腔機能管理料，B 002歯科特定疾患療養管理料，C 001-3歯科疾患在宅療養管理料又はC 001-5在宅患者訪問口腔リハビリテーション指導管理料を算定し，継続的な口腔機能の管理を行っている場合に，3月に1回に限り算定する。

(6)　検査に係る費用は所定点数に含まれ別に算定できない。

◇　顎運動関連検査について

(1)　顎運動関連検査とは，顎運動に関する一連の検査を評価したものをいい，下顎運動路描記法（MMG），ゴシックアーチ描記法，パントグラフ描記法及びチェックバイト検査をいい，検査の種類及び回数にかかわらず，欠損補綴物1装置につき1回のみの算定とする。ただし，検査の種類・方法にかかわらず，1回の算定とすべき一連

D

検査

バイト検査を実施した場合に算定する。

の顎運動関連検査の結果と同一の検査結果を活用して，複数の欠損補綴物を製作した場合も，1回の算定とする。なお，計画的に欠損補綴物を製作する場合は，必要性を十分考慮した上で実施する。

(2) 顎運動関連検査とは，当該検査を実施することにより支台歯とポンティックの数の合計が6歯以上のブリッジ，多数歯欠損に対する有床義歯の適切な製作が可能となる場合又は少数歯欠損において顎運動に係る検査を実施することにより適切な欠損補綴が可能となる場合に行うものをいう。

(3) 下顎運動路描記法とは，歯の欠損を有する患者に対して，三次元的に下顎の運動路を描記可能な歯科用下顎運動路測定器を用いて，有床義歯製作時の下顎位を決定するために行うものをいう。

(4) ゴシックアーチ描記法とは，上顎に対する下顎の位置が不明確な患者に対して，咬合採得時の水平的顎位を決めるためにゴシックアーチトレーサーを用いて，口外法又は口内法で描記するものをいう。

(5) パントグラフ描記法とは，全調節性咬合器を使用する場合に下顎の前方運動と側方運動を水平面と矢状面において，それぞれ連続的な運動路として描記するものをいう。

(6) チェックバイト検査とは，下顎の偏心運動時の歯による下顎の誘導状態が不明確な患者に対して，顔弓（フェイスボウ）を使用して顎関節に対する上顎の位置関係を記録し，ワックス等の記録材を用いて咬頭嵌合位又は中心位の他に前方位及び側方位での上下顎関係を採得した上で，上下顎模型を付着した半調節性咬合器を使用して顆路傾斜度を測定するものをいう。

D010 歯冠補綴時色調採得検査（1枚につき） **10点**

注 前歯部に対し，区分番号M011に掲げるレジン前装金属冠，区分番号M011-2に掲げるレジン前装チタン冠，区分番号M015の2に掲げる硬質レジンジャケット冠又は区分番号M015-2に掲げるCAD／CAM冠を製作する場合において，硬質レジン部の色調を決定することを目的として，色調見本とともに当該歯冠補綴を行う部位の口腔内写真を撮影した場合に算定する。

◇ 歯冠補綴時色調採得検査について

(1) 本区分は，「注」に規定するレジン前装金属冠，レジン前装チタン冠，硬質レジンジャケット冠又はCAD／CAM冠の製作に当たって，当該補綴物の色調を決定するための方法として，隣在歯等と色調見本を同時にカラー写真で撮影する方法で行う。なお，両側の隣在歯等にレジン前装金属冠等の歯冠補綴物が装着されている場合等，隣在歯等が色調比較可能な天然歯ではない場合においては算定できない。

(2) 歯冠補綴時色調採得検査は，色調の確認が可能である適切な倍率で口腔内カラー写真を撮影した場合において，歯冠補綴歯1歯につき，1枚に限り算定できる。

(3) 複数歯を同時に製作する場合において，同一画像内に当該歯，色調見本及び隣在歯等が入る場合は，歯冠補綴を行う歯数に関わらず，1枚として算定する。

(4) 歯冠補綴時色調採得検査は，M003印象採得又はM008ブリッジの試適を行ったいずれかの日に算定する。

(5) 写真撮影に係る費用は所定点数に含まれ別に算定できない。

(6) 歯冠補綴時色調採得検査の費用は，M003印象採得の「注1」に規定する歯科技工士連携加算1及び「注2」に規定する歯科技工連携加算2に含まれ，別に算定できない。

(7) 撮影した口腔内カラー写真は，歯科技工指示書及び診療録に添付する。なお，デジタル撮影した場合においては，当該画像を電子媒体に保存して管理しても差し支えない。また，この場合において，歯科技工指示書については，当該画像を保存した電子媒体を添付し

D011 有床義歯咀嚼機能検査（1口腔につき）
1 有床義歯咀嚼機能検査1（1回につき）
　イ 下顎運動測定と咀嚼能力測定を併せて行う場合　560点
　ロ 咀嚼能力測定のみを行う場合　140点
2 有床義歯咀嚼機能検査2（1回につき）
　イ 下顎運動測定と咬合圧測定を併せて行う場合　550点
　ロ 咬合圧測定のみを行う場合　130点
注1 別に厚生労働大臣が定める施設基準に適合しているものとして地方厚生局長等に届け出た保険医療機関において，咀嚼機能検査を行った場合に算定する。
　2 有床義歯等を新製する場合において，新製有床義歯等の装着日前及び当該装着日以後のそれぞれについて，当該検査を実施した場合に算定する。
　3 新製有床義歯等の装着日前に2回以上行った場合は，第1回目の検査を行ったときに限り算定する。
　4 新製有床義歯等の装着日以後に行った場合は，新製有床義歯等の装着日の属する月から起算して6月以内を限度として，月1回に限り算定する。
　5 2については，1を算定した月は算定できない。

ても差し支えない。
◇ 有床義歯咀嚼機能検査について
(1) 有床義歯咀嚼機能検査とは，I017-1-3舌接触補助床，M018有床義歯，M019熱可塑性樹脂有床義歯，M025口蓋補綴，顎補綴又はM025-2広範囲顎骨支持型補綴（以下，D011-2咀嚼能力検査及びD011-3咬合圧検査において「有床義歯等」という。）の装着時の下顎運動，咀嚼能力又は咬合圧を測定することにより，有床義歯等の装着による咀嚼機能の回復の程度等を客観的かつ総合的に評価し，有床義歯等の調整，指導及び管理を効果的に行うことを目的として行うものであり，有床義歯等を新製する場合において，新製有床義歯等の装着前及び装着後のそれぞれについて実施する。
(2) 「1のイ」下顎運動測定と咀嚼能力測定を併せて行う場合とは，下顎運動測定と咀嚼能力測定を同日に実施するものをいい，「2のイ」下顎運動測定と咬合圧測定を併せて行う場合とは，下顎運動測定と咬合圧測定を同日に実施するものをいう。
(3) 下顎運動測定とは，三次元的に下顎の運動路を描記可能な歯科用下顎運動測定器（非接触型）を用いて，咀嚼運動経路を測定する検査をいう。
(4) 咀嚼能力測定とは，グルコース分析装置（グルコース含有グミゼリー咀嚼時のグルコース溶出量を測定するもの）を用いて，咀嚼能率を測定する検査をいう。
(5) 咬合圧測定とは，歯科用咬合力計を用いて，咬合力及び咬合圧分布等を測定する検査をいう。
(6) 新製有床義歯等の装着前及び装着後のそれぞれにおいて当該検査を実施する場合は，装着前に「1」有床義歯咀嚼機能検査1を算定した場合は装着後も「1」有床義歯咀嚼機能検査1を，装着前に「2」有床義歯咀嚼機能検査2を算定した場合は装着後も「2」有床義歯咀嚼機能検査2を算定する。
(7) 新製有床義歯等の装着前の有床義歯咀嚼機能検査を2回以上実施した場合は，1回目の検査を行ったときに限り算定する。
(8) 新製有床義歯等の装着後の有床義歯咀嚼機能検査は，新製有床義歯等の装着日の属する月から起算して6月以内を限度として，月1回に限り算定する。なお，新製有床義歯等の装着前に「1のイ」下顎運動測定と咀嚼能力測定を併せて行う場合又は「2のイ」下顎運動測定と咬合力測定を併せて行う場合を実施した場合は，装着後必要に応じて「1のロ」咀嚼能力測定のみを行う場合又は「2のロ」咬合圧測定のみを行う場合を実施した後，「1のイ」下顎運動測定と咀嚼能力測定を併せて行う場合又は「2のイ」下顎運動測定と咬合力測定を併せて行う場合によって総合的な咀嚼機能の評価を行うことが望ましい。
(9) 有床義歯咀嚼機能検査は，当該患者が次のいずれかに該当する場合に限り算定する。
　ア B013新製有床義歯管理料の「2」困難な場合に準ずる場合
　イ I017-1-3舌接触補助床を装着する場合
　ウ J109広範囲顎骨支持型装置埋入手術の(5)に準ずる場合
　エ M018有床義歯又はM019熱可塑性樹脂有床義歯を装着する患者であって，左右第二大臼歯を含む臼歯が4歯以上欠損している場合（第三大臼歯は歯数に含めない。）

オ　M025口蓋補綴，顎補綴を装着する場合

⑽　新製有床義歯等の装着時又は有床義歯等の調整時に当該検査を行う場合は，B013新製有床義歯管理料，B013-3広範囲顎骨支持型補綴物管理料又はH001-2歯科口腔リハビリテーション料1と同日に算定できる。

⑾　I017-1-3舌接触補助床若しくはM025口蓋補綴，顎補綴を装着する場合において，H001-2歯科口腔リハビリテーション料1の「2」舌接触補助床の場合若しくは「3」その他の場合を算定している患者又はJ109広範囲顎骨支持型装置埋入手術の⑸に準ずる場合において，B013-3広範囲顎骨支持型補綴物管理料を算定している患者について，咀嚼機能検査を行う必要がある場合については，当該患者の装着する装置を新製しない場合においても当該検査を算定できる。

⑿　検査に係る費用は所定点数に含まれ別に算定できない。

◇　咀嚼能力検査について

⑴　咀嚼能力検査とは，グルコース分析装置（グルコース含有グミゼリー咀嚼時のグルコース溶出量を測定するもの）を用いて咀嚼能率を測定する検査をいう。

⑵　「1」咀嚼能力検査1は，問診，口腔内所見又は他の検査所見から加齢等による口腔機能の低下が疑われる患者に対し，口腔機能低下症の診断を目的として実施した場合に算定する。

⑶　「1」咀嚼能力検査1については，口腔機能低下症の診断後の患者については，B000-4歯科疾患管理料，B000-4-3口腔機能管理料，B002歯科特定疾患療養管理料，C001-3歯科疾患在宅療養管理料又はC001-5在宅患者訪問口腔リハビリテーション指導管理料を算定し，継続的な口腔機能の管理を行っている場合に，3月に1回に限り算定する。

⑷　「2」咀嚼能力検査2は，顎変形症に係る手術を実施する患者に対し，咀嚼機能の管理を目的として実施した場合に，手術前は1回に限り，手術後は，6月に1回に限り算定する。

⑸　有床義歯等の調整を同日に行った場合は，B013-3広範囲顎骨支持型補綴物管理料又はH001-2歯科口腔リハビリテーション料1を別に算定する。

⑹　検査に係る費用は所定点数に含まれ，別に算定できない。

D011-2 咀嚼能力検査（1回につき）

1	咀嚼能力検査1	**140点**
2	咀嚼能力検査2	**140点**

注1　1について，別に厚生労働大臣が定める施設基準に適合しているものとして地方厚生局長等に届け出た保険医療機関において，歯の喪失や加齢等により口腔機能の低下を来している患者に対して，咀嚼能力測定を行った場合は，3月に1回に限り算定する。

　　2　2について，別に厚生労働大臣が定める施設基準に適合しているものとして地方厚生局長等に届け出た保険医療機関において，顎変形症に係る手術を実施する患者に対して，咀嚼能力測定を行った場合は，手術前は1回に限り，手術後は6月に1回に限り算定する。

　　3　区分番号D011に掲げる有床義歯咀嚼機能検査を算定した月は，別に算定できない。

　　4　当該検査を算定した月から起算して3月以内（顎変形症に係る手術後の患者にあっては，6月以内）に行う区分番号D011-3に掲げる咬合圧検査は，別に算定できない。

　　5　1及び2は同時に算定できない。

D011-3 咬合圧検査（1回につき）

1	咬合圧検査1	**130点**
2	咬合圧検査2	**130点**

注1　1について，別に厚生労働大臣が定める施設基準に適合しているものとして地方厚生局長等に届け

◇　咬合圧検査について

⑴　咬合圧検査とは，歯科用咬合力計を用いて，咬合力及び咬合圧の分布等を測定する検査をいう。

⑵　「1」咬合圧検査1は，問診，口腔内所見又は他の検査所見から加齢等による口腔機能の低下が疑われる患者に対し，口腔機能低下症の診断を目的として実施した場合に算定する。

出た保険医療機関において，歯の喪失や加齢等により口腔機能の低下を来している患者に対して，咬合圧測定を行った場合は，3月に1回に限り算定する。

2　2について，別に厚生労働大臣が定める施設基準に適合しているものとして地方厚生局長等に届け出た保険医療機関において，顎変形症に係る手術を実施する患者に対して，咬合圧測定を行った場合は，手術前は1回に限り，手術後は6月に1回に限り算定する。

3　区分番号D011に掲げる有床義歯咀嚼機能検査を算定した月は，別に算定できない。

4　当該検査を算定した月から起算して3月以内（顎変形症に係る手術後の患者にあっては，6月以内）に行う区分番号D011-2に掲げる咀嚼能力検査は，別に算定できない。

5　1及び2は同時に算定できない。

D011-4　小児口唇閉鎖力検査（1回につき）　100点

注　小児口唇閉鎖力測定を行った場合は，3月に1回に限り算定する。

D012　舌圧検査（1回につき）　140点

注1　舌圧測定を行った場合は，3月に1回に限り算定する。

2　注1の規定にかかわらず，区分番号I017-1-3に掲げる舌接触補助床又は区分番号M025に掲げる口蓋補綴，顎補綴を装着する患者若しくはJ109に掲げる広範囲顎骨支持型装置埋入手術の対象となる患者に対して舌圧測定を行った場合は，月2回に限り算定する。

⑶　「1」咬合圧検査1については，口腔機能低下症の診断後の患者については，B000-4歯科疾患管理料，B000-4-3口腔機能管理料，B002歯科特定疾患療養管理料，C001-3歯科疾患在宅療養管理料又はC001-5在宅患者訪問口腔リハビリテーション指導管理料を算定し，継続的な口腔機能の管理を行っている場合に，3月に1回に限り算定する。

⑷　「2」咬合圧検査2は，顎変形症に係る手術を実施する患者に対し，咬合圧の管理を目的として実施した場合に，手術前は1回に限り，手術後は，6月に1回に限り算定する。

⑸　有床義歯等の調整を同日に行った場合は，B013-3広範囲顎骨支持型補綴物管理料又はH001-2歯科口腔リハビリテーション料1を別に算定する。

⑹　検査に係る費用は所定点数に含まれ別に算定できない。

◇　小児口唇閉鎖力検査について

⑴　小児口唇閉鎖力検査とは，口唇閉鎖力測定器を用いて，口唇閉鎖力を測定する検査をいう。

⑵　当該検査は，問診，口腔内所見又は他の検査所見から口腔機能の発達不全が疑われる患者に対し，口腔機能発達不全症の診断を目的として実施した場合に算定する。

⑶　当該検査については，口腔機能発達不全症の診断後の患者については，B000-4歯科疾患管理料，B000-4-2小児口腔機能管理料，B002歯科特定疾患療養管理料，C001-3歯科疾患在宅療養管理料又はC001-6小児在宅患者訪問口腔リハビリテーション指導管理料を算定し，継続的な口腔機能の管理を行っている場合に，3月に1回に限り算定する。

⑷　検査に係る費用は所定点数に含まれ別に算定できない。

◇　舌圧検査について

⑴　舌圧検査とは，舌の運動機能を評価する目的で，舌を口蓋部に押し上げるときの圧力を舌圧計を用いて測定するものをいう。

⑵　当該検査は，次のいずれかに該当する場合に算定する。

ア　問診，口腔内所見又は他の検査所見から，加齢等による口腔機能の低下が疑われる患者に対し，口腔機能低下症の診断を目的として実施した場合

イ　問診，口腔内所見又は他の検査所見から，口腔機能の発達不全が疑われる患者に対し，口腔機能発達不全症の診断を目的として実施した場合

⑶　当該検査については，口腔機能低下症又は口腔機能発達不全症の診断後の患者については，B000-4歯科疾患管理料，B000-4-2小児

口腔機能管理料，B 000-4-3口腔機能管理料，B 002歯科特定疾患療養管理料，C 001-3歯科疾患在宅療養管理料，C 001-5在宅患者訪問口腔リハビリテーション指導管理料又はC 001-6小児在宅患者訪問口腔リハビリテーション指導管理料を算定し，継続的な口腔機能の管理を行っている場合に，3月に1回に限り算定する。

(4) (2)及び(3)以外に，「注2」に規定する患者に対して舌の運動機能を評価する目的で当該検査を行った場合は，月2回に限り算定する。なお，この場合において，B 013-3広範囲顎骨支持型補綴物管理料，H 001-2歯科口腔リハビリテーション料1の「2」舌接触補助床の場合若しくは「3」その他の場合，I 017-1-3舌接触補助床，M025口蓋補綴，顎補綴又はM025-2広範囲顎骨支持型補綴と同日に算定して差し支えない。

(5) 有床義歯等の調整と同日に行った場合はH 001-2歯科口腔リハビリテーション料1を別に算定する。

(6) 「注2」に規定する患者に対して，摂食機能療法と同日に当該検査を実施した場合は，H 001摂食機能療法と別に当該検査を算定できる。

(7) 検査に係る費用は所定点数に含まれ別に算定できない。

◇ 精密触覚機能検査について

(1) 精密触覚機能検査は，口腔・顎・顔面領域の手術等に伴う神経障害や帯状疱疹や骨髄炎等に起因する神経障害によって生じる神経症状（感覚の異常）を呈する患者に対して，当該検査に関する研修を受講したものが，Semmes-Weinstein monofilament setを用いて知覚機能（触覚）を定量的に測定した場合に1月に1回に限り算定する。なお，検査の実施に当たっては，「精密触覚機能検査の基本的な考え方」（平成30年3月日本歯科医学会）を遵守するとともに，検査結果は関係学会の定める様式又はこれに準ずる様式に記録し，診療録に添付すること。

(2) 当該検査に係る費用は所定点数に含まれ，別に算定できない。

◇ 睡眠時歯科筋電図検査について

睡眠時歯科筋電図検査は，問診又は口腔内所見等から歯ぎしりが強く疑われる患者に対し，診断を目的として，夜間睡眠時の筋活動を定量的に測定した場合に，一連につき1回に限り算定する。なお，検査の実施に当たっては，「筋電計による歯ぎしり検査実施に当たっての基本的な考え方」（令和2年3月日本歯科医学会）を遵守すること。

D013 精密触覚機能検査　　　　460点

注　別に厚生労働大臣が定める施設基準に適合しているものとして地方厚生局長等に届け出た保険医療機関において，当該検査を行った場合に月1回に限り算定する。

D014 睡眠時歯科筋電図検査（一連につき）　　　　580点

注　別に厚生労働大臣が定める施設基準に適合しているものとして地方厚生局長等に届け出た保険医療機関において，睡眠時筋電図検査を行った場合に算定する。

第2節　薬　剤　料

区分

D 100 薬剤　薬価が15円を超える場合は，薬価から15円を控除した額を10円で除して得た点数につき1点未満の端数を切り上げて得た点数に1点を加算して得た点数とする。

注1　薬価が15円以下である場合は，算定できない。

2 使用薬剤の薬価は，別に厚生労
 働大臣が定める。

第4部　画像診断

通　則

1　画像診断の費用は，第1節の各区分の所定点数により，又は第1節，第2節及び第4節の各区分の所定点数を合算した点数により算定する。

2　同一の部位につき，同時に2以上のエックス線撮影を行った場合における第1節の診断料（区分番号E000に掲げる写真診断（3に係るものに限る。）を除く。）は，第1の診断については第1節の各区分の所定点数により，第2の診断以後の診断については，同節の各区分の所定点数の100分の50に相当する点数により算定する。

3　同一の部位につき，同時に2枚以上同一の方法により，撮影を行った場合における第2節の撮影料（区分番号E100に掲げる歯，歯周組織，顎骨，口腔軟組織（3に係るものに限る。）を除く。）は，特に規定する場合を除き，第1枚目の撮影については第2節の各区分の所定点数により，第2枚目から第5枚目までの撮影については同節の各区分の所定点数の100分の50に相当する点数により算定し，第6枚目以後の撮影については算定できない。

4　入院中の患者以外の患者について，緊急のために，保険医療機関が表示する診療時間以外の時間，休日又は深夜において，当該保険医療機関内において撮影及び画像診断を行った場合は，時間外緊急院内画像診断加算として，1日につき**110点**を所定点数に加算する。

5　撮影した画像を電子化して管理及び保存した場合においては，電子画像管理加算として，第1号から第3号までにより算定した点数に，一連の撮影について次の点数を加算する。ただし，この場合においては，フィルムの費用は算定できない。

　イ　歯科エックス線撮影の場合（1回につき）　　　　　　　　　　**10点**

　ロ　歯科パノラマ断層撮影の場合

◇　通則

(1)　片側性の顎関節症で健側を対照として撮影する場合は，医科における耳・肘・膝等の対称器官と同様に，診断料，撮影料とも健側の撮影についても患側と同一部位の同時撮影を行った場合と同じ取扱いとする。

(2)　歯科用エックス線フィルムを使用した歯科エックス線撮影で「通則2」及び「通則3」に該当する場合は二等分法撮影に加え，必要があって埋伏歯に対し偏心投影を行った場合やう蝕歯に対し咬翼法撮影を行った場合等である。

(3)　全顎撮影の場合とは，歯科用エックス線フィルム10枚から14枚を用いて，全顎にわたり歯，歯槽骨等のエックス線撮影を行うものをいい，診断料及び撮影料は撮影枚数にかかわらず所定点数により算定する。この場合において，使用したフィルムは撮影枚数に応じ14枚を限度とする。なお，デジタル撮影の場合であっても全顎撮影は10回から14回行うものとし，撮影回数にかかわらず所定点数により算定するが，フィルム料は別に算定できない。

(4)　全顎撮影に複数日を要した場合であっても，一連の全顎撮影として(3)と同様の方法により算定する。

(5)　デジタル撮影とは，CCDセンサー，cMOSセンサー又はイメージングプレート等を用いたデジタルラジオグラフによるものをいう。

(6)　歯科用3次元エックス線断層撮影とは，部位限定エックス線CT診断装置又はアーム型エックス線CT診断装置を用いて局所的な撮影を行い，歯科疾患を3次元的に確認する撮影をいう。

(7)　「通則4」に規定する時間外緊急院内画像診断加算

　ア　保険医療機関において，当該保険医療機関が表示する診療時間以外の時間，休日又は深夜に入院中の患者以外の患者に対して診療を行った際，歯科医師が緊急に画像診断を行う必要性を認め，当該保険医療機関において，当該保険医療機関に具備されている画像診断機器を用いて当該画像撮影及び診断を実施した場合に限り算定する。

　イ　画像診断の開始時間が診療時間以外の時間，休日又は深夜に該当する場合に当該加算を算定する。なお，時間外等の定義は，A000初診料の時間外加算等における定義と同様である。

　ウ　同一患者に同日に2回以上，時間外，休日又は深夜の診療を行い，その都度緊急の画像診断を行った場合（複数の区分にまたがる場合を含む。）においても1回を限度として算定する。

　エ　入院中の患者に当該加算は算定できない。ただし，時間外，休日又は深夜に外来を受診した患者に対し，画像診断の結果入院の必要性を認めて，引き続き入院となった場合はこの限りではない。

　オ　時間外緊急院内画像診断加算は他の保険医療機関で撮影されたフィルム等を診断した場合は算定できない。

　カ　緊急に画像診断を要する場合とは，直ちに何らかの処置・手術等が必要な患者であって，通常の診察のみでは的確な診断が下せず，なおかつ通常の画像診断が整う時間まで画像診断の実施を見

95点

ハ 歯科用3次元エックス線断層撮影
　　の場合 **120点**
ニ 歯科部分パノラマ断層撮影の場合
　　（1口腔1回につき） **10点**
ホ その他の場合 **60点**

6 区分番号E000に掲げる写真診断（1
のイ，2のロ及び3に係るものを除
く。）及び区分番号E200に掲げる基本
的エックス線診断料については，別に
厚生労働大臣が定める施設基準に適合
しているものとして地方厚生局長等に
届け出た保険医療機関において画像診
断を専ら担当する常勤の歯科医師が，
画像診断を行い，その結果を文書によ
り報告した場合は，歯科画像診断管理
加算1として月1回に限り**70点**を所定
点数に加算する。ただし，歯科画像診
断管理加算2を算定する場合はこの
限りでない。

7 区分番号E000に掲げる写真診断（3
に係るものに限る。）又は通則第11号
により医科点数表の区分番号E203に
掲げるコンピューター断層診断の例に
よることとされる画像診断について
は，別に厚生労働大臣が定める施設基
準に適合しているものとして地方厚生
局長等に届け出た保険医療機関におい
て画像診断を専ら担当する常勤の歯科
医師が，画像診断を行い，その結果を
文書により報告した場合は，歯科画像
診断管理加算2として，月1回に限り
180点を所定点数に加算する。

8 遠隔画像診断による画像診断（区分
番号E000に掲げる写真診断（1のイ，
2のロ及び3に係るものを除く。）又
は区分番号E200に掲げる基本的エッ
クス線診断料に限る。）を行った場合
については，別に厚生労働大臣が定め
る施設基準に適合しているものとして
地方厚生局長等に届け出た保険医療機
関間で行われた場合に限り算定する。
この場合において，受信側の保険医療
機関が通則第6号の届出を行った保険
医療機関であり，当該保険医療機関に
おいて画像診断を専ら担当する常勤の
歯科医師が，画像診断を行い，その結
果を送信側の保険医療機関に文書等に

合わせることができないような重篤な場合をいう。
(8) 「通則5」に規定する電子画像管理加算
ア 「画像を電子化して管理及び保存した場合」とは，デジタル撮
影した画像を電子媒体に保存して管理した場合をいい，フィルム
へのプリントアウトを行った場合にも当該加算を算定するが，本
加算を算定した場合は当該フィルムは算定できない。なお，フィ
ルムを用いた通常のエックス線撮影を行い，当該フィルムをエッ
クス線フィルムスキャナー等で電子媒体に保存して管理した場合
は，電子画像管理加算は算定できない。
イ 電子画像管理加算は，同一の部位につき，同時に2種類以上の
撮影方法を使用した場合は一連の撮影とみなし，主たる撮影の所
定点数のみ算定する。
ウ 電子画像管理加算は，他の保険医療機関で撮影したフィルム等
についての診断のみを行った場合は算定できない。
(9) 歯科画像診断管理加算1は，病院である保険医療機関に勤務し専
ら画像診断を担当する歯科医師が，歯科パノラマ断層撮影等の読影
及び診断を行い，その結果を文書により当該病院の主治の歯科医師
に提供した場合に月の最初の診断日に算定する。この場合において，
提供された文書又はその写しを診療録に添付する。歯科画像診断管
理加算2は，コンピューター断層撮影（CT撮影），磁気共鳴コン
ピューター断層撮影（MRI撮影）又は歯科用3次元エックス線断
層撮影について，病院である保険医療機関に勤務し専ら画像診断を
担当する歯科医師が読影及び診断を行い，その結果を文書により当
該病院の主治の歯科医師に提供した場合に月の最初の診断日に算定
する。なお，夜間又は休日に撮影された画像については，当該専ら
画像診断を担当する歯科医師が，自宅等の当該保険医療機関以外の
場所で，画像の読影及び送受信を行うにつき十分な装置・機器を用
いた上で読影及び診断を行い，その結果を文書により当該患者の診
療を担当する歯科医師に報告した場合も算定できる。その際には，
患者の個人情報を含む医療情報の送受信に当たり，安全管理を確実
に行った上で実施する。また，当該保険医療機関以外の施設に読影
又は診断を委託した場合は，これらの加算は算定できない（「通則8」
又は「通則9」により算定する場合を除く。）。この場合において，
提供された文書又はその写しを診療録に添付する。
(10) 歯科画像診断管理加算を算定した月にあっては，医科の「第4部
通則」に規定する画像診断管理加算は算定できない。
(11) 遠隔画像診断を行った場合は，送信側の保険医療機関において撮
影料，診断料及び歯科画像診断管理加算1又は歯科画像診断管理加
算2（当該加算の算定要件を満たす場合に限る。）を算定する。受
信側の保険医療機関における診断等に係る費用は受信側，送信側の
保険医療機関間における相互の合議に委ねる。
(12) 遠隔画像診断を行った場合，歯科画像診断管理加算1は，受信側
の病院である保険医療機関に勤務し専ら画像診断を担当する歯科医
師が読影及び診断を行い，その結果を文書により送信側の保険医療
機関において当該患者の診療を担当する歯科医師に提供した場合
に，月の最初の診断日に算定する。遠隔画像診断を行った場合，歯
科画像診断管理加算2は，送信側の保険医療機関において実施され
るコンピューター断層撮影（CT撮影），磁気共鳴コンピューター

より報告した場合は，月1回に限り歯科画像診断管理加算1を算定する。ただし，歯科画像診断管理加算2を算定する場合は，この限りでない。

9　遠隔画像診断による画像診断（区分番号E 000に掲げる写真診断（3に係るものに限る。）又は通則第11号により医科点数表の区分番号E 203に掲げるコンピューター断層診断の例によることとされる画像診断に限る。）を前号に規定する保険医療機関間で行った場合であって，受信側の保険医療機関が通則第7号の届出を行った保険医療機関であり，当該保険医療機関において画像診断を専ら担当する常勤の歯科医師が，画像診断を行い，その結果を送信側の保険医療機関に文書等により報告した場合は，月1回に限り歯科画像診断管理加算2を算定する。

10　特定機能病院である保険医療機関における入院中の患者に係る診断料及び撮影料は，第3節の所定点数及び当該所定点数に含まれない各項目の所定点数により算定する。

11　第4部に掲げる画像診断料以外の画像診断料の算定は，医科点数表の例による。

第1節　診　断　料

区分

E 000　写真診断

1　単純撮影
　イ　歯科エックス線撮影
　　(1)　全顎撮影の場合　　**160点**
　　(2)　全顎撮影以外の場合（1枚につき）　　**20点**
　ロ　その他の場合　　**85点**
2　特殊撮影
　イ　歯科パノラマ断層撮影　**125点**
　ロ　歯科部分パノラマ断層撮影（1口腔1回につき）　**20点**
　ハ　イ及びロ以外の場合（一連につき）　　**96点**
3　歯科用3次元エックス線断層撮影
　　　　　　　　　　　　　　450点
4　造影剤使用撮影　　**72点**
注1　一連の症状を確認するため，同

断層撮影（MRI撮影）又は歯科用3次元エックス線断層撮影について，受信側の病院である保険医療機関に勤務し専ら画像診断を担当する歯科医師が読影及び診断を行い，その結果を文書により送信側の保険医療機関において当該患者の診療を担当する歯科医師に提供した場合に，月の最初の診断日に算定する。なお，夜間又は休日に撮影された画像については，受信側の保険医療機関において専ら画像診断を担当する歯科医師が，自宅等の当該保険医療機関以外の場所で，画像の読影及び送受信を行うにつき十分な装置・機器を用いた上で読影及び診断を行い，その結果を文書により当該患者の診療を担当する歯科医師に報告した場合も算定できる。その際には，患者の個人情報を含む医療情報の送受信に当たり，安全管理を確実に行った上で実施する。また，受信側又は送信側の保険医療機関が受信側及び送信側の保険医療機関以外の施設に読影又は診断を委託した場合は，当該加算は算定できない。また，これらの加算を算定する場合は，提供された文書又はその写しを診療録に添付する。

⒀　画像診断のために使用した造影剤は，E 301造影剤により算定する。

⒁　エックス線写真撮影の際に失敗等により，再撮影をした場合は再撮影に要した費用は算定できない。再撮影に要した費用は，その理由が患者の故意又は重大な過失による場合を除き，当該保険医療機関の負担とする。

◇　写真診断について

(1)　「歯科エックス線撮影」とは，歯科用エックス線フィルムを用いて撮影した場合及び専用の装置を用いてデジタル映像化処理を行った場合をいう。

(2)　「歯科用エックス線フィルム」とは，標準型，小児型，咬合型及び咬翼型等であって，歯，歯槽骨等の撮影に用いるフィルムをいう。

(3)　単純撮影の「その他の場合」とはカビネ，オルソパントモ型等のフィルムを顎関節全体，顎全体等に用いて撮影した場合をいう。

(4)　パナグラフィー，スタタスエックス2による場合は，診断料は「1のロ」その他の場合により，撮影料はE 100歯，歯周組織，顎骨，口腔軟組織の「1のロ」その他の場合により算定する。

(5)　単純撮影の「1のロ」その他の場合により上下顎の全顎撮影を行った場合は，2枚目までは所定点数により算定し，3枚目及び4枚目は「通則2」及び「通則3」により算定する。

(6)　顎関節に対して選択的なパノラマ断層撮影ができる特殊装置により，顎関節疾患（発育異常，外傷，炎症，腫瘍，顎関節強直症，代謝異常，顎関節症）について，パノラマエックス線フィルム（オル

一部位に対して撮影を行った場合における2枚目以降の撮影に係る写真診断（2のイ及びハ並びに3に係るものを除く。）の費用については，各区分の所定点数の100分の50に相当する点数により算定する。

2　3については，撮影の回数にかかわらず，月1回に限り算定する。

ソパントモ型フィルム）を使用して，咬頭嵌合位，最大開口位，安静位等の異なった下顎位で分割撮影を行った場合は，分割数にかかわらず，一連につき，診断料は「2のイ」歯科パノラマ断層撮影により，撮影料はE100歯，歯周組織，顎骨，口腔軟組織の「2のイ」歯科パノラマ断層撮影により算定する。

(7)　顎関節の機能診断（下顎頭の運動量とその経過を計量的に比較観察する方法）を目的とする一連の規格エックス線撮影の診断料は，「2のハ」イ及びロ以外の場合により，撮影料はE100歯，歯周組織，顎骨，口腔軟組織の「2のハ」イ及びロ以外の場合により算定する。

(8)　(7)の「規格エックス線撮影」は，特殊な顎関節規格撮影装置を用いて，主として各顎位（中心咬合位，安静咬合位，開口経過中の異音発生位，開口経過中の発痛位，最大開口位，後退位等）における顎関節を撮影し，異位相における関節窩と下顎頭との対応状況の変化をトレーシングペーパー上に描記したものを座標上に重ねて，下顎頭の運動量とその経過を計量的に比較し経過の観察を行うものをいう。症状の変化を描記したトレーシングペーパーは診療録に添付する。

(9)　顎関節疾患について，パノラマエックス線フィルムを使用し，パノラマ断層による分割撮影を行った場合は，顎関節を構成する骨の形態及び解剖学的な相対位置，下顎窩に対する下顎頭の位置，下顎頭の移動量等の所見を診療録に記載する。

(10)　他の保険医療機関において撮影したフィルムについての診断料は，撮影方法別及び撮影部位別に1回に限り算定する。したがって，同一方法により同一部位に対して撮影したエックス線フィルムの診断は，撮影した枚数にかかわらず1回に限り算定する。

(11)　E000写真診断の「1」単純撮影，「2のロ」歯科部分パノラマ断層撮影及び「4」造影剤使用撮影について，一連の症状を確認するため，同一部位に対して撮影を行った場合における，2枚目以降の撮影に係る写真診断は，各区分の所定点数の100分の50により算定する。なお，同一部位であっても一連の症状確認ではなく，前回撮影時の画像では診断困難な異なる疾患に対する診断を目的に撮影した場合においては，各区分の所定点数により算定する。

(12)　「歯科用3次元エックス線断層撮影」は，歯科用エックス線撮影又は歯科パノラマ断層撮影で診断が困難な場合であって，当該画像撮影の必要性が十分認められる次のいずれかを3次元的に確認する場合に算定する。

　ア　埋伏智歯等，下顎管との位置関係

　イ　顎関節症等，顎関節の形態

　ウ　顎裂等，顎骨の欠損形態

　エ　腫瘍等，病巣の広がり

　オ　その他，歯科用エックス線撮影若しくは歯科パノラマ断層撮影で確認できない位置関係，病巣の広がり又は複雑な解剖学的根管形態等を確認する特段の必要性が認められる場合

(13)　歯科用3次元エックス線断層撮影に係る診断料は，実施した撮影の回数にかかわらず，月1回の算定とし，初回の撮影を実施する日に算定する。

(14)　同月内において，入院及び外来の両方で，歯科用3次元エックス線断層撮影を実施した場合においては，入院又は外来の別にかかわ

らず，月 1 回に限り算定する。

⑮　当該医療機関以外の医療機関で撮影したフィルムについて診断を行った場合は，A 000 初診料を算定した日に限り，歯科用 3 次元エックス線断層撮影に係る診断料を算定する。

⑯　歯科部分パノラマ断層撮影とは，歯科エックス線撮影を行う場合で異常絞扼反射を有する患者であって，「1 のイ」歯科エックス線撮影が困難な場合に，歯科部分パノラマ断層撮影装置を用いて，エックス線の照射範囲を限定し局所的な撮影を行ったものをいい，単に歯科パノラマ断層撮影により撮影された画像を分割した場合は算定できない。

⑰　「2 のイ」歯科パノラマ断層撮影と「2 のロ」歯科部分パノラマ断層撮影を同時に行った場合の診断料及び E 100 歯，歯周組織，顎骨，口腔軟組織の撮影料は，主たる撮影の所定点数のみをそれぞれ算定する。ただし，(6)の規定により「2 のイ」歯科パノラマ断層撮影を算定する場合についてはこの限りではない。

⑱　写真診断を行った場合は，診断に係る必要な所見を診療録に記載する。

⑲　その他は，医科のエックス線診断料の例により算定する。

第 2 節　撮　影　料

区分

E 100　歯，歯周組織，顎骨，口腔軟組織

1　単純撮影
　イ　歯科エックス線撮影
　　(1)　全顎撮影の場合
　　　①　アナログ撮影　　250点
　　　②　デジタル撮影　　252点
　　(2)　全顎撮影以外の場合（1 枚につき）
　　　①　アナログ撮影　　25点
　　　②　デジタル撮影　　28点
　ロ　その他の場合
　　(1)　アナログ撮影　　65点
　　(2)　デジタル撮影　　68点
2　特殊撮影
　イ　歯科パノラマ断層撮影の場合
　　(1)　アナログ撮影　　180点
　　(2)　デジタル撮影　　182点
　ロ　歯科部分パノラマ断層撮影の場合（1 口腔 1 回につき）　28点
　ハ　イ及びロ以外の場合（一連につき）
　　(1)　アナログ撮影　　264点
　　(2)　デジタル撮影　　266点
3　歯科用 3 次元エックス線断層撮影（一連につき）　　600点
4　造影剤使用撮影

◇　撮影料について

(1)　「写真診断について」の(1)から(8)まで，⑯及び⑰は，本区分についても同様である。

(2)　「歯科用 3 次元エックス線断層撮影」は，疾患の種類等にかかわらず，所定点数のみにより算定する。

(3)　「注 4」に規定する「3」歯科用 3 次元エックス線断層撮影における「造影剤を使用した場合」とは，腔内注射等により造影剤使用撮影を行った場合をいう。

(4)　造影剤を使用しない歯科用 3 次元エックス線断層撮影を行い，引き続き造影剤を使用して撮影を行った場合は，所定点数及び造影剤の使用による加算点数のみにより算定する。

(5)　造影剤使用撮影とは，顎関節腔，上顎洞又は唾液腺に造影剤を注入して行った場合をいう。

E
画
像

イ　アナログ撮影　　　　**148点**
ロ　デジタル撮影　　　　**150点**

注1　1のイについて，咬翼法撮影又
　　は咬合法撮影を行った場合には，
　　10点を所定点数に加算する。
　2　新生児（生後28日未満の者をい
　　う。以下この表において同じ。），
　　3歳未満の乳幼児（新生児を除
　　く。）又は3歳以上6歳未満の幼
　　児に対して撮影を行った場合は，
　　新生児加算，乳幼児加算又は幼児
　　加算として，当該撮影の所定点数
　　にそれぞれ所定点数の100分の
　　80，100分の50又は100分の30に相
　　当する点数を加算する。
　3　3について，同一月に2回以上
　　行った場合は，当該月の2回目以
　　降の撮影については，所定点数に
　　かかわらず，一連につき所定点数
　　の100分の80に相当する点数によ
　　り算定する。
　4　3について，造影剤を使用した
　　場合は，**500点**を所定点数に加算
　　する。この場合において，造影剤
　　注入手技料及び麻酔料は，加算点
　　数に含まれる。

E101　造影剤注入手技　　　　**120点**　　　　◇　造影剤注入手技は，顎関節腔，上顎洞又は唾液腺に造影剤の注入を
　　　　　　　　　　　　　　　　　　　　　　　　　行った場合に算定する。

第3節　基本的エックス線診断料

区分
E200　基本的エックス線診断料（1日につ　　　◇　本区分については，医科のE004基本的エックス線診断料の例によ
　　　き）　　　　　　　　　　　　　　　　　　　り算定する。
　1　入院の日から起算して4週間以内
　　の期間　　　　　　　　　　**55点**
　2　入院の日から起算して4週間を超
　　えた期間　　　　　　　　　**40点**
　注1　特定機能病院である保険医療機
　　　関において，入院中の患者に対し
　　　て行ったエックス線診断について
　　　算定する。
　　2　次に掲げるエックス線診断の費
　　　用は，所定点数に含まれる。
　　　イ　区分番号E000に掲げる写真
　　　　診断の1に掲げるもの
　　　ロ　区分番号E100に掲げる歯，
　　　　歯周組織，顎骨，口腔軟組織の

1に掲げるもの
3　療養病棟に入院している患者及び区分番号A216に掲げるHIV感染者療養環境特別加算，区分番号A216-2に掲げる特定感染症患者療養環境特別加算若しくは区分番号A217に掲げる重症者等療養環境特別加算又は第1章第2部第3節に掲げる特定入院料を算定している患者については適用しない。

第4節　フィルム及び造影剤料

区分

E 300　フィルム　材料価格を10円で除して得た点数

注1　6歳未満の乳幼児に対して撮影を行った場合は，材料価格に1.1を乗じて得た額を10円で除して得た点数とする。

2　使用したフィルムの材料価格は，別に厚生労働大臣が定める。

◇　フィルムの材料価格は，巻末に掲載。

◇　6歳未満の乳幼児に対して撮影を行う場合は，損耗量を考慮して材料価格に1.1を乗じて算定する。

◇　画像診断の端数処理方法

(1)　小数点以下の端数がある場合は，第1節診断料と第2節撮影料及び第4節フィルム料のそれぞれについて端数処理を行い，合算した点数が請求点数となる。

（例）同一部位に対し，同時にカビネ型2枚を使用して単純撮影（アナログ撮影）を行った場合

診断料　　85点＋85/2点＝127.5点→128点

撮影料　　65点＋65/2点＝ 97.5点→ 98点

カビネ2枚分のフィルム代

38円×2/10　＝　7.6点→　8 点

請求点数　128点＋98点＋ 8 点＝234点

(2)　全顎撮影以外の歯科エックス線撮影（アナログ撮影）に限り，歯科用エックス線フィルム1枚を単位として第1節診断料，第2節撮影料及び第4節フィルム料を合算し，端数処理を行う。

（例）1枚の場合

20点（診断料）＋25点（撮影料）

＋（29円/10）点（フィルム料）＝47.9点→48点

（例）5枚の場合

48点（1枚当たりの請求点数）× 5枚＝240点

E 301　造影剤　薬価が15円を超える場合は，薬価から15円を控除した額を10円で除して得た点数につき1点未満の端数を切り上げて得た点数に1点を加算して得た点数とする。

注1　薬価が15円以下である場合は算定できない。

2　使用した造影剤の薬価は，別に厚生労働大臣が定める。

第5部　投　薬

通　則

1　投薬の費用は，第1節から第3節までの各区分の所定点数を合算した点数により算定する。ただし，処方箋を交付した場合は，第5節の所定点数のみにより算定する。

2　投薬に当たって，別に厚生労働大臣が定める保険医療材料（以下この部において「特定保険医療材料」という。）を支給した場合は，前号により算定した点数及び第4節の所定点数により算定する。

3　薬剤師が常時勤務する保険医療機関において投薬を行った場合（処方箋を交付した場合を除く。）は，前2号により算定した点数及び第6節の所定点数を合算した点数により算定する。

4　入院中の患者以外の患者に対して，うがい薬のみを投薬した場合には，区分番号F 000に掲げる調剤料，区分番号F 100に掲げる処方料，区分番号F 200に掲げる薬剤，区分番号F 400に掲げる処方箋料及び区分番号F 500に掲げる調剤技術基本料は，算定しない。

◇　本項については，医科の投薬の例により算定する。（ただし，F 400処方箋料を除く。）

◇　「通則4」については，うがい薬のみの投薬が治療を目的としないものである場合には算定しないことを明らかにしたものであり，治療を目的とする場合にあっては，この限りでない。なお，うがい薬とは，薬効分類上の含嗽剤をいう。

第1節　調　剤　料

区分

F 000　調剤料

1　入院中の患者以外の患者に対して投薬を行った場合
イ　内服薬，浸煎薬及び屯服薬（1回の処方に係る調剤につき）**11点**
ロ　外用薬（1回の処方に係る調剤につき）　　　　　　**8点**
2　入院中の患者に対して投薬を行った場合（1日につき）　**7点**
注　麻薬，向精神薬，覚醒剤原料又は毒薬を調剤した場合は，麻薬等加算として，1に係る場合は1処方につき**1点**を，2に係る場合は1日につき**1点**をそれぞれ所定点数に加算する。

◇　本区分については，医科のF 000調剤料の例により算定する。

第2節　処　方　料

区分
F100　処方料

1　7種類以上の内服薬の投薬（臨時
の投薬であって，投薬期間が2週間
以内のものを除く。）を行った場合
　　　　　　　　　　　　　　29点

2　1以外の場合　　　　　**42点**

注1　入院中の患者以外の患者に対す
る1回の処方について算定する。

2　麻薬，向精神薬，覚醒剤原料又
は毒薬を処方した場合は，麻薬等
加算として，1処方につき**1点**を
所定点数に加算する。

3　入院中の患者に対する処方を
行った場合は，当該処方の費用は，
第1章第2部第1節に掲げる入院
基本料に含まれる。

4　3歳未満の乳幼児に対して処方
を行った場合は，乳幼児加算とし
て，1処方につき**3点**を所定点数
に加算する。

5　診療所又は許可病床数が200床
未満の病院である保険医療機関に
おいて，入院中の患者以外の患者
（別に厚生労働大臣が定める疾患
を主病とするものに限る。）に対
して薬剤の処方期間が28日以上の
処方を行った場合は，特定疾患処
方管理加算として，月1回に限り，
1処方につき**56点**を所定点数に加
算する。

6　別に厚生労働大臣が定める施設
基準に適合しているものとして地
方厚生局長等に届け出た保険医療
機関（許可病床数が200床以上の
病院に限る。）において，治療の
開始に当たり投薬の必要性，危険
性等について文書により説明を
行った上で抗悪性腫瘍剤を処方し
た場合は，抗悪性腫瘍剤処方管理
加算として，月1回に限り1処方
につき**70点**を所定点数に加算する。

7　別に厚生労働大臣が定める施設
基準に適合しているものとして地
方厚生局長等に届け出た保険医療

◇　本区分については，医科のF100処方料の例により算定する。

機関において投薬を行った場合には，外来後発医薬品使用体制加算として，当該基準に係る区分に従い，1処方につき次に掲げる点数をそれぞれ所定点数に加算する。

イ　外来後発医薬品使用体制加算
1　　　　　　　　　　　　　　**8点**

ロ　外来後発医薬品使用体制加算
2　　　　　　　　　　　　　　**7点**

ハ　外来後発医薬品使用体制加算
3　　　　　　　　　　　　　　**5点**

第3節　薬　剤　料

区分

F 200　薬剤　薬剤料は，次の各区分ごとに所定単位につき，使用薬剤の薬価が15円以下である場合は1点とし，15円を超える場合は10円又はその端数を増すごとに1点を所定点数に加算する。

使用薬剤	単位
内服薬及び浸煎薬	1剤1日分
屯服薬	1回分
外用薬	1調剤

注1　特別入院基本料等を算定している病棟を有する病院に入院している患者であって入院期間が1年を超えるものに対する同一月の投薬に係る薬剤料と注射に係る薬剤料とを合算して得た点数（以下この表において「合算薬剤料」という。）が，**220点**にその月における当該患者の入院日数を乗じて得た点数を超える場合（悪性新生物その他の特定の疾患に罹患している患者に対して投薬又は注射を行った場合を除く。）は，当該合算薬剤料は，所定点数にかかわらず，**220点**にその月における当該患者の入院日数を乗じて得た点数により算定する。

2　1処方につき7種類以上の内服薬の投薬（臨時の投薬であって，投薬期間が2週間以内のものを除く。）を行った場合は，所定点数

◇　本区分については，医科のF 200薬剤の例により算定する。

F
投薬

125

の100分の90に相当する点数により算定する。

3 健康保険法第85条第1項及び高齢者医療確保法第74条第1項に規定する入院時食事療養費に係る食事療養若しくは健康保険法第85条の2第1項及び高齢者医療確保法第75条第1項に規定する入院時生活療養費に係る生活療養を受けている患者又は入院中の患者以外の患者に対して投与されたビタミン剤については，当該患者の疾患又は症状の原因がビタミンの欠乏又は代謝異常であることが明らかであり，かつ，必要なビタミンを食事により摂取することが困難である場合その他これに準ずる場合であって，歯科医師が当該ビタミン剤の投与が有効であると判断したときを除き，これを算定しない。

4 使用薬剤の薬価は，別に厚生労働大臣が定める。

第4節　特定保険医療材料料

区分

F 300 特定保険医療材料　材料価格を10円で除して得た点数

　　注　支給した特定保険医療材料の材料価格は，別に厚生労働大臣が定める。

第5節　処方箋料

区分

F 400 処方箋料

1 7種類以上の内服薬の投薬（臨時の投薬であって，投薬期間が2週間以内のものを除く。）を行った場合
32点

2 1以外の場合　　　　　**60点**

注1 保険薬局において調剤を受けるために処方箋を交付した場合に，交付1回につき算定する。

2 3歳未満の乳幼児に対して処方を行った場合は，乳幼児加算として，処方箋の交付1回につき**3点**を所定点数に加算する。

◇　処方箋料について

(1) 同一の患者に対して，同一診療日に，一部の薬剤を院内において投薬し，他の薬剤を院外処方箋により投薬することは，原則として認められない。

　　万一緊急やむを得ない事態が生じこのような方法による投薬を行った場合は，当該診療報酬明細書の「摘要欄」に，その日付及び理由を記載する。なお，注射器，注射針又はその両者のみを処方箋により投与することは認められない。

(2) (1)にいう「緊急やむを得ない事態」とは，常時院外処方箋による投薬を行っている患者に対して，患者の症状等から緊急に投薬の必要性を認めて臨時的に院内投薬を行った場合又は常時院内投薬を行っている患者に対して当該保険医療機関で常用していない薬剤を緊急かつ臨時的に院外処方箋により投薬した場合をいう。

F
投薬

3　診療所又は許可病床数が200床未満の病院である保険医療機関において、入院中の患者以外の患者（別に厚生労働大臣が定める疾患を主病とするものに限る。）に対して薬剤の処方期間が28日以上の処方（リフィル処方箋の複数回の使用による合計の処方期間が28日以上の処方を含む。）を行った場合は、特定疾患処方管理加算として、月1回に限り、1処方につき**56点**を所定点数に加算する。

4　別に厚生労働大臣が定める施設基準に適合しているものとして地方厚生局長等に届け出た保険医療機関（許可病床数が200床以上の病院に限る。）において、治療の開始に当たり投薬の必要性、危険性等について文書により説明を行った上で抗悪性腫瘍剤に係る処方箋を交付した場合は、抗悪性腫瘍剤処方管理加算として、月1回に限り、処方箋の交付1回につき**70点**を所定点数に加算する。

5　別に厚生労働大臣が定める施設基準を満たす保険医療機関において、薬剤の一般的名称を記載する処方箋を交付した場合は、当該処方箋の内容に応じ、次に掲げる点数を処方箋の交付1回につきそれぞれ所定点数に加算する。

イ　一般名処方加算1　　　**10点**
ロ　一般名処方加算2　　　**8点**

6　1及び2について、直近3月に処方箋を交付した回数が一定以上である保険医療機関が、別表第三調剤報酬点数表区分番号00調剤基本料に掲げる特別調剤基本料Aを算定する薬局であって、当該保険医療機関から集中的に処方箋を受け付けているものと不動産取引等その他の特別な関係を有する場合は、1又は2の所定点数に代えて、それぞれ**29点**又は**42点**を算定する。

第6節　調剤技術基本料

区分

(3)　同一患者に対し処方箋を交付した同日に抜歯直後等の必要から屯服薬を投与する場合、当該処方料は処方箋料に含まれる。

(4)　その他は、医科のF 400処方箋料（(8)から(10)までを除く。）の例により算定する。

F
投薬

F 500 調剤技術基本料

 1 入院中の患者に投薬を行った場合
         42点

 2 その他の患者に投薬を行った場合
         14点

注1 薬剤師が常時勤務する保険医療機関において投薬を行った場合（処方箋を交付した場合を除く。）に算定する。

 2 同一の患者につき同一月内に調剤技術基本料を算定すべき投薬を2回以上行った場合においては，調剤技術基本料は月1回に限り算定する。

 3 1において，調剤を院内製剤の上行った場合は，院内製剤加算として，**10点**を所定点数に加算する。

 4 区分番号B008に掲げる薬剤管理指導料又は区分番号C003に掲げる在宅患者訪問薬剤管理指導料を算定している患者については，算定できない。

◇ 本区分については，医科のF500調剤技術基本料の例により算定する。

第6部 注 射

通 則

1　注射の費用は，第1節及び第2節の各区分の所定点数を合算した点数により算定する。

2　注射に当たって，別に厚生労働大臣が定める保険医療材料（以下この部において「特定保険医療材料」という。）を使用した場合は，前号により算定した点数及び第3節の所定点数を合算した点数により算定する。

3　生物学的製剤注射を行った場合は，生物学的製剤注射加算として，**15点**を前2号により算定した点数に加算する。

4　精密持続点滴注射を行った場合は，精密持続点滴注射加算として，1日につき**80点**を前3号により算定した点数に加算する。

5　注射に当たって，麻薬を使用した場合は，麻薬注射加算として，**5点**を前各号により算定した点数に加算する。

6　区分番号G001に掲げる静脈内注射，G002に掲げる動脈注射，G004に掲げる点滴注射，G005に掲げる中心静脈注射又はG006に掲げる植込型カテーテルによる中心静脈注射について，別に厚生労働大臣が定める施設基準に適合しているものとして地方厚生局長等に届け出た保険医療機関において，入院中の患者以外の患者（悪性腫瘍を主病とする患者を除く。）に対して，治療の開始に当たり注射の必要性，危険性等について文書により説明を行った上で化学療法を行った場合は，当該基準に係る区分に従い，次に掲げる点数を，それぞれ1日につき前各号により算定した点数に加算する。

イ　外来化学療法加算1
　(1)　15歳未満の患者の場合　　**670点**
　(2)　15歳以上の患者の場合　　**450点**
ロ　外来化学療法加算2
　(1)　15歳未満の患者の場合　　**640点**
　(2)　15歳以上の患者の場合　　**370点**

7　入院中の患者以外の患者に対する注

◇　通則

(1)　第1節に掲げられていない注射であって簡単な注射は，基本診療料に包括されているため，第2節の薬剤料のみにより算定する。

(2)　第6部に掲げる注射以外の注射は，医科の例により算定する。

G

注射

射に当たって，当該患者に対し，バイオ後続品に係る説明を行い，バイオ後続品を使用した場合は，バイオ後続品導入初期加算として，当該バイオ後続品の初回の使用日の属する月から起算して3月を限度として，月1回に限り**150点**を所定点数に加算する。

8　第1節に掲げられていない注射であって簡単なものの費用は，第2節の各区分の所定点数のみにより算定し，特殊なものの費用は，第1節に掲げられている注射のうちで最も近似する注射の各区分の所定点数により算定する。

9　注射に伴って行った反応試験の費用は，第1節の各区分の所定点数に含まれる。

第1節　注射料

◇　本項については，医科の注射料の例により算定する。

通則

注射料は，第1款及び第2款の各区分の所定点数を合算した点数により算定する。

第1款　注射実施料

区分

G000 皮内，皮下及び筋肉内注射（1回につき）　　**25点**
　注　入院中の患者以外の患者に対して行った場合に算定する。

◇　本区分については，医科のG000皮内，皮下及び筋肉内注射の例により算定する。

G001 静脈内注射（1回につき）　**37点**
　注1　入院中の患者以外の患者に対して行った場合に算定する。
　　2　6歳未満の乳幼児に対して行った場合は，乳幼児加算として，**52点**を所定点数に加算する。
　　3　区分番号C005に掲げる在宅麻薬等注射指導管理料，区分番号C005-2に掲げる在宅腫瘍化学療法注射指導管理料又は区分番号C005-3に掲げる在宅悪性腫瘍患者共同指導管理料を算定している患者について，区分番号C000に掲げる歯科訪問診療料を算定する日に併せて行った静脈内注射の費用は算定しない。

◇　本区分については，医科のG001静脈内注射の例により算定する。

G002 動脈注射（1日につき）

◇　本区分については，医科のG002動脈注射の例により算定する。

　　1　内臓の場合　　　　　　**155点**
　　2　その他の場合　　　　　**45点**
G003 抗悪性腫瘍剤局所持続注入（1日に
　　つき）　　　　　　　　**165点**
　注　皮下植込型カテーテルアクセス等
　　　を用いて抗悪性腫瘍剤を動脈内又は
　　　静脈内に局所持続注入した場合に算
　　　定する。
G004 点滴注射（1日につき）
　　1　6歳未満の乳幼児に対するもの
　　　（1日分の注射量が100mL以上の場
　　　合）　　　　　　　　**105点**
　　2　1に掲げる者以外の者に対するも
　　　の（1日分の注射量が500mL以上の
　　　場合）　　　　　　　**102点**
　　3　その他の場合（入院中の患者以外
　　　の患者に限る。）　　　**53点**
　注1　点滴に係る管理に要する費用
　　　　は，所定点数に含まれる。
　　2　6歳未満の乳幼児に対して行っ
　　　　た場合は，乳幼児加算として，**48
　　　　点**を所定点数に加算する。
　　3　血漿成分製剤の注射を行う場合
　　　　であって，1回目の注射に当たっ
　　　　て，患者に対して注射の必要性，
　　　　危険性等について文書による説明
　　　　を行ったときは，血漿成分製剤加
　　　　算として，当該注射を行った日に
　　　　限り，**50点**を所定点数に加算する。
　　4　区分番号C005に掲げる在宅麻
　　　　薬等注射指導管理料，区分番号C
　　　　005-2に掲げる在宅腫瘍化学療法
　　　　注射指導管理料又は区分番号C
　　　　005-3に掲げる在宅悪性腫瘍患者
　　　　共同指導管理料を算定している患
　　　　者について，区分番号C000に掲
　　　　げる歯科訪問診療料を算定する日
　　　　に併せて行った点滴注射の費用は
　　　　算定しない。
G005 中心静脈注射（1日につき）**140点**
　注1　血漿成分製剤の注射を行う場合
　　　　であって，1回目の注射に当たっ
　　　　て，患者に対して注射の必要性，
　　　　危険性等について文書による説明
　　　　を行ったときは，血漿成分製剤加
　　　　算として，当該注射を行った日に
　　　　限り，**50点**を所定点数に加算する。
　　2　中心静脈注射の費用を算定した

◇　本区分については，医科のG003抗悪性腫瘍剤局所持続注入の例に
　　より算定する。

◇　本区分については，医科のG004点滴注射の例により算定する。

◇　本区分については，医科のG005中心静脈注射の例により算定する。

G
注射

患者については，同一日に行われた区分番号G004に掲げる点滴注射の費用は算定しない。

3　6歳未満の乳幼児に対して行った場合は，乳幼児加算として，**50点**を所定点数に加算する。

4　区分番号C005に掲げる在宅麻薬等注射指導管理料，区分番号C005-2に掲げる在宅腫瘍化学療法注射指導管理料又は区分番号C005-3に掲げる在宅悪性腫瘍患者共同指導管理料を算定している患者について，区分番号C000に掲げる歯科訪問診療料を算定する日に併せて行った中心静脈注射の費用は算定しない。

G005-2　中心静脈注射用カテーテル挿入　1,400点

◇　本区分については，医科のG005-2中心静脈注射用カテーテル挿入の例により算定する。

注1　カテーテルの挿入に伴う検査及び画像診断の費用は，所定点数に含まれる。

2　6歳未満の乳幼児に対して行った場合は，乳幼児加算として，**500点**を所定点数に加算する。

3　別に厚生労働大臣が定める患者に対して静脈切開法を用いて行った場合は，静脈切開法加算として，**2,000点**を所定点数に加算する。

G005-3　末梢留置型中心静脈注射用カテーテル挿入　700点

◇　本区分については，医科のG005-3末梢留置型中心静脈注射用カテーテル挿入の例により算定する。

注1　カテーテルの挿入に伴う検査及び画像診断の費用は，所定点数に含まれる。

2　6歳未満の乳幼児に対して行った場合は，乳幼児加算として，**500点**を所定点数に加算する。

G006　植込型カテーテルによる中心静脈注射（1日につき）　**125点**

◇　本区分については，医科のG006植込型カテーテルによる中心静脈注射の例により算定する。

注1　区分番号C005に掲げる在宅麻薬等注射指導管理料，区分番号C005-2に掲げる在宅腫瘍化学療法注射指導管理料又は区分番号C005-3に掲げる在宅悪性腫瘍患者共同指導管理料を算定している患者について，区分番号C000に掲げる歯科訪問診療料を算定する日に併せて行った植込型カテーテルによる中心静脈注射の費用は算定

G
注射

　　しない。
　　2　6歳未満の乳幼児に対して行っ
　　　た場合は，乳幼児加算として，**50**
　　　点を所定点数に加算する。

G007　関節腔内注射　　　　　　　**80点**　　　◇　本区分については，医科のG010関節腔内注射の例により算定する。

G008　滑液囊穿刺後の注入　　　**100点**　　　◇　本区分については，医科のG010-2滑液囊穿刺後の注入の例により
　　　　　　　　　　　　　　　　　　　　　　　算定する。

第2款　無菌製剤処理料

区分

G020　無菌製剤処理料　　　　　　　　　　　◇　本区分については，医科のG020無菌製剤処理料の例により算定す
　　1　無菌製剤処理料1（悪性腫瘍に対　　　　る。
　　　して用いる薬剤が注射される一部の
　　　患者）
　　　イ　閉鎖式接続器具を使用した場合
　　　　　　　　　　　　　　　　180点
　　　ロ　イ以外の場合　　　　　**45点**
　　2　無菌製剤処理料2（1以外のもの）
　　　　　　　　　　　　　　　　40点
　　注　別に厚生労働大臣が定める施設基
　　　準に適合しているものとして地方厚
　　　生局長等に届け出た保険医療機関に
　　　おいて，皮内注射，皮下注射，筋肉
　　　内注射，動脈注射，抗悪性腫瘍剤局
　　　所持続注入，点滴注射，中心静脈注
　　　射又は植込型カテーテルによる中心
　　　静脈注射を行う際に，別に厚生労働
　　　大臣が定める患者に対して使用する
　　　薬剤について，必要があって無菌製
　　　剤処理が行われた場合は，当該患者
　　　に係る区分に従い1日につき所定点
　　　数を算定する。

第2節　薬　剤　料

区分

G100　薬剤　　　　　　　　　　　　　　　　◇　本区分については，医科のG100薬剤の例により算定する。
　　1　薬価が1回
　　　分使用量につ
　　　き15円以下で
　　　ある場合　　　　　　　**1点**
　　2　薬価が1回　　薬価から15円を控除
　　　分使用量につ　　した額を10円で除し
　　　き15円を超え　　て得た点数につき1
　　　る場合　　　　　点未満の端数を切り
　　　　　　　　　　　上げて得た点数に1
　　　　　　　　　　　点を加算して得た点

G

注射

数
注1　特別入院基本料等を算定している病棟を有する病院に入院している患者であって入院期間が1年を超えるものに対する合算薬剤料が，**220点**にその月における当該患者の入院日数を乗じて得た点数を超える場合（悪性新生物その他の特定の疾患に罹患している患者に対して投薬又は注射を行った場合を除く。）は，当該合算薬剤料は所定点数にかかわらず**220点**にその月における当該患者の入院日数を乗じて得た点数により算定する。

2　健康保険法第85条第1項及び高齢者医療確保法第74条第1項に規定する入院時食事療養費に係る食事療養又は健康保険法第85条の2第1項及び高齢者医療確保法第75条第1項に規定する入院時生活療養費に係る生活療養の食事の提供たる療養を受けている患者又は入院中の患者以外の患者に対して投与されたビタミン剤については，当該患者の疾患又は症状の原因がビタミンの欠乏又は代謝異常であることが明らかであり，かつ，必要なビタミンを食事により摂取することが困難である場合その他これに準ずる場合であって，歯科医師が当該ビタミン剤の注射が有効であると判断したときを除き，これを算定しない。

3　使用薬剤の薬価は，別に厚生労働大臣が定める。

第3節　特定保険医療材料料

区分
G200　特定保険医療材料　材料価格を10円で除して得た点数
注　使用した特定保険医療材料の材料価格は，別に厚生労働大臣が定める。

◇　特定保険医療材料とその材料価格は，巻末に掲載。
◇　本区分については，医科のG200特定保険医療材料の例により算定する。

第7部　リハビリテーション

通　則

1　リハビリテーションの費用は，特に規定する場合を除き，疾病，部位又は部位数にかかわらず，1日につき第1節の各区分の所定点数により算定する。

2　リハビリテーションに当たって薬剤を使用した場合は，前号により算定した点数及び第2節の所定点数を合算した点数により算定する。

3　第1節に掲げられていないリハビリテーションであって特殊なものの費用は，同節に掲げられているリハビリテーションのうちで最も近似するリハビリテーションの各区分の所定点数により算定する。

4　脳血管疾患等リハビリテーション料又は廃用症候群リハビリテーション料については，患者の疾患等を勘案し，適当な区分1つに限り算定できる。この場合，患者の疾患，状態等を総合的に勘案し，治療上有効であると医学的に判断される場合であって，患者1人につき1日6単位（別に厚生労働大臣が定める患者については1日9単位）に限り算定できるものとする。

第1節　リハビリテーション料

区分

H000　脳血管疾患等リハビリテーション料

1　脳血管疾患等リハビリテーション料（Ⅰ）（1単位）
- イ　理学療法士による場合　　**245点**
- ロ　作業療法士による場合　　**245点**
- ハ　言語聴覚士による場合　　**245点**
- ニ　歯科医師による場合　　　**245点**

2　脳血管疾患等リハビリテーション料（Ⅱ）（1単位）
- イ　理学療法士による場合　　**200点**
- ロ　作業療法士による場合　　**200点**
- ハ　言語聴覚士による場合　　**200点**
- ニ　歯科医師による場合　　　**200点**

3　脳血管疾患等リハビリテーション

◇　通則

(1)　第1節リハビリテーション料に掲げられていないリハビリテーションのうち，簡単なものの費用は，算定できない。

(2)　各区分におけるリハビリテーションの実施に当たっては，特に定める場合を除き，全ての患者の機能訓練の内容の要点及び実施時刻（開始時刻及び終了時刻）を診療録等へ記載する。

(3)　顎関節疾患の治療にマイオモニターを使用した場合は，1回につき医科のH002運動器リハビリテーション料の「3」運動器リハビリテーション料（Ⅲ）の所定点数により算定する。なお，診療録にマイオモニターを用いた顎関節疾患の治療の実施時刻（開始時刻及び終了時刻），治療内容等を記載する。

(4)　開口障害の治療に際して整形手術後に開口器等を使用して開口訓練を行った場合は，医科のH002運動器リハビリテーション料の「2」運動器リハビリテーション料（Ⅱ）の所定点数により1日につき1回に限り算定する。なお，診療録に開口障害の訓練の実施時刻（開始時刻及び終了時刻），訓練内容，使用器具名等を記載する。また，顎骨骨折に対する観血的手術後又は悪性腫瘍に対する放射線治療後に生じた開口障害について，開口器等を使用して開口訓練を行ったときも同様の取扱いとする。

(5)　第7部に掲げるリハビリテーション以外のリハビリテーションは，医科のリハビリテーションの例により算定する。

◇　本区分については，医科のH001脳血管疾患等リハビリテーション料の例により算定する。ただし，音声・構音障害を持つ患者に対して言語機能に係る訓練を行った場合に算定する。この場合において，当該区分中「医師」とあるのは「歯科医師」に読み替えて適用する。

H

リ
ハ

料（Ⅲ）（1単位）

　イ　理学療法士による場合　　**100点**

　ロ　作業療法士による場合　　**100点**

　ハ　言語聴覚士による場合　　**100点**

　ニ　歯科医師による場合　　　**100点**

　ホ　イからニまで以外の場合　**100点**

注1　別に厚生労働大臣が定める施設基準に適合しているものとして地方厚生局長等に届け出た保険医療機関において，別に厚生労働大臣が定める患者に対して個別療法であるリハビリテーションを行った場合に，当該基準に係る区分に従って，それぞれ発症，手術若しくは急性増悪又は最初に診断された日から180日を限度として所定点数を算定する。ただし，別に厚生労働大臣が定める患者について，治療を継続することにより状態の改善が期待できると医学的に判断される場合その他の別に厚生労働大臣が定める場合には，180日を超えて所定点数を算定することができる。

　2　注1本文に規定する別に厚生労働大臣が定める患者であって入院中のものに対してリハビリテーションを行った場合は，それぞれ発症，手術又は急性増悪から30日を限度として，早期リハビリテーション加算として，1単位につき**25点**を所定点数に加算する。

　3　別に厚生労働大臣が定める施設基準に適合しているものとして地方厚生局長等に届け出た保険医療機関において，注1本文に規定する別に厚生労働大臣が定める患者であって入院中のものに対してリハビリテーションを行った場合は，それぞれ発症，手術又は急性増悪から14日を限度として，初期加算として，1単位につき**45点**を更に所定点数に加算する。

　4　別に厚生労働大臣が定める施設基準に適合しているものとして地方厚生局長等に届け出た保険医療機関において，注1本文に規定する別に厚生労働大臣が定める患者

（入院中のものに限る。）であって，リハビリテーションを実施する日において別に厚生労働大臣が定める患者であるものに対してリハビリテーションを行った場合は，発症，手術又は急性増悪から14日を限度として，急性期リハビリテーション加算として，1単位につき**50点**を更に所定点数に加算する。

5　注1本文の規定にかかわらず，注1本文に規定する別に厚生労働大臣が定める患者であって，要介護被保険者等以外のものに対して，必要があってそれぞれ発症，手術若しくは急性増悪又は最初に診断された日から180日を超えてリハビリテーションを行った場合は，1月13単位に限り，算定できるものとする。

6　注1本文の規定にかかわらず，注1本文に規定する別に厚生労働大臣が定める患者であって，入院中の要介護被保険者等に対して，必要があってそれぞれ発症，手術若しくは急性増悪又は最初に診断された日から180日を超えてリハビリテーションを行った場合は，1月13単位に限り，注1に規定する施設基準に係る区分に従い，次に掲げる点数を算定できるものとする。

イ　脳血管疾患等リハビリテーション料（Ⅰ）（1単位）
　⑴　理学療法士による場合
　　　　　　　　　　　　147点
　⑵　作業療法士による場合
　　　　　　　　　　　　147点
　⑶　言語聴覚士による場合
　　　　　　　　　　　　147点
　⑷　歯科医師による場合　**147点**
ロ　脳血管疾患等リハビリテーション料（Ⅱ）（1単位）
　⑴　理学療法士による場合
　　　　　　　　　　　　120点
　⑵　作業療法士による場合
　　　　　　　　　　　　120点
　⑶　言語聴覚士による場合
　　　　　　　　　　　　120点

H

  （4）　歯科医師による場合　**120点**

ハ　脳血管疾患等リハビリテー
 ション料（Ⅲ）（1単位）

  （1）　理学療法士による場合

         60点

  （2）　作業療法士による場合

         60点

  （3）　言語聴覚士による場合

         60点

  （4）　歯科医師による場合　**60点**

  （5）　(1)から(4)まで以外の場合

         60点

H000-2 削除

H000-3　廃用症候群リハビリテーション料

1　廃用症候群リハビリテーション料
 （Ⅰ）（1単位）

 イ　理学療法士による場合　**180点**

 ロ　作業療法士による場合　**180点**

 ハ　言語聴覚士による場合　**180点**

 ニ　歯科医師による場合　**180点**

2　廃用症候群リハビリテーション料
 （Ⅱ）（1単位）

 イ　理学療法士による場合　**146点**

 ロ　作業療法士による場合　**146点**

 ハ　言語聴覚士による場合　**146点**

 ニ　歯科医師による場合　**146点**

3　廃用症候群リハビリテーション料
 （Ⅲ）（1単位）

 イ　理学療法士による場合　**77点**

 ロ　作業療法士による場合　**77点**

 ハ　言語聴覚士による場合　**77点**

 ニ　歯科医師による場合　**77点**

 ホ　イからニまで以外の場合　**77点**

注1　別に厚生労働大臣が定める基準
 に適合している保険医療機関にお
 いて，急性疾患等に伴う安静によ
 る廃用症候群の患者であって，一
 定程度以上の基本動作能力，応用
 動作能力，言語聴覚能力及び日常
 生活能力の低下を来しているもの
 に対して個別療法であるリハビリ
 テーションを行った場合に，当該
 基準に係る区分に従って，それぞ
 れ廃用症候群の診断又は急性増悪
 から120日を限度として所定点数
 を算定する。ただし，別に厚生労
 働大臣が定める患者について，治
 療を継続することにより状態の改

◇　本区分については，医科のH001-2廃用症候群リハビリテーション
 料の例により算定する。ただし，音声・構音障害を持つ患者に対して
 言語機能に係る訓練を行った場合に算定する。この場合において，当
 該区分中「医師」とあるのは「歯科医師」に読み替えて適用する。

善が期待できると医学的に判断される場合その他の別に厚生労働大臣が定める場合には，120日を超えて所定点数を算定することができる。

2　注1本文に規定する患者であって入院中のものに対してリハビリテーションを行った場合は，当該患者の廃用症候群に係る急性疾患等の発症，手術若しくは急性増悪又は当該患者の廃用症候群の急性増悪から30日を限度として，早期リハビリテーション加算として，1単位につき**25点**を所定点数に加算する。

3　別に厚生労働大臣が定める施設基準を満たす保険医療機関において，注1本文に規定する患者であって入院中のものに対してリハビリテーションを行った場合は，当該患者の廃用症候群に係る急性疾患等の発症，手術若しくは急性増悪又は当該患者の廃用症候群の急性増悪から14日を限度として，初期加算として，1単位につき**45点**を更に所定点数に加算する。

4　別に厚生労働大臣が定める施設基準に適合しているものとして地方厚生局長等に届け出た保険医療機関において，注1本文に規定する患者（入院中のものに限る。）であって，リハビリテーションを実施する日において別に厚生労働大臣が定める患者であるものに対してリハビリテーションを行った場合は，当該患者の廃用症候群に係る急性疾患等の発症，手術若しくは急性増悪又は当該患者の廃用症候群の急性増悪から14日を限度として，急性期リハビリテーション加算として，1単位につき**50点**を更に所定点数に加算する。

5　注1本文の規定にかかわらず，注1本文に規定する患者であって，要介護被保険者等以外のものに対して，必要があってそれぞれ廃用症候群の診断又は急性増悪から120日を超えてリハビリテー

H
リハ

ションを行った場合は，1月13単位に限り算定できるものとする。

6　注1本文の規定にかかわらず，注1本文に規定する患者であって，入院中の要介護被保険者等に対して，必要があってそれぞれ廃用症候群の診断又は急性増悪から120日を超えてリハビリテーションを行った場合は，1月13単位に限り，注1に規定する施設基準に係る区分に従い，次に掲げる点数を算定できるものとする。

イ　廃用症候群リハビリテーション料（Ⅰ）（1単位）

(1)　理学療法士による場合
108点

(2)　作業療法士による場合
108点

(3)　言語聴覚士による場合
108点

(4)　歯科医師による場合　**108点**

ロ　廃用症候群リハビリテーション料（Ⅱ）（1単位）

(1)　理学療法士による場合
88点

(2)　作業療法士による場合
88点

(3)　言語聴覚士による場合
88点

(4)　歯科医師による場合　**88点**

ハ　廃用症候群リハビリテーション料（Ⅲ）（1単位）

(1)　理学療法士による場合
46点

(2)　作業療法士による場合
46点

(3)　言語聴覚士による場合
46点

(4)　歯科医師による場合　**46点**

(5)　(1)から(4)まで以外の場合
46点

H001　摂食機能療法（1日につき）

1　30分以上の場合　**185点**
2　30分未満の場合　**130点**

注1　1については，摂食機能障害を有する患者に対して，1月に4回に限り算定する。ただし，治療開始日から起算して3月以内の患者

◇　**摂食機能療法について**

(1)　摂食機能障害を有する患者に対して，個々の患者の症状に対応した診療計画書に基づき，医師又は歯科医師若しくは医師又は歯科医師の指示の下に言語聴覚士，看護師，准看護師，歯科衛生士，理学療法士又は作業療法士が1回につき30分以上訓練指導を行った場合に月4回に限り算定する。ただし，治療開始日から起算して3月以内の患者に限っては，1日につき算定する。なお，摂食機能障害者

については，1日につき算定できる。

2　2については，脳卒中の患者であって，摂食機能障害を有するものに対して，脳卒中の発症から14日以内に限り，1日につき算定できる。

3　別に厚生労働大臣が定める施設基準に適合しているものとして地方厚生局長等に届け出た保険医療機関において，摂食機能又は嚥下機能の回復に必要な指導管理を行った場合は，摂食嚥下機能回復体制加算として，当該基準に係る区分に従い，患者（ハについては，療養病棟入院料1又は療養病棟入院料2を現に算定しているものに限る。）1人につき週1回に限り次に掲げる点数を所定点数に加算する。

イ　摂食嚥下機能回復体制加算1 **210点**

ロ　摂食嚥下機能回復体制加算2 **190点**

ハ　摂食嚥下機能回復体制加算3 **120点**

4　治療開始日から起算して3月を超えた場合においては，摂食機能療法と区分番号H001-2に掲げる歯科口腔リハビリテーション料1（2及び3に限る。）を合わせて月6回に限り算定する。

H001-2　歯科口腔リハビリテーション料1（1口腔につき）

1　有床義歯の場合

イ　ロ以外の場合 **104点**

ロ　困難な場合 **124点**

2　舌接触補助床の場合 **194点**

3　その他の場合 **189点**

注1　1については，有床義歯を装着している患者に対して，月1回に限り算定する。

2　2については，区分番号I017-1-3に掲げる舌接触補助床を装着している患者に対して，月4回に限り算定する。

3　3については，区分番号M025に掲げる口蓋補綴，顎補綴により

とは，次のいずれかに該当する患者をいう。

ア　発達遅滞，顎切除及び舌切除の手術又は脳卒中等による後遺症により摂食機能に障害があるもの

イ　内視鏡下嚥下機能検査又は嚥下造影によって他覚的に嚥下機能の低下が確認できるものであって，医学的に摂食機能療法の有効性が期待できるもの

(2)　摂食機能療法の実施に当たっては，診療録に当該療法の実施時刻（開始時刻と終了時刻），療法の内容の要点等を記載する。

(3)　医師又は歯科医師の指示の下に言語聴覚士，看護師，准看護師又は歯科衛生士が行う嚥下訓練は，摂食機能療法として算定する。

(4)　「2」30分未満の場合については，脳卒中の発症後14日以内の患者に対し，15分以上の摂食機能療法を行った場合に算定できる。なお，脳卒中の発症後14日以内の患者であっても，30分以上の摂食機能療法を行った場合には「1」30分以上の場合を算定できる。

(5)　「注3」に掲げる摂食嚥下機能回復体制加算は，摂食機能及び嚥下機能の回復の支援に係る専門知識を有した多職種により構成されたチーム（以下「摂食嚥下支援チーム」という。）等による対応によって摂食機能又は嚥下機能の回復が見込まれる患者に対して，多職種が共同して必要な指導管理を行った場合に算定できる。

(6)　「注3」に掲げる摂食嚥下機能回復体制加算を算定する摂食機能療法を行うに当たっては，医師との緊密な連携の下で行い，患者管理が適切になされるよう十分留意する。

(7)　その他摂食機能療法の医科と共通の項目は，医科のH004摂食機能療法の例により算定する。

◇　歯科口腔リハビリテーション料1について

(1)　「1」有床義歯の場合とは，有床義歯による口腔機能の回復又は維持を主眼とした調整又は指導をいい，具体的には，有床義歯を装着している患者に対して，有床義歯の適合性や咬合関係等の検査を行い，患者に対して義歯の状態を説明した上で，義歯に係る調整又は指導を行った場合に，月1回に限り算定する。この場合において，調整部位又は指導内容等の要点を診療録に記載する。

(2)　「1のロ」困難な場合とは，B013の「新製有床義歯管理料について」の(3)に掲げる場合をいう。

(3)　B013新製有床義歯管理料を算定した患者について，当該有床義歯の装着日の属する月の翌月以降の期間において，当該義歯を含めた有床義歯の調整又は指導は，「1」有床義歯の場合により算定する。

(4)　B013新製有床義歯管理料を算定した患者について，当該有床義歯の装着日の属する月から起算して6月以内の期間において，当該有床義歯の装着部位とは異なる部位に別の有床義歯の新製を行った場合は，「1」有床義歯の場合を算定し，B013新製有床義歯管理料

H

リハ

算定した装置を装着している患者に対して，月4回に限り算定する。

4　2及び3について，区分番号H001に掲げる摂食機能療法を算定した日は，歯科口腔リハビリテーション料1は算定できない。

5　2及び3について，区分番号H001に掲げる摂食機能療法の治療開始日から起算して3月を超えた場合においては，当該摂食機能療法と歯科口腔リハビリテーション料1を合わせて月6回に限り算定する。

H001-3　歯科口腔リハビリテーション料2
（1口腔につき）　　　　　　　54点
注　別に厚生労働大臣が定める施設基準に適合するものとして地方厚生局

は算定できない。

(5)　有床義歯の新製が予定されている月に旧義歯の修理を行い，M029有床義歯修理を算定した場合は，B013新製有床義歯管理料の「注2」の規定に関わらず，「1」有床義歯の場合を算定し，新製した有床義歯の装着時にB013新製有床義歯管理料を算定して差し支えない。

(6)　有床義歯の新製が予定されている月に，やむを得ず旧義歯の調整が必要となり有床義歯の調整を行った場合は「1」有床義歯の場合を算定し，新製した有床義歯の装着時はB013新製有床義歯管理料の「注2」の規定に関わらず，B013新製有床義歯管理料を算定する。

(7)　有床義歯を新製した月と同月に，当該有床義歯とは別の欠損部位の有床義歯の修理又は床裏装を行った場合は，M029有床義歯修理又はM030有床義歯内面適合法（有床義歯床裏装）は別に算定する。この場合において，B013新製有床義歯管理料又は「1」有床義歯の場合のいずれかにより算定する。

(8)　I022有床義歯床下粘膜調整処置を行い，有床義歯の新製又は床裏装を予定している場合は，同月内であっても当該処置に併せて「1」有床義歯の場合を算定して差し支えない。この場合において，「1」有床義歯の場合を算定したときは，同月内にB013新製有床義歯管理料は算定できない。

(9)　別の保険医療機関で製作した有床義歯の調整又は指導は，装着する日の属する月であっても「1」有床義歯の場合により算定する。

(10)　「2」舌接触補助床の場合は，脳血管疾患，口腔腫瘍又は口腔機能低下症等の患者に対し，舌接触状態等を変化させて摂食・嚥下機能又は発音・構音機能の改善を図ることを目的にI017-1-3舌接触補助床を装着した場合又は有床義歯形態の補助床を装着した場合に，当該装置の調整又は指導を行い，口腔機能の回復又は維持・向上を図った際に算定する。なお，同一初診期間中に「2」舌接触補助床の場合の算定以降は「1」有床義歯の場合を算定できない。この場合において，調整部位又は指導内容等の要点を診療録に記載する。

(11)　「3」その他の場合は，M025口蓋補綴，顎補綴により算定した，口蓋補綴装置，顎補綴装置，発音補助装置，発音補整装置，ホッツ床（哺乳床）又はオクルーザルランプを付与した口腔内装置を装着している場合に，当該装置の調整，患者又は患者の保護者に対する当該装置の使用方法等の指導，訓練又は修理を行い，口腔機能の回復又は向上を図った際に算定する。この場合において，調整部位又は指導内容等の要点を診療録に記載する。

(12)　歯科口腔リハビリテーション料1を算定した日において，H001-3歯科口腔リハビリテーション料3に係る口腔機能に係る指導・訓練を実施した場合は，歯科口腔リハビリテーション料3を別に算定して差し支えない。

(13)　有床義歯に係る調整又は指導を行うに当たっては，「有床義歯の管理について」（平成19年11月日本歯科医学会）を参考とする。

◇　歯科口腔リハビリテーション料2について

(1)　顎関節症を有する患者であって，I017口腔内装置の「注」に規定する顎関節治療用装置を装着している患者に対して，療養上の指導又は訓練を行い，口腔機能の回復又は維持・向上を図った場合に

長等に届け出た保険医療機関において，顎関節治療用装置を装着している患者に対して，月1回に限り算定する。

H001-4 歯科口腔リハビリテーション料3
（1口腔につき）

1　口腔機能の発達不全を有する18歳未満の患者の場合　**50点**

2　口腔機能の低下を来している患者の場合　**50点**

注1　1については，区分番号B000-4-2に掲げる小児口腔機能管理料又は区分番号C001-3に掲げる歯科疾患在宅療養管理料を算定する患者に対して，口腔機能の獲得を目的として，療養上必要な指導及び訓練を行った場合に，月2回に限り算定する。

2　2については，区分番号B000-4-3に掲げる口腔機能管理料又は区分番号C001-3に掲げる歯科疾患在宅療養管理料を算定する患者に対して，口腔機能の回復又は維持を目的として，療養上必要な指導及び訓練を行った場合に，月2回に限り算定する。

3　区分番号H001に掲げる摂食機能療法を算定した日は，歯科口腔リハビリテーション料3は算定できない。

H002 障害児（者）リハビリテーション料
（1単位）

1　6歳未満の患者の場合　**225点**

2　6歳以上18歳未満の患者の場合　**195点**

3　18歳以上の患者の場合　**155点**

注　別に厚生労働大臣が定める施設基準に適合しているものとして地方厚生局長等に届け出た保険医療機関において，別に厚生労働大臣が定める患者に対して，個別療法であるリハビリテーションを行った場合に，患者1人につき1日6単位まで算定する。

H003 がん患者リハビリテーション料（1単位）　**205点**

注　別に厚生労働大臣が定める施設基

算定する。なお，別の保険医療機関で製作した口腔内装置を装着している場合においても，当該リハビリテーション料により算定する。

(2)　当該装置の調整・修理を行う場合にあっては，I017-2口腔内装置調整・修理により算定する。

(3)　実施内容等の要点を診療録に記載する。

◇　歯科口腔リハビリテーション料3について

(1)　「1」口腔機能の発達不全を有する18歳未満の患者の場合は，正常な口腔機能の獲得を目的としてB000-4-2小児口腔機能管理料を算定する患者又はC001-3歯科疾患在宅療養管理料を算定する患者に対し，管理計画に基づき口腔機能に係る指導・訓練を行った場合に算定する。当該指導・訓練を行うに当たっては，関係学会より示されている「口腔機能発達不全症に関する基本的な考え方」（令和6年3月日本歯科医学会）を参考とすること。

(2)　「2」口腔機能の低下を来している患者の場合は，口腔機能の回復又は維持・向上を目的としてB000-4-3口腔機能管理料又はC001-3歯科疾患在宅療養管理料を算定する患者に対し，管理計画に基づき口腔機能に係る指導・訓練を行った場合に算定する。当該指導・訓練を行うに当たっては，関係学会より示されている「口腔機能低下症に関する基本的な考え方」（令和6年3月日本歯科医学会）を参考とすること。

(3)　歯科口腔リハビリテーション料3を算定した日において，H001-2歯科口腔リハビリテーション料1に係る有床義歯，舌接触補助床又は口蓋補綴装置等に係る調整または指導を実施した場合は，歯科口腔リハビリテーション料1を別に算定して差し支えない。

(4)　歯科口腔リハビリテーション料3を算定した日において，H001-3歯科口腔リハビリテーション料2に係る顎関節症を有する患者への指導又は訓練を実施した場合は，歯科口腔リハビリテーション料2を別に算定して差し支えない。

(5)　指導・訓練内容等の要点を診療録に記載する。

◇　本区分については，医科のH007障害児（者）リハビリテーション料の例により算定する。ただし，音声・構音障害を持つ患者に対して言語機能に係る訓練を行った場合に限り算定する。

◇　がん患者リハビリテーション料について

(1)　がん患者リハビリテーション料とは，別に厚生労働大臣が定める施設基準に適合しているものとして地方厚生（支）局長に届け出た

H
リハ

準に適合しているものとして地方厚生局長等に届け出た保険医療機関において，別に厚生労働大臣が定める患者であって，がんの治療のために入院しているものに対して，個別療法であるリハビリテーションを行った場合に，患者1人につき1日6単位まで算定する。

保険医療機関において算定するものをいい，がんの種類や進行，がんに対して行う治療及びそれに伴って発生する副作用又は障害等について十分な配慮を行った上で，がんやがんの治療により生じた疼痛，筋力低下，障害等に対して，二次的障害を予防し，運動器の低下や生活機能の低下予防・改善することを目的として種々の運動療法，日常生活活動訓練，物理療法，応用的動作能力，社会的適応能力の回復等を組み合わせて個々の症例に応じて行った場合について算定する。

(2) がん患者リハビリテーションは，対象となる患者に対して，歯科医師の指導監督の下，がん患者リハビリテーションに関する適切な研修を修了した言語聴覚士が個別に20分以上のリハビリテーションを行った場合を1単位として，1日につき6単位に限り算定する。また，専任の歯科医師が，直接訓練を実施した場合にあっても，言語聴覚士が実施した場合と同様に算定する。

(3) 対象となる患者は，入院中のがん患者であって，次のいずれかに該当する者をいい，当該患者の主治医である歯科医師と連携する医師が個別にがん患者リハビリテーションが必要であると認める者である。

　ア　当該入院中にがんの治療のための手術，骨髄抑制を来しうる化学療法，放射線治療若しくは造血幹細胞移植が行われる予定の患者又は行われた患者

　イ　在宅において緩和ケア主体で治療を行っている進行がん又は末期がんの患者であって，症状増悪のため一時的に入院加療を行っており，在宅復帰を目的としたリハビリテーションが必要な患者

(4) がん患者リハビリテーションを行う際は，歯科医師及び当該歯科医師と連携する医師の定期的な診察結果に基づき，歯科医師，医師，看護師，理学療法士，作業療法士，言語聴覚士，社会福祉士等の多職種が共同して医科のH003-2リハビリテーション総合計画評価料の「注」に規定するリハビリテーション計画を作成していること。なお，がん患者リハビリテーションの開始時及びその後3か月に1回以上，患者又はその家族等に対して当該がん患者リハビリテーションの実施計画の内容を説明し，その要点を診療録に記載する。なお，がんのリハビリテーションに従事する者は，積極的にキャンサーボードに参加することが望ましい。

(5) がん患者リハビリテーション料を算定している患者に対して，H000脳血管疾患等リハビリテーション料，H000-3廃用症候群リハビリテーション料又はH002障害児（者）リハビリテーション料は別に算定できない。

H008　集団コミュニケーション療法料（1単位）　　　　　　　　　50点
注　別に厚生労働大臣が定める施設基準に適合しているものとして地方厚生局長等に届け出た保険医療機関において，別に厚生労働大臣が定める患者に対して，集団コミュニケーション療法である言語聴覚療法を行った場合に，患者1人につき1日3単位まで算定する。

◇　本区分については，医科のH008集団コミュニケーション療法料の例により算定する。ただし，音声・構音障害を持つ患者に対して言語機能に係る訓練を行った場合に算定する。

第2節　薬　剤　料

区分

H100　薬剤　薬価が15円を超える場合は，
薬価から15円を控除した額を
10円で除して得た点数につき
１点未満の端数を切り上げて
得た点数に１点を加算して得
た点数とする。

　　注1　薬価が15円以下である場合は，
算定できない。

　　　2　使用薬剤の薬価は，別に厚生労
働大臣が定める。

◇　本区分については，医科のH100薬剤の例により算定する。

第8部 処 置

通 則

1 処置の費用は，第1節の各区分の所定点数により算定する。

2 処置に当たって，第2節に掲げる医療機器等，薬剤又は別に厚生労働大臣が定める保険医療材料（以下この部において「特定保険医療材料」という。）を使用した場合（別に厚生労働大臣が定める薬剤（以下この部において「特定薬剤」という。）にあっては，120点以上の処置若しくは特に規定する処置に使用した場合又は特定保険医療材料にあっては，特に規定する処置に使用した場合を除く。）は，前号により算定した点数及び第2節から第5節までの所定点数を合算した点数により算定する。

3 第1節に掲げられていない処置であって簡単なものの費用は，薬剤又は特定保険医療材料を使用したときに限り，第3節，第4節又は第5節の所定点数のみにより算定する。

4 第1節に掲げられていない処置であって特殊なものの費用は，同節に掲げられている処置のうちで最も近似する処置の各区分の所定点数により算定する。

5 6歳未満の乳幼児又は著しく歯科診療が困難な者に対して，処置を行った場合は，全身麻酔下で行った場合を除き，次に掲げる点数を，それぞれ当該処置の所定点数に加算する。ただし，通則第8号又は第9号に掲げる加算を算定する場合は，この限りでない。

イ 処置（区分番号 I 005（1及び2に限る。）に掲げる抜髄，区分番号 I 006（1及び2に限る。）に掲げる感染根管処置，区分番号 I 017に掲げる口腔内装置，区分番号 I 017-1-2に掲げる睡眠時無呼吸症候群に対する口腔内装置，区分番号 I 017-1-3に掲げる舌接触補助床及び区分番号 I 017-1-4に掲げる術後即時顎補綴装置を除く。）を行った場合

◇ 通 則

(1) 処置の「所定点数」とは処置料の項に掲げられた点数及び「注」による加算の合計をいい，通則の加算点数は含まない。

(2) 通則の加算方法は処置料の所定点数に通則中の各加算を足し合わせたものの合計により算定する。

(3) 処置の費用としては，第1節に規定してある所定点数によるほか，処置に使用した薬剤（特定薬剤にあっては，所定点数が120点以上の処置又は各区分の「注」に「特定薬剤料を含む。」と記載されている場合を除く。）の費用についても算定する。したがって，薬剤を使用して処置を行った場合は第3節の薬剤料（特定薬剤を使用して処置を行った場合は，120点以上の処置又は特に規定する処置を除いて第4節の特定薬剤料）を，第1節の処置料と合算して算定する。この場合において，特定薬剤は別に厚生労働大臣が定めるものに限られる。

(4) 薬剤料，特定薬剤料又は特定保険医療材料料の算定の単位は1回に使用した総量の価格であって，注射液の1筒ごと等の特定単位はこだわらない。

(5) 第1節に掲げられていない処置のうちラバーダム防湿法，薬剤による歯周ポケット内洗浄及び簡単な処置の費用は基本診療料に含まれ算定できないが，特殊な処置の費用は，その都度当局に内議し，最も近似する処置として準用が通知された算定方法により算定する。

(6) 「通則5」による6歳未満の乳幼児又は著しく歯科診療が困難な者に対する加算は，第1節の所定点数の100分の50又は100分の30を加算する。

(7) 「通則5」又は「通則9」による著しく歯科診療が困難な者等に対する100分の50又は100分の30加算とは，開口の保持又は体位，姿勢の保持が必要な患者や頻繁な治療の中断を伴う患者等に対して，患者の状態に留意しながら治療を行った場合等に算定するものをいい，当該加算を算定した日の患者の治療時の状況を診療録に記載する。

(8) 「通則5」の加算において6歳未満の乳幼児であって著しく歯科診療が困難な者については，乳幼児に対する加算としての100分の50加算又は100分の30加算のみを算定する。

(9) 「通則6」の入院中の患者以外に対する処置の休日加算，時間外加算又は深夜加算は，医科点数表の例により算定する。

(10) 「通則6」の入院中の患者に対する処置の休日加算，時間外加算又は深夜加算は，医科点数表の例により算定する。

(11) 「通則6」の所定点数が1,000点以上又は150点以上とは，各区分に規定してある所定点数が1,000点以上又は150点以上という趣旨である。ただし，その処置・手術が全体として一体と考えられる場合は，個々の所定点数が1,000点又は150点に達しなくとも，それらの合算点数が1,000点以上又は150点以上のときは加算が認められる。

(12) 120点以上の処置又は各区分の「注」に「麻酔料を含む。」と記載されている場合の処置の所定点数中に含まれる簡単な伝達麻酔と

所定点数の100分の50に相当する点数

ロ　区分番号Ｉ005（１及び２に限る。）に掲げる抜髄又は区分番号Ｉ006（１及び２に限る。）に掲げる感染根管処置を行った場合

所定点数の100分の30に相当する点数

6　緊急のために休日に処置を行った場合又は処置の開始時間が保険医療機関の表示する診療時間以外の時間若しくは深夜である場合は，次に掲げる点数を，それぞれ所定点数に加算した点数により算定する。

イ　処置の所定点数が1,000点以上の場合であって，別に厚生労働大臣が定める施設基準に適合しているものとして地方厚生局長等に届け出た保険医療機関において行われる場合

（1）休日加算1

所定点数の100分の160に相当する点数

（2）時間外加算1（入院中の患者以外の患者に対して行われる場合に限る。）

所定点数の100分の80に相当する点数

（3）深夜加算1

所定点数の100分の160に相当する点数

（4）（1）から（3）までにかかわらず，区分番号Ａ000に掲げる初診料の注7のただし書に規定する保険医療機関において，入院中の患者以外の患者に対して，処置の開始時間が同注のただし書に規定する時間である処置を行った場合

所定点数の100分の80に相当する点数

ロ　処置の所定点数が150点以上の場合であって，入院中の患者以外の患者に対し行われる場合（イに該当する場合を除く。）

（1）休日加算2

所定点数の100分の80に相当する点数

（2）時間外加算2

所定点数の100分の40に相当

は，麻酔の部（第10部）に規定してある伝達麻酔以外の簡単な伝達麻酔（頤孔，後臼歯結節，大口蓋孔等）をいう。

なお，麻酔の部に規定してあるＫ001浸潤麻酔は，120点以上の処置又は各区分の「注」に「麻酔料を含む。」と記載されている場合の処置の所定点数に含まれ別に算定できない。ただし，Ｉ004の1生活歯髄切断又はＩ005抜髄を行う場合の浸潤麻酔に当たって使用した薬剤の薬価についてはこの限りではない。

⑬　歯科訪問診療は通院困難な療養中の患者について実施されるが，消炎鎮痛，有床義歯の調整等の訪問診療で求められる診療の重要性及び困難性を考慮し，Ｃ000歯科訪問診療料を算定する患者であって，同「注8」に規定する歯科診療特別対応加算1，歯科診療特別対応加算2又は歯科診療特別対応加算3を算定しないものに対して行った第8部に掲げる処置，第9部に掲げる手術及び第12部に掲げる歯冠修復及び欠損補綴を行った場合は，次に掲げる点数をそれぞれ所定点数に加算する。

ア　М003印象採得（「2のロ及びハ」に限る），М003-3咬合印象，М006咬合採得（「2のロ」に限る。）又はМ030有床義歯内面適合法　　所定点数の100分の70に相当する点数

イ　Ｉ005抜髄（「3」に限る。），Ｉ006感染根管処置（「3」に限る。），Ｊ000抜歯手術（「1」，「2」及び「3」に限る。）（「注1」による加算を算定した場合を除く。）М021-3（1に限る。）に掲げる磁性アタッチメント又はМ029有床義歯修理

所定点数の100分の50に相当する点数

ウ　Ｉ005抜髄（「1」及び「2」に限る。），Ｉ006感染根管処置（「1」及び「2」に限る。），Ｊ013口腔内消炎手術（「2」に限る。）

所定点数の100分の30に相当する点数

⑭　Ｉ005抜髄，Ｉ006感染根管処置，Ｉ007根管貼薬処置，Ｉ008根管充填及びＩ008-2加圧根管充填処置の一連の歯内療法において，高周波療法，イオン導入法，根管拡大，根管形成，歯肉圧排，根管充填剤（材）の除去，隔壁，歯髄結石除去，根管開拡及び特定薬剤等はそれぞれの所定点数に含まれ別に算定できない。

Ｉ

処置

する点数

　(3)　深夜加算2
　　所定点数の100分の80に相当
する点数

　(4)　(1)から(3)までにかかわらず,区
分番号A000に掲げる初診料の注
7のただし書に規定する保険医療
機関において,処置の開始時間が
同注のただし書に規定する時間で
ある処置を行った場合
　　所定点数の100分の40に相当
する点数

7　120点以上の処置又は特に規定する
処置の所定点数は,当該処置に当たっ
て,表面麻酔,浸潤麻酔又は簡単な伝
達麻酔を行った場合の費用を含む。た
だし,区分番号I004の1に掲げる生
活歯髄切断又は区分番号I005に掲げ
る抜髄を行う場合の当該麻酔に当たっ
て使用した薬剤の薬価は,別に厚生労
働大臣の定めるところにより算定でき
る。

8　区分番号C000に掲げる歯科訪問診
療料を算定する患者であって,同注8
に規定する歯科診療特別対応加算1,
歯科診療特別対応加算2又は歯科診療
特別対応加算3を算定しないものに対
して,歯科訪問診療時に処置を行った
場合は,次に掲げる点数を,それぞれ
当該処置の所定点数に加算する。

　イ　区分番号I005（3に限る。）に掲
げる抜髄又は区分番号I006（3に
限る。)に掲げる感染根管処置を行っ
た場合
　　所定点数の100分の50に相当す
る点数

　ロ　区分番号I005(1及び2に限る。)
に掲げる抜髄又は区分番号I006(1
及び2に限る。）に掲げる感染根管
処置を行った場合
　　所定点数の100分の30に相当す
る点数

9　区分番号C000に掲げる歯科訪問診
療料及び同注8に規定する歯科診療特
別対応加算1,歯科診療特別対応加算
2又は歯科診療特別対応加算3を算定
する患者に対して,歯科訪問診療時に
処置を行った場合は,次に掲げる点数

Ⅰ

処
置

を，それぞれ当該処置の所定点数に加
算する。
イ　処置（区分番号 I 005（1及び2
に限る。）に掲げる抜髄，区分番号
I 006（1及び2に限る。）に掲げる
感染根管処置，区分番号 I 017に掲
げる口腔内装置，区分番号 I 017-
1-2に掲げる睡眠時無呼吸症候群に
対する口腔内装置，区分番号 I 017-
1-3に掲げる舌接触補助床及び区分
番号 I 017-1-4に掲げる術後即時顎
補綴装置を除く。）を行った場合
　　　所定点数の100分の50に相当す
　　　る点数
ロ　区分番号 I 005（1及び2に限る。）
に掲げる抜髄又は区分番号 I 006（1
及び2に限る。）に掲げる感染根管
処置を行った場合
　　　所定点数の100分の30に相当す
　　　る点数

第1節　処　置　料

区分

（歯の疾患の処置）

I 000　う蝕処置（1歯1回につき）　　**18点**
　　注　貼薬，仮封及び特定薬剤の費用並
　　　びに特定保険医療材料料は，所定点
　　　数に含まれる。

◇　第1節の処置において，I 000う蝕処置から I 021根管内異物除去の
　処置のために行った K 001浸潤麻酔等は，「通則7」に該当しない場合
　に限り，術野又は病巣単位ごとに算定する。

◇　う蝕処置について
⑴　う蝕処置は，1歯1回を単位として算定し，1回の処置歯数が2
　歯以上にわたる場合は，所定点数を歯数倍した点数により算定する。
　以下「1歯1回につき」等の規定のある場合の算定は，処置を行っ
　た歯数を乗じて算定する。
⑵　「う蝕処置」は，次の処置をいう。
　ア　う蝕歯に行った軟化象牙質の除去又は暫間充填
　イ　歯根未完成の永久歯の歯内療法実施中に，根尖部の閉鎖状態の
　　予後観察のために行った水酸化カルシウム系糊剤等による暫間根
　　管充填に併せて行った暫間充填
　ウ　歯髄保護処置又は歯冠修復物の脱落時の再装着等を行うに当
　　たって軟化象牙質等の除去若しくは燐酸セメント若しくはカルボ
　　キシレートセメント等を用いた暫間充填
⑶　う蝕処置，M001歯冠形成，M001-2う蝕歯即時充填形成及びM
　001-3う蝕歯インレー修復形成等において，軟化象牙質の検査を行っ
　た場合は，それぞれの所定点数に含まれ別に算定できない。
⑷　M002支台築造又はM002-2支台築造印象と同日に行ったう蝕処置
　の費用は，それぞれの所定点数に含まれ，別に算定できない。
⑸　う蝕処置を算定する場合は，算定部位ごとに処置内容等を診療録

Ⅰ000-2 咬合調整
1　1歯以上10歯未満　　　　　**40点**
2　10歯以上　　　　　　　　**60点**

Ⅰ000-3 残根削合（1歯1回につき）**18点**
注　貼薬，仮封及び特定薬剤の費用並びに特定保険医療材料料は，所定点

に記載する。

◇　咬合調整について

(1)　次に掲げる場合に算定する。
　ア　一次性咬合性外傷の場合
　イ　二次性咬合性外傷の場合
　ウ　歯冠形態修正の場合
　エ　レスト製作の場合
　オ　第13部　歯科矯正に伴うディスキングの場合

(2)　(1)の「ア」一次性咬合性外傷の場合とは，一次性咬合性外傷を有する場合であって，過度の咬合圧を受ける天然歯若しくは金属歯冠修復物等（他院で製作されたものに限る。）の過高部を削合した場合又は歯ぎしりの際の咬合干渉を削合した場合をいう。

(3)　アについては，「1」1歯以上10歯未満又は「2」10歯以上のうち，いずれかを1回算定する。ただし，前回算定した日から起算して6月以内は算定できない。

(4)　(1)の「イ」二次性咬合性外傷の場合とは，歯周炎に罹患した患者に対して，歯周炎の治療を目的として行われる場合をいう。

(5)　イについては，「1」1歯以上10歯未満又は「2」10歯以上のうち，いずれかを1回算定する。ただし，前回算定した日から起算して6月以内は算定できない。

(6)　(1)の「ウ」歯冠形態修正の場合とは，食物の流れを改善し歯周組織への為害作用を極力阻止する場合，又は舌，頬粘膜の咬傷を起こすような場合等の歯冠形態修正を行った場合に算定する。

(7)　ウについては，「1」1歯以上10歯未満又は「2」10歯以上のうち，いずれかを1回算定する。ただし，前回算定した日から起算して6月以内は算定できない。また，歯冠形態修正を行った場合は，診療録に歯冠形態の修正理由，歯冠形態の修正箇所等を記載する。

(8)　(1)の「エ」レスト製作の場合とは，新たな義歯の製作又は義歯修理（鉤等の追加）を行うに当たり，鉤歯と鉤歯の対合歯をレスト製作のために削除した場合をいい，新たな義歯の製作又は義歯修理の実施1回につき，「1」1歯以上10歯未満又は「2」10歯以上のうち，いずれか1回に限り算定する。ただし，修理を行った有床義歯に対して，再度，義歯修理を行う場合については，前回算定した日から起算して3月以内は算定できない。

(9)　(1)の「オ」第13部歯科矯正に伴うディスキングの場合とは，第13部「通則3」に規定する顎変形症又は通則7に規定する別に厚生労働大臣が定める疾患に起因した咬合異常の歯科矯正を行う際に歯の隣接面の削除を行う場合をいい，歯数に応じ各区分により算定する。

(10)　歯髄切断，抜髄，感染根管処置等の一連の歯内治療又は抜歯手術に伴って，患歯の安静を目的として行う歯の削合に係る費用は，Ⅰ004歯髄切断，Ⅰ005抜髄，Ⅰ006感染根管処置，J000抜歯手術等に含まれ別に算定できない。

(11)　咬合調整を算定する場合は，(1)のアからオまでのいずれに該当するかを診療報酬明細書の摘要欄に記載すること。

◇　治療の必要上，残根歯の削合を行う場合は，歯数に応じて算定する。

数に含まれる。

Ⅰ001 歯髄保護処置（1歯につき）

1	歯髄温存療法	**200点**
2	直接歯髄保護処置	**154点**
3	間接歯髄保護処置	**38点**

注1　歯髄温存療法を行った場合の経過観察中の区分番号Ⅰ000に掲げるう蝕処置の費用は，所定点数に含まれる。

2　特定薬剤の費用及び特定保険医療材料料は，所定点数に含まれる。

Ⅰ001-2 象牙質レジンコーティング（1歯につき）　　　　**46点**

注　区分番号M001の1に掲げる生活歯歯冠形成を行った場合，当該補綴に係る補綴物の歯冠形成から装着までの一連の行為につき1回に限り算定する。

Ⅰ002 知覚過敏処置（1口腔1回につき）

1	3歯まで	**46点**
2	4歯以上	**56点**

注　特定薬剤の費用は，所定点数に含まれる。

Ⅰ002-2 う蝕薬物塗布処置（1口腔1回に

◇　歯髄保護処置について

(1)　「歯髄保護処置」とは，歯髄温存療法，直接歯髄保護処置及び間接歯髄保護処置をいう。

(2)　う窩の処置としての象牙質の削除を行うとともに，歯髄保護処置及び暫間充填を行った場合は，Ⅰ000う蝕処置と本区分の所定点数をそれぞれ算定する。

　　ただし，M001-2う蝕歯即時充填形成，M001-3う蝕歯インレー修復形成又はⅠ004歯髄切断を行った場合は，本区分の点数は算定できない。

(3)　同一歯に2か所以上，例えば近心と遠心とにう窩が存在する場合に，それぞれの窩洞に歯髄保護処置を行った場合は，同日又は日を異にして行った場合であっても，1歯につき1回に限り所定点数を算定する。

(4)　「歯髄温存療法」とは，臨床的に健康な歯髄又は可逆性歯髄炎であって，感染象牙質を全て除去すれば，露髄を招き抜髄に至る可能性のある深在性のう蝕を対象とし，感染象牙質を残し，そこに水酸化カルシウム製剤などを貼付し，感染部の治癒を図り，3月以上の期間を要するものをいう。本区分は，当該処置を行った最初の日から起算して3月以上の期間内に2回程度の薬剤の貼付を行うことを含め，当該処置に係る一連の行為を包括的に評価し，当該処置を行った最初の日に算定する。

(5)　歯髄温存療法を行った場合は，当該処置を行った最初の日から起算して3月以上の経過観察期間を行った後に，歯冠修復等を実施する。なお，当該処置を行った場合は，処置内容及び経過観察期間等に係る事項について患者に対して説明するとともに，その要点を診療録に記載する。

(6)　直接歯髄保護処置を行った場合は，当該処置を行った最初の日から起算して1月以上の経過観察を行った後に歯冠修復等を実施する。なお，当該処置を行った場合は，処置内容及び経過観察期間等に係る事項について患者に対して説明するとともに，その要点について診療録に記載する。

◇　象牙質レジンコーティングについて

　　象牙質レジンコーティングは，M001歯冠形成の「1」生活歯歯冠形成を行った歯に対して，象牙細管の封鎖を目的として，歯科用シーリング・コーティング材を用いてコーティング処置を行った場合に，1歯につき1回に限り算定する。

◇　知覚過敏処置について

(1)　イオン導入法は，知覚過敏処置に含まれ別に算定できない。

(2)　歯冠形成後，知覚過敏が生じた有髄歯に対する知覚鈍麻剤の塗布は，歯冠形成，印象採得，咬合採得，仮着及び装着と同時に行う場合を除き「1」3歯まで又は「2」4歯以上の所定点数により算定する。ただし，補綴物の歯冠形成から装着までの治療期間中に，Ⅰ001-2象牙質レジンコーティングを算定した場合は，当該期間中に知覚過敏処置は算定できない。

◇　う蝕に対して，軟化象牙質等を除去して充填等を行わず，フッ化ジ

Ⅰ

処置

歯の疾患

つき）

1　3歯まで　　　　　　　　**46点**

2　4歯以上　　　　　　　　**56点**

注　特定薬剤の費用は，所定点数に含まれる。

Ⅰ003　初期う蝕早期充填処置（1歯につき）
134点

注　小窩裂溝の清掃，歯面の前処理及び填塞の費用は，所定点数に含まれる。

Ⅰ004　歯髄切断（1歯につき）

1　生活歯髄切断　　　　　　**233点**

2　失活歯髄切断　　　　　　**72点**

注1　永久歯の歯根完成期以前及び乳歯の歯髄につき，1の生活歯髄切断を行った場合は，**42点**を所定点数に加算する。

　　2　歯髄保護処置の費用は，所定点数に含まれる。

Ⅰ005　抜髄（1歯につき）

1　単根管　　　　　　　　　**234点**

2　2根管　　　　　　　　　**426点**

3　3根管以上　　　　　　　**600点**

注1　区分番号Ⅰ001の1に掲げる歯髄温存療法を行った日から起算して3月以内に当該処置を行った場合は，その区分に従い，**42点**，**234点**又は**408点**を算定する。

　　2　区分番号Ⅰ001の2に掲げる直接歯髄保護処置を行った日から起算して1月以内に当該処置を行った場合は，その区分に従い，**80点**，**272点**又は**446点**を算定する。

　　3　麻酔（通則第7号に規定する麻酔に限る。）の費用（麻酔に当たって使用した薬剤の薬価を除く。）及び特定薬剤の費用は，所定点数に含まれる。

アンミン銀の塗布を行った場合は，1口腔1回につき歯数に応じて「1」3歯まで又は「2」4歯以上により算定する。

◇　初期う蝕早期充填処置について

(1)　原則として幼若永久歯又は乳歯の小窩裂溝の初期う蝕に対して行った場合に算定する。この場合において，初期う蝕に罹患している小窩裂溝に対する清掃等を行った場合は，所定点数に含まれ別に算定できない。

(2)　初期う蝕早期充填処置は1歯につき1回に限り算定する。ただし，咬耗や歯ぎしり等による摩耗により，やむを得ず再度の充填処置が必要になった場合は，B000-4歯科疾患管理料又はB002歯科特定疾患療養管理料を算定している患者に限り，前回の初期う蝕早期充填処置を算定した日から起算して6月を経過した日以降についてはこの限りではない。

(3)　初期う蝕早期充填処置に要する特定保険医療材料料は，M009充填の「イ」単純なものの場合と同様とする。

◇　歯髄切断について

(1)　生活歯髄切断のために用いた表面麻酔，浸潤麻酔，簡単な伝達麻酔，特定薬剤及び歯髄保護処置は，生活歯髄切断の所定点数に含まれ別に算定できない。ただし表面麻酔，浸潤麻酔又は簡単な伝達麻酔に用いた薬剤に係る薬剤料は別に算定する。

(2)　生活歯髄切断後に歯冠形成を行った場合は，M001歯冠形成の「1」生活歯冠形成又は「3」窩洞形成の各号により算定する。

(3)　同一歯について，Ⅰ005抜髄を併せて行った場合は，Ⅰ005抜髄の所定点数に当該歯髄切断は含まれ別に算定できない。

(4)　歯髄切断の後に抜髄となった場合は，Ⅰ005抜髄の所定点数のみにより算定する。

◇　抜髄について

(1)　1歯につき1回に限り算定する。なお，麻酔及び薬剤は所定点数に含まれ別に算定できない。ただし表面麻酔，浸潤麻酔又は簡単な伝達麻酔に用いた薬剤に係る薬剤料は別に算定する。

(2)　抜髄は，抜髄を行った歯について，抜髄が完了した日において算定する。この場合において，失活抜髄の貼薬及び薬剤は，所定点数に含まれ別に算定できない。

(3)　Ⅰ001歯髄保護処置の「1」歯髄温存療法を行った場合は，当該処置を行った最初の日から起算して3月以上の経過観察を行うが，やむを得ず経過観察中に抜髄を実施した場合は，「注1」に掲げる所定点数により算定する。

(4)　Ⅰ001歯髄保護処置の「2」直接歯髄保護処置を行った場合は，1月以上の経過観察を行うが，やむを得ず早期に抜髄を実施した場合は，「注2」に掲げる所定点数により算定する。

Ｉ006 感染根管処置（1歯につき）

1　単根管　　　　　　　　**160点**

2　2根管　　　　　　　　**310点**

3　3根管以上　　　　　　**450点**

注　特定薬剤の費用は，所定点数に含まれる。

Ｉ007 根管貼薬処置（1歯1回につき）

1　単根管　　　　　　　　**33点**

2　2根管　　　　　　　　**41点**

3　3根管以上　　　　　　**57点**

注　特定薬剤の費用は，所定点数に含まれる。

Ｉ008 根管充填（1歯につき）

1　単根管　　　　　　　　**72点**

2　2根管　　　　　　　　**94点**

3　3根管以上　　　　　　**122点**

注　特定薬剤の費用は，所定点数に含まれる。

Ｉ008-2 加圧根管充填処置（1歯につき）

1　単根管　　　　　　　　**139点**

2　2根管　　　　　　　　**168点**

3　3根管以上　　　　　　**213点**

注1　区分番号M000-2に掲げるクラウン・ブリッジ維持管理料の注1により当該管理料を算定する旨を地方厚生局長等に届け出た保険医療機関において算定する。

2　特定薬剤の費用は，所定点数に含まれる。

3　3については，別に厚生労働大臣が定める施設基準に適合しているものとして地方厚生局長等に届け出た保険医療機関において，歯科用3次元エックス線断層撮影装置及び手術用顕微鏡を用いて根管治療を行った場合に，手術用顕微鏡加算として，**400点**を所定点数に加算する。なお，第4部に掲げる歯科用3次元エックス線断層撮

◇　感染根管処置について

(1) 抜歯を前提として急性症状の消退を図ることを目的とした根管拡大等は，根管数にかかわらず1歯につき1回に限り，「1」単根管により算定する。なお，抜歯を前提とした根管拡大等に併せて行った消炎のための根管貼薬は，所定点数に含まれ別に算定できない。

(2) 感染根管処置は1歯につき1回に限り算定する。ただし，再度感染根管処置が必要になった場合において，Ｉ008-2加圧根管充填処置を行った患者に限り，前回の感染根管処置に係る歯冠修復が完了した日から起算して6月を経過した日以降については，この限りではない。

(3) (2)の場合，再度当該処置を行うに当たり，Ｄ000電気的根管長測定検査，Ｉ008根管充填処置及びＩ008-2加圧根管充填処置はそれぞれ必要に応じ算定する。

◇　根管貼薬処置について

(1) Ｉ005抜髄，Ｉ006感染根管処置又はＩ008根管充填と同時に行った根管貼薬は，それぞれの所定点数に含まれ別に算定できない。

(2) 抜歯を前提とした消炎のための根管拡大後の根管貼薬は，根管数にかかわらず1歯につき1回に限り，「1」単根管により算定する。

◇　根管充填について

(1) 1歯につき1回に限り算定する。

(2) 歯根未完成の永久歯の歯内療法実施中に，数月間根尖部の閉鎖状態の予後観察を行うために水酸化カルシウム系糊剤等により暫間的根管充填を行う場合は，1回に限り「1」単根管，「2」2根管又は「3」3根管以上により算定する。ただし，Ｉ008-2加圧根管充填処置は算定できない。なお，併せて当該歯に暫間充填を行った場合は，Ｉ000う蝕処置により算定する。

◇　加圧根管充填処置について

(1) Ｉ008根管充填に併せて加圧根管充填処置を行った場合は，1歯につき1回に限り，Ｉ008根管充填と本区分をそれぞれ算定する。

(2) 加圧根管充填処置とは，根管拡大及び根管形成が行われた根管に対して，ガッタパーチャポイント等を主体として根管充填材を加圧しながら緊密に根管充填を行うことをいう。なお，根管充填後に歯科エックス線撮影で緊密な根管充填が行われていることを確認する。

(3) 加圧根管充填処置を行った場合は，歯科エックス線撮影を行い，緊密な根管充填が行われていることを確認するが，妊娠中で同意が得られない場合においてはこの限りでない。ただし，この場合においては，その理由を診療録に記載する。

(4) 樋状根の場合の加圧根管充填処置については，「3」3根管以上として算定する。

(5) 異常絞扼反射を有する患者について，歯科エックス線撮影により緊密な根管充填の確認が困難な場合は，歯科部分パノラマ断層撮影を用いて撮影して差し支えない。

(6) 「注3」の手術用顕微鏡加算は，別に厚生労働大臣が定める施設基準に適合しているものとして地方厚生（支）局長に届け出た保険医療機関において，複雑な解剖学的根管形態を有する歯に対する歯科用3次元エックス線断層撮影装置を用いて得られた画像診断の結

影の費用は別に算定できる。ただ
し，区分番号Ⅰ021に掲げる根管
内異物除去の注に規定する手術用
顕微鏡加算を算定している場合
は，算定できない。
　4　3については，歯科用3次元
エックス線断層撮影装置を用いて
根管治療を行った場合であって，
Ni-Tiロータリーファイルを用い
て根管治療を行った場合に，
Ni-Tiロータリーファイル加算と
して，**150点**を所定点数に加算す
る。なお，第4部に掲げる歯科用
3次元エックス線断層撮影の費用
は別に算定できる。

（外科後処置）

Ⅰ009　外科後処置
　1　口腔内外科後処置（1口腔1回に
　　つき）　　　　　　　　**22点**
　2　口腔外外科後処置（1回につき）
　　　　　　　　　　　　　22点

Ⅰ009-2　創傷処置
　1　100平方センチメートル未満　**52点**
　2　100平方センチメートル以上500平
　　方センチメートル未満　　**60点**
　3　500平方センチメートル以上　**90点**
注　1については，入院中の患者以外
　の患者及び手術後の患者（入院中の
　患者に限る。）についてのみ算定す
　る。ただし，手術後の患者（入院中
　の患者に限る。）については手術日

果を踏まえ，手術用顕微鏡を用いて根管治療を行い，加圧根管充填
処置を行った場合に算定する。
(7)　「注4」に規定するNi-Tiロータリーファイル加算は，歯科用3
次元エックス線断層撮影装置を用いて得られた画像診断の結果を踏
まえ，Ni-Tiロータリーファイルを装着した能動型機器を併用し，
根管壁を回転切削することにより根管治療を行い，加圧根管充填処
置を行った場合に算定する。
(8)　M000-2クラウン・ブリッジ維持管理料の「注1」により当該管
理料を算定する旨を地方厚生（支）局長に届け出ていない保険医療
機関は，本処置は算定できない。

◇　外科後処置について
(1)　口腔内より口腔外に通ずる手術創に対する外科後処置として「1」
口腔内外科後処置及び「2」口腔外外科後処置を行った場合も，い
ずれかを算定する。
(2)　「外科後処置」とは，蜂窩織炎や膿瘍形成等の術後に滲出液，血
液等の貯留が予想される患者に対して，歯科治療上必要があってド
レーン（Ⅰ009-3歯科ドレーン法における持続的な吸引を行うもの
を除く。）を使用した処置をいう。なお，単純な外科後処置は，基
本診療料に含まれる。
(3)　抜歯又は智歯歯肉弁切除等の術後，後出血を起こし簡単に止血（圧
迫等により止血）できない場合の後出血処置は，創傷の大小に関係
なく，6歳以上の場合はJ084創傷処理の「4」筋肉，臓器に達し
ないもの（長径5センチメートル未満）により，6歳未満の場合は
J084-2小児創傷処理（6歳未満）の「6」筋肉，臓器に達しない
もの（長径2.5センチメートル以上5センチメートル未満）により，
それぞれ算定する。なお，J084創傷処理又はJ084-2小児創傷処理
を算定した場合は，外科後処置はそれぞれの所定点数に含まれる。
(4)　手術当日に実施した外科後処置は，手術の所定点数に含まれる。
ただし，後出血により手術当日に再度来院した場合であって，簡単
に止血できない場合においては，(3)により算定する。
◇　本区分については，医科のJ000創傷処置の例により算定する。

154

から起算して14日を限度として算定
する。

Ⅰ009-3　歯科ドレーン法（ドレナージ）（1
日につき）　　　　　　　50点

◇　歯科ドレーン法（ドレナージ）について
　⑴　蜂窩織炎や膿瘍形成等，術後に滲出液，血液等の貯留が予想され
　　る患者に対して，部位数，交換の有無にかかわらず，歯科治療上必
　　要があって持続的（能動的）な吸引を行った場合は，1日につき算
　　定し，その他の場合は，Ⅰ009外科後処置により算定する。
　⑵　ドレナージの部位の消毒等の処置料は所定点数に含まれ，Ⅰ
　　009-2創傷処置は別に算定できない。ただし，ドレーン抜去後に抜
　　去部位の処置が必要な場合は，Ⅰ009-2創傷処置の「1」100平方セ
　　ンチメートル未満により手術後の患者に対するものとして算定す
　　る。
　⑶　手術当日に実施した歯科ドレーン法は，手術の所定点数に含まれ
　　る。

Ⅰ009-4　上顎洞洗浄（片側）　　　55点

◇　歯科疾患を原因とした上顎洞の炎症等であって，急性症状が軽減し
　た慢性期において洞内に膿汁貯留がみられる疾患等に対し，歯科治療
　上必要があって洗浄を行った場合に算定する。

Ⅰ009-5　口腔内分泌物吸引（1日につき）
　　　　　　　　　　　　　　　48点

◇　歯科診療に係る全身麻酔後や気管切開後の呼吸困難な患者等，歯科
　疾患により入院中であり全身管理を行っているものに対し，ネラトン
　カテーテル及び吸引器を使用して，口腔内及びその周辺部位の唾液等
　の分泌物の吸引を行った場合に月2回に限り算定する。

Ⅰ009-6　摘便　　　　　　　　　100点

Ⅰ009-7　ハイフローセラピー（1日につき）
　1　15歳未満の患者の場合　282点
　2　15歳以上の患者の場合　192点

◇　ハイフローセラピーについて
　　ハイフローセラピーは，歯科疾患により入院中の患者であって，動
　脈血酸素分圧が60mmHg以下又は経皮的動脈血酸素飽和度が90％以
　下の急性呼吸不全の患者に対して実施した場合に限り算定する。

Ⅰ009-8　経管栄養・薬剤投与用カテーテル
　　交換法　　　　　　　　　200点
　注　区分番号Ⅰ009-2に掲げる創傷処
　　置，区分番号J084に掲げる創傷処
　　理の費用は所定点数に含まれるもの
　　とする。

◇　経管栄養・薬剤投与用カテーテル交換法について
　　経管栄養・薬剤投与用カテーテル交換法は，歯科疾患により入院中
　の患者に対し，胃瘻カテーテル又は経皮経食道胃管カテーテルについ
　て，十分に安全管理に留意し，経管栄養・薬剤投与用カテーテル交換
　後の確認を画像診断又は内視鏡等を用いて行った場合に限り算定す
　る。なお，その際行われる画像診断及び内視鏡等の費用は，当該点数
　の算定日にのみ，1回に限り算定する。

Ⅰ009-9　留置カテーテル設置　　　40点

◇　留置カテーテル設置について
　⑴　当該処置は，歯科疾患により入院中の患者に対し，留置カテーテ
　　ルを設置した場合に算定する。
　⑵　長期間にわたり，バルーンカテーテルを留置するための挿入手技
　　料は，留置カテーテル設置により算定する。この場合，必要があっ
　　てカテーテルを交換したときの挿入手技料も留置カテーテル設置に
　　より算定する。
　⑶　留置カテーテル設置時に使用する注射用蒸留水又は生理食塩水等
　　の費用は所定点数に含まれ別に算定できない。

Ⅰ009-10　超音波ネブライザ（1日につき）
　　　　　　　　　　　　　　　24点

◇　超音波ネブライザについて
　　当該処置は，歯科疾患により入院中の患者に対し，超音波ネブライ
　ザを行った場合に算定する。酸素療法を併せて行った場合はⅠ025酸
　素吸入の所定点数を合わせて算定できる。

（歯周組織の処置）

Ⅰ010 歯周病処置（１口腔１回につき）
　　　　　　　　　　　　　　　　　　14点
　　注　特定薬剤を用いて行った場合に算
　　　　定する。

Ⅰ011 歯周基本治療
　　１　スケーリング（３分の１顎につき）
　　　　　　　　　　　　　　　　　　72点
　　２　スケーリング・ルートプレーニン
　　　　グ（１歯につき）
　　　　イ　前歯　　　　　　　　**60点**
　　　　ロ　小臼歯　　　　　　　**64点**
　　　　ハ　大臼歯　　　　　　　**72点**
　　注１　１については，同時に３分の１
　　　　　顎を超えて行った場合は，３分の
　　　　　１顎を増すごとに，**38点**を所定点
　　　　　数に加算する。
　　　２　同一部位に２回以上同一の区分
　　　　　に係る歯周基本治療を行った場
　　　　　合，２回目以降の費用は，所定点
　　　　　数（１については，注１の加算を
　　　　　含む。）の100分の50に相当する点
　　　　　数により算定する。
　　　３　区分番号Ⅰ011-2に掲げる歯周
　　　　　病安定期治療又は区分番号Ⅰ011-
　　　　　2-3に掲げる歯周病重症化予防治
　　　　　療を開始した日以降は，算定でき
　　　　　ない。

歯周病処置について
(1)　歯周病の症状の改善を目的として，歯周ポケットに対して特定薬剤を使用した場合に，１口腔を単位として算定する。なお，歯周病処置を算定する場合は，使用薬剤名を診療録に記載する。
(2)　歯周病処置を算定する歯周ポケットに対して特定薬剤を使用する場合は，用法用量に従い使用した場合に限り特定薬剤料として別に算定する。
(3)　歯周基本治療の後の歯周病検査の結果，期待された臨床症状の改善がみられず，かつポケット深さが４ミリメートル以上の部位に対して，十分な薬効が期待できる場合において，計画的に１月間特定薬剤を注入した場合は，本区分により算定する。なお，当該処置後，再度の歯周病検査の結果，臨床症状の改善はあるが，ポケット深さが４ミリメートル未満に改善されない場合であって，更に１月間継続して薬剤を使用した場合は同様に算定する。
(4)　歯周病による急性症状時に症状の緩解を目的として，ポケットに対して薬剤を使用した場合は，本区分により算定する。
(5)　糖尿病を有する患者であって，ポケット深さが４ミリメートル以上の歯周病を有するものに対して，歯周基本治療と並行して計画的に１月間特定薬剤(歯科用抗生物質製剤に限る。)を使用した場合は，本区分により算定する。ただし，医科の保険医療機関又は医科歯科併設の保険医療機関の医師からの診療情報提供（診療情報提供料の様式に準ずるもの）に基づく場合に限る。

◇　歯周基本治療について
(1)　歯周病の炎症性因子の減少又は除去を目的とする処置をいい，歯周病検査等の結果に基づき必要があると認められる場合に実施する。歯周病検査が実施されていない場合は，算定できない。なお，歯周基本治療は，「歯周病の治療に関する基本的な考え方」（令和２年３月日本歯科医学会）を参考とする。
(2)　「スケーリング」とは，歯面に付着しているプラーク，歯石，その他の沈着物をスケーラー等で機械的に除去することをいう。
(3)　２回目以降のスケーリング及びスケーリング・ルートプレーニングは，歯周病検査の結果を踏まえ，その必要性，効果等を考慮した上で実施する。
(4)　「１」スケーリングを実施した後，同一部位に対し，再度「１」スケーリングを実施した場合は，所定点数（「注１」に規定する加算を含む。）の100分の50により算定する。また，「２」スケーリング・ルートプレーニングを実施した後，同一部位に対し，再度「２」スケーリング・ルートプレーニングを実施した場合は所定点数の100分の50により算定する。
(5)　J063歯周外科手術と同時に行われた歯周基本治療は，歯周外科手術の所定点数に含まれ別に算定できない。
(6)　混合歯列期歯周病検査に基づく歯周基本治療は，「１」スケーリングにより算定する。また，混合歯列期の患者の混合歯列期歯周病検査以外の歯周病検査に基づく「２」スケーリング・ルートプレーニングを行う場合は，十分に必要性を考慮した上で行うこと。

4　麻酔及び特定薬剤の費用は，所定点数に含まれる。

5　区分番号D 002の3に掲げる混合歯列期歯周病検査に基づく歯周基本治療については，1により算定する。

I 011-2　歯周病安定期治療

1	1歯以上10歯未満	**200点**
2	10歯以上20歯未満	**250点**
3	20歯以上	**350点**

注1　一連の歯周病治療終了後，一時的に病状が安定した状態にある患者に対し，歯周組織の状態を維持するためのプラークコントロール，スケーリング，スケーリング・ルートプレーニング，咬合調整，機械的歯面清掃等の継続的な治療（以下この表において「歯周病安定期治療」という。）を開始した場合は，それぞれの区分に従い月1回に限り算定する。

2　2回目以降の歯周病安定期治療の算定は，前回実施月の翌月の初日から起算して2月を経過した日以降に行う。ただし，一連の歯周病治療において歯周外科手術を実施した場合等の歯周病安定期治療の治療間隔の短縮が必要とされる場合又は区分番号B 000-4-2に掲げる小児口腔機能管理料の注3に規定する施設基準に適合しているものとして地方厚生局長等に届け出た診療所である保険医療機関において歯周病安定期治療を開始した場合は，この限りでない。

3　区分番号B 000-4-2に掲げる小児口腔機能管理料の注3に規定する施設基準に適合しているものとして地方厚生局長等に届け出た診療所である保険医療機関において歯周病安定期治療を開始した場合は，口腔管理体制強化加算として，**120点**を所定点数に加算する。

4　歯周病の重症化するおそれのある患者に対して歯周病安定期治療を実施した場合は，歯周病ハイリスク患者加算として，**80点**を所定点数に加算する。

◇　歯周病安定期治療について

(1)　歯周病安定期治療は，B 000-4歯科疾患管理料又はC 001-3歯科疾患在宅療養管理料を算定している患者であって，4ミリメートル以上の歯周ポケットを有するものに対して，一連の歯周基本治療等の終了後に，一時的に症状が安定した状態にある患者に対する処置等を評価したものである。なお，「一時的に症状が安定した状態」とは，歯周基本治療等の終了後の再評価のための検査結果において，歯周組織の多くの部分は健康であるが，一部分に病変の進行が停止し症状が安定していると考えられる4ミリメートル以上の歯周ポケットが認められる状態をいう。

(2)　B 002歯科特定疾患療養管理料を算定している患者であって，当該管理料の「注1」に規定する治療計画に歯周病に関する管理計画が含まれ，(1)と同様の状態にある患者については，歯周病安定期治療を算定できる。

(3)　歯周病安定期治療は，歯周組織の状態を維持し，治癒させることを目的としてプラークコントロール，スケーリング，スケーリング・ルートプレーニング，咬合調整，機械的歯面清掃等を主体とした治療を実施した場合に1口腔につき月1回に限り算定する。なお，2回目以降の歯周病安定期治療の算定は，前回実施した月の翌月から起算して2月を経過した日以降に行う。ただし，歯周病安定期治療の治療間隔の短縮が必要とされる次の場合は，3月以内の間隔で実施した歯周病安定期治療は月1回に限り算定する。この場合において，実施する理由（「ア」歯周外科手術を実施した場合を除く。）及び全身状態等を診療録に記載する。また，イ，ウ及びエは，主治の医師からの文書を添付する。

ア　歯周外科手術を実施した場合

イ　全身的な疾患の状態により歯周病の病状に大きく影響を与える場合

ウ　糖尿病の状態により，歯周病が重症化するおそれのある場合

エ　全身的な疾患の状態により歯周外科手術が実施できない場合

オ　侵襲性歯周炎の場合（侵襲性歯周炎とは，若年性歯周炎，急速進行性歯周炎又は特殊性歯周炎をいう。）

(4)　歯周病安定期治療は，その開始に当たって，歯周病検査を行い，症状が一時的に安定していることを確認した上で行い，歯周病検査の結果の要点や歯周病安定期治療の治療方針等について管理計画書を作成し，文書により患者又はその家族に対して提供し，当該文書の写しを診療録に添付した場合に算定する。その他療養上必要な管理事項がある場合は，患者に説明し，その要点を診療録に記載する。

(5)　2回目以降の歯周病安定期治療において，継続的な管理を行うに当たっては，必要に応じて歯周病検査を行い症状が安定していることを確認する。また，必要に応じて文書を患者又はその家族等に提供する。

5 歯周病安定期治療を開始した後，病状の変化により歯周外科手術を実施した場合は，歯周精密検査により再び病状が安定し継続的な治療が必要であると判断されるまでの間は，歯周病安定期治療は算定できない。

6 歯周病安定期治療を開始した日以降に歯周外科手術を実施した場合は，所定点数の100分の50に相当する点数により算定する。

7 歯周病重症化予防治療を算定した月は算定できない。

Ｉ011-2-2 削除

Ｉ011-2-3 歯周病重症化予防治療

1	1歯以上10歯未満	**150点**
2	10歯以上20歯未満	**200点**
3	20歯以上	**300点**

注1 2回目以降の区分番号Ｄ002に掲げる歯周病検査終了後，一時的に病状が改善傾向にある患者に対し，重症化予防を目的として，スケーリング，機械的歯面清掃等の継続的な治療を開始した場合は，それぞれの区分に従い月1回に限り算定する。

2 2回目以降の歯周病重症化予防治療の算定は，前回実施月の翌月の初日から起算して2月を経過した日以降に行う。ただし，区分番号Ｂ000-4-2に掲げる小児口腔機能管理料の注3に規定する施設基

(6) 歯周病安定期治療を開始した日以降に実施したＩ000-2咬合調整（「ロ」二次性咬合性外傷の場合として行った場合に限る。），Ｉ010歯周病処置，Ｉ011歯周基本治療，Ｉ029-2在宅等療養患者専門的口腔衛生処置，Ｉ030機械的歯面清掃処置及びＩ030-3口腔バイオフィルム除去処置は，別に算定できない。

(7) 歯周病安定期治療を開始後，病状の変化により歯周外科手術を実施した場合は，当該手術を実施した日以降は，歯周精密検査により再び病状が安定し継続的な管理が必要であると判断されるまでの間は歯周病安定期治療は算定できない。なお，歯周病安定期治療を実施後に行う歯周外科手術は，所定点数の100分の50により算定する。

(8) 歯周病安定期治療を開始した後，再評価のための歯周病検査の結果，ポケット深さが4ミリメートル未満となり，歯周病重症化予防治療に移行する場合，前回歯周病安定期治療を実施した月の翌月から起算して2月を経過した日以降に歯周病重症化予防治療を算定できる。なお，歯周病重症化予防治療から歯周病安定期治療に移行する場合も同様の取扱いとする。

(9) 歯周病安定期治療を開始後，病状の変化により必要があって歯周ポケットに対して特定薬剤を使用した場合及び暫間固定を実施した場合は，それぞれ算定する。

(10) Ｂ000-4-2小児口腔機能管理料の「注3」に規定する口腔管理体制強化加算の施設基準の届出を行っている保険医療機関において，当該指導管理を行った場合は，「注3」に規定する加算を算定する。

(11) 「注4」に規定する歯周病ハイリスク患者加算は，糖尿病の病態によって歯周病の重症化を引き起こすおそれのある患者に対して，歯周病安定期治療を実施する場合に算定する。なお，算定に当たっては，主治の医師からの文書を診療録に添付する。

(12) 糖尿病に罹患している者の歯周病の管理を適切に行うため，定期的に糖尿病を踏まえた歯周病の管理等に関する講習会や研修会に参加し，必要な知識の習得に努める。

◇ 歯周病重症化予防治療について

(1) 歯周病重症化予防治療は，Ｂ000-4歯科疾患管理料又はＣ001-3歯科疾患在宅療養管理料を算定している患者であって，2回目以降の歯周病検査の結果，ポケット深さが4ミリメートル未満の患者に対する処置等を評価したものである。歯周病重症化予防治療の対象となる患者とは，部分的な歯肉の炎症又はプロービング時の出血が認められる状態のものをいう。

(2) Ｂ002歯科特定疾患療養管理料を算定している患者であって，当該管理料の「注1」に規定する治療計画に歯周病に関する管理計画が含まれ，(1)と同様の状態にある患者については，歯周病重症化予防治療を算定できる。

(3) 歯周病重症化予防治療は，歯周病の重症化予防を目的としてスケーリング，機械的歯面清掃処置等の継続的な治療を実施した場合に1口腔につき月1回に限り算定する。なお，2回目以降の歯周病重症化予防治療の算定は，前回実施した月の翌月から起算して2月を経過した日以降に行う。

(4) 歯周病重症化予防治療は，その開始に当たって，当該検査結果の要点や歯周病重症化予防治療の治療方針等について管理計画書を作

Ｉ 処置 歯周組織

準に適合しているものとして地方厚生局長等に届け出た診療所である保険医療機関において，区分番号I011-2に掲げる歯周病安定期治療を算定した患者について，一連の治療終了後の再評価の結果に基づき，当該患者に対して，歯周病重症化予防治療を開始した場合は，この限りでない。

3 歯周病安定期治療を算定した月は算定できない。

成し，文書により患者又はその家族等に対して提供し，当該文書の写しを診療録に添付した場合に算定する。その他療養上必要な管理事項がある場合は，患者に説明し，その要点を診療録に記載する。

(5) 2回目以降の歯周病重症化予防治療において，継続的な管理を行うに当たっては，必要に応じて歯周病検査を行い症状が安定していることを確認する。また，必要に応じて文書を患者又はその家族等に提供する。

(6) 2回目の歯周病検査の結果，歯周病重症化予防治療を開始した後，再評価のための歯周病検査により4ミリメートル以上の歯周ポケットを認めた場合，必要に応じI011歯周基本治療を行う。なお，歯周基本治療は，「歯周病の治療に関する基本的な考え方」（令和2年3月日本歯科医学会）を参考とする。

(7) I011歯周基本治療（「2」スケーリング・ルートプレーニングを含む。）終了後，歯周病重症化予防治療を開始したのち，4ミリメートル以上の歯周ポケットを認めた場合，歯周病安定期治療を開始する。

(8) 歯周病安定期治療を開始した後，病状が改善し歯周病重症化予防治療を開始した場合であって，再評価のための歯周病検査により4ミリメートル以上の歯周ポケットを認めた場合，歯周病安定期治療を開始する。

(9) 歯周病重症化予防治療から歯周病安定期治療に移行する場合，前回歯周病重症化予防治療を実施した月の翌月から起算して2月を経過した日以降に歯周病安定期治療を実施できる。なお，歯周病安定期治療から歯周病重症化予防治療に移行する場合も同様の取扱いとする。

(10) B000-4-2小児口腔機能管理料の「注3」に規定する口腔管理体制強化加算の施設基準の届出を行っている保険医療機関において，歯周病安定期治療を行っていた患者が病状の改善により歯周病重症化予防治療に移行する場合であって治療間隔の短縮が必要とされる場合は，3月以内の間隔で実施した歯周病重症化予防治療は月1回に限り算定する。

(11) 歯周病重症化予防治療を開始した日以降に実施したC001-5在宅患者訪問口腔リハビリテーション指導管理料，C001-6小児在宅患者訪問口腔リハビリテーション指導管理料，I000-2咬合調整（「イ」二次性咬合性外傷の場合に限る。），I010歯周病処置，I011歯周基本治療，I029-2在宅等療養患者専門的口腔衛生処置，I030機械的歯面清掃処置及びI030-2非経口摂取患者口腔粘膜処置及びI030-3口腔バイオフィルム除去処置は，別に算定できない。ただし，(6)の場合は，この限りではない。

I011-3 削除

（その他の処置）

I014 暫間固定

1	簡単なもの	200点
2	困難なもの	500点

◇ 暫間固定について

(1) 「暫間固定」とは，歯の支持組織の負担を軽減し，歯槽骨の吸収を防止して，その再生治癒を促進させるため，暫間的に歯冠をレジン連続冠固定法，線結紮法（帯冠使用を含む。）又はエナメルボンドシステムにより連結固定することをいう。

(2) 「1」簡単なものとは，暫間固定を行う部位において，歯周外科

手術を行った歯数が4歯未満の場合であって，固定源となる歯を歯数に含めない4歯未満の暫間固定をいう。

(3) 「1」簡単なものを算定する場合は，同日又は他日にかかわらず1顎に2箇所以上行っても1顎単位で算定する。

(4) 「2」困難なものとは，暫間固定を行う部位において，歯周外科手術を行った歯数が4歯以上の場合であって，固定源となる歯を歯数に含めない4歯以上の暫間固定をいう。なお，「2」困難なものを算定する場合は，暫間固定を行う部位ごとに算定する。

(5) 歯周外科手術の術前に暫間固定を行った場合は，暫間固定を行う歯数にかかわらず「1」簡単なものにより算定する。なお，術前の期間中において，1顎につき1回に限り算定する。

(6) 歯周外科手術後に必要があって暫間固定を行う場合において，歯周外科手術を行った歯数が4歯未満の場合は「1」簡単なものにより算定する。ただし，術後に暫間固定を行った後，再度当該処置を行う場合は，術後に暫間固定を行った日から起算して6月経過後，1顎につき，6月に1回に限り算定できる。

(7) 歯周外科手術後に必要があって暫間固定を行う場合において，歯周外科手術を行った歯数が4歯以上の場合は「2」困難なものにより算定する。ただし，術後に暫間固定を行った後，再度当該処置を行う場合は，術後に暫間固定を行った日から起算して6月経過後，1箇所につき，6月に1回に限り算定できる。

(8) 歯周外科手術と同時に行った暫間固定の「2」困難なものは，所定点数により算定する。なお，歯周外科手術と同時に行った暫間固定の「1」簡単なものは，歯周外科手術の所定点数に含まれ別に算定できない。

	術前の暫間固定	術中の暫間固定	術後の暫間固定 1回目	術後の暫間固定 2回目以降
歯周外科手術歯数4歯未満	①簡単なもの ※術前の期間中，1顎につき1回に限る。	手術に含まれる	②簡単なもの (備考欄ロ)	③簡単なもの ※②の算定から6月経過後，1顎につき6月に1回に限り算定できる。 (備考欄ハ)
歯周外科手術歯数4歯以上	(備考欄イ)	困難なもの	④困難なもの (備考欄ロ)	⑤困難なもの ※④の算定から6月経過後，6月に1回に限り算定できる。 (備考欄ニ)

［備考］

イ　歯周外科手術前の暫間固定（①）

　　固定した歯数にかかわらず「1」簡単なものにより算定する。なお，術前の期間中において，1顎につき1回に限り算定する。

ロ　歯周外科手術後の暫間固定(術後の暫間固定1回目)（②，④）

　　歯周外科手術を行った歯数が4歯未満である場合は「1」簡単なものにより算定し，歯周外科手術を行った歯数が4歯以上である場合は「2」困難なものにより算定する。なお，当該暫間固定（術後の暫間固定1回目）は，術前の暫間固定の有無及び手術日から経過期間にかかわらず算定できる。

ハ　術後の暫間固定1回目から6月経過後の暫間固定（③）

　　歯周外科手術を行った歯数が4歯未満である場合は「1」簡単なものにより算定し，1顎につき，前回暫間固定を算定した日から起算して6月に1回に限り算定できる。

ニ　術後の暫間固定1回目から6月経過後の暫間固定（⑤）

　　歯周外科手術を行った歯数が4歯以上である場合は「2」困難なものにより算定し，1箇所につき，前回暫間固定を算定した日から起算して6月に1回に限り算定できる。

(9)　歯周外科手術を行わない場合は，暫間固定を行う歯数に関わらず「1」簡単なものにより算定する。なお，再度当該処置を行う場合は，前回暫間固定を行った日から起算して6月経過後，1顎につき6月に1回に限り算定できる。

(10)　暫間固定に際して印象採得，咬合採得，装着を行った場合は，口腔内装置等と同様に算定する。

(11)　次の場合においては，「2」困難なものにより算定する。

ア　外傷性による歯の脱臼を暫間固定した場合

イ　J 004-2歯の再植術を行い，脱臼歯を暫間固定した場合

ウ　両側下顎乳中切歯のみ萌出している患者であって，外傷により1歯のみ脱臼し，元の位置に整復固定した場合（双方の歯が脱臼している場合の整復固定は，歯科医学上認められない。）

エ　J 004-3歯の移植手術に際して暫間固定を行った場合

　　この場合においては，移植した歯1歯につき「2」困難なものにより算定する。

(12)　暫間固定装置を装着するに当たり，印象採得を行った場合は1装置につきM003印象採得の「3」口腔内装置等を，咬合採得を行った場合は，1装置につき装置の範囲に相当する歯数が8歯以下のときはM006咬合採得の「2のロの(1)」少数歯欠損を，装置の範囲に相当する歯数が9歯以上のときはM006咬合採得の「2のロの(2)」多数歯欠損又は装置の範囲に相当する歯数が全歯にわたる場合はM006咬合採得の「2のロの(3)」総義歯の所定点数を，装着を行った場合は1装置につきM005装着の「3」口腔内装置等の装着の場合の所定点数及び装着材料料を算定する。ただし，エナメルボンドシステムにより連結固定を行った場合は，M005装着及び装着材料料は別に算定できない。

(13)　(11)の「ア」外傷性による歯の脱臼を暫間固定した場合を除き，エナメルボンドシステムにより暫間固定を行った場合の除去料は別に算定できない。

I

処置

その他

I 014-2 暫間固定装置修理　　　　70点

◇　暫間固定装置修理について
(1)　レジン連続冠固定法による暫間固定装置の修理を行った場合に算定する。
(2)　レジン連続冠固定法による暫間固定装置において，当該装置が破損し，修理を行った場合は，1装置につき算定する。

I 015 口唇プロテクター　　　　290点
I 016 線副子（1顎につき）　　650点

◇　「線副子」とは，三内式線副子程度以上のものをいう。なお，三内式線副子程度に至らないものは，それぞれの手術の所定点数に含まれる。

I 017 口腔内装置（1装置につき）
　1　口腔内装置1　　　　1,500点
　2　口腔内装置2　　　　　800点
　3　口腔内装置3　　　　　650点
　注　顎関節治療用装置，歯ぎしりに対する口腔内装置，口腔粘膜等の保護のための口腔内装置，外傷歯の保護のための口腔内装置又はその他口腔内装置を製作した場合に当該製作方法に係る区分に従い，それぞれ所定点数を算定する。

◇　口腔内装置について
(1)　「注」に規定する口腔内装置は，次に掲げるいずれかの装置をいう。
　ア　顎関節治療用装置
　イ　歯ぎしりに対する口腔内装置
　ウ　顎間固定用に歯科用ベースプレートを用いた床
　エ　出血創の保護と圧迫止血を目的としてレジン等で製作した床
　オ　手術に当たり製作したサージカルガイドプレート
　カ　腫瘍等による顎骨切除後，手術創（開放創）の保護等を目的として製作するオブチュレーター
　キ　気管内挿管時の歯の保護等を目的として製作した口腔内装置
　ク　不随意運動等による咬傷を繰り返す患者に対して，口腔粘膜等の保護を目的として製作する口腔内装置
　ケ　放射線治療に用いる口腔内装置
　コ　外傷歯の保護を目的として製作した口腔内装置
(2)　「1」口腔内装置1とは，義歯床用アクリリック樹脂により製作された口腔内装置をいう。
(3)　「2」口腔内装置2とは，熱可塑性樹脂シート等を歯科技工用成型器により吸引・加圧して製作又は作業模型に常温重合レジン等を圧接して製作された口腔内装置であり，咬合関係が付与されたものをいう。
(4)　「3」口腔内装置3とは，熱可塑性樹脂シート等を歯科技工用成型器により吸引・加圧して製作又は作業模型に常温重合レジン等を圧接して製作された口腔内装置であり，咬合関係が付与されていないものをいう。
(5)　特に規定する場合を除き，印象採得を行った場合はM003印象採得の「3」口腔内装置等（1装置につき），装着を行う場合はM005装着の「3」口腔内装置等の装着の場合（1装置につき）により算定する。また，「2」口腔内装置2及び「3」口腔内装置3を製作するに当たり，咬合採得は所定点数に含まれ算定できない。
(6)　(1)の「ア」顎関節治療用装置を製作した場合は，「1」口腔内装置1又は「2」口腔内装置2のいずれか該当する項目により算定する。当該装置の装着後，咬合関係等を検査し，調整した場合は1口腔1回につきI 017-2口腔内装置調整・修理の「1のハ」口腔内装置調整3により算定する。なお，咬合採得を行う場合は，M006咬合採得の「2のロの(2)」多数歯欠損により算定する。
(7)　(1)の「イ」歯ぎしりに対する口腔内装置を製作した場合は，「1」口腔内装置1，「2」口腔内装置2又は「3」口腔内装置3のいずれか該当する項目により算定する。当該装置の製作に際し印象採得

I
処置
その他

を行った場合はM003印象採得の「3」口腔内装置等を，咬合採得を行った場合はM006咬合採得の「2のロの(2)」多数歯欠損（「1」口腔内装置1の場合に限る。）を，装着を行った場合はM005装着の「2のニの(1)」印象採得が困難なものにより算定する。

(8)　(1)の「イ」歯ぎしりに対する口腔内装置を「1」口腔内装置1又は「2」口腔内装置2により製作した場合において，装着後，咬合関係等を検査し，調整した場合は1口腔1回につきI 017-2口腔内装置調整・修理の「1のロ」口腔内装置調整2により算定する。

(9)　(2)から(4)までにかかわらず，(1)の「オ」手術に当たり製作したサージカルガイドプレートについて，顎変形症等の患者に対する手術を行うに当たり，顎位の決定を目的に製作したものについては1装置に限り，「1」口腔内装置1の所定点数を算定する。この場合において，必要があって咬合採得を行った場合はM006咬合採得の「2のロの(2)」多数歯欠損により算定する。また，同一手術において複数の装置を使用する場合については，2装置目からは，1装置につき「3」口腔内装置3の所定点数により算定する。なお，顎変形症等の患者に対する手術における顎位の決定を目的とする場合以外については，(2)から(4)までにかかわらず，「3」口腔内装置3により算定する。

(10)　(1)の「ケ」放射線治療に用いる口腔内装置とは頭頸部領域における悪性腫瘍に対して，第11部に掲げる放射線治療（L 002電磁波温熱療法を単独で行う場合及びL 004血液照射を除く。）を行う際に，密封小線源の保持又は周囲の正常組織の防御を目的とする特別な装置をいう。当該装置を製作し装着した場合は，(2)から(4)までにかかわらず，「1」口腔内装置1の所定点数を算定する。当該装置の製作に際し印象採得を行った場合はM003印象採得の「2のホ(1)」印象採得が困難なものにより，装着を行った場合はM005装着の「2のニの(1)」印象採得が困難なものにより算定する。M006咬合採得は所定点数に含まれ別に算定できない。

(11)　I 017口腔内装置の製作後に患者の都合等により診療を中止した場合の請求は，第12部歯冠修復及び欠損補綴の歯冠修復物又は欠損補綴物の製作後診療を中止した場合の請求と同様とする。

(12)　「(1)のカ」腫瘍等による顎骨切除後，手術創（開放創）の保護等を目的として製作するオブチュレーターとは，腫瘍等の切除手術により上顎骨が大きく欠損し，口腔と上顎洞及び鼻腔が交通している場合において，手術創粘膜の保護，開放創の維持及び上顎洞等への食片流入防止等を目的として製作した装置のことをいう。当該装置を(4)に規定する製作材料及び製作方法により製作した場合は，(4)の規定に関わらず「2」口腔内装置2により算定する。また，当該装置の製作に当たり印象採得を行った場合は，1装置につきM003印象採得の「2のロ」連合印象により，咬合採得を行った場合はM006咬合採得の「2のロの(2)」多数歯欠損により，装着を行った場合はM005装着の「2のニの(2)」印象採得が著しく困難なものにより算定する。ただし，下顎骨の腫瘍等による顎骨切除後，手術創（開放創）の保護等を目的として製作した装置は，(1)の「エ」出血創の保護と圧迫止血を目的としてレジン等で製作した床により算定する。

(13)　(1)の「コ」外傷歯の保護を目的として製作した口腔内装置とは，

18歳未満の患者であって，外傷歯に係る受傷から1年以内であり，暫間固定等を行った患者に対し，日常生活時又は運動時等における当該外傷歯の保護を目的に製作する装置をいう。当該装置を製作した場合は，(2)から(4)までにかかわらず，「2」口腔内装置2により算定する。ただし，日常生活時の外傷歯の保護を目的とするものを製作し「2」口腔内装置2を算定した場合に，「イ」歯ぎしりに対する口腔内装置について，「1」口腔内装置1，「2」口腔内装置2又は「3」口腔内装置3は算定できない。

⒁ (2)から(4)までにかかわらず，(1)の「ウ」顎間固定用に歯科用ベースプレートを用いた床，「エ」出血創の保護と圧迫止血を目的としてレジン等で製作した床，「キ」気管挿管時の歯の保護等を目的として製作した口腔内装置又は「ク」不随意運動等による咬傷を繰り返す患者に対して，口腔粘膜等の保護を目的として製作する口腔内装置を装着した場合はいずれも「3」口腔内装置3の所定点数により算定する。

⒂ 同一手術において，(1)の「キ」気管挿管時の歯の保護等を目的として製作した口腔内装置を複数製作し，装着する場合は，1装置として算定する。

⒃ 口腔内装置を算定する場合は，(1)のアからコまでのいずれに該当するかを診療報酬明細書の摘要欄に記載すること。

⒄ (1)の「コ」外傷歯の保護を目的として製作した口腔内装置を製作し，口腔内装置を算定する場合は，当該外傷歯の受傷日を診療録に記載すること。なお，他の保険医療機関で受傷後の処置及び暫間固定が行われた場合は，患者又はその家族等から聞きとった受傷時の状況等を診療録に記載すること。

⒅ (1)の「コ」外傷歯の保護を目的として製作した口腔内装置について，当該外傷歯の受傷日から起算して1年を超えた場合は，算定出来ない。

⒆ (1)の「コ」外傷歯の保護を目的として製作した口腔内装置について，日常生活時の外傷歯の保護を目的とするものと運動時の外傷歯の保護を目的とするものについて別の装置を必要とする場合には，それぞれ「口腔内装置2」を算定して差し支えない。

◇ 睡眠時無呼吸症候群に対する口腔内装置について

(1) 睡眠時無呼吸症候群に対する口腔内装置とは，上顎及び下顎に装着し1装置として使用するものであって，医科の保険医療機関又は医科歯科併設の保険医療機関の担当科医師からの診療情報提供（診療情報提供料の様式に準ずるもの）に基づく口腔内装置治療の依頼を受けた場合に限り算定する。確定診断が可能な医科歯科併設の病院である保険医療機関にあっては，院内での担当科医師からの情報提供に基づく院内紹介を受けた場合に限り算定する。

(2) 「1」睡眠時無呼吸症候群に対する口腔内装置1とは，義歯床用アクリリック樹脂により製作された口腔内装置をいう。

(3) 「2」睡眠時無呼吸症候群に対する口腔内装置2とは，熱可塑性樹脂シート等を歯科技工用成型器により吸引・加圧して製作又は作業模型に直接常温重合レジン等を圧接して製作されたベースプレートを用いた口腔内装置をいう。

(4) 睡眠時無呼吸症候群に対する口腔内装置の製作に当たり印象採得を行った場合は1装置につきM003印象採得の「2のロ」連合印象

I 017-1-2 睡眠時無呼吸症候群に対する口腔内装置（1装置につき）

1 睡眠時無呼吸症候群に対する口腔内装置1　**3,000点**

2 睡眠時無呼吸症候群に対する口腔内装置2　**2,000点**

注 睡眠時無呼吸症候群に対する口腔内装置を製作した場合に，当該製作方法に係る区分に従い，それぞれ所定点数を算定する。

により，咬合採得を行った場合はM006咬合採得の「2のロの(3)」総義歯により，装着を行った場合はM005装着の「2のニの(2)」印象採得が著しく困難なものにより算定する。

(5) 口腔内装置の装着時又は装着日から起算して1月以内に，適合を図るための調整等が必要となり，口腔内装置の調整を行った場合は，1口腔につきⅠ017-2口腔内装置等調整・修理の「1のイ」口腔内装置1の場合により算定する。

(6) 製作後に患者の都合等により診療を中止した場合の請求は，第12部歯冠修復及び欠損補綴の歯冠修復物又は欠損補綴物の製作後診療を中止した場合の請求と同様とする。

◇ 舌接触補助床について

(1) 舌接触補助床とは，脳血管疾患，口腔腫瘍又は口腔機能低下症等の患者であって，当該疾患による摂食機能障害又は発音・構音障害を有するものに対して，舌接触状態等を変化させて摂食・嚥下機能，発音・構音機能の改善を目的とするために装着する床又は有床義歯形態の補助床をいう。口腔機能低下症の患者については，関係学会の診断基準により口腔機能低下症と診断されている患者のうち，低舌圧（D012に掲げる舌圧検査を算定した患者に限る。）に該当するものに対して行った場合に算定できる。

(2) 「2」旧義歯を用いた場合とは，既に製作している有床義歯の形態修正等を行って製作した場合をいう。

(3) 舌接触補助床の製作に当たり印象採得を行った場合は1装置につきM003印象採得の「2のロ」連合印象により，咬合採得を行った場合はM006咬合採得の「2のロの(2)」多数歯欠損により，装着を行った場合はM005装着の「2のロの(2)」多数歯欠損により算定する。なお，当該補助床は，人工歯，鉤及びバー等が含まれ，別に算定できない。

(4) 製作後に患者の都合等により診療を中止した場合の請求は，第12部歯冠修復及び欠損補綴の歯冠修復物又は欠損補綴物の製作後診療を中止した場合の請求と同様とする。

◇ 術後即時顎補綴装置について

(1) 術後即時顎補綴装置とは，腫瘍，顎骨嚢胞等による顎骨切除が予定されている患者に対して，術後早期の構音，咀嚼及び嚥下機能の回復を目的に，術前に印象採得等を行い，予定される切除範囲を削合した模型上で製作する装置のことをいう。当該装置の製作に当たり印象採得を行った場合は，1装置につきM003印象採得の「2のロ」連合印象により，咬合採得を行った場合はM006咬合採得の「2のロの(2)」多数歯欠損により，装着を行った場合はM005装着の「2のニの(2)」印象採得が著しく困難なものにより算定する。なお，当該装置は，人工歯，鉤及びバー等が含まれ，別に算定できない。

(2) 術後即時顎補綴装置の装着後，適合を図るための調整等が必要となり，当該装置の調整を行った場合は，1装置1回につきⅠ017-2口腔内装置調整・修理の「1のハ」口腔内装置調整3により算定する。なお，調整の際に用いる保険医療材料等の費用は，所定点数に含まれ別に算定できない。

(3) 製作後に患者の都合等により診療を中止した場合の請求は，第12部歯冠修復及び欠損補綴の歯冠修復物又は欠損補綴物の製作後診療を中止した場合の請求と同様とする。

Ⅰ017-1-3 舌接触補助床（1装置につき）
1 新たに製作した場合 2,500点
2 旧義歯を用いた場合 1,000点

Ⅰ017-1-4 術後即時顎補綴装置（1顎につき） 2,500点

Ｉ017-2 口腔内装置調整・修理（1口腔につき）

1　口腔内装置調整

イ　口腔内装置調整1　　　　　**120点**

ロ　口腔内装置調整2　　　　　**120点**

ハ　口腔内装置調整3　　　　　**220点**

2　口腔内装置修理　　　　　　**234点**

注1　1のイについては，新たに製作した区分番号Ｉ017-1-2に掲げる睡眠時無呼吸症候群に対する口腔内装置の装着時又は装着後1月以内に製作を行った保険医療機関において適合を図るための調整を行った場合に，1回に限り算定する。

2　1のロについては，区分番号Ｉ017に掲げる口腔内装置の注に規定する歯ぎしりに対する口腔内装置，口腔粘膜等の保護のための口腔内装置又は外傷歯の保護のための口腔内装置の調整を行った場合に算定する。

3　1のハについては，区分番号Ｉ017に掲げる口腔内装置の注に規定する顎関節治療用装置又は区分番号Ｉ017-1-4に掲げる術後即時顎補綴装置の調整を行った場合に算定する。

4　同一の患者について1月以内に口腔内装置調整を2回以上行った場合は，第1回の調整を行ったときに算定する。

5　2については，同一の患者について1月以内に口腔内装置修理を2回以上行った場合は，第1回の修理を行ったときに算定する。

◇　口腔内装置調整・修理について

(1)　Ｉ017-1-2睡眠時無呼吸症候群に対する口腔内装置の装着を行った後，適合を図るための調整等が必要となり，口腔内装置の調整（装着時又は装着日から起算して1月以内に限る。）を行った場合は，1口腔につき1回に限り「1のイ」口腔内装置1の場合により算定する。

(2)　Ｉ017口腔内装置の「注」に規定する歯ぎしりに対する口腔内装置，口腔粘膜等の保護のための口腔内装置又は外傷歯の保護のための口腔内装置（「1」口腔内装置1又は「2」口腔内装置2により製作した場合に限る。）を装着後，咬合関係等の検査を行い，咬合面にレジンを添加又は削合により調整した場合は1口腔1回につき「1のロ」口腔内装置調整2により算定する。なお，当該装置の調整は，月1回に限り算定する。

(3)　Ｉ017口腔内装置の「注」に規定する顎関節治療用装置を装着後，咬合関係等の検査を行い，咬合面にレジンを添加又は削合により調整した場合は1口腔1回につき「1のハ」口腔内装置調整3により算定する。なお，当該装置の調整は，月1回に限り算定する。

(4)　Ｉ017-1-4術後即時顎補綴装置の装着後，レジンの添加又は削合により調整した場合は1口腔1回につき「1のハ」口腔内装置調整3により算定する。なお，当該装置の調整は，月1回に限り算定する。

(5)　Ｉ017口腔内装置の「注」に規定する顎関節治療用装置，歯ぎしりに対する口腔内装置（「1」口腔内装置1により製作した場合に限る。），口腔粘膜等の保護のための口腔内装置（「1」口腔内装置1又は「2」口腔内装置2により製作した場合に限る。）及び外傷歯の保護のための口腔内装置（「2」口腔内装置2により製作した場合に限る。），Ｉ017-1-2睡眠時無呼吸症候群に対する口腔内装置並びにＩ017-1-4術後即時顎補綴装置の修理を行った場合は，「2」口腔内装置修理により算定する。なお，口腔内装置の調整と修理を同日に行った場合において，調整に係る費用は修理に係る費用に含まれ別に算定できない。また，装着と同月に行った修理に係る費用は算定できない。

(6)　Ｉ017-1-3舌接触補助床の修理を行った場合は，「2」口腔内装置修理により算定する。なお，口腔内装置の調整と修理を同日に行った場合において，調整に係る費用は修理に係る費用に含まれ，Ｈ001-2歯科口腔リハビリテーション料1は別に算定できない。

(7)　「1」口腔内装置調整及び「2」口腔内装置修理において調整又は修理を行った場合は，診療録に調整又は修理の部位，方法等を記載する。

(8)　Ｉ017口腔内装置の「注」に規定する顎関節治療用装置，歯ぎしりに対する口腔内装置（「1」口腔内装置1により製作した場合に限る。），口腔粘膜等の保護のための口腔内装置（「1」口腔内装置1又は「2」口腔内装置2により製作した場合に限る。）又は外傷歯の保護のための口腔内装置（「2」口腔内装置2により製作した場合に限る。）について，同一初診期間に当該装置の製作を行っていない場合又は別の保険医療機関で製作している場合についても算定できる。

Ｉ

処置

その他

I 017-3 顎外固定

1	簡単なもの	**600点**
2	困難なもの	**1,500点**

I 018 歯周治療用装置

1	冠形態のもの（1歯につき）	**50点**
2	床義歯形態のもの（1装置につき）	**750点**

注1　区分番号D002に掲げる歯周病検査（2に限る。）を実施した患者に対して算定する。
　　2　印象採得，特定保険医療材料等の費用は，所定点数に含まれる。

I 019 歯冠修復物又は補綴物の除去（1歯につき）

1	簡単なもの	**20点**
2	困難なもの	**48点**
3	著しく困難なもの	**80点**

◇　顎外固定について
(1)　「1」簡単なものとは，おとがい帽を用いて顎外固定を行った場合をいう。
(2)　「2」困難なものとは，顎骨骨折の際に即時重合レジン，ギプス包帯等で顎外固定を行った場合又は歯科領域における習慣性顎関節脱臼の処置に際して顎帯による牽引又は固定を行った場合をいう。

◇　歯周治療用装置について
(1)　「歯周治療用装置」とは，重度の歯周病で長期の治療期間が予測される歯周病の患者に対して，治療中の咀嚼機能の回復及び残存歯への咬合の負担の軽減等を目的とするために装着する冠形態又は床義歯形態の装置をいう。
(2)　冠形態のものを連結してブリッジタイプの装置を製作した場合は，ポンティック部分は1歯につき「1」冠形態のものの所定点数により算定する。
(3)　歯周治療用装置は，印象採得，咬合採得，装着，調整指導，修理等の基本的な技術料及び床義歯型の床材料料等の基本的な保険医療材料料は所定点数に含まれ別に算定できない。なお，設計によって歯周治療用装置に付加される部分，すなわち人工歯，鉤及びバー等は別途算定する。
(4)　I 018歯周治療用装置の製作後に患者の都合等により診療を中止した場合の請求は，第12部歯冠修復及び欠損補綴の歯冠修復物又は欠損補綴物の製作後診療を中止した場合の請求と同様とする。

◇　歯冠修復物又は補綴物の除去について
(1)　歯冠修復物又は補綴物の除去において，除去を算定する歯冠修復物又は補綴物は，M002支台築造，M009充填，M010金属歯冠修復，M010-2チタン冠，M010-3接着冠，M010-4根面被覆，M011レジン前装金属冠，M011-2レジン前装チタン冠，M015非金属歯冠修復，M015-2ＣＡＤ／ＣＡＭ冠，M015-3ＣＡＤ／ＣＡＭインレー，M016乳歯金属冠，M016-2小児保隙装置，M016-3既製金属冠及びM017-2高強度硬質レジンブリッジであり，仮封セメント，ストッピング，テンポラリークラウン，リテーナー等は含まれない。なお，同一歯について2個以上の歯冠修復物（支台築造を含む。）又は欠損補綴物の除去を一連に行った場合においては，主たる歯冠修復物（支台築造を含む。）又は欠損補綴物の除去に対する所定点数のみを算定する。
(2)　M016-2小児保隙装置のループ部分を切断した場合は，ループ部分切断後の乳歯金属冠を継続して使用する場合に限り，「1」簡単なものにより算定する。
(3)　燐酸セメントの除去料は算定できない。
(4)　鉤歯の抜歯又は鉤の破損等のため不適合となった鉤を連結部から切断又は除去した場合は，再製，修理又は床裏装を前提とした場合に，除去料を算定する。なお，鉤を切断又は除去した部位の状況によって，義歯調整を行うことにより当該義歯をそのまま使用できる場合においては所定点数を算定して差し支えない。
(5)　(1)に関わらず，磁気共鳴コンピューター断層撮影（ＭＲＩ撮影）の実施等に当たって，必要があって磁石構造体を除去した場合であって，再度義歯調整等を行うことにより当該義歯をそのまま使用できるときは，「1」簡単なものを算定して差し支えない。

I

処置

その他

(6) 「2」困難なものの「困難なもの」とは, 全部金属冠, 5分の4冠, 4分の3冠, 接着冠, レジン前装金属冠, メタルコア ((9)の場合を除く。) 又は当該歯が急性の歯髄炎又は根尖性歯周炎に罹患している場合であって, 患者が苦痛を訴えるため除去が困難な金属歯冠修復物の除去をいう。

(7) 「2」困難なものにより算定するものは, (6)の他, 次のものをいう。

 ア 滑面板の撤去

 イ 整復装置の撤去 (3分の1顎につき)

 ウ ポンティックの除去

 エ 歯冠修復物が連結して装着されている場合において, 破損等のため連結部分を切断しなければ, 一部の歯冠修復物を除去できないときの切断

 オ 歯間に嵌入した有床義歯の除去に際し, 除去が著しく困難なため当該義歯を切断して除去を行った場合

 カ 支台築造用のスクリューポスト又は金属小釘の除去

 キ 高強度硬質レジンブリッジの支台装置及びポンティック (1歯につき)

 ク キーパー付き根面板 ((10)の場合を除く。) の除去

(8) (1)に関わらず, 磁気共鳴コンピューター断層撮影 (MRI撮影) の実施等に当たって, 必要があってキーパーを除去した場合であって, 再度義歯調整等を行うことにより当該義歯をそのまま使用できるときは, 「2」困難なものを算定して差し支えない。

(9) 「3」著しく困難なものの「著しく困難なもの」とは, M010-2チタン冠, M011-2レジン前装チタン冠若しくはメタルコア又は支台築造用レジンを含むファイバーポストであって歯根の長さの3分の1以上のポストを有するものをいう。

(10) 「3」著しく困難なものにより算定するものは, (9)の他, 次のものをいう。

 ア 根管内ポストを有する鋳造体の歯冠部が破折し, ポストのみを根管内に残留する状態にある鋳造体

 イ 歯根の長さの3分の1以上のポストを有するキーパー付き根面板の除去

 なお, 同一歯について, キーパー及びキーパー付き根面板の除去を一連に行った場合においては, 主たるものの除去に対する所定点数のみを算定する。

I 020 暫間固定装置の除去(1装置につき)

         30点

I 021 根管内異物除去(1歯につき)

         150点

 注 別に厚生労働大臣が定める施設基準に適合しているものとして地方厚生局長等に届け出た保険医療機関において, 歯科用3次元エックス線断層撮影装置及び手術用顕微鏡を用いて根管内異物除去を行った場合に, 手術用顕微鏡加算として, **400点**を所定点数に加算する。なお, 第4部

◇ **根管内異物除去について**

(1) 当該費用を算定する異物とは, 根管内で破折しているため除去が著しく困難なもの (リーマー等) をいう。

(2) 根管内異物除去は1歯につき1回に限り算定する。

(3) 当該保険医療機関における治療に基づく異物について除去を行った場合は, 当該点数を算定できない。

(4) 手術用顕微鏡加算は, 別に厚生労働大臣が定める施設基準に適合しているものとして地方厚生 (支) 局長に届け出た保険医療機関において, 歯の根管内に残留する異物を歯科用3次元エックス線断層撮影装置を用いて得られた画像診断の結果を踏まえ, 手術用顕微鏡

I

処置

その他

に掲げる歯科用3次元エックス線断層撮影の費用は別に算定できる。

I 022 有床義歯床下粘膜調整処置（1顎1回につき） 110点

I 023 心身医学療法

1. 入院中の患者 150点
2. 入院中の患者以外の患者
   イ 初診時 110点
   ロ 再診時 80点
注1 区分番号A000に掲げる初診料を算定する初診の日において心身医学療法を行った場合は，診療に要した時間が30分を超えたときに限り算定する。
　　2 入院中の患者については，入院の日から起算して4週間以内の場合にあっては週2回，入院の日から起算して4週間を超える場合にあっては週1回に限り算定する。
　　3 入院中の患者以外の患者については，初診日から起算して4週間以内の場合にあっては週2回，初診日から起算して4週間を超える場合にあっては週1回に限り算定する。
　　4 20歳未満の患者に対して心身医学療法を行った場合は，所定点数に所定点数の100分の100に相当する点数を加算する。

I 024 鼻腔栄養（1日につき） 60点
I 025 酸素吸入（1日につき） 65点
注1 使用した精製水の費用は，所定点数に含まれる。
　　2 人工呼吸と同時に行った酸素吸入の費用は，人工呼吸の所定点数

を用いて除去を行った場合に算定する。なお，歯根の長さの根尖側2分の1以内に達しない残留異物を除去した場合は算定できない。

◇ 旧義歯が不適合で床裏装や再製が必要とされる場合に，床裏装や再製に着手した日より前において，有床義歯床下粘膜異常に対してそれを調整するために，旧義歯を調整しながら，粘膜調整材を用い有床義歯床下粘膜調整を行った場合は，当該義歯の調整を含めて，1顎1回につき算定する。なお，有床義歯床下粘膜調整処置を行い，有床義歯の新製又は床裏装を予定している場合は，同月内であっても当該処置に併せてH001-2歯科口腔リハビリテーション料1の「1」有床義歯の場合を算定して差し支えない。この場合において，H001-2歯科口腔リハビリテーション料1の「1」有床義歯の場合を算定したときは，同月内にB013新製有床義歯管理料は算定できない。

◇ 心身医学療法について
(1) 「心身医学療法」とは，心因性疾患を有する歯科領域の患者について，確定診断が可能な医科の保険医療機関からの診療情報提供料の様式に基づく歯科口腔領域に係る心因性疾患の治療の依頼（医科歯科併設の保険医療機関であって心因性疾患を有する歯科領域の患者について，確定診断が可能な医科診療科が設置されている場合は，院内紹介に係る文書に基づく紹介）を受けて，確定診断が可能な医科保険医療機関と連携して治療計画を策定し，当該治療計画に基づき身体的傷病と心理・社会的要因との関連を明らかにするとともに，当該患者に対して心理的影響を与えることにより，症状の改善又は傷病からの回復を図る自律訓練法等をいう。
(2) 当該療法に習熟した歯科医師によって確定診断が可能な医科の保険医療機関と連携して行われた場合に算定する。
(3) 初診時は診療時間が30分を超えた場合に限り算定する。この場合において，診療時間とは，歯科医師自らが患者に対して行う問診，理学的所見（視診，聴診，打診及び触診）及び当該心身医学療法に要する時間をいい，これら以外の診療に要する時間は含まない。
(4) 心身医学療法を行った場合は，確定診断が可能な医科の保険医療機関からの診療情報提供料の様式に基づく文書（医科歯科併設の保険医療機関であって心因性疾患を有する歯科領域の患者について，確定診断が可能な医科診療科が設置されている場合は，院内紹介に係る文書）を添付するとともに，治療の方法，内容，実施時刻（開始時刻と終了時刻）を診療録に記載する。
(5) 入院の日及び入院の期間の取扱いは，入院基本料の取扱いの例による。
(6) 入院精神療法，通院・在宅精神療法又は標準型精神分析療法を算定している患者について，心身医学療法は算定できない。
(7) 「注4」に規定する加算は，必要に応じて児童相談所等と連携し，保護者等へ適切な指導を行った上で，20歳未満の患者に対して，心身医学療法を行った場合に，所定点数を加算する。

◇ 本区分については，医科のJ120鼻腔栄養の例により算定する。

→ I082酸素加算対象

◇ 本区分については，医科のJ024酸素吸入の例により算定する。

に含まれる。

Ｉ026 高気圧酸素治療（１日につき）
3,000点

Ｉ027 人工呼吸
1 30分までの場合 **302点**
2 30分を超えて 302点に30分又は
5時間までの場 その端数を増すご
合 とに50点を加算し
て得た点数
3 5時間を超えた場合（１日につき）
イ 14日目まで **950点**
ロ 15日目以降 **815点**
注1 使用した精製水の費用及び人工
呼吸と同時に行う呼吸心拍監視，
経皮的動脈血酸素飽和度測定若し
くは非観血的連続血圧測定又は酸
素吸入の費用は，所定点数に含ま
れる。
2 気管内挿管が行われている患者
に対して，意識状態に係る評価を
行った場合は，覚醒試験加算とし
て，当該治療の開始日から起算し
て14日を限度として，１日につき
100点を所定点数に加算する。
3 注2の場合において，当該患者
に対して人工呼吸器からの離脱の
ために必要な評価を行った場合
は，離脱試験加算として，１日に
つき**60点**を更に所定点数に加算す
る。

Ｉ028 削除

Ｉ029 周術期等専門的口腔衛生処置（１口
腔につき）
1 周術期等専門的口腔衛生処置１
100点
2 周術期等専門的口腔衛生処置２
110点
注1 1について，区分番号Ｂ000-6

→Ｉ082酸素加算対象
◇ 高気圧酸素治療について
(1) 高気圧酸素治療は，口腔・顎・顔面領域の慢性難治性骨髄炎に対
して行う場合に，一連につき30回に限り算定する。
(2) 2絶対気圧以上の治療圧力が１時間に満たないものは，１日につ
き Ｉ025酸素吸入により算定する。
(3) 高気圧酸素治療を行うに当たっては，関係学会より留意事項が示
されているので，これらの留意事項を十分参考とする。
(4) 高気圧酸素療法と人工呼吸を同日に行った場合は，主たるものの
所定点数のみにより算定する。
(5) 高気圧酸素治療に使用した酸素及び窒素は，Ｉ082酸素加算によ
り算定する。

→Ｉ082酸素加算対象
◇ 人工呼吸について
(1) 高気圧酸素療法と人工呼吸を同日に行った場合は，主たるものの
所定点数のみにより算定する。
(2) 人工呼吸と酸素吸入を併せて行った場合に使用した酸素及び窒素
は，Ｉ082酸素加算により算定する。
(3) その他人工呼吸の医科と共通の項目は，医科点数表のＪ045人工
呼吸の例により算定する。

◇ 周術期等専門的口腔衛生処置について
(1) 「１」周術期等専門的口腔衛生処置１とは，「注１」から「注３」
までに規定する患者に対して，周術期等における口腔機能の管理を
行う歯科医師の指示を受けた歯科衛生士が，当該患者の口腔の衛生
状態にあわせて，口腔清掃用具等を用いて歯面，舌，口腔粘膜等の
専門的な口腔清掃又は機械的歯面清掃を行った場合に算定する。
(2) 周術期等における口腔機能の管理を行う歯科医師は，「１」周術

Ｉ

処置

その他

に掲げる周術期等口腔機能管理料
（Ⅰ）又は区分番号Ｂ000-7に掲げ
る周術期等口腔機能管理料（Ⅱ）
を算定した患者に対して，歯科医
師の指示を受けた歯科衛生士が専
門的口腔清掃を行った場合に，区
分番号Ｂ000-6に掲げる周術期等
口腔機能管理料（Ⅰ）又は区分番
号Ｂ000-7に掲げる周術期等口腔
機能管理料（Ⅱ）を算定した日の
属する月において，術前1回，術
後1回に限り算定する。

2　1について，区分番号Ｂ000-8
に掲げる周術期等口腔機能管理料
（Ⅲ）又は区分番号Ｂ000-9に掲げ
る周術期等口腔機能管理料（Ⅳ）
を算定した患者に対して，歯科医
師の指示を受けた歯科衛生士が専
門的口腔清掃を行った場合に，区
分番号Ｂ000-8に掲げる周術期等
口腔機能管理料（Ⅲ）又は区分番
号Ｂ000-9に掲げる周術期等口腔
機能管理料（Ⅳ）を算定した日の
属する月において，月2回に限り
算定する。

3　1について，注2の規定にかか
わらず，区分番号Ｂ000-8に掲げ
る周術期等口腔機能管理料（Ⅲ）
又は区分番号Ｂ000-9に掲げる周
術期等口腔機能管理料（Ⅳ）を算
定した緩和ケアを実施している患
者に対して，歯科医師の指示を受
けた歯科衛生士が専門的口腔清掃
を行った場合に，区分番号Ｂ000-
8に掲げる周術期等口腔機能管理
料（Ⅲ）又は区分番号Ｂ000-9に
掲げる周術期等口腔機能管理料
（Ⅳ）を算定した日の属する月に
おいて，月4回に限り算定する。

4　2については，区分番号Ｂ
000-5に掲げる周術期等口腔機能
管理計画策定料の注1に規定する
管理計画に基づき，口腔機能の管
理を行っている患者（がん等に係
る放射線治療又は化学療法を実施
する患者に限る。）に対して，歯
科医師又は歯科医師の指示を受け
た歯科衛生士が口腔粘膜に対する

期等専門的口腔衛生処置1に関し，歯科衛生士の氏名を診療録に記
載する。なお，当該処置を行った歯科衛生士は，業務に関する記録
を作成する。

(3)　「2」周術期等専門的口腔衛生処置2は，「注4」に規定する患
者に対して，歯科医師又は歯科医師の指示を受けた歯科衛生士が放
射線治療又は化学療法の副作用として生じた口腔粘膜炎に対して，
専門的な口腔清掃及び口腔粘膜保護材を使用して疼痛緩和を行った
場合に算定する。なお，口腔粘膜保護材に係る特定保険医療材料料
は別に算定する。

(4)　周術期等における口腔機能の管理を行う歯科医師は，「2」周術
期等専門的口腔衛生処置2に関し，診療録に口腔内の状態（口腔衛
生の状況，口腔粘膜の状態等）及び治療内容等（歯科衛生士が行う
場合は，歯科衛生士に指示した内容及び歯科衛生士の氏名）を記載
する。なお，当該処置を行った歯科衛生士は，業務に関する記録を
作成する。

(5)　「1」周術期等専門的口腔衛生処置1について，「注2」の規定
に関わらず，Ｂ000-8周術期等口腔機能管理料（Ⅲ）又はＢ000-9周
術期等口腔機能管理料（Ⅳ）を算定した緩和ケアを実施している患
者に対して，周術期等における口腔機能の管理を行う歯科医師の指
示を受けた歯科衛生士が専門的な口腔清掃または機械的歯面清掃を
行った場合は，Ｂ000-8周術期等口腔機能管理料（Ⅲ）又はＢ000-9
周術期等口腔機能管理料（Ⅳ）を算定した日の属する月において，
月4回に限り算定する。

(6)　「1」周術期等専門的口腔衛生処置1を算定した日に，別に「2」
周術期等専門的口腔衛生処置2は算定できない。

(7)　一連の周術期等口腔機能管理において，歯科医師または歯科医師
の指示を受けた歯科衛生士が，「2」周術期等専門的口腔衛生処置
2を月2回以上行った場合，当該処置は算定できないが，必要に応
じて使用した口腔粘膜保護材に係る特定保険医療材料料は別に算定
して差し支えない。

(8)　I 029-1-2回復期等専門的口腔衛生処置，I 029-2在宅等療養患者
専門的口腔衛生処置，I 030機械的歯面清掃処置，I 030-2非経口摂
取患者口腔粘膜処置及びI 030-3口腔バイオフィルム除去処置を算
定した日の属する月においては，周術期等専門的口腔衛生処置は別
に算定できない。ただし，機械的歯面清掃処置を算定した日の属す
る月において，周術期等口腔機能管理を必要とする手術を実施した
日以降に周術期等専門的口腔衛生処置を実施した場合は算定する。

I

処置

その他

171

処置を行い，口腔粘膜保護材を使用した場合に，月１回に限り算定する。

5　２について，１を算定した日は別に算定できない。

6　周術期等専門的口腔衛生処置１又は周術期等専門的口腔衛生処置２を算定した日の属する月において，区分番号Ｉ029-1-2に掲げる回復期等専門的口腔衛生処置，区分番号Ｉ029-2に掲げる在宅等療養患者専門的口腔衛生処置，区分番号Ｉ030に掲げる機械的歯面清掃処置，区分番号Ｉ030-2に掲げる非経口摂取患者口腔粘膜処置及び区分番号Ｉ030-3に掲げる口腔バイオフィルム除去処置は，別に算定できない。

Ｉ029-1-2　回復期等専門的口腔衛生処置（１口腔につき）　　　　　100点

注1　区分番号Ｂ000-11に掲げる回復期等口腔機能管理料を算定した入院中の患者に対して，歯科医師の指示を受けた歯科衛生士が専門的口腔清掃を行った場合に，回復期等口腔機能管理料を算定した日の属する月において，月２回に限り算定する。

2　回復期等専門的口腔衛生処置を算定した日の属する月において，区分番号Ｉ029に掲げる周術期等専門的口腔衛生処置，区分番号Ｉ029-2に掲げる在宅等療養患者専門的口腔衛生処置，区分番号Ｉ030に掲げる機械的歯面清掃処置，区分番号Ｉ030-2に掲げる非経口摂取患者口腔粘膜処置及び区分番号Ｉ030-3に掲げる口腔バイオフィルム除去処置は，別に算定できない。

Ｉ029-2　在宅等療養患者専門的口腔衛生処置（１口腔につき）　　　　　130点

注1　区分番号Ｃ001-3に掲げる歯科疾患在宅療養管理料を算定した患者に対して，歯科医師の指示を受けた歯科衛生士が専門的口腔清掃処置を行った場合に，月１回に限り算定する。

◇　回復期等専門的口腔衛生処置について

(1)　回復期等専門的口腔衛生処置は，「注１」に規定する患者に対して，回復期等における口腔機能の管理を行う歯科医師の指示を受けた歯科衛生士が，当該患者の口腔の衛生状態にあわせて，口腔清掃用具等を用いて歯面，舌，口腔粘膜等の専門的な口腔清掃又は機械的歯面清掃を行った場合に算定する。

(2)　回復期等における口腔機能の管理を行う歯科医師は，歯科衛生士の氏名を診療録に記載する。なお，当該処置を行った歯科衛生士は，業務に関する記録を作成する。

(3)　Ｉ029周術期等専門的口腔衛生処置，Ｉ029-2在宅等療養患者専門的口腔衛生処置，Ｉ030機械的歯面清掃処置，Ｉ030-2非経口摂取患者口腔粘膜処置及びＩ030-3口腔バイオフィルム除去処置を算定した日の属する月においては，回復期等専門的口腔衛生処置は別に算定できない。

◇　在宅等療養患者専門的口腔衛生処置について

(1)　在宅等療養患者専門的口腔衛生処置は，Ｃ001-3歯科疾患在宅療養管理料を算定している患者に対して，歯科訪問診療を行っている主治の歯科医師の指示を受けた歯科衛生士が，当該患者の口腔の衛生状態にあわせて，口腔清掃用具等を用いて歯面，舌，口腔粘膜等の専門的な口腔清掃，義歯清掃又は機械的歯面清掃を行った場合に算定する。

(2)　主治の歯科医師は，在宅等療養患者専門的口腔衛生処置に関し，

Ｉ

処置

その他

2　区分番号Ｃ001に掲げる訪問歯
科衛生指導料を算定した日は算定
できない。
3　在宅等療養患者専門的口腔衛生
処置を算定した日の属する月にお
いて，区分番号Ｉ030に掲げる機
械的歯面清掃処置，区分番号Ｉ
030-2に掲げる非経口摂取患者口
腔粘膜処置及び区分番号Ｉ030-3
に掲げる口腔バイオフィルム除去
処置は，別に算定できない。

Ｉ029-3 口腔粘膜処置（1口腔につき）
30点

注　別に厚生労働大臣が定める施設基
準に適合しているものとして地方厚
生局長等に届け出た保険医療機関に
おいて，レーザー照射により当該処
置を行った場合に算定する。ただし，
2回目以降の口腔粘膜処置の算定
は，前回算定日から起算して1月経
過した日以降に行った場合に限り，
月1回に限り算定する。

Ｉ030 機械的歯面清掃処置（1口腔につき）
72点

注1　区分番号Ｂ000-4に掲げる歯科
疾患管理料，区分番号Ｂ000-8に
掲げる周術期等口腔機能管理料
（Ⅲ），区分番号Ｂ000-9に掲げる
周術期等口腔機能管理料（Ⅳ），
区分番号Ｂ000-11に掲げる回復
等口腔機能管理料，区分番号Ｂ
002に掲げる歯科特定疾患療養管
理料又は区分番号Ｃ001-3に掲げ
る歯科疾患在宅療養管理料を算定
した患者のうち，主治の歯科医師
又はその指示を受けた歯科衛生士
が，歯科疾患の管理を行っている
もの（区分番号Ｉ029に掲げる周
術期等専門的口腔衛生処置，区分
番号Ｉ029-1-2に掲げる回復期等
専門的口腔衛生処置，区分番号Ｃ
001に掲げる訪問歯科衛生指導料
又は区分番号Ｎ002に掲げる歯科
矯正管理料を算定しているものを
除く。）に対して機械的歯面清掃
を行った場合は，2月に1回に限

歯科衛生士の氏名を診療録に記載する。なお，当該処置を行った歯
科衛生士は，業務に関する記録を作成する。
(3)　Ｉ030機械的歯面清掃処置，Ｉ030-2非経口摂取患者口腔粘膜処置
及びＩ030-3口腔バイオフィルム除去処置を算定した日の属する月
においては，在宅等療養患者専門的口腔衛生処置は別に算定できな
い。

◇　口腔粘膜処置について
(1)　口腔粘膜処置は，別に厚生労働大臣が定める施設基準に適合して
いるものとして地方厚生（支）局長に届け出た保険医療機関におい
て，再発性アフタ性口内炎の小アフタ型病変に対してレーザー照射
を行った場合に1月につき1回に限り算定する。なお，当該処置の
実施に当たっては「レーザー応用による再発性アフタ性口内炎治療
に関する基本的な考え方」（平成30年3月日本歯科医学会）を参考
にすること。
(2)　前回算定した日の属する月に前回照射した部位と異なる部位に生
じた再発性アフタ性口内炎に対して当該処置を実施した場合の費用
は，所定点数に含まれ，別に算定できない。
(3)　レーザー照射を行った場合は，病変の部位及び大きさ等を診療録
に記載すること。

◇　機械的歯面清掃処置について
(1)　機械的歯面清掃処置とは，歯科疾患に罹患している患者に対し，
歯科医師又はその指示を受けた歯科衛生士が，歯科用の切削回転器
具及び研磨用ペーストを用いて行う歯垢除去等をいい，Ｂ000-4歯
科疾患管理料，Ｂ000-8周術期等口腔機能管理料（Ⅲ），Ｂ000-9周
術期等口腔機能管理料（Ⅳ），Ｂ000-11回復期等口腔機能管理料，
Ｂ002歯科特定疾患療養管理料（当該管理料の「注1」に規定する
治療計画に機械的歯面清掃処置を行うに当たって必要な管理計画が
含まれている場合に限る。）又はＣ001-3歯科疾患在宅療養管理料を
算定した患者に対して2月に1回に限り算定する。また，Ｉ011-2
歯周病安定期治療，Ｉ011-2-3歯周病重症化予防治療，Ｉ029-2在宅
等療養患者専門的口腔衛生処置，Ｉ030-2非経口摂取患者口腔粘膜
処置又はＩ030-3口腔バイオフィルム除去処置を算定した月は算定
できない。
(2)　「注2」の規定に関わらず，Ｉ011-2歯周病安定期治療又はＩ011
-2-3歯周病重症化予防治療の開始日より前に実施した同月内の当該
処置は算定して差し支えない。
(3)　歯科診療特別対応加算1，歯科診療特別対応加算2若しくは歯科
診療特別対応加算3，Ｂ000-12根面う蝕管理料の注2に規定する口
腔管理強化体制加算を算定する患者であって特に機械的歯面清掃が
必要と認められる患者（多剤服用患者，唾液分泌量の低下が認めら
れる患者等），Ｂ000-13エナメル質初期う蝕管理料の注2に規定す
る口腔管理強化体制加算を算定する患者，妊娠中の患者又は他の医
療機関（歯科診療を行う保険医療機関を除く。）から文書による診

り算定する。ただし，区分番号Ａ
000に掲げる初診料の注6，区分
番号Ａ002に掲げる再診料の注4
若しくは区分番号Ｃ000に掲げる
歯科訪問診療料の注8に規定する
歯科診療特別対応加算1，歯科診
療特別対応加算2又は歯科診療特
別対応加算3を算定する患者，区分
番号Ｂ000-12に掲げる根面う蝕
管理料の注2に規定する加算を算
定する患者であって特に機械的歯
面清掃が必要と認められる患者，
区分番号Ｂ000-13に掲げるエナメ
ル質初期う蝕管理料の注2に規定
する加算を算定する患者，妊婦又
は他の保険医療機関（歯科診療を
行う保険医療機関を除く。）から
文書による診療情報の提供を受け
た糖尿病患者については月1回に
限り算定する。

2　区分番号Ⅰ011-2に掲げる歯周
病安定期治療，区分番号Ⅰ011-2-
3に掲げる歯周病重症化予防治療，
区分番号Ⅰ029-2に掲げる在宅等
療養患者専門的口腔衛生処置，区
分番号Ⅰ030-2に掲げる非経口摂
取患者口腔粘膜処置又は区分番号
Ⅰ030-3に掲げる口腔バイオフィ
ルム除去処置を算定した月は算定
できない。

Ⅰ030-2　非経口摂取患者口腔粘膜処置（1
口腔につき）　　　　　　　110点
注1　経口摂取が困難な患者に対し
て，歯科医師又はその指示を受け
た歯科衛生士が口腔粘膜処置等を
行った場合に，月2回に限り算定
する。

2　非経口摂取患者口腔粘膜処置を
算定した月において，区分番号Ⅰ
010に掲げる歯周病処置，区分番
号Ⅰ011に掲げる歯周基本治療，
区分番号Ⅰ011-2に掲げる歯周病
安定期治療，区分番号Ⅰ011-2-3
に掲げる歯周病重症化予防治療，
区分番号Ⅰ029に掲げる周術期等
専門的口腔衛生処置，区分番号Ⅰ
029-1-2に掲げる回復期等専門的
口腔衛生処置，区分番号Ⅰ029-2

療情報の提供を受けた糖尿病の患者については，月1回に限り算定
する。

(4)　妊娠中の患者に対して当該処置を行った場合は，診療録及び診療
報酬明細書にその旨を記載する。

(5)　糖尿病の患者に対して別の医科の保険医療機関の担当医からの情
報提供に基づき当該処置を行った場合は，情報提供の内容及び担当
医の保険医療機関名等について診療録に記載又は提供文書の写しを
添付する。また，診療報酬明細書にその旨を記載する。

(6)　主治の歯科医師の指示を受けた歯科衛生士が，患者に対して当該
処置を行った場合は，主治の歯科医師は当該歯科衛生士の氏名を診
療録に記載する。

◇　非経口摂取患者口腔粘膜処置について

(1)　非経口摂取患者口腔粘膜処置は，歯科医師又はその指示を受けた
歯科衛生士が，口腔衛生状態の改善を目的として，口腔清掃用具等
を用いて，口腔の剥離上皮膜の除去を行った場合に算定する。

(2)　当該処置の対象患者は，経管栄養等を必要とする，経口摂取が困
難又は可能であってもわずかであり，患者自身による口腔清掃が困
難な療養中の患者であって，口腔内に剥離上皮膜の形成を伴うもの
をいう。

(3)　主治の歯科医師の指示を受けた歯科衛生士が，患者に対して当該
処置を行った場合は，主治の歯科医師は当該歯科衛生士の氏名を診
療録に記載する。

(4)　Ⅰ010歯周病処置，Ⅰ011歯周基本治療，Ⅰ011-2歯周病安定期治療，
Ⅰ011-2-3歯周病重症化予防治療，Ⅰ029術期等専門的口腔衛生処
置，Ⅰ029-1-2回復期等専門的口腔衛生処置，Ⅰ029-2在宅療養患
者専門的口腔衛生処置，Ⅰ030機械的歯面清掃処置及びⅠ030-3口腔
バイオフィルム除去処置を算定した月は算定できない。

に掲げる在宅等療養患者専門的口
腔衛生処置，区分番号Ⅰ030に掲
げる機械的歯面清掃処置及び区分
番号Ⅰ030-3に掲げる口腔バイオ
フィルム除去処置は別に算定でき
ない。

Ⅰ030-3 口腔バイオフィルム除去処置（1
口腔につき） **110点**
注1 口腔バイオフィルムの除去が必
要な患者に対して，歯科医師又は
その指示を受けた歯科衛生士が口
腔バイオフィルムの除去を行った
場合に，月2回に限り算定する。
2 口腔バイオフィルム除去処置を
算定した月において，区分番号Ⅰ
010に掲げる歯周病処置，区分番
号Ⅰ011に掲げる歯周基本治療，
区分番号Ⅰ011-2に掲げる歯周病
安定期治療，区分番号Ⅰ011-2-3
に掲げる歯周病重症化予防治療，
区分番号Ⅰ029に掲げる周術期等
専門的口腔衛生処置，区分番号Ⅰ
029-1-2に掲げる回復期等専門的
口腔衛生処置，区分番号Ⅰ029-2
に掲げる在宅等療養患者専門的口
腔衛生処置，区分番号Ⅰ030に掲
げる機械的歯面清掃処置及び区分
番号Ⅰ030-2に掲げる非経口摂取
患者口腔粘膜処置は別に算定でき
ない。

Ⅰ031 フッ化物歯面塗布処置（1口腔につ
き）
1 う蝕多発傾向者の場合 **110点**
2 初期の根面う蝕に罹患している患
者の場合 **80点**
3 エナメル質初期う蝕に罹患してい
る患者の場合 **100点**
注1 1については，区分番号B
000-4に掲げる歯科疾患管理料，
区分番号B002に掲げる歯科特定
疾患療養管理料又は区分番号C
000に掲げる歯科訪問診療料を算
定したう蝕多発傾向者に対して，
主治の歯科医師又はその指示を受
けた歯科衛生士が，フッ化物歯面
塗布処置を行った場合に，月1回
に限り算定する。ただし，2回目
以降のフッ化物歯面塗布処置の算

◇ 口腔バイオフィルム除去処置について
(1) 「注1」に規定する，口腔バイオフィルムの除去が必要な患者と
は，関係学会の診断基準により口腔バイオフィルム感染症患者と診
断されている患者をいう。当該患者に対して，歯科医師又はその指
示を受けた歯科衛生士が，口腔バイオフィルムの除去を行った場合
に算定する。当該処置を行うに当たっては，関係学会より示されて
いる「口腔バイオフィルム感染症に関する基本的な考え方」（令和
6年3月日本歯科医学会）を参考にすること。
(2) 主治の歯科医師の指示を受けた歯科衛生士が，患者に対して当該
処置を行った場合は，主治の歯科医師は当該歯科衛生士の氏名を診
療録に記載する。
(3) Ⅰ010歯周病処置，Ⅰ011歯周基本治療，Ⅰ011-2歯周病安定期治療，
Ⅰ011-2-3歯周病重症化予防治療，Ⅰ029周術期等専門的口腔衛生処
置，Ⅰ029-1-2回復期等専門的口腔衛生処置，Ⅰ029-2在宅等療養患
者専門的口腔衛生処置，Ⅰ030機械的歯面清掃処置及びⅠ030-2非経
口摂取患者口腔粘膜処置を算定した月は算定できない。
(4) 口腔バイオフィルム除去処置は，C001-5在宅患者訪問口腔リハ
ビリテーション指導管理料又はC001-6小児在宅患者訪問口腔リハ
ビリテーション指導管理料に含まれ，当該管理料を算定した月は別
に算定できない。

◇ フッ化物歯面塗布処置について
(1) 1に規定するう蝕多発傾向者とは，B000-4の「歯科疾患管理料
について」の(9)に掲げる判定基準を満たすものをいい，B000-4歯
科疾患管理料又はB002歯科特定疾患療養管理料（当該管理料の「注
1」に規定する治療計画にフッ化物歯面塗布処置を行うに当たって
必要な管理計画が含まれている場合に限る。）又はC000歯科訪問診
療料を算定した患者に対して算定する。なお，歯科疾患管理料の(11)
についても準用する。
(2) 「2」初期の根面う蝕に罹患している患者の場合は，B000-12根
面う蝕管理料を算定している患者に対して，フッ化物歯面塗布処置
を行った場合に算定する。
(3) 「3」エナメル質初期う蝕に罹患している患者の場合は，B
000-13エナメル質初期う蝕管理料を算定している患者に対して，当
該病変部位の口腔内カラー写真の撮影を行い，フッ化物歯面塗布処
置を行った場合に算定する。撮影した口腔内カラー写真は，診療録
に添付又はデジタル撮影した画像を電子媒体に保存して管理する。
なお，写真撮影に係る費用は所定点数に含まれ別に算定できない。
また，2回目以降に「3」エナメル質初期う蝕に罹患している患者

定は，前回実施月の翌月の初日から起算して２月を経過した日以降に行った場合に限り，月１回に限り算定する。

2　2については，区分番号Ｂ000-12に掲げる根面う蝕管理料を算定した患者に対して，主治の歯科医師又はその指示を受けた歯科衛生士が，フッ化物歯面塗布処置を行った場合に，月１回に限り算定する。ただし，２回目以降のフッ化物歯面塗布処置の算定は，前回実施月の翌月の初日から起算して２月を経過した日以降に行った場合に限り，月１回に限り算定する。

3　3については，区分番号Ｂ000-13に掲げるエナメル質初期う蝕管理料を算定した患者に対して，主治の歯科医師又はその指示を受けた歯科衛生士が，フッ化物歯面塗布処置を行った場合に月１回に限り算定する。ただし，２回目以降のフッ化物歯面塗布処置（エナメル質初期う蝕管理料の注２に規定する加算を算定する患者に対して実施する場合を除く。）の算定は，前回実施月の翌月の初日から起算して２月を経過した日以降に行った場合に限り，月１回に限り算定する。

Ｉ032 口腔リンパ管腫局所注入　　1,020点
　　注1　6歳未満の乳幼児の場合は，乳幼児加算として，55点を加算する。
　　　2　当該処置に当たって使用した薬剤の費用は別に算定できる。

第2節　処置医療機器等加算

区分
Ｉ080 削除
Ｉ081 削除
Ｉ082 酸素加算
　　注1　区分番号Ｉ025からＩ027までに掲げる処置に当たって酸素を使用した場合は，その価格を10円で除して得た点数（窒素を使用した場合は，その価格を10円で除して得た点数を合算した点数）を加算す

の場合を算定する場合において，光学式う蝕検出装置を用いてエナメル質初期う蝕の部位の測定を行った場合は，口腔内カラー写真撮影に代えて差し支えない。この場合において，使用した光学式う蝕検出装置の名称と当該部位の測定値を診療録に記載又は添付する。

(4)　フッ化物歯面塗布処置は，次の取扱いとする。
　ア　フッ化物局所応用による指導管理に用いる局所応用フッ化物製剤とは，２％フッ化ナトリウム溶液，酸性フッ化リン酸溶液をいう。
　イ　フッ化物歯面塗布とは，綿球による歯面塗布法，トレー法及びイオン導入法等の通法に従い，主治の歯科医師又は歯科衛生士が行う局所応用をいう。
　ウ　薬剤料は，当該加算の所定点数に含まれ別に算定できない。
　エ　フッ化物歯面塗布処置は，１口腔単位での継続的な処置を評価したものであり，エナメル質初期う蝕及び初期の根面う蝕を有する患者については，いずれかの主たる疾患に対してのみ算定できる。

(5)　主治の歯科医師の指示を受けた歯科衛生士が，患者に対してフッ化物歯面塗布処置を行った場合は，主治の歯科医師は当該歯科衛生士の氏名を診療録に記載する。なお，当該処置を行った歯科衛生士は，業務に関する記録を作成する。

◇　口腔リンパ管腫局所注入について
　　口腔領域のリンパ管腫にピシバニールを局所注入した場合に算定する。ただし薬剤料は別に算定する。

◇　本区分については，医科のＪ201酸素加算の例により算定する。

る。
2　酸素及び窒素の価格は，別に厚生労働大臣が定める。

第3節　薬　剤　料

区分
Ｉ 090　薬剤　薬価が15円を超える場合は，薬価から15円を控除した額を10円で除して得た点数につき１点未満の端数を切り上げて得た点数に１点を加算して得た点数とする。

第4節　特定薬剤料

区分
Ｉ 100　特定薬剤　薬価が15円を超える場合は，薬価から15円を控除した額を10円で除して得た点数につき１点未満の端数を切り上げて得た点数に１点を加算して得た点数とする。
注1　薬価が15円以下である場合は，算定できない。
2　使用薬剤の薬価は，別に厚生労働大臣が定める。

◇　特定薬剤について
(1)　１回の処置に特定薬剤を２種以上使用した場合であっても，使用した特定薬剤の合計価格から15円を控除した残りの額を10円で除して得た点数について１点未満の端数を切り上げて得た点数に１点を加算して特定薬剤料を算定する。
(2)　特定薬剤を使用した場合であっても，１回の処置又は手術に使用した特定薬剤の合計価格が15円以下の場合は，特定薬剤料は算定できない。
(3)　(1)及び(2)でいう「１回の処置」とは，処置の部に掲げられている各区分の所定点数を算定する単位を１回とする。
(4)　テトラサイクリン・プレステロン軟膏及びテラ・コートリル軟膏を抜歯窩に使用することは，軟膏の基剤が吸収されずに異物として残り治癒機転を妨げるので，歯科医学的に妥当ではない。
(5)　薬価基準第４部歯科用薬剤，外用薬(1)に収載されている薬剤のうち，軟組織疾患に使用する薬剤を外用薬として投与することは，歯科医師が自ら貼薬しなければ薬効が期待できない場合を除き認められる。

第5節　特定保険医療材料料

区分
Ｉ 200　特定保険医療材料　材料価格を10円で除して得た点数
注　使用した特定保険医療材料の材料価格は，別に厚生労働大臣が定める。

◇　特定保険医療材料とその材料価格は，巻末に掲載。

第9部 手 術

通 則

1　手術の費用は，第1節若しくは第2節の各区分の所定点数のみにより，又は第1節及び第2節の各区分の所定点数を合算した点数により算定する。

2　手術に当たって，第3節に掲げる医療機器等，薬剤（別に厚生労働大臣が定めるものを除く。）又は別に厚生労働大臣が定める保険医療材料（以下この部において「特定保険医療材料」という。）を使用した場合（別に厚生労働大臣が定める薬剤（以下この部において「特定薬剤」という。）にあっては，120点以上の手術又は特に規定する手術に使用した場合を除く。）は，前号により算定した点数及び第3節から第6節までの所定点数を合算した点数により算定する。

3　第1節に掲げられていない手術であって特殊なものの費用は，同節に掲げられている手術のうちで最も近似する手術の各区分の所定点数により算定する。

4　区分番号 J 018, J 032, J 039, J 060, J 069, J 070-2, J 076, J 096 及び J 104-2（注に規定する加算を算定する場合に限る。）に掲げる手術については，別に厚生労働大臣が定める施設基準を満たす保険医療機関において行われる場合に限り算定する。

5　6歳未満の乳幼児又は著しく歯科診療が困難な者に対して手術を行った場合は，全身麻酔下で行った場合を除き，次に掲げる点数を，それぞれ当該手術の所定点数に加算する。ただし，区分番号 J 100-2の注1に規定する加算，通則第14号又は第15号に掲げる加算を算定する場合は，この限りでない。

　イ　手術（区分番号 J 013（1及び2に限る。）に掲げる口腔内消炎手術を除く。）を行った場合
　　　所定点数の100分の50に相当する点数
　ロ　区分番号 J 013（1及び2に限る。）

◇　通 則

(1)　「通則1」，「通則2」及び「通則3」は，手術料算定の内容は次の3通りあることを示しており，輸血料は手術料の算定がなくとも単独で算定する。
　　ア　手術料（＋薬剤料又は特定保険医療材料料等）
　　イ　手術料＋輸血料（＋薬剤料又は特定保険医療材料料等）
　　ウ　輸血料（＋薬剤料又は特定保険医療材料料等）

(2)　手術料の「所定点数」とは手術料の項に掲げられた点数及び注加算の合計点数をいい，通則の加算点数は含まない。

(3)　通則の加算方法は手術料の所定点数に通則中の各加算を足し合わせたものの合計により算定する。

(4)　手術当日に行われる手術（自己血貯血を除く。）に伴う処置（I 017口腔内装置，I 017-1-4術後即時顎補綴装置及び I 017-3顎外固定を除く。），検査における診断穿刺・検体採取及び注射の手技料は，特に規定する場合を除き，術前，術後を問わず算定できない。また，内視鏡を用いた手術を行う場合，同時に行う内視鏡検査料は別に算定できない。ここでいう「診断穿刺・検体採取」とは，医科の第3部第4節に掲げる診断穿刺・検体採取料に係るものをいう。

(5)　手術に当たって通常使用される保険医療材料（包帯，縫合糸（特殊縫合糸を含む。）等），衛生材料（ガーゼ，脱脂綿及び絆創膏），外皮用殺菌剤，患者の衣類及び1回の手術に使用される総量価格が15円以下の薬剤は手術の所定点数に含まれる。

　　ただし，別に厚生労働大臣が定める特定保険医療材料及び1回の手術に使用される特定薬剤の総量価格が15円を超える場合（特定薬剤（J 300の「特定薬剤について」の(4)に掲げる場合は除く。）にあっては，120点以上の手術又は特に規定する手術に使用した場合を除く。）は，当該手術の所定点数の他に当該特定保険医療材料及び特定薬剤を算定する。

(6)　「通則3」は，第1節に掲げられていない特殊な手術であって，同節に掲げられている手術のうち，最も近似する手術の所定点数により算定することが妥当であるものは，その都度当局に内議の上，それらの所定点数を準用することができる趣旨の規定である。なお，歯肉息肉除去手術及び簡単な手術は基本診療料に含まれ算定できない。

(7)　「通則5」による6歳未満の乳幼児又は著しく歯科診療が困難な者に対する加算及び「通則6」による極低出生体重児，新生児又は3歳未満の乳幼児に対する加算は，第1節の手術料の所定点数のみに対する加算である。

(8)　「通則5」又は「通則15」における著しく歯科診療が困難な者等に対する100分の50加算又は100分の30加算とは，開口の保持又は体位，姿勢の保持が必要な患者や頻繁な治療の中断を伴う患者等に対して，患者の状態に留意しながら治療を行った場合等に算定するものをいい，当該加算を算定した日の患者の治療時の状況を診療録に記載する。

に掲げる口腔内消炎手術を行った場
合
　　　所定点数の100分の30に相当す
　　　る点数
6　全身麻酔下で極低出生体重児，新生
　児又は3歳未満の乳幼児（極低出生体
　重児及び新生児を除く。）に対して手
　術を行った場合は，当該手術の所定点
　数にそれぞれ所定点数の100分の400，
　100分の300又は100分の100に相当する
　点数を加算する。
7　区分番号J016，J018，J021の2，
　J031，J032，J035，J039の2及び
　3，J042，J057並びにJ060に掲げ
　る手術については，頸部郭清術と併せ
　て行った場合，所定点数に片側は
　4,000点を，両側は**6,000点**を加算する。
8　HIV抗体陽性の患者に対して，入
　院を必要とする観血的手術を行った場
　合は，当該手術の所定点数に**4,000点**
　を加算する。
9　緊急のために休日に手術を行った場
　合又は手術の開始時間が保険医療機関
　の表示する診療時間以外の時間若しく
　は深夜である場合において，当該手術
　の所定点数が150点以上のときは，次
　に掲げる点数を，それぞれ所定点数に
　加算する。
　イ　別に厚生労働大臣が定める施設基
　　準に適合しているものとして地方厚
　　生局長等に届け出た保険医療機関に
　　おいて行われる場合
　　（1）　休日加算1
　　　　　所定点数の100分の160に相当
　　　　する点数
　　（2）　時間外加算1（入院中の患者以
　　　　外の患者に対し行われる場合に限
　　　　る。）
　　　　　所定点数の100分の80に相当
　　　　する点数
　　（3）　深夜加算1
　　　　　所定点数の100分の160に相当
　　　　する点数
　　（4）　(1)から(3)までにかかわらず，区
　　　　分番号A000に掲げる初診料の注
　　　　7のただし書に規定する保険医療
　　　　機関において，入院中の患者以外
　　　　の患者に対して，手術の開始時間

⑼　「通則5」の加算において6歳未満の乳幼児であって著しく歯科
　診療が困難な者については，乳幼児に対する加算としての100分の
　50加算又は100分の30加算のみを算定する。
⑽　「通則5」，「通則6」及び「通則9」の適用範囲は，第1節の手
　術料に定める手術のみであって，輸血料，手術医療機器等加算，薬
　剤料，特定薬剤料及び特定保険医療材料料に対しては適用されない。
⑾　この部における「主たる手術」とは，所定点数及び「注」による
　加算点数を合算した点数の高い手術をいう。
⑿　「通則8」の加算は，HIV-1抗体価（ウエスタンブロット法）
　若しくはHIV-2抗体価（ウエスタンブロット法）によってHIV
　抗体が陽性と認められた患者又はHIV-1核酸検査によってHI
　V-1核酸が確認された患者に対して観血的手術を行った場合に1回
　に限り算定する。ただし，同日に複数の手術を行った場合は，主た
　る手術についてのみ加算する。
⒀　「通則9」の入院中の患者以外に対する手術の休日加算，時間外
　加算又は深夜加算は，医科の例により算定する。
⒁　「通則9」の入院中の患者に対する手術の休日加算，時間外加算
　又は深夜加算は，医科の例により算定する。
⒂　「通則9」の休日加算，時間外加算又は深夜加算の対象となる時
　間の取扱いは初診料と同様である。また，「通則9」の加算に係る
　適用の範囲及び「所定点数」は，「通則5」の加算の取扱いと同様
　である。
⒃　緊急のため保険医療機関の表示する診療時間以外の時間に手術を
　行った場合の時間外加算又は深夜加算は，既に1日の診療の後片付
　け等が終わった後で，特に手術する必要がある急患のため再度準備
　を開始する等相当の不測の労力に対する費用として時間外加算等を
　行う趣旨であるから，時間外であっても予定された手術の場合は時
　間外等の加算は算定できない。
⒄　「通則9」の「所定点数が150点以上」とは，各区分に規定して
　ある所定点数が150点以上のものをいう。ただし，その処置・手術
　が全体として一体と考えられる場合は，個々の所定点数の合計が
　150点以上のときは加算する。
⒅　歯科領域における緊急疾病の場合（時間外），例えば外傷時にお
　ける手術で2本以上の歯を抜歯する場合であって，全体として一体
　と考えられる手術を行う場合は，個々の抜歯の所定点数の合計が
　150点以上のときは，「通則9」の加算が認められる。
⒆　手術開始後，患者の急変等やむを得ない事情により手術を中止せ
　ざるを得なかった場合は，当該中止までに施行した実態に最も近似
　する手術項目により算定する。
⒇　「通則10」の加算は，次のいずれかに該当する患者に対して全身
　麻酔，硬膜外麻酔又は脊椎麻酔を伴う観血的手術を行った場合に1
　回に限り算定する。ただし，同日に複数の手術を行った場合は，主
　たる手術についてのみ加算する。
　ア　感染症法に基づく医師から都道府県知事等への届出のための基
　　準において，医師による届出が義務付けられているメチシリン耐
　　性黄色ブドウ球菌感染症の患者（診断した医師の判断により，症
　　状や所見から当該疾患が疑われ，かつ，病原体診断がなされたも
　　の。）

J
手術

が同注のただし書に規定する時間
である手術を行った場合
　　　所定点数の100分の80に相当
　　　する点数
ロ　イ以外の保険医療機関において行
われる場合
　(1)　休日加算2
　　　　所定点数の100分の80に相当
　　　　する点数
　(2)　時間外加算2（入院中の患者以
外の患者に対し行われる場合に限
る。）
　　　　所定点数の100分の40に相当
　　　　する点数
　(3)　深夜加算2
　　　　所定点数の100分の80に相当
　　　　する点数
　(4)　(1)から(3)までにかかわらず，区
分番号A000に掲げる初診料の注
7のただし書に規定する保険医療
機関において，入院中の患者以外
の患者に対して，手術の開始時間
が同注のただし書に規定する時間
である手術を行った場合
　　　　所定点数の100分の40に相当
　　　　する点数
10　メチシリン耐性黄色ブドウ球菌（M
RSA）感染症患者（感染症法の規定
に基づき都道府県知事に対して医師の
届出が義務づけられるものに限る。），
B型肝炎感染患者（HBs又はHBe抗原
陽性の者に限る。）若しくはC型肝炎
感染患者又は結核患者に対して，医科
点数表の区分番号L008に掲げるマス
ク又は気管内挿管による閉鎖循環式全
身麻酔，医科点数表の区分番号L002
に掲げる硬膜外麻酔又は医科点数表の
区分番号L004に掲げる脊椎麻酔を伴
う手術を行った場合は，所定点数に
1,000点を加算する。
11　手術の所定点数は，当該手術に当
たって，表面麻酔，浸潤麻酔又は簡単
な伝達麻酔を行った場合の費用を含
む。ただし，麻酔に当たって使用した
薬剤の薬価は，別に厚生労働大臣の定
めるところにより算定できる。
12　対称器官に係る手術の各区分の所定
点数は，特に規定する場合を除き，片

イ　HBs又はHBe抗原によって抗原が陽性と認められたB型肝炎患
者
ウ　HCV抗体価（定性，定量）によってHCV抗体が陽性と認め
られたC型肝炎患者
エ　微生物学的検査により結核菌を排菌していることが術前に確認
された結核患者
(21)　「通則12」でいう「特に規定する場合」とは，各区分における手
術名の末尾に両側と記入したものを指す。この場合において，両側
にわたり手術を行う医療上の必要性がなく片側の手術のみを行った
場合であっても，両側に係る所定点数を算定する。
(22)　歯科訪問診療は通院困難な療養中の患者について実施するが，消
炎鎮痛，有床義歯の調整等の訪問診療で求められる診療の重要性及
び困難性を考慮し，C000歯科訪問診療料を算定する患者であって，
同「注8」に規定する歯科診療特別対応加算1，歯科診療特別対応
加算2又は歯科診療特別対応加算3を算定しないものに対して行っ
た第8部に掲げる処置，第9部に掲げる手術及び第12部に掲げる歯
冠修復及び欠損補綴を行った場合は，次に掲げる点数をそれぞれ所
定点数に加算する。
ア　M003印象採得（「2のロ及びハ」に限る。），M003-3咬合印象，
M006咬合採得（「2のロ」に限る。）又はM030有床義歯内面適合
法　　　　　　　　　　　所定点数の100分の70に相当する点数
イ　I005抜髄（「3」に限る。），I006感染根管処置（「3」に限る。），
J000抜歯手術（「1」，「2」及び「3」に限る。）（「注1」によ
る加算を算定した場合を除く。），M021-3アタッチメント（「1」
に限る。）又はM029有床義歯修理
　　　　　　　　　　　　所定点数の100分の50に相当する点数
ウ　I005抜髄（「1」及び「2」に限る。），I006感染根管処置（「1」
及び「2」に限る。），J013口腔内消炎手術（「2」に限る。）
　　　　　　　　　　　　所定点数の100分の30に相当する点数
(23)　「通則13」の神経移植術とは，J101神経移植術をいう。
(24)　「通則13」の植皮術とは，J089分層植皮術及びJ089-2全層植皮
術をいう。
(25)　「通則13」の同一手術野又は同一病巣の算定は，医科の例により
算定する。ただし，J000抜歯手術からJ004-3歯の移植手術までを
複数歯に対して単独で行う場合は，個々の区分により規定する算定
単位に応じて算定する。
(26)　「通則16」の加算は，病理診断により悪性腫瘍であることが確認
された場合に限り算定する。
(27)　同一手術野又は同一病巣に対して複数の手術を行った場合は，主
たる手術の所定点数により算定する。
(28)　J084からJ087まで，J088，J098，J099及びJ100に掲げる手
術について，同一手術野又は同一病巣につき，他の手術と同時に行っ
た場合は，主たる手術により算定する。ただし，J101神経移植術，
J063-2骨移植術，J089及びJ089-2の植皮術，J092動脈（皮）弁
術，筋（皮）弁術，J093遊離皮弁術（顕微鏡下血管柄付きのもの），
J095複合組織移植術，J096自家遊離複合組織移植術（顕微鏡下血
管柄付きのもの）又はJ097粘膜移植術と他の手術とを同時に行っ
た場合はこの限りでない。

側の器官の手術料に係る点数とする。

13　同一手術野又は同一病巣につき，2以上の手術を同時に行った場合における費用の算定は，主たる手術の所定点数のみにより算定する。ただし，神経移植術，骨移植術，植皮術，動脈（皮）弁術，筋（皮）弁術，遊離皮弁術（顕微鏡下血管柄付きのもの），複合組織移植術，自家遊離複合組織移植術（顕微鏡下血管柄付きのもの）又は粘膜移植術と他の手術とを同時に行った場合は，それぞれの所定点数を合算して算定する。ただし，別に厚生労働大臣が定める場合は，別に厚生労働大臣が定めるところにより算定する。

14　区分番号Ｃ000に掲げる歯科訪問診療料を算定する患者であって，同注8に規定する歯科診療特別対応加算1，歯科診療特別対応加算2又は歯科診療特別対応加算3を算定しないものに対して，歯科訪問診療時に手術を行った場合は，次に掲げる点数をそれぞれ当該手術の所定点数に加算する。

イ　区分番号Ｊ000（1，2及び3に限る。）に掲げる抜歯手術を行った場合（注1の加算を算定した場合を除く。）
　　　所定点数の100分の50に相当する点数

ロ　区分番号Ｊ013（2に限る。）に掲げる口腔内消炎手術を行った場合
　　　所定点数の100分の30に相当する点数

15　区分番号Ｃ000に掲げる歯科訪問診療料及び同注8に規定する歯科診療特別対応加算1，歯科診療特別対応加算2又は歯科診療特別対応加算3を算定する患者に対して，歯科訪問診療時に手術を行った場合は，次に掲げる点数を，それぞれ当該手術の所定点数に加算する。

イ　区分番号Ｊ013（1及び2に限る。）に掲げる口腔内消炎手術以外の手術を行った場合
　　　所定点数の100分の50に相当する点数

ロ　区分番号Ｊ013（1及び2に限る。）に掲げる口腔内消炎手術を行った場

⑵⑼　「通則17」の周術期栄養管理実施加算は，医科点数表の例により算定する。ただし，歯科医師と医師との連携の下に行われること。

⑶⑶　第9部に規定する以外の項目は，医科の例により算定する。この場合において，特定保険医療材料を使用した場合は，医科の例により算定する。

J 手術

合
　　所定点数の100分の30に相当する点数

16　区分番号B000-6に掲げる周術期等口腔機能管理料（Ⅰ）又はB000-7に掲げる周術期等口腔機能管理料（Ⅱ）を算定した患者に対して，算定後1月以内に悪性腫瘍手術を全身麻酔下で実施した場合は，周術期口腔機能管理後手術加算として，**200点**をそれぞれ所定点数に加算する。

17　別に厚生労働大臣が定める施設基準に適合しているものとして地方厚生局長等に届け出た保険医療機関において，手術の前後に必要な栄養管理を行った場合であって，医科点数表の区分番号L008に掲げるマスク又は気管内挿管による閉鎖循環式全身麻酔を伴う手術を行った場合は，周術期栄養管理実施加算として，**270点**を所定点数に加算する。この場合において，当該加算は医科点数表の第2章第10部の通則第20号の例により算定する。

第1節　手　術　料

区分

J000　抜歯手術（1歯につき）

1	乳歯	**130点**
2	前歯	**160点**
3	臼歯	**270点**
4	埋伏歯	**1,080点**

注1　2又は3については，歯根肥大，骨の癒着歯等に対する骨の開さく又は歯根分離術を行った場合に限り，難抜歯加算として，**230点**を所定点数に加算する。

2　4については，完全埋伏歯（骨性）又は水平埋伏智歯に限り算定する。

3　4については，下顎完全埋伏智歯（骨性）又は下顎水平埋伏智歯の場合は，**130点**を所定点数に加算する。

4　抜歯と同時に行う歯槽骨の整形等の費用は，所定点数に含まれる。

◇　抜歯手術について

(1)　抜歯は，歯又は残根の全部を抜去した場合に算定する。

(2)　歯の破折片の除去に要する費用は，J073口腔内軟組織異物（人工物）除去術の「1」簡単なものの所定点数により算定する。この場合において，浸潤麻酔のもとに破折片を除去した場合は，K001浸潤麻酔料及び使用麻酔薬剤料のそれぞれを算定する。

(3)　抜歯と同時に歯肉を剥離して歯槽骨整形手術等を行った場合は，当該抜歯手術の所定点数に含まれ別に算定できない。

(4)　「注1」に掲げる難抜歯加算とは，歯根肥大，骨の癒着歯又は歯根彎曲等に対して骨の開さく又は歯根分離術等を行った場合に算定する。ただし，高血圧等の全身状態との関連から，単に抜歯に当たり注意を要する場合は，当該加算は算定できない。なお，当該加算の対象となる抜歯において，完全抜歯が困難となりやむを得ず抜歯を中止した場合は，抜歯手術の所定点数及び当該加算を算定する。

(5)　「4」埋伏歯において，完全抜歯が困難となりやむを得ず抜歯を中止した場合は，所定点数により算定する。

(6)　「4」埋伏歯とは，骨性の完全埋伏歯又は歯冠部が3分の2以上の骨性埋伏である水平埋伏智歯をいう。

(7)　埋伏智歯の隣接歯を抜去し，同時に埋伏（水平）智歯を抜去した場合は，抜去すべき隣接歯が「注1」に掲げる難抜歯加算の対象であるときは，当該隣接歯について難抜歯加算を算定する。

(8) 抜歯の際，浸潤麻酔は，当該抜歯手術の所定点数に含まれ別に算定できない。ただし，抜歯のための術前処置として手術野の消毒・麻酔等を行い，抜歯の態勢に入ったが，患者の急変によりやむを得ず抜歯を中止した場合は，抜歯手術は算定できないが，麻酔料は別に算定できる。

(9) ブリッジの支台歯の抜歯に当たり，当該ブリッジの支台歯の一部（抜歯を行う部位とは別の支台歯）を保存し得る場合において，抜歯と同日に次の処置を行った場合においては当該処置に係る費用を別に算定して差し支えない。

　ア　保存する支台歯に対して根管治療が必要な場合であって，I 005抜髄又はI 006感染根管処置を行った場合

　イ　ポンティックの除去が必要な場合であって，I 019歯冠修復物又は補綴物の除去を行った場合

　ウ　保存する支台歯の歯冠修復物又は補綴物の除去が必要な場合であって，I 019歯冠修復物又は補綴物の除去を行った場合

J 000-2 歯根分割掻爬術　　　　260点

◇　歯根分割を行い分岐部病変の掻爬を行って歯の保存を図った場合に，1歯単位で所定点数を算定する。

J 000-3 上顎洞陥入歯等除去術
**　1　抜歯窩から行う場合　　470点**
**　2　犬歯窩開さくにより行う場合**
**　　　　　　　　　　　　2,000点**

◇　上顎洞陥入歯等除去術について

(1) 「1」抜歯窩から行う場合は，当該保険医療機関において行った治療に基づかない上顎洞へ陥入した歯の除去を，抜歯窩より行った場合に算定する。

(2) 「2」犬歯窩開さくにより行う場合は，当該保険医療機関において行った治療に基づかない上顎洞へ陥入した歯の除去を，犬歯窩を開さくして行った場合に算定する。

(3) 当該保険医療機関において行った治療に基づき上顎洞へ陥入した歯の除去に要する費用は，J 000抜歯手術の所定点数に含まれ別に算定できない。

(4) 他の医療機関において行った治療により上顎洞へ陥入した歯科インプラントの除去を犬歯窩を開さくして行った場合は，「2」犬歯窩開さくにより行う場合により算定する。この場合において，J 082歯科インプラント摘出術は別に算定できない。

J 001　ヘミセクション（分割抜歯）　470点

◇　ヘミセクション（分割抜歯）について

(1) 複根歯において必要があって保存し得る歯根を残して分割抜歯を行った場合は，所定点数により算定する。

(2) ヘミセクション（分割抜歯）と同時に歯肉を剥離して歯槽骨整形手術等を行った場合は，本区分の所定点数に含まれ別に算定できない。

(3) ヘミセクション（分割抜歯）に当たり，歯冠修復物又は補綴物の除去を行った場合はI 019歯冠修復物又は補綴物の除去を別に算定して差し支えない。

J 002　抜歯窩再掻爬手術　　　　130点

◇　抜歯窩に対して再掻爬手術を行った場合は，1歯に相当する抜歯窩を単位として所定点数を算定する。

J 003　歯根嚢胞摘出手術
**　1　歯冠大のもの　　　　　800点**
**　2　拇指頭大のもの　　　1,350点**
**　3　鶏卵大のもの　　　　2,040点**

◇　歯根嚢胞摘出手術について

(1) 歯根嚢胞摘出手術において「歯冠大」とは，当該歯根嚢胞の原因歯となった歯の歯冠大をいう。

(2) 歯根嚢胞摘出手術と歯槽骨整形手術を同時に行った場合は，当該歯槽骨整形手術は本区分の所定点数に含まれ別に算定できない。

J

手術

手術料

183

J 004　歯根端切除手術（1歯につき）
　　1　2以外の場合　　　　　　　1,350点
　　2　歯科用3次元エックス線断層撮影
　　　　装置及び手術用顕微鏡を用いた場合
　　　　　　　　　　　　　　　　2,000点
　　注1　第4部に掲げる歯科用3次元
　　　　　エックス線断層撮影の費用は別に
　　　　　算定できる。
　　　　2　歯根端閉鎖の費用は，所定点数
　　　　　に含まれる。
　　　　3　2については，別に厚生労働大
　　　　　臣が定める施設基準に適合してい
　　　　　るものとして地方厚生局長等に届
　　　　　け出た保険医療機関において，当
　　　　　該手術を実施した場合に算定す
　　　　　る。

J 004-2　**歯の再植術**　　　　　1,300点
　　注　外傷性脱臼歯の再植術に限り算定
　　　　する。

J 004-3　**歯の移植手術**　　　　1,300点
　　注　自家移植を行った場合に限り算定
　　　　する。

J 005　削除

J 006　歯槽骨整形手術，骨瘤除去手術
　　　　　　　　　　　　　　　　110点

◇　歯根端切除手術について
⑴　歯根端切除手術と同時に行った根管充填は別に算定する。
⑵　歯根端切除手術を行うに際して，歯根端切除部の根管の閉鎖を行った場合は，本区分の所定点数に含まれ別に算定できない。
⑶　次の手術は算定できない。
　ア　乳歯に対する歯根端切除手術
　イ　歯根端掻爬手術
⑷　当該保険医療機関の治療に基づかない，根管外に突出した異物又は顎骨内に存在する異物等を，骨の開さくを行って除去した場合は，1回につき本区分により算定する。なお，歯根端切除手術と同時に行った顎骨内異物除去は，本区分の所定点数に含まれ別に算定できない。
⑸　「2」は，別に厚生労働大臣が定める施設基準に適合しているものとして地方厚生（支）局長に届け出た医療機関において，歯科用3次元エックス線断層撮影装置を用いて得られた画像診断の結果を踏まえ，手術用顕微鏡を用いて行った場合に算定する。

◇　歯の再植術について
⑴　外傷性の歯の脱臼に対して歯の再植術を行った場合に算定する。
⑵　歯の再植術と併せて，同時に行った根管治療に係る費用は，I 005抜髄，I 008根管充填及びI 008-2加圧根管充填処置に限り別に算定する。なお，歯髄処置が行われていた失活歯が外傷により脱臼した場合において，歯根膜の状態が良好な場合等においては当該手術を算定して差し支えない。この場合において，感染根管処置を同時に行った場合においては，I 006感染根管処置，I 008根管充填及びI 008-2加圧根管充填処置に限り別に算定する。
⑶　外傷による幼若永久前歯の脱臼時に歯の再植術を行い，歯内療法を後日実施した場合は，歯内療法に係る費用は別に算定する。
⑷　歯内治療が困難な根尖病巣を有する保存が可能な小臼歯又は大臼歯であって，解剖学的な理由から歯根端切除手術が困難な症例に対して，歯の再植による根尖病巣の治療を行った場合は，本区分により算定する。この場合において，当該手術と同時に行った根管治療に係る費用は，I 008根管充填及びI 008-2加圧根管充填処置に限り別に算定する。なお，歯の移動を目的に含む場合は算定できない。
⑸　診療録に手術内容の要点を記載する。

◇　歯の移植手術について
⑴　保存不適で抜歯した歯の抜歯窩に，同一患者から抜去した埋伏歯又は智歯を移植した場合に限り算定する。
⑵　歯の移植手術と一連で行った根管治療に係る費用は，別に算定する。
⑶　診療録に手術内容の要点を記載する。

◇　歯槽骨整形手術，骨瘤除去手術について
⑴　1歯に相当する範囲を単位として算定する。
⑵　上顎臼後結節の頬側が降起し，義歯装着に際して障害になる場合において，上顎臼後結節部の頬側降起部を削除及び整形した場合は本区分の所定点数により算定する。
⑶　I 005抜髄又はI 006感染根管処置を行うに当たり，根管側壁，髄室側壁又は髄床底に穿孔があり根管充填までの一連の治療期間に封

J

手術

手術料

鎖を行った場合に，当該穿孔の封鎖を歯肉の剥離により実施したと
きは，本区分及び保険医療材料料を算定する。

◇ 顎骨腫瘍の摘出等を行い，治癒後に口蓋補綴，顎補綴を行うに当た
り顎骨断端の鋭縁等の整形手術を行った場合に算定する。

J 007 顎骨切断端形成術　　　4,400点

◇ 歯肉若しくは歯槽部に生じた良性腫瘍又は嚢胞（歯根嚢胞を除く。）
を摘出する手術をいう。

J 008 歯肉，歯槽部腫瘍手術（エプーリス
　　　を含む。）
　　1　軟組織に限局するもの　　600点
　　2　硬組織に及ぶもの　　1,300点

→ 「1」はJ 200-4-2の「1」レーザー機器加算1対象
→ 「2」はJ 200-4-2の「2」レーザー機器加算2対象

◇ 有床義歯を製作するに当たり義歯床の安定を阻害する浮動歯肉（義
歯性線維腫（症）を含む。）の切除を行った場合に算定する。

J 009 浮動歯肉切除術

　　1　3分の1顎程度　　　400点
　　2　2分の1顎程度　　　800点
　　3　全顎　　　　　　1,600点

→ 「1」はJ 200-4-2の「1」レーザー機器加算1対象
→ 「2」はJ 200-4-2の「1」レーザー機器加算1対象
→ 「3」はJ 200-4-2の「2」レーザー機器加算2対象

J 010 顎堤形成術
　　1　簡単なもの（1顎につき）
　　　　　　　　　　　　3,000点
　　2　困難なもの（2分の1顎未満）
　　　　　　　　　　　　4,000点
　　3　困難なもの（2分の1顎以上）
　　　　　　　　　　　　6,500点

◇ 顎堤形成術について
　(1) 「1」簡単なものとは，義歯の製作に当たり口腔前庭を拡張する
　　ことにより顎堤の形成を行ったもの又は口腔前庭形成手術をいう。
　(2) 「2」困難なもの（2分の1顎未満）及び「3」困難なもの（2
　　分の1顎以上）とは，腫瘍摘出等による顎欠損に対して当該摘出術
　　とは別の日に，骨移植及び人工骨の挿入等により顎堤の形成を行っ
　　たものをいう。
　(3) (2)について，人工骨の挿入に要する費用は，「2」困難なものの
　　所定点数に含まれる。
　(4) 口腔外から骨片を採取して骨移植術を行った場合は，J 063-2骨
　　移植術（軟骨移植術を含む。）の所定点数を併せて算定する。なお，
　　骨片切採術の手技料はJ 063-2骨移植術（軟骨移植術を含む。）の所
　　定点数に含まれ，骨移植に用いる骨片をその必要があって2箇所(例
　　えば脛骨と骨盤）から切除した場合であっても当該骨の採取術に係
　　る手技料は算定できない。
　(5) 手術のために使用する床の製作を含むが，義歯を製作して手術の
　　ために使用した場合は別にM018有床義歯を算定する。

J 011 上顎結節形成術
　　1　簡単なもの　　　2,000点
　　2　困難なもの　　　3,000点
　　注　両側同時に行った場合は，所定点
　　　数の100分の50に相当する点数を所
　　　定点数に加算する。

◇ 上顎結節形成術について
　(1) 上顎臼後結節を広範囲に切除及び整形した場合又は上顎結節部を
　　形成した場合に算定する。
　(2) 「1」簡単なものとは，義歯製作に際して上顎臼後結節が著しい
　　障害となる症例に対して，義歯の安定を図るために上顎臼後結節を
　　広範囲に切除及び整形したものをいい，次のいずれかの場合に算定
　　する。
　　ア　上顎臼後結節が障害となり，適切な人工歯排列が困難な場合
　　イ　上顎臼後結節が下顎の有床義歯等と干渉し，適切な床後縁設定
　　　が困難な場合
　(3) 「2」困難なものとは，上顎臼後結節が偏平となっている症例に
　　対して，義歯の安定を図るために上顎結節部を形成した場合に算定
　　する。

J 012 おとがい神経移動術　　1,300点
　　注　両側同時に行った場合は，所定点
　　　数の100分の50に相当する点数を所
　　　定点数に加算する。

◇ おとがい孔部まで歯槽骨吸収が及び，義歯装着時に神経圧迫痛があ
るため，義歯の装着ができないと判断される患者に対して行った場合
に算定する。

J 013 口腔内消炎手術

◇ 口腔内消炎手術について

J
手術

手術料

185

1	智歯周囲炎の歯肉弁切除等		120点
2	歯肉膿瘍等		180点
3	骨膜下膿瘍，口蓋膿瘍等		230点
4	顎炎又は顎骨骨髄炎等		
	イ	3分の1顎未満の範囲のもの	
			750点
	ロ	3分の1顎以上の範囲のもの	
			2,600点
	ハ	全顎にわたるもの	5,700点

(1) 炎症病巣に対して口腔内より消炎手術を行うものをいい，同一病巣に対する消炎手術を同時に2以上実施しても，主たる手術のみにより算定する。

(2) 辺縁性歯周炎の急性発作に対する消炎手術は，「2」歯肉膿瘍等により算定する。

(3) 顎炎及び顎骨骨髄炎に対して骨の開さく等を行い，消炎を図った場合は，「4」顎炎又は顎骨骨髄炎等の該当項目により算定する。なお，顎炎とは顎骨内の感染を初発とする広範囲にわたる炎症をいう。

(4) 本区分の算定に当たっては，手術部位，症状及び手術内容の要点を診療録に記載する。

(5) 萌出困難な歯について，被覆粘膜の切開により開窓術を行った場合（歯槽骨の切除を行う場合を除く。）は，「1」智歯周囲炎の歯肉弁切除等により算定する。

(6) 歯周病以外の原因により当該手術を実施した場合において，当該手術と同日に歯周病処置を行った場合はI 010歯周病処置及び特定薬剤料を別に算定して差し支えない。

J 014 口腔底膿瘍切開術		700点
J 015 口腔底腫瘍摘出術		7,210点

→J 200-4-2の「3」レーザー機器加算3対象
◇ 口腔底に生じた良性腫瘍又は嚢胞を摘出する手術をいう。

J 015-2 口腔底迷入下顎智歯除去術		
		5,230点

◇ 口腔底迷入下顎智歯除去術について

(1) 当該保険医療機関の治療に基づかない口腔底に迷入した下顎智歯の摘出手術を行った場合に算定する。

(2) 当該保険医療機関の治療に基づく場合は，J 000抜歯手術の所定点数に含まれ別に算定できない。

J 016 口腔底悪性腫瘍手術	29,360点

◆ 頸部郭清術加算対象→通則7
◇ 口腔底悪性腫瘍手術について

(1) 口腔底悪性腫瘍手術その他の悪性腫瘍手術の加算の対象となる「頸部郭清術（ネックディセクション）」とは，単なる病変部のリンパ節の清掃ではなく，片側又は両側の頸部領域組織の徹底的な清掃を行う場合をいう。

(2) 他の手術に併せて行った頸部リンパ節の単なる郭清の加算は所定点数に含まれ別に算定できない。なお，単独に行った場合は，医科点数表のK 627リンパ節群郭清術の「2」頸部（深在性）により算定する。

◇ 舌に生じた良性腫瘍又は嚢胞を摘出する手術をいう。

J 017 舌腫瘍摘出術		
1	粘液嚢胞摘出術	1,220点
2	その他のもの	2,940点

→「1」はJ 200-4-2の「1」レーザー機器加算1対象
→「2」はJ 200-4-2の「2」レーザー機器加算2対象

J 017-2 甲状舌管嚢胞摘出術	10,050点
J 018 舌悪性腫瘍手術	

◆ 施設基準設定手術→通則4
◆ 頸部郭清術加算対象→通則7

1	切除	26,410点
2	亜全摘	84,080点

→J 200-4-4の口腔粘膜蛍光観察評価加算対象

J 019 口蓋腫瘍摘出術	

→J 200-5の「1」ナビゲーションによる画像等手術支援加算対象
◇ 口蓋に生じた良性腫瘍又は嚢胞（歯根嚢胞を除く）を摘出する手術をいう。

1	口蓋粘膜に限局するもの	520点
2	口蓋骨に及ぶもの	8,050点

→「1」はJ 200-4-2の「1」レーザー機器加算1対象
→「2」はJ 200-4-2の「3」レーザー機器加算3対象
→「2」はJ 200-5の「2」実物大臓器立体モデルによる画像等手術支

J
手術

手術料

援加算対象
→ J 200-4-2の「3」レーザー機器加算3対象

| | | |

J 020 口蓋混合腫瘍摘出術　　5,600点

J 021 口蓋悪性腫瘍手術
　1　切除（単純）　　5,600点
　2　切除（広汎）　　18,000点

◆　「2」は頸部郭清術加算対象→通則7

◇　顎・口蓋裂形成手術の2次手術において，腸骨海綿骨移植を行った場合は，「3」顎裂を伴うものに併せて，J 063-2骨移植術（軟骨移植術を含む。）により算定する。

J 022 顎・口蓋裂形成手術
　1　軟口蓋のみのもの　　15,770点
　2　硬口蓋に及ぶもの　　24,170点
　3　顎裂を伴うもの
　　イ　片側　　25,170点
　　ロ　両側　　31,940点

J 023 歯槽部骨皮質切離術（コルチコトミー）
　1　6歯未満の場合　　1,700点
　2　6歯以上の場合　　3,400点

J 024 口唇裂形成手術（片側）
　1　口唇のみの場合　　13,180点
　2　口唇裂鼻形成を伴う場合　　18,810点
　3　鼻腔底形成を伴う場合　　24,350点

J 024-2 口唇裂形成手術（両側）
　1　口唇のみの場合　　18,810点
　2　口唇裂鼻形成を伴う場合　　23,790点
　3　鼻腔底形成を伴う場合　　36,620点

J 024-3 軟口蓋形成手術　　9,700点

◇　いびきに対する軟口蓋形成手術を行った場合に算定する。

J 024-4 鼻咽腔閉鎖術　　23,790点

J 025 削除

J 026 舌繋瘢痕性短縮矯正術　　2,650点

J 027 頬，口唇，舌小帯形成術　　630点

→ J 200-4-2の「1」レーザー機器加算1対象
◇　頬，口唇，舌小帯形成術について
　(1)　次の場合に算定する。
　　ア　頬，口唇，舌小帯に対する形成手術を行った場合
　　イ　頬，口唇，舌小帯に対する切離移動術を行った場合
　　ウ　小帯等を切除して開窓術を行った場合
　　エ　ピエール・ロバン症候群の患者に対し，舌の前方牽引を行った場合
　(2)　(1)に掲げる手術を，2分の1顎の範囲内における複数の頬小帯に対して行った場合は，2箇所以上であっても1箇所として算定する。

J 028 舌形成手術（巨舌症手術）　　9,100点

J 029 削除

J 030 口唇腫瘍摘出術
　1　粘液嚢胞摘出術　　1,020点
　2　その他のもの　　3,050点

◇　口唇に生じた良性腫瘍又は嚢胞を摘出する手術をいう。
→「1」は J 200-4-2の「1」レーザー機器加算1対象
→「2」は J 200-4-2の「3」レーザー機器加算3対象

J 031 口唇悪性腫瘍手術　　33,010点

◆　頸部郭清術加算対象→通則7

J 032 口腔，顎，顔面悪性腫瘍切除術　　121,740点

◆　施設基準設定手術→通則4
◆　頸部郭清術加算対象→通則7

J 033 頬腫瘍摘出術

◇　頬腫瘍摘出術について

　1　粘液嚢胞摘出術　910点
　2　その他のもの　5,250点
J 034　頬粘膜腫瘍摘出術　4,460点

J 035　頬粘膜悪性腫瘍手術　26,310点
J 035-2　口腔粘膜血管腫凝固術（一連につき）　2,000点
　注　別に厚生労働大臣が定める施設基準に適合しているものとして地方厚生局長等に届け出た保険医療機関において，レーザー照射により当該手術を実施した場合に算定する。

J 036　術後性上顎嚢胞摘出術
　1　上顎に限局するもの　6,660点
　2　篩骨蜂巣に及ぶもの　14,500点
J 037　上顎洞口腔瘻閉鎖術
　1　簡単なもの　150点
　2　困難なもの　1,000点
　3　著しく困難なもの　5,800点

J 038　上顎骨切除術　15,310点
J 039　上顎骨悪性腫瘍手術

---

(1)　頬部に生じた良性腫瘍又は嚢胞を摘出する手術をいう。
(2)　下顎角部又は下顎枝に埋伏している下顎智歯を，口腔外より摘出を行った場合は，本区分により算定する。
→　「1」はJ 200-4-2の「1」レーザー機器加算1対象
→　「2」はJ 200-4-2の「3」レーザー機器加算3対象
→　J 200-4-2の「3」レーザー機器加算3対象
◇　頬粘膜に生じた良性腫瘍又は嚢胞を摘出する手術をいう。
◆　頸部郭清術加算対象→通則7
◇　口腔粘膜血管腫凝固術について
(1)　別に厚生労働大臣が定める施設基準に適合しているものとして地方厚生（支）局長に届け出た保険医療機関において，口腔・顎・顔面領域に生じた血管腫・血管奇形に対して，レーザー照射した場合に一連につき1回に限り算定する。
(2)　「一連」とは，治療の対象となる疾患に対して所期の目的を達するまでに行う一連の治療過程をいう。例えば，対象病変部位の一部ずつに照射する場合や，全体に照射することを数回繰り返して一連の治療とする場合は，1回のみ所定点数を算定する。
(3)　レーザー照射を行った場合は，病変の部位及び大きさ等の病変の状態について診療録に記載すること。

◇　上顎洞口腔瘻閉鎖術について
(1)　「2」困難なものとは，陳旧性のもの又は減張切開等を必要とするものをいう。
(2)　上顎洞へ抜歯窩より穿孔がある場合の閉鎖手術は，新鮮創であっても減張切開等を必要とする場合は，上顎洞口腔瘻閉鎖術の「2」困難なものの所定点数により算定する。
(3)　「3」著しく困難なものとは，腫瘍摘出後等による比較的大きな穿孔に対して，粘膜弁移動術，粘膜移植術等により閉鎖を行うものをいう。なお，口腔粘膜弁の製作・移動術及び口腔粘膜移植術は「3」著しく困難なものの所定点数に含まれ別に算定できない。
(4)　「3」著しく困難なものについて植皮術を併せて行った場合はJ 089分層植皮術，J 089-2全層植皮術又はJ 090皮膚移植術（生体・培養）の所定点数を合算して算定する。
(5)　「3」著しく困難なものについて，口腔粘膜弁及び口腔粘膜移植以外のJ 091皮弁作成術，移動術，切断術，遷延皮弁術からJ 097粘膜移植術までの手術を併せて行った場合は主たる手術の所定点数に従たる手術の所定点数の100分の50を加算して算定する。
(6)　腫瘍摘出等により上顎洞又は鼻腔に比較的大きな穿孔を生じた場合の閉鎖術は「3」著しく困難なものにより算定する。
(7)　埋伏歯の抜去や顎骨骨内病巣を除去し，後日二次的に創腔の閉鎖を行った場合は，「1」簡単なものにより算定する。
→　J 200-5の「2」実物大臓器立体モデルによる画像等手術支援加算対象
◆　施設基準設定手術→通則4
→　J 200-5の「2」実物大臓器立体モデルによる画像等手術支援加算対象
◇　上顎骨悪性腫瘍手術について
　上顎骨に生じるエナメル上皮腫に対する手術について，悪性腫瘍手

術に準じて行った場合は，「2」切除又は「3」全摘の各区分により算定して差し支えない。

◆　「2」は頸部郭清術加算対象→通則7
◆　「3」は頸部郭清術加算対象→通則7
→　J 200-5の「2」実物大臓器立体モデルによる画像等手術支援加算対象
→　J 200-5の「3」患者適合型手術支援ガイドによる画像等手術支援加算対象
→　J 200-5の「2」実物大臓器立体モデルによる画像等手術支援加算対象
→　J 200-5の「3」患者適合型手術支援ガイドによる画像等手術支援加算対象

1	掻爬	10,530点
2	切除	34,420点
3	全摘	68,480点

J 040　下顎骨部分切除術　　16,780点

J 041　下顎骨離断術　　32,560点

◇　下顎骨離断術について
⑴　下顎骨骨折により，顎偏位のままで異常癒着を起し，咬合不全を伴っている場合に異常癒着部を離断し整復を行った場合は，本区分により算定する。
⑵　骨吸収抑制薬関連顎骨壊死又は放射線性顎骨壊死による腐骨除去術であって，下顎骨離断を行う場合は本区分により算定する。

◆　頸部郭清術加算対象→通則7
→　J 200-5の「2」実物大臓器立体モデルによる画像等手術支援加算対象
→　J 200-5の「3」患者適合型手術支援ガイドによる画像等手術支援加算対象

J 042　下顎骨悪性腫瘍手術

◇　下顎骨に生じるエナメル上皮腫に対する手術について，悪性腫瘍手術に準じて行った場合は，「1」切除から「3」切断（その他のもの）までの各区分により算定して差し支えない。また，単胞性エナメル上皮腫の手術の場合も同様に「1」切除から「3」切断（その他のもの）までの各区分により算定して差し支えない。

1	切除	40,360点
2	切断（おとがい部を含むもの）	79,270点
3	切断（その他のもの）	64,590点

→　J 200-5の「2」実物大臓器立体モデルによる画像等手術支援加算対象

J 043　顎骨腫瘍摘出術（歯根嚢胞を除く。）
1	長径3センチメートル未満	2,820点
2	長径3センチメートル以上	13,390点

◇　顎骨腫瘍摘出術について
⑴　顎骨内に生じた良性腫瘍又は嚢胞（歯根嚢胞を除く。）を摘出する手術をいう。
⑵　下顎角部又は下顎枝に埋伏している下顎智歯を，口腔内より摘出を行った場合は，本区分の「1」長径3センチメートル未満により算定する。

J 044　顎骨嚢胞開窓術　　2,040点
J 044-2　埋伏歯開窓術　　2,820点

◇　埋伏歯開窓術について
萌出困難な歯に対して開窓術（歯槽骨及び被覆粘膜を切除する手術）を行った場合に算定する。

J 045　口蓋隆起形成術　　2,040点

◇　次のいずれかの場合において，口蓋隆起を切除及び整形した場合に算定する。なお，診療録に理由及び要点を記載する。
⑴　義歯の装着に際して，口蓋隆起が著しい障害となるような場合
⑵　咀嚼又は発音に際して，口蓋隆起が著しい障害となるような場合

J 046　下顎隆起形成術　　1,700点
　　注　両側同時に行った場合は，所定点数の100分の50に相当する点数を所定点数に加算する。

◇　次のいずれかの場合において，下顎隆起を切除及び整形した場合に算定する。なお，診療録に理由及び手術内容の要点を記載する。
⑴　義歯の装着に際して，下顎隆起が著しい障害となるような場合
⑵　咀嚼又は発音に際して，下顎隆起が著しい障害となるような場合

J 047　腐骨除去手術
1	歯槽部に限局するもの	600点
2	顎骨に及ぶもの	

◇　腐骨除去手術について
⑴　骨吸収抑制薬関連顎骨壊死又は放射線性顎骨壊死以外の原因により当該手術を行う場合において，2歯までの範囲であれば顎骨に及

J
手術

手術料

イ　片側の３分の１未満の範囲のも
　　の　　　　　　　　　　　　1,300点
ロ　片側の３分の１以上の範囲のも
　　の　　　　　　　　　　　　3,420点
注　２のイについて，骨吸収抑制薬関
連顎骨壊死又は放射線性顎骨壊死に
対して当該手術を行った場合は，
1,000点を所定点数に加算する。

J 048　口腔外消炎手術
　1　骨膜下膿瘍，皮下膿瘍，蜂窩織炎
　　等
　　イ　２センチメートル未満のもの
　　　　　　　　　　　　　　　　180点
　　ロ　２センチメートル以上５センチ
　　　メートル未満のもの　　　300点
　　ハ　５センチメートル以上のもの
　　　　　　　　　　　　　　　　750点
　2　顎炎又は顎骨骨髄炎
　　イ　３分の１顎以上の範囲のもの
　　　　　　　　　　　　　　2,600点
　　ロ　全顎にわたるもの　5,700点
J 049　外歯瘻手術　　　　　　1,500点
J 050　歯性扁桃周囲膿瘍切開手術　870点
J 051　がま腫切開術　　　　　　820点
J 052　がま腫摘出術　　　　　7,140点
J 053　唾石摘出術（一連につき）
　1　表在性のもの　　　　　　720点
　2　深在性のもの　　　　　4,330点
　3　腺体内に存在するもの　6,550点
　　注　２及び３について内視鏡を用いた
　　　場合は，1,000点を所定点数に加算
　　　する。
J 054　舌下腺腫瘍摘出術　　　7,180点
J 055　顎下腺摘出術　　　　10,210点
J 056　顎下腺腫瘍摘出術　　　9,640点
J 057　顎下腺悪性腫瘍手術　33,010点
J 058　削除
J 059　耳下腺腫瘍摘出術
　1　耳下腺浅葉摘出術　　27,210点
　2　耳下腺深葉摘出術　　34,210点
J 060　耳下腺悪性腫瘍手術
　1　切除　　　　　　　　33,010点
　2　全摘　　　　　　　　44,020点
J 061　唾液腺膿瘍切開術　　　900点
J 062　唾液腺管形成手術　　13,630点
J 063　歯周外科手術
　1　歯周ポケット掻爬術　　　80点

ぶものであっても「１」歯槽部に限局するものにより算定する。
(2)　骨吸収抑制薬関連顎骨壊死若しくは放射線性顎骨壊死により分離した腐骨の除去又は必要性があって周囲骨拡大除去を行う場合は，歯槽部に限局するものであっても，その範囲に応じて「２」顎骨に及ぶものの該当するいずれかの項目により算定する。なお，顎骨壊死の範囲が深部に及び，やむを得ず顎骨の切除が必要な場合は，J 038上顎骨切除術，J 040下顎骨部分切除術又は J 041下顎骨離断術のいずれか該当する区分により算定する。
◇　口腔外消炎手術について
(1)　口腔外消炎手術における「長さ（２センチメートル未満等）」とは，膿瘍，蜂窩織炎等の大きさをいい，切開を加えた長さではない。
(2)　重症な顎炎等に対して複数の切開により，口腔外からの消炎手術を行った場合は，「２のイ」３分の１顎以上の範囲のものにより算定する。
(3)　広範囲で極めて重症な顎炎等に対して，中・下顎部又は鎖骨上窩等を切開し，口腔外から消炎手術を行った場合は，「２のロ」全顎にわたるものにより算定する。

→ J 200-4-2の「１」レーザー機器加算１対象
→ J 200-4-2の「３」レーザー機器加算３対象
◇　唾石摘出術について
(1)　「１」表在性のものとは，導管開口部分付近に位置する唾石をいう。
(2)　「２」深在性のものとは，腺体付近の導管等に位置する唾石をいう。
(3)　所期の目的を達成するために複数回実施した場合も一連として算定する。
→ J 200-4-2の「３」レーザー機器加算３対象

◆　頸部郭清術加算対象→通則７

◇　耳下腺に生じた良性腫瘍又は嚢胞を摘出する手術をいう。

◆　施設基準設定手術→通則４
◆　頸部郭清術加算対象→通則７

◇　歯周外科手術について
(1)　D 002歯周病検査の「２」歯周精密検査に規定する歯周精密検査

2　新付着手術　　　　　　　160点
3　歯肉切除手術　　　　　　320点
4　歯肉剥離掻爬手術　　　　630点
5　歯周組織再生誘導手術
　イ　1次手術（吸収性又は非吸収性膜の固定を伴うもの）　840点
　ロ　2次手術（非吸収性膜の除去）　380点
6　歯肉歯槽粘膜形成手術
　イ　歯肉弁根尖側移動術　　770点
　ロ　歯肉弁歯冠側移動術　　770点
　ハ　歯肉弁側方移動術　　　770点
　ニ　遊離歯肉移植術　　　　770点
　ホ　口腔前庭拡張術　　　2,820点
　ヘ　結合組織移植術　　　　840点

注1　4及び5については，当該手術と同時に歯槽骨欠損部に骨代用物質を挿入した場合は，110点を所定点数に加算する。
　2　5については，別に厚生労働大臣が定める施設基準に適合しているものとして地方厚生局長等に届け出た保険医療機関において，根分岐部病変又は垂直性の骨欠損を有する歯に対して行った場合に，算定する。
　3　区分番号Ⅰ011-2に掲げる歯周病安定期治療を開始した日以降に実施する場合（6については，歯周病治療を目的として実施する場合に限る。）は，所定点数（注1の加算を含む。）の100分の50に相当する点数により算定する。
　4　簡単な暫間固定及び特定薬剤の費用は，所定点数に含まれる。
　5　別に厚生労働大臣が定める施設基準に適合しているものとして地方厚生局長等に届け出た保険医療機関において，4又は5について，レーザー照射により当該手術の対象歯の歯根面の歯石除去等を行った場合は，手術時歯根面レーザー応用加算として，60点を所定点数に加算する。
　6　1から5まで及び6のイからハまでについては1歯につき算定し，6のニからヘまでについては手術野ごとに算定する。

の結果に基づき行われる「歯周ポケット掻爬術」，「新付着手術」，「歯肉切除手術」，「歯肉剥離掻爬手術」，「歯周組織再生誘導手術」及び「歯肉歯槽粘膜形成手術」をいう。ただし，歯周病の治療を目的としない「6」歯肉歯槽粘膜形成手術を実施した場合はこの限りではない。なお，歯周外科手術の実施に当たっては，「歯周病の治療に関する基本的な考え方」（令和2年3月日本歯科医学会）を参考とする。
(2)　歯周外科手術と同時に行われるⅠ011歯周基本治療は，所定点数に含まれ別に算定できない。
(3)　歯周外科手術における縫合又はパックはそれぞれの所定点数に含まれる。
(4)　「注4」の「簡単な暫間固定」とは，暫間固定を行う部位において，歯周外科手術を行う歯数が4歯未満の場合であって，固定源となる歯を歯数に含めない4歯未満の暫間固定をいう。
(5)　暫間固定を行う部位において，歯周外科手術を行う歯数が4歯以上の場合であって，固定源となる歯を歯数に含めない4歯以上の暫間固定は，歯周外科手術とは別にⅠ014暫間固定の「2」困難なものの所定点数により算定する。
(6)　暫間固定に当たって印象採得を行った場合は1装置につきM003印象採得の「3」口腔内装置を，咬合採得を行った場合は，1装置につき，装置の範囲に相当する歯数が8歯以下の場合はM006咬合採得の「2のロの(1)」少数歯欠損，装置の範囲に相当する歯数が9歯以上はM006咬合採得の「2のロの(2)」多数歯欠損又は装置の範囲に相当する歯数が全歯にわたる場合はM006咬合採得の「2のロの(3)」総義歯の所定点数を，装着を行った場合は1装置につきM005装着の「3」口腔内装置等の装着の場合の所定点数及び装着材料料を算定する。ただし，エナメルボンドシステムにより連結固定を行った場合は，装着料及び装着材料料は別に算定できない。
(7)　「歯肉剥離掻爬術」と併せて，J063-2骨移植術（軟骨移植術を含む。）を行った場合は，歯肉剥離掻爬術及びJ063-2骨移植術（軟骨移植術を含む。）のそれぞれを併せて算定する。
(8)　「5」歯周組織再生誘導手術は，別に厚生労働大臣が定める施設基準に適合しているものとして地方厚生（支）局長に届け出た保険医療機関において，D002歯周病検査の「2」歯周精密検査に規定する歯周精密検査の結果に基づき，根分岐部病変又は垂直性骨欠損を有する歯に対して，吸収性膜又は非吸収性膜の固定を行った場合に，「イ」1次手術の所定点数により算定する。また，「イ」1次手術において，非吸収性膜を使用した場合であって，一定期間の経過観察後，非吸収性膜を除去した場合においては，「ロ」2次手術の所定点数により算定する。なお，歯周組織再生材料料は別に算定する。
(9)　「5」歯周組織再生誘導手術を実施した場合は，エックス線撮影等により得られた術前の対象歯の根分岐部病変又は垂直性骨欠損の状態，手術部位及び手術内容の要点を診療録に記載する。
(10)　「5」歯周組織再生誘導手術を算定した場合は，「4」歯肉剥離掻爬手術は別に算定できない。
(11)　「6」歯肉歯槽粘膜形成手術は，必要があって「6のイ」歯肉弁根尖側移動術から「6のヘ」結合組織移植術までに掲げる手術を行った場合に算定する。なお，「6のイ」歯肉弁根尖側移動術から「6

のハ」歯肉弁側方移動術までは1歯単位により算定し，「6のニ」遊離歯肉移植術から「6のヘ」結合組織移植術までは手術単位により算定する。

⑿　「6のイ」歯肉弁根尖側移動術は，付着歯肉の幅が狭く付着歯肉の幅の増加を目的として行った場合又は歯周病で深いポケットが歯肉歯槽粘膜境を超えて存在しその歯周ポケットの除去を目的として行った場合に算定する。

⒀　「6のロ」歯肉弁歯冠側移動術は，歯冠側へ歯肉弁を移動させ露出した歯根面の被覆を目的として行った場合に限り算定する。

⒁　「6のハ」歯肉弁側方移動術は，歯肉退縮による歯根面露出が認められる少数歯において，歯根面露出部位に隣接歯の辺縁歯肉から側方に歯肉弁を移動させ露出した歯根面を被覆することを目的として行った場合に算定する。

⒂　「6のニ」遊離歯肉移植術とは，歯肉の供給側より採取した移植片の歯肉を，付着させる移植側へ移植を行うものをいい，付着歯肉幅の拡大，露出歯根面の被覆又は歯槽堤形成等を目的に手術を行った場合に算定する。

⒃　「6のホ」口腔前庭拡張術は，次により口腔前庭の拡張を行った場合に限り算定する。

　ア　頬唇側の口腔前庭が浅いために十分なプラークコントロールが行えない場合

　イ　歯冠修復物を装着するに際して付着歯肉の幅が著しく狭い場合

⒄　「6のホ」口腔前庭拡張術と同時に行った小帯（頬，口唇，舌小帯等）の切離移動又は形成は，口腔前庭拡張術に含まれ別に算定できない。

⒅　「6のヘ」結合組織移植術とは，歯肉の供給側より採取した結合組織片を，付着させる移植側の骨膜と上皮の間へと移植するものをいい，付着歯肉幅の拡大，露出歯根面の被覆又は歯槽堤形成等を目的に手術を行った場合に算定する。

⒆　実施に当たっては，診療録に手術部位及び手術内容の要点を記載する。

⒇　I 011-2歯周病安定期治療を開始した日以降に行った場合は，所定点数（「注1」の加算を含む。）の100分の50により算定する。ただし，歯周病の治療以外を目的として「6」歯肉歯槽粘膜形成手術を実施する場合については，所定点数を算定して差し支えない。

(21)　「注5」に規定する加算における「レーザー照射」とは，別に厚生労働大臣が定める施設基準に適合しているものとして地方厚生（支）局長に届け出た保険医療機関において，「歯肉剥離掻爬手術」又は「歯周組織再生誘導手術」において，明視下で蒸散により歯根面の歯石除去を行うことが可能なものとして保険適用となっているレーザーによる照射をいう。

◇　骨移植術について

⑴　「1のイ」簡単なものとは，当該患者の口腔内から採取した骨片等の移植を行った場合をいう。

⑵　「1のロ」困難なものとは，当該患者の口腔外から採取した骨片等の移植を行った場合をいう。

⑶　「2」同種骨移植（生体）は，特定保険医療材料である人工骨等を用いた場合は算定できない。

J 063-2　骨移植術（軟骨移植術を含む。）
　1　自家骨移植
　　イ　簡単なもの　　　　　1,780点
　　ロ　困難なもの　　　　16,830点
　2　同種骨移植（生体）　28,660点
　3　同種骨移植（非生体）
　　イ　同種骨移植（特殊なもの）

39,720点
　ロ　その他の場合　　**21,050点**
注　骨提供者に係る組織適合性試験の
　　費用は，所定点数に含まれる。

(4)　骨移植術を行った場合は，他の手術と本区分を併せて算定する。
　なお，本区分は，骨片切採術の手技料が含まれ，骨移植術において
　骨移植に用いる骨片をその必要があって2か所（例えば脛骨と骨盤）
　から切除した場合であっても当該採取に係る手技料は別に算定でき
　ない。

(5)　移植術は，採取した骨片を複数か所に移植した場合も1回の算定
　とする。

(6)　「1」自家骨移植の「ロ」困難なものにおいて，骨片採取のみに
　終わり骨移植に至らない場合は，本区分を算定せず，J 063-3骨（軟
　骨）組織採取術を算定する。

(7)　自家骨軟骨移植術を行った場合は，本区分の「1のロ」困難なも
　のにより算定する。

(8)　同種骨（凍結保存された死体骨を含む。）を移植する場合におい
　ては，日本組織移植学会が作成した「ヒト組織を利用する医療行為
　の安全性確保・保存・使用に関するガイドライン」を遵守した場合
　に限り算定する。

(9)　「3」同種骨移植（非生体）の「イ」同種骨移植（特殊なもの）
　は，腫瘍，感染，人工関節置換等に係る広範囲の骨及び靱帯組織の
　欠損に対して，日本組織移植学会が認定した組織バンクにおいて適
　切に採取，加工及び保存された非生体の同種骨及び靱帯組織を使用
　した場合に限り算定できる。なお，この場合，骨移植等を行った保
　険医療機関と骨移植等に用いた同種骨等を採取した保険医療機関と
　が異なる場合の診療報酬の請求については，同種骨移植等を行った
　保険医療機関で行うものとし，当該診療報酬の分配は相互の合議に
　委ねる。

(10)　その他骨移植術の医科と共通の項目は，医科のK 059骨移植術の
　例により算定する。

◇　J 063-2骨移植術（軟骨移植術を含む。）の「1のロ」困難なものの
　実施に当たり，骨片採取のみに終わり骨移植に至らなかった場合に限
　り算定する。

J 063-3　骨（軟骨）組織採取術
　1　腸骨翼　　　　　　　　**3,150点**
　2　その他のもの　　　　　**4,510点**
　注　2については，口腔内から組織採
　　　取を行った場合を除く。

J 064　削除

J 065　歯槽骨骨折非観血的整復術
　1　1歯又は2歯にわたるもの　**680点**
　2　3歯以上にわたるもの　　**1,300点**

J 066　歯槽骨骨折観血的整復術
　1　1歯又は2歯にわたるもの

1,300点
　2　3歯以上にわたるもの　　**2,700点**

◇　歯槽骨骨折に対し，歯肉粘膜を剥離して観血的に歯槽骨の整復を
　行った場合に算定する。

J 067　上顎骨折非観血的整復術　　**1,800点**
J 068　上顎骨折観血的手術　　**16,400点**
J 069　上顎骨形成術

→ J 200-5の「2」実物大臓器立体モデルによる画像等手術支援加算対象
◆　施設基準設定手術→通則4
→ J 200-4-3の超音波切削機器加算対象
→ J 200-5の「2」実物大臓器立体モデルによる画像等手術支援加算対象
◇　上顎骨形成術について

　1　単純な場合　　　　　**27,880点**
　2　複雑な場合及び2次的再建の場合

45,510点

(1)　「単純な場合」とは，上顎骨発育不全症，外傷後の上顎骨後位癒
　着，上顎前突症，開咬症又は過蓋咬合症等に対し，Le Fort Ⅰ型切

J

手術

手術料

3　骨移動を伴う場合　　　**72,900点**
注1　1について，上顎骨を複数に分
　　割した場合は，**5,000点**を所定点
　　数に加算する。
　2　3については，別に厚生労働大
　　臣が定める施設基準に適合してい
　　るものとして地方厚生局長等に届
　　け出た保険医療機関において，先
　　天異常の患者に対して行われる場
　　合に限り算定する。

J 070　頬骨骨折観血的整復術　　**18,100点**

J 070-2　頬骨変形治癒骨折矯正術
　　　　　　　　　　　　38,610点

J 071　下顎骨折非観血的整復術　**1,240点**
注　連続した歯に対して三内式線副子
　　以上の結紮法を行った場合は，**650
　　点**を所定点数に加算する。

J 072　下顎骨折観血的手術
　　1　片側　　　　　　　　**13,000点**
　　2　両側　　　　　　　　**27,320点**
J 072-2　下顎関節突起骨折観血的手術
　　1　片側　　　　　　　　**28,210点**
　　2　両側　　　　　　　　**47,020点**
J 073　口腔内軟組織異物（人工物）除去術
　　1　簡単なもの　　　　　　**30点**
　　2　困難なもの
　　イ　浅在性のもの　　　　**680点**
　　ロ　深在性のもの　　　**1,290点**
　　3　著しく困難なもの　　**4,400点**

J 074　顎骨内異物（挿入物を含む。）除去術
　　1　簡単なもの
　　イ　手術範囲が顎骨の2分の1顎程
　　　　度未満の場合　　　　**850点**

離又は上顎骨部分切離により移動を図る場合をいう。なお，第13部
に掲げる歯科矯正に伴う手術として，外科的急速口蓋拡大術を行っ
た場合（同時にLe Fort I型切離を行う場合も含む。）は，本区分
により算定する。

(2)　「注1」に規定する加算は，上顎骨発育不全症，外傷後の上顎骨
　　後位癒着，上顎前突症，開咬症又は過蓋咬合症等に対し，Le Fort
　　I型切離を行い，上顎骨を複数に分割して移動させた場合に算定す
　　る。

(3)　「複雑な場合及び2次的再建の場合」とは，同様の症例に対し，
　　Le Fort II型若しくはLe Fort III型切離により移動する場合又は悪
　　性腫瘍手術等による上顎欠損症に対し2次的骨性再建を行う場合を
　　いう。

→ J 200-5の「2」実物大臓器立体モデルによる画像等手術支援加算対象
◇　頬骨又は頬骨弓の骨折を観血的に整復する手術をいう。
◆　施設基準設定手術→通則4
→ J 200-5の「2」実物大臓器立体モデルによる画像等手術支援加算対象
◇　「注」の加算は，連続した歯に対して，三内式線副子以上を使用し
　　た結紮法を行った場合に算定し，これに至らない場合は，所定点数に
　　含まれ別に算定できない。

→ J 200-5の「2」実物大臓器立体モデルによる画像等手術支援加算対象

◇　「2」両側は，両側の下顎関節突起骨折について観血的に手術を行っ
　　た場合に算定する。

◇　口腔内軟組織異物（人工物）除去術について
(1)　「簡単なもの」とは，異物（人工物）が比較的浅い組織内にあり，
　　非観血的あるいは簡単な切開で除去できるものをいう。なお，歯の
　　破折片の除去（う蝕除去に伴うものを除く。）に係る費用は，「1」
　　簡単なものにより算定する。この場合において，浸潤麻酔の下に破
　　折片を除去した場合は，K 001浸潤麻酔料及び使用麻酔薬剤料のそ
　　れぞれを算定する。
(2)　「困難なもの」とは，除去に当たって組織の剥離を必要とするも
　　のをいう。
(3)　「著しく困難なもの」とは異物の位置が確定できず，なおかつ深
　　部に存在するため大きく深い切開等を必要とするものをいう。
(4)　異物の数にかかわらず所定点数を1回に限り算定する。ただし，
　　当該除去物は同一術野で除去できるものに限る。
(5)　「1」簡単なもの，「2」困難なもの及び「3」著しく困難なも
　　ののうち，2以上を同時に行った場合は，主たる手術のみにより算
　　定する。
(6)　口腔組織にささっている魚骨を除去した場合は，基本診療料に含
　　まれ別に算定できない。

◇　顎骨内異物（挿入物を含む。）除去術について
(1)　「1」簡単なものは，顎骨骨折における観血的整復，上顎骨形成
　　術若しくは下顎骨形成術における顎骨の固定等に用いた金属線又は
　　スクリューの除去を行った場合に算定する。

ロ　手術範囲が全顎にわたる場合
1,680点

2　困難なもの
イ　手術範囲が顎骨の3分の2顎程
度未満の場合　**2,900点**
ロ　手術範囲が全顎にわたる場合
4,180点

J 075　下顎骨形成術

1　おとがい形成の場合　**8,710点**

2　短縮又は伸長の場合　**30,790点**
3　再建の場合　**51,120点**
4　骨移動を伴う場合　**54,210点**
注1　2については，両側を同時に
行った場合は，**3,000点**を所定点
数に加算する。
2　4については，別に厚生労働大
臣が定める施設基準に適合してい
るものとして地方厚生局長等に届
け出た保険医療機関において，先
天異常の患者に対して行われる場
合に限り算定する。

J 075-2　下顎骨延長術
1　片側　**30,790点**
2　両側　**47,550点**

J 076　顔面多発骨折観血的手術　**39,700点**

J 077　顎関節脱臼非観血的整復術　**410点**
J 078　顎関節脱臼観血的手術　**26,210点**
J 079　顎関節形成術　**40,870点**
J 080　顎関節授動術
1　徒手的授動術
イ　単独の場合　**440点**
ロ　パンピングを併用した場合
990点
ハ　関節腔洗浄療法を併用した場合
2,760点
2　顎関節鏡下授動術　**12,090点**
3　開放授動術　**25,100点**

---

(2)　「2」困難なものは，顎骨骨折における観血的整復，上顎骨形成術又は下顎骨形成術における顎骨の固定等に用いた骨体固定金属板の撤去を行った場合に算定する。

→J 200-4-3の超音波切削機器加算対象
→J 200-5の「2」実物大臓器立体モデルによる画像等手術支援加算対象
→J 200-5の「3」患者適合型手術支援ガイドによる画像等手術支援加算対象
◇　下顎前突のとき下顎両側第一小臼歯を抜歯し，この部位で下顎骨を切断して後退させる下顎前突症手術は，「1」おとがい形成の場合により算定する。

→J 200-5の「2」実物大臓器立体モデルによる画像等手術支援加算対象
→J 200-4-3の超音波切削機器加算対象
◇　本区分については，医科のK 444-2下顎骨延長術の例により算定する。
◆　施設基準設定手術→通則4
→J 200-5の「2」実物大臓器立体モデルによる画像等手術支援加算対象
◇　上下顎が同時に骨折した場合等，複数の骨に対して観血的手術を行った場合に算定する。
◇　片側につき算定する。

◇　顎関節授動術について
(1)　「1のイ」単独の場合とは，顎関節症による急性クローズドロックの解除又は慢性クローズドロックによる開口制限の改善を目的として，徒手的授動術を行うものをいう。なお，所期の目的を達成するために複数回実施した場合も一連として算定する。
(2)　「1のロ」パンピングを併用した場合とは，パンピング（顎関節腔に対する薬剤の注入，洗浄）を併用して，徒手的に下顎を授動することにより顎関節可動域の増加を目的とするものをいう。この場合において，関節腔に対する薬剤の注入を行った場合は，G 007関節腔内注射又はG 008滑液嚢穿刺後の注入を併せて算定する。
(3)　「1のハ」関節腔洗浄療法を併用した場合とは，局所麻酔下で上

J 手術　手術料

関節腔に注射針を2本刺入し，上関節腔を薬剤にて自然灌流することにより顎関節可動域の増加又は除痛を目的とするものをいう。この場合において，関節腔に対する薬剤の注入を行った場合は，G 007関節腔内注射又はG 008滑液嚢穿刺後の注入を併せて算定する。

⑷ 顎関節鏡下授動術とは，主に繊維性癒着を適応とし，関節の可動域を制限している関節内癒着部を内視鏡下にメス，シェイバー，レーザー等を用いて切離し，可動域の増加を目的とするものをいう。

⑸ 開放授動術とは，主に強直症を適応とし，顎関節を切開開放して直視下に癒着部の切離又は切除を行うことで可動域の増加を目的とするものをいう。

⑹ 瘢痕性顎関節強直症に対する手術は，「3」開放授動術により算定する。

⑺ 筋突起過長又は咀嚼筋腱・腱膜過形成症による顎運動障害等のため，筋突起形成術を行った場合は，「3」開放授動術により算定する。

J 080-2 顎関節人工関節全置換術
59,260点

注 別に厚生労働大臣が定める施設基準に適合しているものとして地方厚生局長等に届け出た保険医療機関において，行われる場合に限り算定する。

J 081 顎関節円板整位術
1 顎関節鏡下円板整位術 **22,100点**
2 開放円板整位術 **27,300点**

◇ 顎関節円板整位術について
⑴ 顎関節鏡下円板整位術とは，関節鏡視下に転位円板を牽引し，縫合固定することにより整位するものをいう。
⑵ 開放円板整位術とは，顎関節を切開解放して直視下に転位円板を牽引し，縫合固定することにより整位するものをいう。

J 082 歯科インプラント摘出術（1個につき）
1 人工歯根タイプ **460点**
2 ブレードタイプ **1,250点**
3 骨膜下インプラント **1,700点**

注 骨の開さくを行った場合は，所定点数の100分の50に相当する点数を所定点数に加算する。

◇ 歯科インプラント摘出術について
⑴ 他の医療機関で埋植した歯科インプラントを撤去した場合に，当該摘出物の種別に応じて算定する。
⑵ 同一又は他の保険医療機関で埋入したJ 109広範囲顎骨支持型装置埋入手術に規定する「広範囲顎骨支持型装置」を撤去した場合は，本区分により算定する。

J 083 顎骨インプラント摘出術
1 2分の1顎未満の範囲のもの
2,040点
2 2分の1顎以上の範囲のもの
6,270点

◇ 顎骨インプラント摘出術について
⑴ 「顎骨インプラント」とは，腫瘍摘出後等による顎骨欠損に対して埋植した人工骨及び人工骨頭等の欠損補綴用人工材料（体内）をいう。
⑵ 埋植した顎骨インプラントを感染による化膿や破折等の理由でやむを得ず摘出した場合は，顎骨インプラント摘出術を算定する。ただし，当該保険医療機関の治療に基づく異物（骨折手術に用いられた金属内副子等を除く。）について除去を行っても，J 073口腔内軟組織異物（人工物）除去術，J 074顎骨内異物（挿入物を含む。）除去術及びJ 082歯科インプラント摘出術は，算定できない。

J 084 創傷処理
1 筋肉，臓器に達するもの（長径5センチメートル未満） **1,400点**
2 筋肉，臓器に達するもの（長径5

◇ 創傷処理について
⑴ 創傷処理とは，切・刺・割創又は挫創に対して切除，結紮又は縫合を行う場合の第1回治療のことをいう。「筋肉又は臓器に達するもの」とは，単に創傷の深さを指すものではなく，筋肉又は臓器に

J
手術

手術料

センチメートル以上10センチメート
ル未満） **1,880点**
3 筋肉，臓器に達するもの（長径10
センチメートル以上）
イ 頭頸部のもの（長径20セン
チメートル以上のものに限る。）
9,630点
ロ その他のもの **3,090点**
4 筋肉，臓器に達しないもの（長径
5センチメートル未満） **530点**
5 筋肉，臓器に達しないもの（長径
5センチメートル以上10センチメー
トル未満） **950点**
6 筋肉，臓器に達しないもの（長径
10センチメートル以上） **1,480点**
注1 切，刺，割創又は挫創の手術に
ついて切除，結紮又は縫合を行う
場合に限り算定する。
2 真皮縫合を伴う縫合閉鎖を行っ
た場合は，露出部の創傷に限り
460点を所定点数に加算する。
3 汚染された挫創に対して区分番
号J 085に掲げるデブリードマン
を行った場合は，当初の1回に限
り**100点**を所定点数に加算する。

J 084-2 小児創傷処理（6歳未満）

1 筋肉,臓器に達するもの（長径2.5
センチメートル未満） **1,400点**
2 筋肉，臓器に達するもの（長径2.5
センチメートル以上5センチメート
ル未満） **1,540点**
3 筋肉，臓器に達するもの（長径5
センチメートル以上10センチメート
ル未満） **2,860点**
4 筋肉，臓器に達するもの（長径10
センチメートル以上） **4,410点**
5 筋肉，臓器に達しないもの（長径
2.5センチメートル未満） **500点**
6 筋肉，臓器に達しないもの（長径
2.5センチメートル以上5センチ
メートル未満） **560点**
7 筋肉，臓器に達しないもの（長径
5センチメートル以上10センチメー
トル未満） **1,060点**
8 筋肉，臓器に達しないもの（長径
10センチメートル以上） **1,950点**
注1 切，刺，割創又は挫創の手術に
ついて切除，結紮又は縫合を行う

何らかの処理を行った場合をいう。
(2) 創傷が数箇所あり，これを個々に縫合する場合は，近接した創傷
についてはそれらの長さを合計して1つの創傷として取り扱い，他
の手術の場合に比し著しい不均衡を生じないようにする。
(3) 「3のイ」頭頸部のもの（長径20センチメートル以上のものに限
る。）は，長径20センチメートル以上の重度軟部組織損傷に対し，
全身麻酔下で実施した場合に限り算定できる。
(4) 「注2」の「露出部」とは，頭部，頸部，上肢にあっては肘関節
以下及び下肢にあっては膝関節以下をいう。
(5) 「注3」のデブリードマンの加算は，汚染された挫創に対して行
われるブラッシング又は汚染組織の切除等であって，通常麻酔下で
行われる程度のものを行ったときに限り算定する。
(6) 抜歯又は智歯歯肉弁切除等の術後，後出血を起こし簡単に止血(圧
迫等により止血)できない場合における後出血処置は「4」筋肉，
臓器に達しないもの（長径5センチメートル未満）により算定する。
なお，手術当日の後出血に対する処置は算定できないが，後出血
により再度来院した場合であって，簡単に止血できない場合において
は「4」筋肉，臓器に達しないもの（長径5センチメートル未満）
により算定して差し支えない。
(7) 口腔内における縫合術及び口腔外における縫合術（顔面創傷等の
場合）は，大きさ及び深さに応じ，各号の所定点数により算定する。

◇ 小児創傷処理（6歳未満）について
(1) 創傷処理とは，切・刺・割創又は挫創に対して切除，結紮又は縫
合を行う場合の第1回治療のことをいう。なお，「筋肉又は臓器に
達するもの」とは，単に創傷の深さを指すものではなく，筋肉又は
臓器に何らかの処理を行った場合をいう。
(2) 創傷が数箇所あり，これを個々に縫合する場合は，近接した創傷
はそれらの長さを合計して1つの創傷として取り扱い，他の手術の
場合に比し著しい不均衡を生じないようにする。
(3) 「注2」の「露出部」とは，頭部，頸部，上肢にあっては肘関節
以下及び下肢にあっては膝関節以下をいう。
(4) 「注3」のデブリードマンの加算は，汚染された挫創に対して行
われるブラッシング又は汚染組織の切除等であって，通常麻酔下で
行われる程度のものを行ったときに限り算定する。
(5) 抜歯又は智歯歯肉弁切除等の術後,後出血を起こし簡単に止血(圧
迫等により止血)できない場合における後出血処置は，「6」筋肉，
臓器に達しないもの（長径2.5センチメートル以上5センチメート
ル未満）により算定する。なお，手術当日の後出血に対する処置は
算定できないが，後出血により再度来院した場合であって，簡単に
止血できない場合においては「6」筋肉，臓器に達しないもの（長
径2.5センチメートル以上5センチメートル未満）により算定して
差し支えない。
(6) 口腔内における縫合術及び口腔外における縫合術（顔面創傷等の
場合）は，大きさ及び深さに応じ，各号の所定点数により算定する。

場合に限り算定する。
2 真皮縫合を伴う縫合閉鎖を行った場合は，露出部の創傷に限り**460点**を所定点数に加算する。
3 汚染された挫創に対して区分番号 J 085に掲げるデブリードマンを行った場合は，当初の1回に限り**100点**を所定点数に加算する。

J 085 デブリードマン
1 100平方センチメートル未満
1,620点
2 100平方センチメートル以上3,000平方センチメートル未満 **4,820点**
注1 当初の1回に限り算定する。
2 骨，腱又は筋肉の露出を伴う損傷については，深部デブリードマン加算として，**1,000点**を所定点数に加算する。

J 086 上顎洞開窓術 **1,300点**
J 086-2 内視鏡下上顎洞開窓術 **3,600点**
J 087 上顎洞根治手術 **9,180点**

J 087-2 上顎洞炎術後後出血止血法
6,660点

J 088 リンパ節摘出術
1 長径3センチメートル未満
1,200点
2 長径3センチメートル以上
2,880点

J 089 分層植皮術
1 25平方センチメートル未満
3,520点
2 25平方センチメートル以上100平方センチメートル未満 **6,270点**
3 100平方センチメートル以上200平方センチメートル未満 **9,000点**
4 200平方センチメートル以上
25,820点

J 089-2 全層植皮術
1 25平方センチメートル未満
10,000点
2 25平方センチメートル以上100平方センチメートル未満 **12,500点**
3 100平方センチメートル以上200平方センチメートル未満 **28,210点**
4 200平方センチメートル以上
40,290点
注 広範囲皮膚欠損の患者に対して行

◇ デブリードマンについて
(1) J 089分層植皮術から J 097粘膜移植術までの手術を前提に行う場合にのみ算定する。
(2) 汚染された挫創に対して行われるブラッシング又は汚染組織の切除等であって，通常麻酔下で行われる程度のものを行ったときに算定する。

→ J 200-5の「1」ナビゲーションによる画像等手術支援加算対象
→ J 200-5の「1」ナビゲーションによる画像等手術支援加算対象
→ J 200-4上顎洞手術用内視鏡加算対象
→ J 200-5の「1」ナビゲーションによる画像等手術支援加算対象
→ J 200-4上顎洞手術用内視鏡加算対象
→ J 200-5の「1」ナビゲーションによる画像等手術支援加算対象

◇ デルマトームを使用した場合は，所定点数に含まれ別に算定できない。

◇ デルマトームを使用した場合は，所定点数に含まれ別に算定できない。

J

手術

手術料

う場合は，頭頸部，左上肢，左下肢，右上肢，右下肢，腹部又は背部のそれぞれの部位ごとに所定点数を算定する。

J 090　皮膚移植術（生体・培養）　6,110点
　注1　生体皮膚又は培養皮膚移植を行った場合に算定する。
　　2　生体皮膚を移植した場合は，生体皮膚の摘出のために要した提供者の療養上の費用として，この表に掲げる所定点数により算定した点数を加算する。

◇　本区分については，医科のK014皮膚移植術（生体・培養）の例により算定する。

J 090-2　皮膚移植術（死体）
　1　200平方センチメートル未満
　　　　　　　　　　　　　8,000点
　2　200平方センチメートル以上500平方センチメートル未満　16,000点
　3　500平方センチメートル以上1,000平方センチメートル未満　32,000点
　4　1,000平方センチメートル以上3,000平方センチメートル未満
　　　　　　　　　　　　80,000点

◇　本区分については，医科のK014-2皮膚移植術（死体）の例により算定する。

J 091　皮弁作成術，移動術，切断術，遷延皮弁術
　1　25平方センチメートル未満
　　　　　　　　　　　　　5,180点
　2　25平方センチメートル以上100平方センチメートル未満　13,720点
　3　100平方センチメートル以上
　　　　　　　　　　　　22,310点

J 092　動脈（皮）弁術，筋（皮）弁術
　　　　　　　　　　　　41,120点

J 093　遊離皮弁術（顕微鏡下血管柄付きのもの）　105,800点

◇　本区分を行うに当たり，微小血管自動縫合器を使用した場合は，医科のK936-3微小血管自動縫合器加算の例により算定する。

J 094　削除
J 095　複合組織移植術　19,420点
J 096　自家遊離複合組織移植術（顕微鏡下血管柄付きのもの）　131,310点

◆　施設基準設定手術→通則4
◇　本区分を行うに当たり，微小血管自動縫合器を使用した場合は，医科のK936-3微小血管自動縫合器加算の例により算定する。

J 097　粘膜移植術
　1　4平方センチメートル未満
　　　　　　　　　　　　　6,510点
　2　4平方センチメートル以上
　　　　　　　　　　　　　7,820点
J 098　血管結紮術　4,500点
J 099　動脈形成術，吻合術　21,700点
J 099-2　抗悪性腫瘍剤動脈，静脈又は腹腔内持続注入用植込型カテーテル設置

◇　本区分については，医科のK611抗悪性腫瘍剤動脈，静脈又は腹腔内持続注入用植込型カテーテル設置の例により算定する。

J　手術　手術料

16,640点

注　使用したカテーテル，カテーテル
　　アクセス等の材料の費用は，所定点
　　数に含まれる。

J 100　血管移植術，バイパス移植術
　　1　頭，頸部動脈　　　　61,660点
　　2　その他の動脈　　　　30,290点

J 100-2　中心静脈注射用植込型カテーテル
　　設置　　　　　　　　　10,800点

◇　本区分については，医科のK 618中心静脈注射用植込型カテーテル設置の例により算定する。

　　注1　6歳未満の乳幼児の場合は，
　　　　300点を所定点数に加算する。
　　　2　使用したカテーテル，カテーテ
　　　　ルアクセス等の材料の費用は，所
　　　　定点数に含まれる。

J 101　神経移植術　　　　　23,520点

J 101-2　神経再生誘導術　　　21,590点

◇　神経再生誘導材を用いて神経再建を実施した場合に算定する。

J 102　交感神経節切除術　　　26,030点

◇　交感神経節切除術について
　(1)　疼痛等に対して，眼窩下孔部又はおとがい孔部で末梢神経遮断（挫滅又は切断）術を行った場合に算定する。
　(2)　おとがい孔部における末梢神経遮断（挫滅又は切断）術と同時に行ったおとがい孔閉鎖に係る費用は，所定点数に含まれ別に算定できない。

J 103　過長茎状突起切除術　　6,440点

J 104　皮膚腫瘍冷凍凝固摘出術（一連につき）
　　1　長径3センチメートル未満の良性
　　　　皮膚腫瘍　　　　　　1,280点
　　2　長径3センチメートル未満の悪性
　　　　皮膚腫瘍　　　　　　2,050点
　　3　長径3センチメートル以上6セン
　　　　チメートル未満の良性又は悪性皮膚
　　　　腫瘍　　　　　　　　3,230点
　　4　長径6センチメートル以上の良性
　　　　又は悪性皮膚腫瘍　　4,160点
　　注　口腔領域の腫瘍に限り算定する。

◇　口腔領域の皮膚（粘膜）腫瘍又は皮下（粘膜下）腫瘍に対して冷凍凝固摘出術を行った場合に算定する。

J 104-2　皮膚悪性腫瘍切除術
　　1　広汎切除　　　　　　28,210点
　　2　単純切除　　　　　　11,000点
　　注　放射性同位元素及び色素を用いた
　　　　センチネルリンパ節生検（悪性黒色
　　　　腫等に係るものに限る。）を併せて
　　　　行った場合は，皮膚悪性腫瘍センチ
　　　　ネルリンパ節生検加算として，**5,000
　　　　点**を所定点数に加算する。ただし，
　　　　当該手術に用いた色素の費用は，算
　　　　定できない。

◆　施設基準設定手術（注に規定する加算を算定する場合に限る）→通則4

◇　本区分については，医科のK 007皮膚悪性腫瘍切除術の例により算定する。

J 105　瘢痕拘縮形成手術　　　12,660点

◇　単なる拘縮に止まらず運動制限を伴うような外傷又は腫瘍摘出術等による瘢痕性拘縮の症例に対して，瘢痕拘縮形成手術を行った場合に

J
手術

手術料

算定する。

J 106 気管切開術　　　　　　3,450点

◇　気管切開術について

(1)　口腔領域における腫瘍等による気管閉鎖で，気道確保のため救急的に気管切開を行った場合に算定する。ただし，手術に伴う一連の行為として気管切開を同時に行った場合は，主たる手術の所定点数に含まれ別に算定できない。

(2)　気管切開術後カニューレを入れた数日間の処置（単なるカニューレの清拭ではないものに限る。）は，I 009-2創傷処置の「1」100平方センチメートル未満により算定する。

(3)　この際用いた気管切開後のテフロンチューブ等は医科点数表の例により算定する。

J 107 気管切開孔閉鎖術　　　1,250点

◇　手術に伴い行われた気管切開又は救急的な気道確保のため行われた気管切開による切開孔を，当該気管切開を行った日とは別の日に閉鎖した場合に算定する。

J 108 顔面神経麻痺形成手術
　1　静的なもの　　　　　　19,110点
　2　動的なもの　　　　　　64,350点

◇　耳下腺悪性腫瘍摘出後の顔面神経麻痺に対して動的形成手術又は静的形成手術を行った場合に算定する。

J 109 広範囲顎骨支持型装置埋入手術（1顎一連につき）
　1　1回法によるもの　　　14,500点
　2　2回法によるもの
　イ　1次手術　　　　　　11,500点
　ロ　2次手術　　　　　　　4,500点
　注1　別に厚生労働大臣が定める施設基準に適合しているものとして地方厚生局長等に届け出た保険医療機関において行われる場合に限り算定する。
　　2　1及び2のイについては，3分の2顎以上の範囲にわたる場合は，4,000点を所定点数に加算する。

→　J 200-5の「1」ナビゲーションによる画像等手術支援加算対象

◇　広範囲顎骨支持型装置埋入手術について

(1)　広範囲顎骨支持型装置埋入手術とは，広範囲な顎骨欠損等の特殊な症例に対して応用する人工的構造物（以下「広範囲顎骨支持型装置」という。）のインプラント体（以下「インプラント体」という。）及びアバットメント（以下「アバットメント」という。）について，顎骨内へインプラント体を埋入する手術又はアバットメントを連結するインプラント体上部を露出させるために軟組織（口腔粘膜）の切除等を行う手術をいう。

(2)　「1」1回法によるものとは，顎骨内に骨窩を形成してインプラント体を埋入して，アバットメントを軟組織（口腔粘膜）上に露出させることまでを1回で行う手術をいう。

(3)　「2」2回法によるものの「イ」1次手術とは，顎骨内に骨窩を形成してインプラント体を埋入して，アバットメントを連結せずに軟組織（口腔粘膜）を一次閉鎖する手術で，2回に分けて行われる手術の1回目に行われる手術をいう。

(4)　「2」2回法によるものの「ロ」2次手術とは，埋入したインプラント体周囲の骨組織の治癒を一定期間待った後，アバットメントを連結するインプラント体上部を露出させるために軟組織（口腔粘膜）の切除を行う手術で，2回に分けて行われる手術の2回目に行われる手術をいう。

(5)　当該手術は，次のいずれかに該当し，従来のブリッジや有床義歯（顎堤形成後の有床義歯を含む。）では咀嚼機能の回復が困難な患者に対して実施した場合に算定する。

　ア　腫瘍，顎骨嚢胞，顎骨骨髄炎，外傷等により，広範囲な顎骨欠損若しくは歯槽骨欠損症例（歯周病及び加齢による骨吸収は除く。）又はこれらが骨移植等により再建された症例である。なお，欠損範囲について，上顎にあっては連続した4歯相当以上の顎骨欠損症例又は上顎洞若しくは鼻腔への交通が認められる顎骨欠損症例であり，下顎にあっては連続した4歯相当以上の歯槽骨欠損又は下顎区域切除以上の顎骨欠損である。

J 手術
手術料

イ　医科の保険医療機関（医科歯科併設の保険医療機関にあっては医科診療科）の主治の医師の診断に基づく外胚葉異形成症等又は唇顎口蓋裂等の先天性疾患であり，顎堤形成不全である。

ウ　医科の保険医療機関（医科歯科併設の保険医療機関にあっては医科診療科）の主治の医師の診断に基づく外胚葉異形成症等の先天性疾患であり，連続した3分の1顎程度以上の多数歯欠損である。

エ　6歯以上の先天性部分無歯症又は前歯及び小臼歯の永久歯のうち3歯以上の萌出不全（埋伏歯開窓術を必要とするものに限る。）であり，3分の1顎程度以上の多数歯欠損（歯科矯正後の状態を含む。）であること。

(6)　当該手術の保険医療材料料は別に算定する。

(7)　当該手術を実施した場合は，診療録に症状，手術部位，手術内容及び埋入した材料等を記載する。

◇　広範囲顎骨支持型装置掻爬術について

広範囲顎骨支持型装置掻爬術とは，M025-2広範囲顎骨支持型補綴に係る補綴物を装着した患者について，インプラント体周囲の粘膜組織や骨組織に炎症が認められ，機械的清掃や抗菌薬投与等を行ったにもかかわらず炎症が治まらない場合に，消炎処置として粘膜骨膜弁を剥離し，インプラント体表面の汚染物質や不良肉芽の除去等を行う手術をいう。

J 110 広範囲顎骨支持型装置掻爬術（1顎につき）　　　　　　　　1,800点

注　区分番号J 109に掲げる広範囲顎骨支持型装置埋入手術に係る施設基準に適合しているものとして地方厚生局長等に届け出た保険医療機関において，区分番号M025-2に掲げる広範囲顎骨支持型補綴に係る補綴物を装着した患者に対し，当該手術を行った場合に1回に限り算定する。

J 111 頭頸部悪性腫瘍光線力学療法　　　　　　　　　　　　22,100点

注　別に厚生労働大臣が定める施設基準に適合しているものとして地方厚生局長等に届け出た保険医療機関において，頭頸部悪性腫瘍の患者に対して，光線力学療法を実施した場合に算定する。

◇　頭頸部悪性腫瘍光線力学療法について

(1)　半導体レーザー用プローブを用いて切除不能な局所進行又は局所再発の頭頸部癌に対してレーザー光照射を実施した場合に算定する。

(2)　本療法は，頭頸部癌の治療に係る専門の知識及び5年以上の経験を有し，本治療に関する所定の研修を修了している歯科医師が実施する。

第2節　輸 血 料

区分

J 200 輸血

注　医科点数表の区分番号K 920に掲げる輸血の例により算定する。

◇　本区分については，医科のK 920輸血の例により算定する。

J 200-2 輸血管理料

注　医科点数表の区分番号K 920-2に掲げる輸血管理料の例により算定する。

◇　本区分については，医科のK 920-2輸血管理料の例により算定する。

第3節　手術医療機器等加算

区分

J 200-3 削除

J 200-4 上顎洞手術用内視鏡加算　1,000点
　注　区分番号 J 087及び J 087-2に掲げ
　　る手術に当たって，内視鏡を使用し
　　た場合に加算する。

J 200-4-2 レーザー機器加算
　1　レーザー機器加算1　　　　50点
　2　レーザー機器加算2　　　100点
　3　レーザー機器加算3　　　200点
　注1　別に厚生労働大臣が定める施設
　　基準に適合しているものとして地
　　方厚生局長等に届け出た保険医療
　　機関において，レーザー照射によ
　　り手術を行った場合に算定する。
　　2　1については，区分番号 J 008
　　（1に限る。），J 009（1及び2に
　　限る。），J 017（1に限る。），J
　　019（1に限る。），J 027，J 030（1
　　に限る。），J 033（1に限る。）及
　　び J 051に掲げる手術に当たって，
　　レーザー手術装置を使用した場合
　　に算定する。
　　3　2については，区分番号 J 008
　　（2に限る。），J 009（3に限る。）
　　及び J 017（2に限る。）に掲げる
　　手術に当たって，レーザー手術装
　　置を使用した場合に算定する。
　　4　3については，区分番号 J 015，
　　J 019（2に限る。），J 020，J 030
　　（2に限る。），J 033（2に限る。），
　　J 034，J 052及び J 054に掲げる
　　手術に当たって，レーザー手術装
　　置を使用した場合に算定する。

J 200-4-3 超音波切削機器加算　1,000点
　注　区分番号 J 069，J 075及び J
　　075-2に掲げる手術に当たって，超
　　音波切削機器を使用した場合に加算
　　する。

J 200-4-4 口腔粘膜蛍光観察評価加算
　　　　　　　　　　　　　　200点
　注　区分番号 J 018に掲げる手術に当
　　たって，口腔粘膜蛍光観察機器を使
　　用した場合に加算する。

J 200-5 画像等手術支援加算
　1　ナビゲーションによるもの
　　　　　　　　　　　　　2,000点
　2　実物大臓器立体モデルによるもの
　　　　　　　　　　　　　2,000点
　3　患者適合型手術支援ガイドによる

◇　レーザー機器加算について
　レーザー機器加算は，口腔内の軟組織の切開，止血，凝固及び蒸散
が可能なものとして保険適用されている機器を使用して「注2」から
「注4」までに掲げる手術を行った場合に算定する。なお，「通則13」
に規定する「同一手術野又は同一病巣につき，2以上の手術を同時に
行った場合」に該当しない2以上の手術を算定した場合はそれぞれの
手術において算定する。

◇　口腔粘膜蛍光観察評価加算について
　口腔粘膜蛍光観察評価加算は，画像等による口腔粘膜の評価を複数
回実施するとともに，当該技術の補助により手術が行われた場合に算
定する。なお，撮影した対象病変部位の画像を診療録に添付又は電子
媒体に保存・管理するとともに所見を診療録に記載すること。

◇　画像等手術支援加算について
⑴　当該技術の補助により手術が行われた場合に算定し，当該技術が
　用いられた場合であっても，手術が行われなかった場合は算定でき
　ない。
⑵　ナビゲーションによるものとは，手術前又は手術中に得た画像を
　3次元に構築し，手術の過程において，3次元画像と術野の位置関

もの　　　　　　　　　**2,000点**
注1　1については，区分番号J086
　　　からJ087-2まで及びJ109に掲げ
　　　る手術に当たって，ナビゲーショ
　　　ンによる支援を行った場合に算定
　　　する。
　　2　2については，区分番号J019
　　　の2，J038からJ043まで，J068
　　　からJ070-2まで，J072及びJ075
　　　からJ076までに掲げる手術に当
　　　たって，実物大臓器立体モデルに
　　　よる支援を行った場合に算定する。
　　3　3については，区分番号J040
　　　からJ042まで及び区分番号J075
　　　に掲げる手術に当たって，患者適
　　　合型手術支援ガイドによる支援を
　　　行った場合に算定する。

J 200-6　切開創局所陰圧閉鎖処置機器加
　　　　　算　　　　　　　　　**5,190点**

第4節　薬　剤　料

区分
J 201　薬剤　薬価が15円を超える場合は，
　　　　　　薬価から15円を控除した額を
　　　　　　10円で除して得た点数につき
　　　　　　1点未満の端数を切り上げて
　　　　　　得た点数に1点を加算して得
　　　　　　た点数とする。

第5節　特定薬剤料

区分
J 300　特定薬剤　薬価が15円を超える場合
　　　　　　　　は，薬価から15円を控除
　　　　　　　　した額を10円で除して得
　　　　　　　　た点数につき1点未満の
　　　　　　　　端数を切り上げて得た点
　　　　　　　　数に1点を加算して得た
　　　　　　　　点数とする。
　　　　注1　薬価が15円以下である場合は，
　　　　　　　算定できない。
　　　　　2　使用薬剤の薬価は，別に厚生労
　　　　　　　働大臣が定める。

係をリアルタイムにコンピュータ上で処理することで手術を補助す
る目的で用いることをいう。
⑶　実物大臓器立体モデルによる支援とは，手術前又は手術中に得た
　画像等により作成された実物大臓器立体モデルを，手術を補助する
　目的で用いることをいう。
⑷　患者適合型手術支援ガイドによるものとは，手術前に得た画像等
　により作成された実物大の患者適合型手術支援ガイドとして薬事承
　認を得ている医療機器を下顎骨部分切除術，下顎骨離断術，下顎骨
　悪性腫瘍手術又は下顎骨形成術を補助する目的で用いることをいう。
※　J040下顎骨部分切除術，J041下顎骨離断術，J042下顎骨悪性腫瘍手
　術又はJ075下顎骨形成術に当たって，手術前に得た画像等により作成
　された患者適合型単回使用骨手術用器械を使用した場合は，本区分の
　「2」実物大臓器立体モデルによるものの所定点数を準用して，一連
　の手術について1回に限り算定する。なお，この場合にあっては，本
　区分の「注2」に定める規定は適用しない。

◇　本区分については，医科のK939-9切開創局所陰圧閉鎖処置機器加
　算の例により算定する。

◇　特定薬剤について
⑴　1回の手術に特定薬剤を2種以上使用した場合であっても，使用
　した特定薬剤の合計価格から15円を控除した残りの額を10円で除し
　て得た点数について1点未満の端数を切り上げて得た点数に1点を
　加算して得た点数を特定薬剤料として算定する。
⑵　特定薬剤を使用した場合であっても，1回の手術に使用した特定
　薬剤の合計価格が15円以下の場合は，特定薬剤料は算定できない。
⑶　⑴でいう1回の手術とは，手術の部に掲げられている各区分の所
　定点数を算定する単位を1回とする。
⑷　特定薬剤における「生理食塩水」及び「アクリノール」は，当該
　手術を行うに当たり入院を必要とする手術を行った際に，当該手術
　に使用される特定薬剤の総量価格が15円を超える場合に限り，当該
　手術の所定点数の他，その費用を算定する。
⑸　その他は，第8部処置のI100特定薬剤の例により算定する。
⑹　智歯周囲炎の歯肉弁切除を行った場合に使用した歯科用包帯剤

J
手術

薬
剤
料
・
特
定
薬
剤
料

（パック）は，算定できない。なお，歯科用包帯剤をドライソケット又は歯の再植術における創面の保護の目的で使用した場合は，特定薬剤として算定する。

第6節　特定保険医療材料料

区分
J 400　特定保険医療材料　材料価格を10円で除して得た点数
　　　注　使用した特定保険医療材料の材料価格は，別に厚生労働大臣が定める。

◇　当該手術の実施のために使用される特定保険医療材料は，材料価格を10円で除して得られた点数により算定する。
◇　特定保険医療材料とその材料価格は，巻末に掲載。

第10部 麻 酔

通 則

1　麻酔の費用は，第1節及び第2節の各区分の所定点数を合算した点数により算定する。ただし，麻酔に当たって別に厚生労働大臣が定める保険医療材料（以下この部において「特定保険医療材料」という。）を使用した場合は，第1節及び第2節の各区分の所定点数に第3節の所定点数を合算した点数により算定する。

2　6歳未満の乳幼児又は著しく歯科診療が困難な者に対して麻酔を行った場合は，全身麻酔の場合を除き，当該麻酔の所定点数に所定点数の100分の50に相当する点数を加算する。

3　未熟児，新生児（未熟を除く。），乳児又は1歳以上3歳未満の幼児に対して全身麻酔を行った場合は，未熟児加算，新生児加算，乳児加算又は幼児加算として，当該麻酔の所定点数にそれぞれ所定点数の100分の200，100分の200，100分の50又は100分の20に相当する点数を加算する。

4　入院中の患者以外の患者に対し，緊急のために，休日に処置及び手術を行った場合又はその開始時間が保険医療機関の表示する診療時間以外の時間若しくは深夜である処置及び手術を行った場合の麻酔料は，それぞれ所定点数の100分の80又は100分の40若しくは100分の80に相当する点数を加算した点数により算定し，入院中の患者に対し，緊急のために，休日に処置若しくは手術を行った場合又はその開始時間が深夜である処置若しくは手術を行った場合の麻酔料は，それぞれ所定点数の100分の80に相当する点数を加算した点数により算定する。ただし，区分番号A000に掲げる初診料の注7のただし書に規定する保険医療機関にあっては，入院中の患者以外の患者に対し，その開始時間が同注のただし書に規定する時間である処置及び手術を行った場合は，所定点数の100分の40

◇ 通 則

(1)　「通則2」から「通則4」までの規定は，第1節の所定点数（酸素及び窒素を使用した場合の加算を除く。）のみに適用され，第2節薬剤料は適用されない。

(2)　「通則2」における著しく歯科診療が困難な者の100分の50加算は，行動障害に対し開口の保持又は体位，姿勢の保持が必要な患者や頻繁な治療の中断を伴う患者等に対して，患者の状態に留意しながら治療を行った場合等に限り算定し，当該加算を算定した日における患者の治療時の状況を診療録に記載する。

(3)　「通則2」の加算において6歳未満の乳幼児であって著しく歯科診療が困難な者については，乳幼児に対する加算としての100分の50加算のみを算定する。

(4)　「通則4」における加算は，時間外加算等の適用される処置及び手術に伴って行われた麻酔に対して，第9部手術の時間外加算等と同様の取扱いにより算定するもので，当該処置及び手術の所定点数が150点に満たない場合の加算は算定できない。

(5)　「通則4」における時間外加算等の取扱いは，A000初診料における場合と同様とする。

(6)　麻酔の休日加算，時間外加算及び深夜加算は，これらの加算を算定する緊急手術に伴い行われた麻酔についてのみ算定する。

(7)　その他の麻酔法の選択について，従前から具体的な規定のないものは，保険診療の原則に従い必要に応じ妥当適切な方法を選択する。

(8)　第10部に規定する麻酔料以外の麻酔料の算定は医科点数表の例により算定する。この場合において，薬剤又は特定保険医療材料の使用に当たっては，医科点数表の例より算定する。

K
麻酔

に相当する点数を加算する。

5　第10部に掲げる麻酔料以外の麻酔料の算定は，医科点数表の例による。

第1節　麻　酔　料

区分

K 000　伝達麻酔（下顎孔又は眼窩下孔に行うもの）　　　　　　　　　　42点

K 001　浸潤麻酔　　　　　　　　　30点

◇　浸潤麻酔について

(1)　第9部手術，所定点数が120点以上の処置，特に規定する処置，M001歯冠形成，M001-2う蝕歯即時充填形成及びM001-3う蝕歯インレー修復形成は，浸潤麻酔が含まれ別に算定できない。ただし，I004-1生活歯髄切断又はI005抜髄を行う場合の浸潤麻酔に当たって使用した薬剤の薬価についてはこの限りではない。

(2)　う蝕症又は象牙質知覚過敏症等の歯に対する所定点数が120点未満の処置に浸潤麻酔を行った場合は，術野又は病巣を単位として算定する。

K 002　吸入鎮静法（30分まで）　　70点

注1　実施時間が30分を超えた場合は，30分又はその端数を増すごとに，所定点数に**10点**を加算する。

2　酸素を使用した場合は，その価格を10円で除して得た点数（酸素と併せて窒素を使用した場合は，それぞれの価格を10円で除して得た点数を合算した点数）を加算する。酸素及び窒素の価格は，別に厚生労働大臣が定める。

◇　吸入鎮静法について

(1)　亜酸化窒素等を用いてゲーデルの分類の麻酔深度の第1期において歯科手術等を行う場合に算定する。

(2)　吸入鎮静法において使用した麻酔薬剤（亜酸化窒素等）に係る費用は，別に定める「酸素及び窒素の価格」（平成2年厚生省告示第41号）に基づき算定する。

(3)　酸素又は窒素の価格は，I 025酸素吸入及び医科のL 008マスク又は気管内挿管による閉鎖循環式全身麻酔の「注3」の例により算定する。

K 003　静脈内鎮静法　　　　　　600点

注　区分番号K 002に掲げる吸入鎮静法は，別に算定できない。

◇　静脈内鎮静法について

(1)　歯科治療に対して非協力的な小児患者，歯科治療恐怖症の患者，歯科治療時に配慮すべき基礎疾患を有する患者等を対象として，薬剤を静脈内投与することにより鎮静状態を得る方法であり，歯科手術等を行う場合に算定する。

(2)　静脈内鎮静法を実施するに当たっては，「歯科診療における静脈内鎮静法ガイドライン―改訂第2版（2017）―」（平成21年3月日本歯科麻酔医学会）を参考とし，術前，術中及び術後の管理を十分に行い，当該管理記録を診療録に添付する。

(3)　静脈内鎮静法を算定した場合は，K 002吸入鎮静法は別に算定できない。

(4)　静脈内鎮静法において用いた薬剤に係る費用は，別に算定する。

(5)　静脈内鎮静法を実施するに当たっては，緊急時に適切な対応ができるよう，あらかじめ医科の保険医療機関と連携する。

K 004　歯科麻酔管理料　　　　　750点

注1　別に厚生労働大臣が定める施設基準に適合しているものとして地方厚生局長等に届け出た保険医療機関において，当該保険医療機関

◇　歯科麻酔管理料について

(1)　歯科麻酔管理料は，歯科麻酔を担当する歯科医師により，質の高い麻酔が提供されることを評価するものである。

(2)　歯科麻酔管理料は，厚生労働大臣が定める施設基準に適合している保険医療機関において，当該保険医療機関の常勤の専ら歯科麻酔

K

麻酔

の麻酔に従事する歯科医師（地方厚生局長等に届け出た者に限る。）が行った場合に算定する。

2 区分番号 J 018の 2，J 093及び J 096に掲げる手術に当たって，医科点数表の区分番号 L 008に掲げるマスク又は気管内挿管による閉鎖循環式全身麻酔の実施時間が 8 時間を超えた場合は，長時間麻酔管理加算として，**5,500点**を所定点数に加算する。

3 別に厚生労働大臣が定める施設基準に適合しているものとして地方厚生局長等に届け出た保険医療機関に入院している患者に対して，当該保険医療機関の薬剤師が，病棟等において薬剤関連業務を実施している薬剤師等と連携して，周術期に必要な薬学的管理を行った場合は，周術期薬剤管理加算として，**75点**を所定点数に加算する。

第 2 節 薬 剤 料

区分

K 100 薬剤 薬価が15円を超える場合は，薬価から15円を控除した額を10円で除して得た点数につき 1 点未満の端数を切り上げて得た点数に 1 点を加算して得た点数とする。

注1 薬価が15円以下である場合は，算定できない。

2 使用薬剤の薬価は，別に厚生労働大臣が定める。

第 3 節 特定保険医療材料料

区分

K 200 特定保険医療材料 材料価格を10円で除して得た点数

注 使用した特定保険医療材料の材料価格は，別に厚生労働大臣が定める。

を担当する歯科医師（地方厚生（支）局長に届け出ている歯科医師に限る。）が麻酔前後の診察を行い，かつ，医科点数表の L 008マスク又は気管内挿管による閉鎖循環式全身麻酔を行った場合に算定する。なお，この場合において，緊急の場合を除き，麻酔前後の診察は，当該麻酔を実施した日以外に行われなければならない

(3) 歯科麻酔を担当する歯科医師が，当該歯科医師以外の歯科医師と共同して麻酔を実施する場合においては，歯科麻酔を担当する歯科医師が，当該麻酔を通じ，麻酔中の患者と同室内で麻酔管理に当たり，主要な麻酔手技を自ら実施した場合に算定する。

(4) 歯科麻酔管理料を算定する場合には，麻酔前後の診察及び麻酔の内容を診療録に記載する。なお，麻酔前後の診察について記載された麻酔記録又は麻酔中の麻酔記録の診療録への添付により診療録への記載に代えることができる。

(5) 歯科麻酔管理料について，「通則 3 」及び「通則 4 」の加算は適用しない。

(6) 「注 3 」に規定する周術期薬剤管理加算は，医科点数表の L 009麻酔管理料（Ⅰ）の「注 5 」の例により算定する。

◇ 1 回の麻酔に麻酔薬剤を 2 種以上使用した場合であっても使用麻酔薬剤の合計薬価から15円を控除した残りの額を10円で除して得た点数につき 1 点未満の端数を切り上げて得た点数に 1 点を加算して得た点数を麻酔薬剤料として算定する。

◇ 特定保険医療材料とその材料価格は，巻末に掲載。

第11部　放射線治療

通　則

1　放射線治療の費用は，第1節の各区分の所定点数により算定する。ただし，放射線治療に当たって，別に厚生労働大臣が定める保険医療材料（以下この部において「特定保険医療材料」という。）を使用した場合は，第1節の所定点数に第2節の所定点数を合算した点数により算定する。

2　第1節に掲げられていない放射線治療であって特殊なものの費用は，同節に掲げられている放射線治療のうちで最も近似する放射線治療の所定点数により算定する。

3　新生児，3歳未満の乳幼児（新生児を除く。），3歳以上6歳未満の幼児又は6歳以上15歳未満の小児に対して放射線治療（区分番号L000からL003までに掲げる放射線治療に限る。）を行った場合は，小児放射線治療加算として，当該放射線治療の所定点数にそれぞれ所定点数の100分の80，100分の50，100分の30又は100分の20に相当する点数を加算する。

第1節　放射線治療管理・実施料

区分

L000 放射線治療管理料（分布図の作成1回につき）

　　1　1門照射，対向2門照射又は外部照射を行った場合　　**2,700点**

　　2　非対向2門照射，3門照射又は腔内照射を行った場合　　**3,100点**

　　3　4門以上の照射，運動照射，原体照射又は組織内照射を行った場合　　**4,000点**

　　4　強度変調放射線治療（IMRT）による体外照射を行った場合　　**5,000点**

　注1　線量分布図を作成し，区分番号L001に掲げる体外照射，区分番号L003の1に掲げる外部照射，区分番号L003の2に掲げる腔

◇　本項については，医科の放射線治療（M000-2放射性同位元素内用療法管理料，M001-2ガンマナイフによる定位放射線治療，M001-4粒子線治療及びM002全身照射を除く。）の例により算定する。

◇　本区分については，医科のM000放射線治療管理料の例により算定する。

照射又は区分番号Ｌ003の３に掲げる組織内照射による治療を行った場合に，分布図の作成１回につき１回，一連につき２回に限り算定する。

2　別に厚生労働大臣が定める施設基準に適合しているものとして地方厚生局長等に届け出た保険医療機関において，患者に対して，放射線治療を専ら担当する常勤の歯科医師が策定した照射計画に基づく歯科医学的管理（区分番号Ｌ001の２に掲げる高エネルギー放射線治療及び区分番号Ｌ001の３に掲げる強度変調放射線治療（ＩＭＲＴ）に係るものに限る。）を行った場合は，放射線治療専任加算として，**330点**を所定点数に加算する。

3　注２に規定する別に厚生労働大臣が定める施設基準に適合しているものとして地方厚生局長等に届け出た保険医療機関において，放射線治療を必要とする悪性腫瘍の入院中の患者以外の患者に対して，放射線治療（区分番号Ｌ001の２に掲げる高エネルギー放射線治療及び区分番号Ｌ001の３に掲げる強度変調放射線治療（ＩＭＲＴ）に係るものに限る。）を実施した場合に，外来放射線治療加算として，患者１人１日につき１回に限り**100点**を所定点数に加算する。

L 001　体外照射

1　エックス線表在治療
　イ　１回目　　　　　　　　　**110点**
　ロ　２回目　　　　　　　　　 **33点**
2　高エネルギー放射線治療
　イ　１回目
　　(1)　１門照射又は対向２門照射を行った場合　　　　　　　**840点**
　　(2)　非対向２門照射又は３門照射を行った場合　　　　　**1,320点**
　　(3)　４門以上の照射，運動照射又は原体照射を行った場合
　　　　　　　　　　　　　　1,800点
　ロ　２回目
　　(1)　１門照射又は対向２門照射を

◇　本区分については，医科のM001体外照射の例により算定する。

L
放治

行った場合　　　　　**420点**
⑵　非対向２門照射又は３門照射
　を行った場合　　　　**660点**
⑶　４門以上の照射，運動照射又
　は原体照射を行った場合　**900点**
3　強度変調放射線治療（ＩＭＲＴ）
　　　　　　　　　　　3,000点
注1　2については，別に厚生労働大
　　臣が定める施設基準に適合してい
　　るものとして地方厚生局長等に届
　　け出た保険医療機関以外の保険医
　　療機関において行われる場合は，
　　所定点数の100分の70に相当する
　　点数により算定する。
　2　3については，別に厚生労働大
　　臣が定める施設基準に適合してい
　　るものとして地方厚生局長等に届
　　け出た保険医療機関において，別
　　に厚生労働大臣が定める患者に対
　　して，放射線治療を実施した場合
　　に算定する。
　3　疾病，部位又は部位数にかかわ
　　らず，1回につき算定する。
　4　術中照射療法を行った場合は，
　　術中照射療法加算として，患者1
　　人につき1日を限度として，**5,000
　　点**を所定点数に加算する。
　5　体外照射用固定器具を使用した
　　場合は，体外照射用固定器具加算
　　として，**1,000点**を所定点数に加
　　算する。
　6　別に厚生労働大臣が定める施設
　　基準に適合しているものとして地
　　方厚生局長等に届け出た保険医療
　　機関において，放射線治療を専ら
　　担当する常勤の歯科医師が画像誘
　　導放射線治療（ＩＧＲＴ）による
　　体外照射を行った場合（2のイの
　　⑶若しくはロの⑶又は3に係るも
　　のに限る。）には，画像誘導放射
　　線治療加算として，患者1人1日
　　につき1回に限り，いずれかを所
　　定点数に加算する。
　　イ　骨構造の位置情報によるもの
　　　　　　　　　　　　300点
　　ロ　腫瘍の位置情報によるもの
　　　　　　　　　　　　450点
L 001-2　**直線加速器による放射線治療**（一

◇　本区分については，医科のM001-3直線加速器による放射線治療の

連につき）
1　定位放射線治療の場合　**63,000点**
2　1以外の場合　**8,000点**

L 001-3　ホウ素中性子捕捉療法（一連につき）　**187,500点**
注1　別に厚生労働大臣が定める施設基準に適合しているものとして地方厚生局長等に届け出た保険医療機関において，別に厚生労働大臣が定める患者に対して行われる場合に限り算定する。
2　ホウ素中性子捕捉療法の適応判定体制に関する別に厚生労働大臣が定める施設基準に適合しているものとして地方厚生局長等に届け出た保険医療機関において，ホウ素中性子捕捉療法の適応判定に係る検討が実施された場合には，ホウ素中性子捕捉療法適応判定加算として，**40,000点**を所定点数に加算する。
3　別に厚生労働大臣が定める施設基準に適合しているものとして地方厚生局長等に届け出た保険医療機関において，ホウ素中性子捕捉療法に関する専門の知識を有する歯科医師又は医師が策定した照射計画に基づく医学的管理を行った場合には，ホウ素中性子捕捉療法医学管理加算として，**10,000点**を所定点数に加算する。
4　体外照射用固定器具を使用した場合は，体外照射用固定器具加算として，**1,000点**を所定点数に加算する。

L 002　電磁波温熱療法（一連につき）
1　深在性悪性腫瘍に対するもの　**9,000点**
2　浅在性悪性腫瘍に対するもの　**6,000点**

L 003　密封小線源治療（一連につき）
1　外部照射　**80点**
2　腔内照射
イ　高線量率イリジウム照射を行った場合又は新型コバルト小線源治療装置を用いた場合　**12,000点**
ロ　その他の場合　**5,000点**
3　組織内照射

例により算定する。

◇　本区分については，医科のM001-5ホウ素中性子捕捉療法の例により算定する。

◇　本区分については，医科のM003電磁波温熱療法の例により算定する。

◇　本区分については，医科のM004密封小線源治療の例により算定する。

イ 高線量率イリジウム照射を行っ
た場合又は新型コバルト小線源治
療装置を用いた場合　**23,000点**
ロ その他の場合　**19,000点**
4 放射性粒子照射（本数に関係なく）
8,000点
注1 疾病，部位又は部位数にかかわ
らず，一連につき算定する。
2 使用した高線量率イリジウムの
費用として，購入価格を50円で除
して得た点数を加算する。
3 使用した低線量率イリジウムの
費用として，購入価格を10円で除
して得た点数を加算する。
4 使用した放射性粒子の費用とし
て，購入価格を10円で除して得た
点数を加算する。
5 使用したコバルトの費用とし
て，購入価格を1,000円で除して
得た点数を加算する。
6 別に厚生労働大臣が定める施設
基準に適合しているものとして地
方厚生局長等に届け出た保険医療
機関において，放射線治療を専ら
担当する常勤の歯科医師が画像誘
導密封小線源治療（ＩＧＢＴ）（2
のイに係るものに限る。）を行っ
た場合には，画像誘導密封小線源
治療加算として，一連につき**1,200
点**を所定点数に加算する。

L 004 血液照射　　　　　**110点**　　　◇ 本区分については，医科のM005血液照射の例により算定する。

第2節　特定保険医療材料料

区分

L 200 特定保険医療材料　材料価格を10円　　◇ 特定保険医療材料とその材料価格は，巻末に掲載。
で除して得た点
数
注 使用した特定保険医療材料の材料
価格は，別に厚生労働大臣が定め
る。

L

放治

M
補綴

第12部　歯冠修復及び欠損補綴

通 則

1　歯冠修復及び欠損補綴の費用は，特に規定する場合を除き，第1節の各区分の所定点数，第2節に掲げる医療機器等及び第3節に掲げる特定保険医療材料（別に厚生労働大臣が定める保険医療材料をいう。以下この部において同じ。）の所定点数を合算した点数により算定する。

2　歯冠修復の費用は，歯冠修復に付随して行った仮封，裏装及び隔壁の費用を含む。

3　第12部に掲げられていない歯冠修復及び欠損補綴であって特殊なものの費用は，第12部に掲げられている歯冠修復及び欠損補綴のうちで最も近似する歯冠修復及び欠損補綴の各区分の所定点数により算定する。

4　6歳未満の乳幼児又は著しく歯科診療が困難な者に対して，第12部に掲げる歯冠修復及び欠損補綴を行った場合は，全身麻酔下で行った場合を除き，次に掲げる点数を，それぞれ当該歯冠修復及び欠損補綴の所定点数に加算する。ただし，通則第6号又は第7号に掲げる加算を算定する場合は，この限りでない。

イ　区分番号M003（2のロ及びハに限る。）に掲げる印象採得，区分番号M003-3に掲げる咬合印象，区分番号M006（2のロに限る。）に掲げる咬合採得又は区分番号M030に掲げる有床義歯内面適合法を行った場合
　　　所定点数の100分の70に相当する点数

ロ　歯冠修復及び欠損補綴（区分番号M000からM000-3まで，M003（2のロ及びハに限る。），M003-3，M006（2のロに限る。），M010からM010-3まで，M010-4（1に限る。），M011，M011-2，M015からM015-3まで，M017からM021-2まで，M021-3（2に限る。），M022，M023，M025からM026まで及びM030

◇　通 則

(1)　歯冠修復及び欠損補綴は，第1節中の各区分の「注」に「保険医療材料料は，所定点数に含まれる。」等と規定されているものを除き，第1節の各区分の所定点数に第3節の特定保険医療材料料を合算して算定する。

(2)　歯冠修復及び欠損補綴を行った場合の算定は，一連の歯冠修復及び欠損補綴の所定点数を併せて算定する。

(3)　印象採得，咬合採得，仮床試適及び装着は，それぞれの診療行為を行った際に算定する。

(4)　歯冠修復の当日に行ううう蝕処置は，歯冠修復の所定点数に含まれ別に算定できない。

(5)　有床義歯等において人工歯を使用した場合の当該人工歯は，人工歯を必要とする部位が両側にわたる場合は1組として，片側の場合は2分の1組として，それぞれ人工歯材料として算定する。

(6)　「通則3」は，この部に規定していない歯冠修復及び欠損補綴について，この部に規定している歯冠修復及び欠損補綴のうち，最も近似する歯冠修復及び欠損補綴の所定点数による算定が妥当であるものは，その都度当局に内議の上，所定点数の準用を可能とする旨を規定している。

(7)　「通則4」による乳幼児又は著しく歯科診療が困難な者に対する加算は，M003印象採得の「2」欠損補綴のロ，「2」欠損補綴のハ，M003-3咬合印象，M006咬合採得の「2」欠損補綴のロ又はM030有床義歯内面適合法については所定点数の100分の70を加算し，その他の第12部に掲げる歯冠修復及び欠損補綴（M000からM000-3まで，M003の「2」欠損補綴のロ，「2」欠損補綴のハ，M003-3咬合印象，M006咬合採得の「2」欠損補綴のロ，M010からM010-3まで，M010-4の「1」根面板によるもの，M011，M011-2，M015からM015-3まで，M017からM021-2まで，M021-3の「2」キーパー付き根面板を用いる場合，M022，M023，M025からM026まで及びM030を除く。）については所定点数の100分の50を加算する。

(8)　「通則4」又は「通則7」の著しく歯科診療が困難な者等に対する100分の70加算又は100分の50加算は，開口の保持又は体位，姿勢の保持が必要な患者や頻繁な治療の中断を伴う患者等に対して，患者の状態に留意しながら治療を行った場合等に算定する。

(9)　「通則4」の加算において6歳未満の乳幼児であって著しく歯科診療が困難な者については，乳幼児に対する加算としての100分の70加算又は100分の50加算のみを算定する。

(10)　歯冠修復及び欠損補綴物の製作に係る一連の診療行為における歯肉圧排，歯肉整形，暫間被覆冠（M003-2テンポラリークラウン及びM004リテーナーを除く。），特定薬剤等は，それぞれの所定点数に含まれ別に算定できない。

(11)　歯科訪問診療は通院困難な療養中の患者について実施するが，消炎鎮痛，有床義歯の調整等の訪問診療で求められる診療の重要性及び困難性を考慮し，C000歯科訪問診療料を算定する患者であって，

を除く。）を行った場合

　　　所定点数の100分の50に相当する点数

5　歯冠修復及び欠損補綴料には，製作技工に要する費用及び製作管理に要する費用が含まれ，その割合は，製作技工に要する費用がおおむね100分の70，製作管理に要する費用がおおむね100分の30である。

6　区分番号C000に掲げる歯科訪問診療料を算定する患者であって，同注8に規定する歯科診療特別対応加算1，歯科診療特別対応加算2又は歯科診療特別対応加算3を算定しないものに対して，歯科訪問診療時に第12部に掲げる歯冠修復及び欠損補綴を行った場合は，次に掲げる点数を，それぞれ当該歯冠修復及び欠損補綴の所定点数に加算する。

　イ　区分番号M003（2のロ及びハに限る。）に掲げる印象採得，区分番号M003-3に掲げる咬合印象，区分番号M006（2のロに限る。）に掲げる咬合採得又は区分番号M030に掲げる有床義歯内面適合法を行った場合

　　　所定点数の100分の70に相当する点数

　ロ　区分番号M021-3（1に限る。）及び区分番号M029に掲げる有床義歯修理を行った場合

　　　所定点数の100分の50に相当する点数

7　区分番号C000に掲げる歯科訪問診療料及び同注8に規定する歯科診療特別対応加算1，歯科診療特別対応加算2又は歯科診療特別対応加算3を算定する患者に対して，歯科訪問診療時に第12部に掲げる歯冠修復及び欠損補綴を行った場合は，次に掲げる点数を，それぞれ当該歯冠修復及び欠損補綴の所定点数に加算する。

　イ　区分番号M003（2のロ及びハに限る。）に掲げる印象採得，区分番号M003-3に掲げる咬合印象，区分番号M006（2のロに限る。）に掲げる咬合採得又は区分番号M030に掲げる有床義歯内面適合法を行った場合

　　　所定点数の100分の70に相当す

同「注8」に規定する歯科診療特別対応加算1，歯科診療特別対応加算2又は歯科診療特別対応加算3を算定しないものに対して行った第8部に掲げる処置，第9部に掲げる手術及び第12部に掲げる歯冠修復及び欠損補綴を行った場合は，次に掲げる点数をそれぞれ所定点数に加算する。

　ア　M003印象採得（「2のロ」及び「2のハ」に限る。），M003-3咬合印象，M006咬合採得（「2のロ」に限る。）又はM030有床義歯内面適合　法所定点数の100分の70に相当する点数

　イ　I005抜髄（「3」に限る。），I006感染根管処置（「3」に限る。），J000抜歯手術（「1」，「2」及び「3」に限る。）（「注1」による加算を算定した場合を除く。），M021-3磁性アタッチメント（「1」に限る。）又はM029有床義歯修理

　　　所定点数の100分の50に相当する点数

　ウ　I005抜髄（「1」及び「2」に限る。），I006感染根管処置（「1」及び「2」に限る。），J013口腔内消炎手術（「2」に限る。）

　　　所定点数の100分の30に相当する点数

⑿　「通則8」でいう検査とは，D009顎運動関連検査及びD010歯冠補綴時色調採得検査をいう。

⒀　M000-2クラウン・ブリッジ維持管理料(補綴物維持管理料)の「注1」に係る地方厚生（支）局長への届出を行っていない保険医療機関において，歯冠補綴物（M000-2クラウン・ブリッジ維持管理料の⑵に規定する歯冠補綴物をいう。）及びブリッジ（接着ブリッジを含む。以下同じ。）の製作を行い装着した場合は，当該歯冠補綴物及びブリッジに係る補綴関連検査，歯冠修復及び欠損補綴に係る一連の費用の所定点数の100分の70に相当する点数により算定する。また，当該歯冠補綴物等の製作に先立ちI008-2加圧根管充填処置を行った場合も，当該処置は算定できない。

⒁　保険給付外診療で製作された歯冠修復物及び欠損補綴物であって，後日，脱落した際の再装着及び破損した場合の修理は，保険給付の再装着，修理と同一の場合であっても保険給付の対象とはならない。なお，他院で製作された歯冠修復物及びブリッジであって，装着後，M000-2クラウン・ブリッジ維持管理料の「注2」に規定する期間に相当する期間を経過したものはこの限りではない。

⒂　有床義歯製作中であって咬合採得後，試適を行う前に患者が理由なく来院しなくなった場合，患者の意思により治療を中止した場合又は患者が死亡した場合は，診療録に装着物の種類，実施予定日及び実施できなくなった理由等を記載する。なお，診療録より装着物の種類が明らかである場合は，装着物の種類の記載を省略して差し支えない。この場合において，製作されたM020鋳造鉤，M021線鉤，M021-2コンビネーション鉤，M022間接支台装置及びM023バー（以下「クラスプ等」という。）にあっては，各区分の所定点数及び特定保険医療材料並びに特定保険医療材料である人工歯を請求する。また，M007仮床試適及びM005装着は算定できない。なお，請求に当たっては，試適の予定日から起算して1月以上経過した上で行う。ただし，患者が死亡した場合であって死亡が明らかな場合は，この限りでない。また，有床義歯製作中であってクラスプ等を有する咬合床を用いて，咬合採得を行う前に患者が理由なく来院しなくなった場合等も同様の取扱いとし，M006咬合採得は算定できない。

る点数
ロ 区分番号M009に掲げる充填を
行った場合
所定点数の100分の60に相当す
る点数
ハ 歯冠修復及び欠損補綴（区分番号
M000からM000-3まで，M003（2
のロ及びハに限る。），M003-3，M
003-4，M006（2のロに限る。），M
009からM010-3まで，M010-4（1
に限る。），M011，M011-2，M015
からM015-3まで，M017からM
021-2まで，M021-3（2に限る。），
M022，M023，M025からM026まで
及びM030を除く。）を行った場合
所定点数の100分の50に相当す
る点数
8 区分番号M000-2に掲げるクラウ
ン・ブリッジ維持管理料について地方
厚生局長等へ届け出た保険医療機関以
外の保険医療機関において，歯冠補綴
物（区分番号M010の2に掲げる4分
の3冠（前歯），区分番号M010の3に
掲げる5分の4冠（小臼歯），区分番
号M010の4に掲げる全部金属冠（小
臼歯及び大臼歯）及び区分番号M011
に掲げるレジン前装金属冠を除く。区
分番号M000-2において同じ。）又はブ
リッジ（接着ブリッジを含む。以下同
じ。）を製作し，当該補綴物を装着する
場合の検査並びに歯冠修復及び欠損補
綴の費用は，所定点数の100分の70に
相当する点数により算定する。
9 歯冠修復及び欠損補綴物の製作に係
る一連の診療行為における歯肉圧排，
歯肉整形，研磨，特定薬剤等の費用は，
それぞれの点数に含まれ，別に算定で
きない。

⑯ 患者が理由なく来院しなくなった場合，患者の意思により治療を
中止した場合又は患者が死亡した場合であって，M002支台築造
（「1」間接法に限る。），M010金属歯冠修復，M010-2チタン冠，M
010-3接着冠，M010-4根面被覆（「1」に限る。），M011レジン前装
金属冠，M011-2レジン前装チタン冠，M015非金属歯冠修復，M
015-2ＣＡＤ／ＣＡＭ冠，M015-3ＣＡＤ／ＣＡＭインレー，M016
乳歯冠（間接法により製作した場合に限る。），M016-2小児保隙装置，
M016-3既製金属冠（間接法により製作した場合に限る。），M017
ポンティック，M017-2高強度硬質レジンブリッジ，M018有床義歯，
M019熱可塑性樹脂有床義歯，M020鋳造鉤，M021線鉤，M021-2コ
ンビネーション鉤，M021-3磁性アタッチメント（「2」に限る。），
M022間接支台装置又はM023バーの製作がすでに行われているにも
かかわらず装着できない場合は，診療録に装着物の種類，装着予定
日及び装着できなくなった理由等を記載した場合に，当該各区分及
び特定保険医療材料料を請求する。なお，診療録より装着物の種類
が明らかである場合は，装着物の種類の記載を省略して差し支えな
い。この場合において，通則第4号及び第7号に掲げる加算並びに
M005装着及び装着材料料は算定できない。なお，請求に当たっては，
装着の予定日から起算して1月以上経過した上で行う。ただし，患
者が死亡した場合であって死亡が明らかな場合は，この限りでない。
⑰ 歯冠修復及び欠損補綴の場合，歯冠形成及び印象採得後，偶発的
な事故等を原因とする外傷による歯冠形成歯の喪失等のやむを得な
い場合は，当該歯に装着予定の完成している歯冠修復物及び欠損補
綴物について診療録に歯冠修復物又は欠損補綴物の種類，装着予定
日及び装着できなくなった理由等を記載する。この場合において，
M002支台築造（「1」間接法に限る。），M010金属歯冠修復，M010
-2チタン冠，M010-3接着冠，M010-4根面被覆（「1」に限る。），
M011レジン前装金属冠，M011-2レジン前装チタン冠，M015-2Ｃ
ＡＤ／ＣＡＭ冠，M015-3ＣＡＤ／ＣＡＭインレー，M016乳歯冠（間
接法により製作した場合に限る。），M016-2小児保隙装置，M016-3
既製金属冠（間接法により製作した場合に限る。），M017ポンティッ
ク，M017-2高強度硬質レジンブリッジ，M020鋳造鉤，M021線鉤，
M021-2コンビネーション鉤，M021-3磁性アタッチメント（「2」
に限る。），M022間接支台装置又はM023バー（M020からM023まで
については鉤歯の喪失等によりやむを得ず使用できなくなったもの
に限る。）の各区分並びに特定保険医療材料料を請求する。なお，
M005装着及び装着材料料は算定できない。
⑱ 未来院請求後に患者が再び来院し，すでに未来院請求を行ったM
002支台築造（「1」間接法に限る。），M010金属歯冠修復，M010-2
チタン冠，M010-3接着冠，M010-4根面被覆（「1」に限る。），M
011レジン前装金属冠，M011-2レジン前装チタン冠，M015非金属
歯冠修復，M015-2ＣＡＤ／ＣＡＭ冠，M015-3ＣＡＤ／ＣＡＭイン
レー，M016乳歯冠（間接法により製作した場合に限る。），M016-2
小児保隙装置，M016-3既製金属冠（間接法により製作した場合に
限る。），M017ポンティック，M017-2高強度硬質レジンブリッジ，
M018有床義歯，M019熱可塑性樹脂有床義歯，M020鋳造鉤，M021
線鉤，M021-2コンビネーション鉤，M021-3磁性アタッチメント
（「2」に限る。），M022間接支台装置及びM023バーの装着を行う場

合は,前記に掲げる各区分は別に算定できない。なお,算定に当たっては,診療報酬明細書の摘要欄にその旨を記載する。

⑲　火災等のために試適又は装着する前に消失した歯冠修復物及び欠損補綴物は,算定できない。

⑳　次の場合において,ブリッジ又は小児義歯を適応する場合は,予め理由書,模型,エックス線フィルム又はその複製を地方厚生（支）局長に提出し,保険適応の有無について判断を求める。なお,それぞれの取扱いは,各区分の規定に従う。ただし,アからオまで以外の場合であって,実際の欠損歯を反映した歯式では保険給付外となるブリッジであって,欠損歯の間隙が1歯分少ないようなブリッジを算定する場合は同様の取扱いとする。

　ア　M000-2の「クラウン・ブリッジ維持管理料について」の⑩により,「歯冠補綴物又はブリッジ」を保険医療機関において装着した場合において,外傷,腫瘍等（歯周疾患が原因である場合を除く。）によりやむを得ず当該「歯冠補綴物又はブリッジ」の支台歯,隣在歯又は隣在歯及び当該「歯冠補綴物又はブリッジ」の支台歯を抜歯しブリッジを装着する場合

　イ　M017の「ポンティックについて」の⑼により,有床義歯では目的が達せられないか又は誤嚥等の事故を起こす恐れが極めて大きい場合であってブリッジを行う以外に方法がない場合

　ウ　M017の「ポンティックについて」の⑾により,矯正・先天性欠如等により第一小臼歯,第二小臼歯,第一大臼歯欠損のブリッジにおいて,欠損歯数は3歯であるが,間隙のほうが1歯分程度小さく2歯分となる場合

　エ　M017ポンティックの⑾により,移植歯を支台歯とするブリッジを製作する場合

　オ　M018の「有床義歯について」の⑩により,先天性疾患以外の疾患により後継永久歯がない場合に準ずる状態であって,小児義歯以外は咀嚼機能の改善・回復が困難な小児に対して小児義歯を適用する場合

㉑　保険給付外の材料等による歯冠修復及び欠損補綴は保険給付外の治療となるが,この取扱いは,歯及び口腔に対する治療体系が細分化されている歯科治療の特殊性に鑑み,当該治療を患者が希望した場合に限り,歯冠修復にあっては歯冠形成（支台築造を含む。）以降,欠損補綴にあっては補綴時診断以降を,保険給付外の扱いとする。その際に,当該治療を行った場合は,診療録に自費診療への移行等や当該部位に係る保険診療が完結している旨が判るように明確に記載する。なお,「歯科領域における保険給付外等の範囲について」(昭和51年7月29日保文発第352号）は,平成26年3月31日をもって廃止する。

第1節　歯冠修復及び欠損補綴料

区分

（歯冠修復及び欠損補綴診療料）

M000　補綴時診断料（1装置につき）

◇　補綴時診断料について

1 補綴時診断（新製の場合） **90点**
2 補綴時診断（1以外の場合）**70点**
注1 当該診断料は，病名，症状，治療内容，製作を予定する部位，欠損補綴物の名称，欠損補綴物に使用する材料，設計，治療期間等について，患者に対し，説明を行った場合に算定する。
2 1については，欠損補綴物を新たに製作する場合に算定する。
3 2については，区分番号M029に掲げる有床義歯修理又は区分番号M030に掲げる有床義歯内面適合法を実施した場合に算定する。
4 保険医療材料料は，所定点数に含まれる。

M000-2 クラウン・ブリッジ維持管理料
（1装置につき）

1 歯冠補綴物 **100点**
2 支台歯とポンティックの数の合計が5歯以下の場合 **330点**
3 支台歯とポンティックの数の合計が6歯以上の場合 **440点**
注1 クラウン・ブリッジ維持管理料を保険医療機関単位で算定する旨を地方厚生局長等に届け出た保険医療機関において，歯冠補綴物又はブリッジを製作し，当該補綴物を装着した患者に対して，当該維持管理の内容に係る情報を文書により提供した場合に算定する。
2 当該所定点数には，注1の歯冠補綴物又はブリッジを保険医療機関において装着した日から起算して2年以内に，当該保険医療機関が当該補綴部位に係る新たな歯冠補綴物又はブリッジを製作し，当該補綴物を装着した場合の補綴関連検査並びに歯冠修復及び欠損補綴の費用が含まれる。
3 当該保険医療機関において歯冠補綴物又はブリッジを装着した日

(1) 新たな欠損補綴及び有床義歯の床裏装等を行う際に，当該治療を開始した日に患者に対して治療等に関する説明を行った場合に算定する。
(2) 「1」補綴時診断（新製の場合）については，ブリッジ又は有床義歯を新たに製作する際に，補綴時診断を行った場合に算定する。
(3) 「2」補綴時診断（1以外の場合）は，新たに生じた欠損部の補綴に際し，既製の有床義歯に人工歯及び義歯床を追加する際又は有床義歯の床裏装を行う際に，補綴時診断を行った場合に算定する。
(4) 「1」補綴時診断（新製の場合）を算定後，当該有床義歯に対して，新たに人工歯及び義歯床を追加した場合においては，前回補綴時診断料を算定した日から起算して3月以内は補綴時診断料を算定できない。
(5) 新たに生じた欠損部の補綴に際して，「2」補綴時診断（1以外の場合）を算定後，同一の有床義歯に対して，再度，人工歯及び義歯床を追加する場合においては，前回補綴時診断料を算定した日から起算して3月以内は補綴時診断料を算定できない。
(6) 補綴時診断料の算定に当たっては，製作を予定する部位，欠損部の状態，欠損補綴物の名称及び設計等についての要点を診療録に記載する。
(7) 補綴時診断料を算定した場合は，補綴物の診断設計に基づき，患者に装着する予定の補綴物について，義歯，ブリッジ等の概要図，写真等を用いて患者に効果的に情報提供を行う。

◇ クラウン・ブリッジ維持管理料について
(1) クラウン・ブリッジの維持管理を実施する保険医療機関は，クラウン・ブリッジの維持管理を開始する前月までに地方厚生（支）局長に届け出る。なお，届出を行う場合は，「特掲診療料の施設基準等及びその届出に関する手続きの取扱いについて」の「様式81」（略）を用いる。
(2) 「注1」の「歯冠補綴物」とは，M010-2チタン冠，M011-2レジン前装チタン冠，M015非金属歯冠修復（「1」レジンインレーを除く。）及びM015-2CAD／CAM冠をいう。
(3) 「2」支台歯とポンティックの数の合計が5歯以下の場合には，M017-2高強度硬質レジンブリッジが含まれる。
(4) 永久歯（ブリッジの支台歯の場合を除く。）に対するM010の「2」4分の3冠（前歯），M010の「3」5分の4冠（小臼歯），M010の「4」全部金属冠（小臼歯及び大臼歯）及びM011レジン前装金属冠による歯冠修復のほか，次に掲げるものはクラウン・ブリッジ維持管理の対象としない。
ア 乳歯（後継永久歯が先天性に欠如している乳歯を除く。）に対する歯冠修復
イ 歯科用金属を原因とする金属アレルギーを有する患者に対するM015非金属歯冠修復（「非金属歯冠修復について」の(6)のアに規定する場合を含む。），M015-2CAD／CAM冠（「CAD／CAM冠について」の(2)のア及びイに規定する場合を含む。）及びM017-2高強度硬質レジンブリッジ（「高強度硬質レジンブリッジについて」の(2)のアに規定する場合を含む。）
ウ 全ての支台をインレーとするブリッジ
エ 永久歯に対する既製の金属冠による歯冠修復

から起算して2年以内に行った次に掲げる診療に係る費用は，別に算定できない。

イ 当該歯冠補綴物又はブリッジを装着した歯に対して行った充填

ロ 当該歯冠補綴物又はブリッジが離脱した場合の装着

4 通則第4号に掲げる加算を算定する場合又は区分番号C000に掲げる歯科訪問診療料を算定した場合は，算定できない。

オ 永久歯に対するM010-2 4分の3冠（前歯），M010-3 5分の4冠（小臼歯），M010の「4」全部金属冠（小臼歯及び大臼歯）及びM011レジン前装冠による歯冠修復（ブリッジの支台歯の場合を除く。）

(5) 「注1」に規定する文書とは，当該維持管理の対象となる補綴物ごとに，クラウン・ブリッジ維持管理料の趣旨，補綴部位，装着日，保険医療機関名等を記載したものをいい，患者に対し，クラウン・ブリッジ維持管理に係る説明を行い，その内容を文書により提供した場合に限り当該管理料を算定する。ただし，同日に複数の補綴物を装着した場合は，主たる補綴物の維持管理料に係る文書に集約して記載し，提供して差し支えない。また，患者に提供した文書の写しを診療録に添付する。なお，クラウン・ブリッジの維持・管理を実施する旨を届け出た保険医療機関で製作された補綴物は，「注1」に規定する文書を提供していない場合であってもクラウン・ブリッジ維持管理の対象となる。

(6) 「注2」の「補綴関連検査」とは，D009顎運動関連検査及びD010歯冠補綴時色調採得検査に定める各検査をいう。

(7) クラウン・ブリッジ維持管理を行っている歯冠補綴物やブリッジを装着した歯に対して充填を行った場合の一連の費用は，当該維持管理料に含まれ別に算定できない。

(8) クラウン・ブリッジ維持管理を行っている歯冠補綴物やブリッジを装着した歯に対して，当該補綴部位に係る新たな歯冠補綴物又はブリッジを製作し，当該補綴物を装着した場合の装着に係る費用は所定点数に含まれ別に算定できないが，装着に使用した装着材料料は別に算定する。

(9) クラウン・ブリッジ維持管理を行っている歯冠補綴物やブリッジが離脱した場合の再装着に係る費用は所定点数に含まれ別に算定できないが，再度の装着に使用した装着材料料は別に算定する。

(10) 「注1」の「歯冠補綴物又はブリッジ」を保険医療機関において装着した日から起算して2年を経過するまでの間に，外傷，腫瘍等（歯周病が原因である場合を除く。）によりやむを得ず当該「歯冠補綴物又はブリッジ」の支台歯，隣在歯又は隣在歯及び当該「歯冠補綴物又はブリッジ」の支台歯を抜歯し，ブリッジを製作する場合は，着手するまでの間に予めその理由書，模型，エックス線フィルム又はその複製を地方厚生（支）局長に提出しその判断を求める。また，添付模型の製作は基本診療料に含まれ算定できないが，添付フィルム又はその複製はE100歯，歯周組織，顎骨，口腔軟組織及びE300フィルムに準じて算定する。ただし，算定に当たっては診療報酬明細書の摘要欄に算定の理由を記載する。

(11) 令和6年5月31日までにクラウン・ブリッジ維持管理料を算定した歯冠補綴物に係る規定については，なお従前の例による。

M000-3 広範囲顎骨支持型補綴診断料（1口腔につき） **1,800点**

注1 当該診断料は，区分番号J109に掲げる広範囲顎骨支持型装置埋入手術の施設基準に適合しているものとして地方厚生局長等に届け出た保険医療機関において，当該

◇ 広範囲顎骨支持型補綴診断料について

(1) J109広範囲顎骨支持型装置埋入手術を行う前に，患者に対して説明を行った場合に，手術前1回に限り算定する。

(2) 当該診断料の算定に当たっては，欠損部の状態，当該補綴に係る補綴物の設計及び材料等を診療録に記載する。

M

補綴

歯冠修復及び欠損補綴診療料

手術及び区分番号M025-2に掲げる広範囲顎骨支持型補綴を行うに当たって，病名，症状，治療内容，治療部位及び治療に使用する材料等について，患者に対し説明を行った場合に算定する。

2　同一患者につき，当該診断料を算定すべき診断を2回以上行った場合は，1回目の診断を行ったときに限り算定する。

3　保険医療材料料は，所定点数に含まれる。

4　当該補綴以外の欠損補綴の診断を同時に行った場合は，区分番号M000に掲げる補綴時診断料は，所定点数に含まれ別に算定できない。

M001　歯冠形成（1歯につき）

1　生活歯歯冠形成

イ　金属冠　　　　　　　**306点**

ロ　非金属冠　　　　　　**306点**

ハ　既製冠　　　　　　　**120点**

2　失活歯歯冠形成

イ　金属冠　　　　　　　**166点**

ロ　非金属冠　　　　　　**166点**

ハ　既製冠　　　　　　　**114点**

3　窩洞形成

イ　単純なもの　　　　　　**60点**

ロ　複雑なもの　　　　　　**86点**

注1　1のイ及びロ，2のイ及びロ並びに3のロについて，ブリッジの支台歯として歯冠形成を行った場合は，ブリッジ支台歯形成加算として1歯につき**20点**を所定点数に加算する。

2　1のイについて，前歯の4分の3冠，前歯のレジン前装金属冠及びレジン前装チタン冠のための支台歯の歯冠形成は，**490点**を所定点数に加算する。

3　1のイについて，臼歯のレジン前装金属冠のための歯冠形成は，**340点**を所定点数に加算する。

4　1のイについて，接着冠のための支台歯の歯冠形成は，接着冠形成加算として，**490点**を所定点数に加算する。

5　1のロについて，ＣＡＤ／ＣＡ

◇　歯冠形成について

(1)　同一歯について，1回に限り歯冠形成が完了した日において算定する。なお，簡単な支台築造，歯冠形成に付随して行われる麻酔等は所定点数に含まれ別に算定できない。

(2)　歯冠形成完了後，完了した日とは別の日に当該歯に行われる麻酔は別に算定する。

(3)　「1」生活歯歯冠形成は歯冠形成に付随して行われる処置等の一連の費用は含まれるが，歯冠修復物の除去は別に算定する。

(4)　「1のイ」金属冠及び「2のイ」金属冠の「金属冠」とは，全部金属冠，チタン冠，レジン前装金属冠，レジン前装チタン冠，前歯の4分の3冠及び臼歯の5分の4冠をいう。

(5)　「金属冠」とは，全部金属冠，チタン冠，レジン前装金属冠，レジン前装チタン冠，前歯の4分の3冠，臼歯の5分の4冠等，全部金属冠方式又は全部金属冠に準ずる方式で製作する金属歯冠修復（例えば前歯において審美性の観点から唇側の歯質を一部露出させる場合）をいい，4面又は5面の金属歯冠修復の全てが該当するものではない。

(6)　「1のロ」非金属冠及び「2のロ」非金属冠の「非金属冠」とは，硬質レジンジャケット冠，ＣＡＤ／ＣＡＭ冠及び高強度硬質レジンブリッジの支台歯に対する冠をいう。

(7)　「1のハ」既製冠及び「2のハ」既製冠の既製冠とは，乳歯金属冠及び既製金属冠をいう。

(8)　「注1」に規定するブリッジ支台歯形成加算は，ブリッジの支台歯形成に際して，支台歯間の平行関係を確認した上で支台歯形成を行った場合に算定する。また，隣接歯等の状況からやむをえず，M017ポンティックの(6)のgに規定する支台歯1歯の接着ブリッジによる延長ブリッジを行う場合も当該加算を算定して差し支えない。

(9)　接着冠に係る歯冠形成は，「1のイ」金属冠に準じて算定するとともに「注4」に規定する加算を算定する。

(10)　「注3」及び「注7」に規定する加算は，ブリッジの支台歯として第一小臼歯の歯冠形成を実施した場合に限り算定できる。

M冠又は高強度硬質レジンブリッジのための支台歯の歯冠形成は，**490点**を所定点数に加算する。

6 2のイについて，前歯の4分の3冠，前歯のレジン前装金属冠又はレジン前装チタン冠のための支台歯の歯冠形成は，**470点**を所定点数に加算する。

7 2のイについて，臼歯のレジン前装金属冠のための支台歯の歯冠形成は，**300点**を所定点数に加算する。

8 2のロについて，CAD／CAM冠又は高強度硬質レジンブリッジのための支台歯の歯冠形成は，**470点**を所定点数に加算する。

9 3について，別に厚生労働大臣が定める施設基準に適合しているものとして地方厚生局長等に届け出た保険医療機関において，レーザー照射により無痛的に窩洞形成を行った場合は，う蝕歯無痛的窩洞形成加算として，**40点**を所定点数に加算する。

10 3について，CAD／CAMインレーのための窩洞形成は，**150点**を所定点数に加算する。

11 麻酔，薬剤等の費用及び保険医療材料料は，所定点数に含まれる。

M001-2 う蝕歯即時充填形成（1歯につき） **128点**

注1 別に厚生労働大臣が定める施設基準に適合しているものとして地方厚生局長等に届け出た保険医療機関において，レーザー照射により無痛的にう蝕歯即時充填形成を行った場合は，う蝕歯無痛的窩洞形成加算として，**40点**を所定点数に加算する。

2 麻酔，歯髄保護処置，特定薬剤，窩洞形成等の費用は，所定点数に含まれる。

(11) 「注4」に規定する接着冠形成加算は，接着ブリッジの支台歯に用いる接着冠として，生活歯に対して歯冠形成を実施した場合に限り算定できる。

(12) 「注10」に規定する加算は，CAD／CAMインレーのための窩洞形成を実施した場合に限り算定できる。

(13) 「3」窩洞形成は1歯単位に算定する。また，同一歯に2か所以上の窩洞形成を行った場合も，窩洞数にかかわらず1回に限り算定する。

(14) 「注9」の加算における「レーザー照射」とは，別に厚生労働大臣が定める施設基準に適合しているものとして地方厚生（支）局長に届け出た保険医療機関において，充填処置のためのう蝕除去及び窩洞形成が可能な「う蝕除去・窩洞形成レーザー」による照射をいう。

(15) 「注9」の加算とは，エアータービン等歯科用切削器具を用いることなく，レーザーを応用して疼痛の発現を抑制しながら，う蝕歯の充填処置のためのう蝕除去及び窩洞形成を行うことを評価したものをいい，エアータービン等切削器具を用いた場合は算定できない。なお，窩洞形成を行うに当たりK000伝達麻酔を行った場合は本加算は算定できない。

(16) 「3のイ」単純なものとは，隣接歯との接触面を含まない窩洞をいう。

(17) 「3のロ」複雑なものとは，隣接歯との接触面を含む窩洞をいう。

(18) 燐酸セメント又はカルボキシレートセメント等のセメントにより充填を行うための窩洞形成は，「3のイ」単純なものにより算定する。

(19) 可動性固定ブリッジ（半固定性ブリッジ）の可動性連結装置は，「3のロ」複雑なものにより算定する。

(20) 歯冠修復物の脱落時において，軟化象牙質を除去して再形成を行った場合の軟化象牙質の除去は，I000う蝕処置により算定する。

(21) I003初期う蝕早期充填処置を実施した歯について，やむを得ず充填形成又はインレー形成を行う場合は，「3」窩洞形成により算定する。

※ 永久歯に対する既製の金属冠に係る歯冠形成を行った場合は，本区分の「1のハ」乳歯金属冠又は本区分の「2のハ」乳歯金属冠に準じて算定する。

◇ う蝕歯即時充填形成について

(1) う蝕歯に対して1日で当該歯の硬組織処置及び窩洞形成を完了し充填を行った場合に限り算定し，次回来院の際，充填を行う場合は算定できない。

(2) 2次う蝕のため充填物を除去し，即時充填のための窩洞形成を行った場合は，本区分により算定する。この場合において，充填物の除去は算定できない。

(3) 当該歯の歯冠修復物の除去に係る費用は別に算定できない。

(4) 「注1」の加算における「レーザー照射」とは，別に厚生労働大臣が定める施設基準に適合しているものとして地方厚生（支）局長に届け出た保険医療機関において，充填処置のためのう蝕除去及び窩洞形成が可能な「う蝕除去・窩洞形成レーザー」による照射をいう。

(5) 「注1」の加算とは，エアータービン等歯科用切削器具を用いる

ことなく，レーザーを応用して疼痛の発現を抑制しながら，う蝕歯
のう蝕歯即時充填形成のためのう蝕除去及び窩洞形成を行うことを
評価したものをいい，エアータービン等切削器具を用いた場合は算定
できない。なお，う蝕歯即時充填形成を行うに当たりK000伝達
麻酔を行った場合は本加算は算定できない。

(6) I002知覚過敏処置を実施した歯に対して，やむを得ず充填処置
が必要となった場合は，う蝕歯即時充填形成により算定する。

(7) 非う蝕性の実質欠損に対して，1日で当該歯の硬組織処置及び窩
洞形成を完了し充填を行った場合は本区分により算定する。

◇ う蝕歯インレー修復形成について

(1) う蝕歯に対して1日で当該歯の硬組織処置及び窩洞形成を完了
し，印象採得及び咬合採得までを行った場合に算定する。

(2) 「注1」に規定する加算は，CAD／CAMインレーのための窩
洞形成を実施した場合に限り算定できる。

(3) 2次う蝕のため充填物を除去し，インレー修復のための窩洞形成
を行った場合は，本区分により算定する。この場合において，充填
物の除去は算定できない。

(4) 当該歯の歯冠修復物の除去に係る費用は算定できない。ただし，
金属歯冠修復によるインレーを除去した場合は，I019歯冠修復物
又は補綴物の除去の「1」簡単なものにより算定して差し支えない。

(5) 非う蝕性の実質欠損に対して，1日で当該歯の硬組織処置及び窩
洞形成を完了し，印象採得及び咬合採得までを行った場合は本区分
により算定する。

M001-3 う蝕歯インレー修復形成（1歯につき）　　**120点**

注1　CAD／CAMインレーのための窩洞形成は，**150点**を所定点数に加算する。

2　麻酔，歯髄保護処置，特定薬剤，窩洞形成等の費用は，所定点数に含まれる。

M002 支台築造（1歯につき）
1　間接法
　イ　メタルコアを用いた場合
　　(1)　大臼歯*　　　　　**181点**
　　(2)　小臼歯及び前歯　**155点**
　ロ　ファイバーポストを用いた場合
　　(1)　大臼歯*　　　　　**211点**
　　(2)　小臼歯及び前歯　**180点**
2　直接法
　イ　ファイバーポストを用いた場合
　　(1)　大臼歯　　　　　 **174点**
　　(2)　小臼歯及び前歯　**148点**
　ロ　その他の場合　　　 **126点**

注1　窩洞形成，装着等の費用は，所定点数に含まれる。

2　保険医療材料（築造物の材料を除く。），薬剤等の費用は，所定点数に含まれる。

【支台築造の保険医療材料料】
支台築造（1歯につき）
ファイバーポストを用いた場合は次の材料料と使用した本数分のファイバーポスト料との合計により算定する。
1　間接法
(1)　メタルコアを用いた場合*

◇ 支台築造について

(1) 「支台築造」とは，実質欠損の大きい失活歯（全部被覆冠，5分
の4冠又は4分の3冠による歯冠修復が予定されるもの）に対して
根管等により築造物を維持し，填塞又は被覆して支台歯形態に修復
することをいう。

(2) 「1のイ」メタルコアを用いた場合とは，鋳造物により築造する
ものをいう。

(3) 「1のロ」ファイバーポストを用いた場合とは，作業模型上で複
合レジン（築造用）及びファイバーポスト（支台築造用）により築
造を行うものをいう。

(4) 「2」直接法とは，口腔内の窩洞に直接，複合レジン（築造用）
等を用いて築造を行うものをいい，セメント等による簡単な支台築
造は含まない。直接法による支台築造の際に，複合レジン（築造用）
と併せてファイバーポスト（支台築造用）を用いた場合は「2のイ
の(1)」大臼歯又は「2のイの(2)」小臼歯及び前歯により算定し，ス
クリューポスト（支台築造用）等を用いた場合は「2のロ」その他
の場合により算定する。ただし，根管治療を実施した歯の歯冠部の
近遠心及び唇頬舌側歯質のうち3壁以上が残存しており，複合レジ
ン（築造用）のみで築造できる場合は，スクリューポスト（支台築
造用）等を使用しなくても「2のロ」その他の場合により算定でき
る。

(5) ファイバーポストは1根管当たり1本に限り算定する。

(6) ファイバーポストを大臼歯及び小臼歯に使用する場合は，1歯当
たり2本に限り算定できる。

(7) 乳歯について，支台築造は算定できない。ただし，後継永久歯が

|イ|大臼歯|84点|
| | | |

イ　大臼歯　　　　　　　　84点
ロ　小臼歯・前歯　　　　　52点
(2)　ファイバーポストを用いた場合
イ　大臼歯　　　　　　　　27点
ロ　小臼歯・前歯　　　　　15点
2　直接法
(1)　ファイバーポストを用いた場合
イ　大臼歯　　　　　　　　27点
ロ　小臼歯・前歯　　　　　15点
(2)　その他の場合
イ　大臼歯　　　　　　　　33点
ロ　小臼歯・前歯　　　　　21点
【ファイバーポストの保険医療材料料】
ファイバーポスト
1本につき　　　　　　　　61点

M002-2 支台築造印象（1歯につき）50点
注　保険医療材料料は，所定点数に含まれる。

M003 印象採得
1　歯冠修復（1個につき）
イ　単純印象　　　　　　　32点
ロ　連合印象　　　　　　　64点
2　欠損補綴（1装置につき）
イ　単純印象
(1)　簡単なもの　　　　　42点
(2)　困難なもの　　　　　72点
ロ　連合印象　　　　　　230点
ハ　特殊印象　　　　　　272点
ニ　ブリッジ
(1)　支台歯とポンティックの数の合計が5歯以下の場合　282点
(2)　支台歯とポンティックの数の合計が6歯以上の場合　334点
ホ　口蓋補綴，顎補綴
(1)　印象採得が困難なもの　222点
(2)　印象採得が著しく困難なもの　402点
3　口腔内装置等（1装置につき）42点
注1　1について，別に厚生労働大臣が定める施設基準に適合しているものとして地方厚生局長等に届け出た保険医療機関において，区分番号M011に掲げるレジン前装金属冠，区分番号M011-2に掲げるレジン前装チタン冠又は区分番号M015-2に掲げるCAD／CAM

先天性に欠如している乳歯に対する全部金属冠，レジン前装金属冠及び硬質レジンジャケット冠の歯冠形成については，支台築造を算定して差し支えない。
(8)　「1」間接法により製作された支台築造物を再装着した場合は，装着としてM005装着の「1」歯冠修復及び装着に係る保険医療材料料を算定する。
(9)　歯冠修復に当たり，メタルコア，複合レジン及びファイバーポストによる支台築造及び全部金属冠等を同一模型上で製作し，同日の患者への装着は，歯科医学的に適切であると認められる場合を除き，常態として認められない。この場合において，M003印象採得は全部金属冠等により算定し，M002-2支台築造印象は算定できない。

◇　ファイバーポストの保険医療材料料について
ファイバーポストとは，定義通知（略）に規定するものであり，支台築造用に用いるガラス繊維を68％以上含有する合釘をいう。

◇　支台築造印象について
(1)　「支台築造印象」とは，M002支台築造の「1」間接法の製作に当たって行う印象採得をいう。
(2)　支台築造印象料は，製作物ごとに算定する。

◇　印象採得について
(1)　歯冠修復物，歯科補綴物，欠損補綴物及び義歯修理に当たって製作物ごとに算定する。
(2)　ブリッジの印象採得の算定の時期は，間接法の場合は最初に印象採得を行った日とし，直接法の場合は支台装置を試適して印象採得を行った日とする。
(3)　原則として歯冠修復及び欠損補綴の製作に当たって印象採得又はろう型採得を行った際に製作物単位に算定する。
(4)　その他の印象採得は，次により算定する。
ア　「1のロ」連合印象は，金属冠修復，チタン冠，レジン前装金属冠，レジン前装チタン冠，非金属歯冠修復，CAD／CAM冠及びCAD／CAMインレーにおいて連合印象又は各個トレーを用いて行ったものが該当する。
イ　「2のイの(1)」簡単なものは，1歯から8歯欠損までの欠損補綴（ブリッジを除く。），有床義歯修理等が該当する。
ウ　9歯以上の欠損補綴又はケロイドにより口唇狭小で印象採得が困難な場合若しくは分割印象等を行わなければ所期の目的を達し得ない場合は，「2のイの(2)」困難なものにより算定する。
エ　欠損補綴で連合印象又は各個トレーを用いて行った場合（オに規定する場合を除く。）又は有床義歯床裏装の印象採得料は「2のロ」連合印象により算定する。
オ　「2のハ」特殊印象とは，欠損補綴でレジン系印象材又はラバー系印象材等を用いて咬合圧印象を行った場合をいう。また，マイオモニターによる印象又は各個トレー及び歯科用インプレッションコンパウンドを用いて筋圧形成を行いラバー系印象材等を用いて機能印象を行った場合も本区分により算定する。
カ　ケロイドにより口唇狭小の際に，連合印象又は特殊印象を行った場合は，「2のロ」連合印象又は「2のハ」特殊印象によりそれぞれの所定点数を算定する。

冠を製作することを目的として，前歯部の印象採得を行うに当たって，歯科医師が歯科技工士とともに対面で色調採得及び口腔内の確認等を行い，当該補綴物の製作に活用した場合には，歯科技工士連携加算1として，**50点**を所定点数に加算する。ただし，同時に2以上の補綴物の製作を目的とした印象採得を行った場合であっても，歯科技工士連携加算1は1回として算定する。

2　1について，別に厚生労働大臣が定める施設基準に適合しているものとして地方厚生局長等に届け出た保険医療機関において，区分番号M011に掲げるレジン前装金属冠，区分番号M011-2に掲げるレジン前装チタン冠又は区分番号M015-2に掲げるCAD／CAM冠を製作することを目的として，前歯部の印象採得を行うに当たって，歯科医師が歯科技工士とともに情報通信機器を用いて色調採得及び口腔内の確認等を行い，当該補綴物の製作に活用した場合には，歯科技工士連携加算2として，**70点**を所定点数に加算する。ただし，同時に2以上の補綴物の製作を目的とした印象採得を行った場合であっても，歯科技工士連携加算2は1回として算定する。

3　注1に規定する加算を算定した場合には，当該補綴物について，注2に規定する加算並びに区分番号M006に掲げる咬合採得の注1及び注2並びに区分番号M007に掲げる仮床試適の注1及び注2に規定する歯科技工士連携加算1及び歯科技工士連携加算2は別に算定できない。

4　注2に規定する加算を算定した場合には，当該補綴物について，注1に規定する加算並びに区分番号M006に掲げる咬合採得の注1及び注2並びに区分番号M007に掲げる仮床試適の注1及び注2に規定する歯科技工士連携加算1及

キ　「2のホ(2)」印象採得が著しく困難なものとは，次の場合をいう。

①　硬口蓋歯槽部の欠損範囲が半側を超える場合

②　軟口蓋部の欠損が認められる場合

③　歯槽骨を超える下顎骨の辺縁切除を伴う場合であって，口腔粘膜のみでは創を閉鎖できないため皮弁されている場合又は下顎骨区域切除以上の下顎骨欠損が認められる場合

④　口蓋補綴，顎補綴を行う場合であって，上下の切歯を有する場合の正中部における切歯間距離又は切歯を有しない場合の正中部における顎堤間距離が30mm未満の開口量である場合

(5)　ブリッジの印象採得は，1装置における支台歯とポンティックの数の合計により算定する。

(6)　ブリッジ1装置の製作に当たり，やむを得ず複数個に分けて鋳造し連結の上，患者に装着した場合の印象採得は，「2のニ」ブリッジにより算定する。

(7)　欠損補綴に係る連合印象及び特殊印象は，顎堤の状況や欠損形態にかかわらず所定点数により算定する。

(8)　「注1」に規定する歯科技工士連携加算1は，当該加算に係る施設基準に適合するものとして地方厚生（支）局長に届け出た保険医療機関において，前歯部のレジン前装金属冠，レジン前装チタン冠又はCAD／CAM冠の製作に当たって，印象採得を行う際に，歯科医師が歯科技工士とともに対面で当該補綴物の製作に係る色調採得及び口腔内の確認等を行った場合に算定する。なお，当該加算の算定に当たっては，確認内容及び当該歯科技工士が所属する歯科技工所の名称（当該保険医療機関の歯科技工士以外が行う場合に限る。）を診療録に記載する。

(9)　「注2」に規定する歯科技工士連携加算2は，当該加算に係る施設基準に適合するものとして地方厚生（支）局長に届け出た保険医療機関において，前歯部のレジン前装金属冠，レジン前装チタン冠又はCAD／CAM冠の製作に当たって，印象採得を行う際に，歯科医師が情報通信機器を用いて歯科技工士とともに当該補綴物の製作に係る色調採得及び口腔内の確認等を行った場合に算定する。なお，当該加算の算定に当たっては，確認内容及び当該歯科技工士が所属する歯科技工所の名称（当該保険医療機関の歯科技工士以外が行う場合に限る。）を診療録に記載する。

(10)　「注1」及び「注2」に規定する歯科技工士連携加算1及び歯科技工士連携加算2について，複数の歯冠補綴物又は欠損補綴物の製作に当たって，同日に印象採得を実施した場合も1回に限り算定する。

(11)　「注2」に規定する歯科技工士連携加算2について，情報通信機器を用いて患者の個人情報を取り扱う場合は，厚生労働省「医療情報システムの安全管理に関するガイドライン」を遵守すること。

(12)　「注2」に規定する歯科技工士連携加算2を算定する場合に，情報通信機器の運用に要する費用については，療養の給付と直接関係ないサービス等の費用として別途徴収できる。

び歯科技工士連携加算2は別に算
定できない。
5　保険医療材料料は，所定点数に
含まれる。

M003-2 テンポラリークラウン（1歯につ
き）　　　　　　　　　　　**34点**
注1　テンポラリークラウンは，前歯
部において，区分番号M001に掲
げる歯冠形成のうち，レジン前装
金属冠，レジン前装チタン冠，硬
質レジンジャケット冠若しくはC
AD／CAM冠に係る費用を算定
した歯又はレジン前装金属冠，レ
ジン前装チタン冠，硬質レジン
ジャケット冠若しくはCAD／C
AM冠の歯冠形成を行うことを予
定している歯について，当該歯に
係る処置等を開始した日から当該
補綴物を装着するまでの期間にお
いて，1歯につき1回に限り算定
する。
2　テンポラリークラウンの製作及
び装着に係る保険医療材料等一連
の費用は，所定点数に含まれる。

◇　テンポラリークラウンの修理又は除去は，別に算定できない。

M003-3 咬合印象　　　　　　　　　**140点**

◇　咬合印象について
咬合印象とは，在宅等において療養を行っている通院困難な患者に
対し，臼歯部における垂直的咬合関係を有する臼歯の歯冠修復（単独
冠に限る。）に対して，歯科用シリコーン印象材を用いて咬合印象を
行うことをいう。なお，当該処置を行った場合，M006咬合採得は所
定点数に含まれ別に算定できない。

M003-4 光学印象（1歯につき）　　**100点**
注1　別に厚生労働大臣が定める施設
基準に適合しているものとして地
方厚生局長等に届け出た保険医療
機関において，区分番号M015-3
に掲げるCAD／CAMインレー
を製作する場合であって，デジタ
ル印象採得装置を用いて，印象採
得及び咬合採得を行った場合に算
定する。
2　区分番号M003に掲げる印象採
得，M003-3に掲げる咬合印象及
びM006に掲げる咬合採得は別に
算定できない。
3　別に厚生労働大臣が定める施設
基準に適合しているものとして地
方厚生局長等に届け出た保険医療
機関において，区分番号M015-3

◇　光学印象について
(1)　光学印象は，別に厚生労働大臣が定める施設基準に適合している
ものとして地方厚生（支）局長に届け出た保険医療機関において，
CAD／CAMインレーを製作するに当たって，デジタル印象採得
装置を用いて，直接法により印象採得及び咬合採得を行った場合に，
製作物ごとに算定する。なお，M003印象採得，M003-3咬合印象及
びM006咬合採得は別に算定できない。
(2)　光学印象により取得したデータの取扱いについては，厚生労働省
「医療情報システムの安全管理に関するガイドライン」を遵守する
こと。
(3)　「注3」に規定する光学印象歯科技工士連携加算は，当該加算に
係る施設基準に適合するものとして地方厚生（支）局長に届け出た
保険医療機関において，光学印象を行う際に，歯科医師が歯科技工
士とともに対面で咬合関係の確認や口腔内の確認等を行った場合に
算定する。なお，当該加算の算定に当たっては，確認内容及び当該
歯科技工士が所属する歯科技工所の名称（当該保険医療機関の歯科
技工士以外が行う場合に限る。）を診療録に記載する。
(4)　「注3」に規定する光学印象歯科技工士連携加算について，複数

M

補綴

歯冠修復及び欠損補綴診療料

に掲げるCAD／CAMインレーを製作することを目的として，光学印象を行うに当たって，歯科医師が歯科技工士とともに対面で口腔内の確認等を行い，当該修復物の製作に活用した場合には，光学印象歯科技工士連携加算として，**50点**を所定点数に加算する。ただし，同時に2以上の修復物の製作を目的とした光学印象を行った場合であっても，光学印象歯科技工士連携加算は1回として算定する。

M004 リテーナー

1 支台歯とポンティックの数の合計が5歯以下の場合 **100点**

2 支台歯とポンティックの数の合計が6歯以上の場合 **300点**

3 広範囲顎骨支持型補綴（ブリッジ形態のもの）の場合 **300点**

注 3については，保険医療材料料(別に厚生労働大臣が定める特定保険医療材料を除く。)は，所定点数に含まれる。

のCAD／CAMインレーの製作に当たって，同日に光学印象を実施した場合も1回に限り算定する。

◇ リテーナーについて

(1) 「リテーナー」とは，ブリッジ（接着ブリッジを含む。）の製作過程において，支台歯の保護，支台歯及び隣在歯及び対合歯の移動防止並びに歯周組織の保護等のために，ブリッジの支台歯として歯冠形成を予定している歯又は歯冠形成を完了した歯について，ブリッジ装着までの間暫間的に装着されるものをいう。

(2) ブリッジの支台歯として歯冠形成を予定している歯又は歯冠形成を完了した歯について，当該歯を支台とするリテーナーを製作した場合に，当該歯に係る処置等を開始した日からブリッジを装着するまでの期間において，1装置につき1回に限り算定する。なお，分割して製作した場合にあっても，ブリッジ1装置につき1回の算定とする。また，ブリッジ装着までの修理等は，所定点数に含まれ別に算定できない。

(3) (1)及び(2)に関わらず，「3」広範囲顎骨支持型補綴（ブリッジ形態のもの）の場合とは，J 109広範囲顎骨支持型装置埋入手術を行った場合であって，M025-2広範囲顎骨支持型補綴の「1」ブリッジ形態のもの（3分の1顎につき）を行う患者に対して，リテーナーを製作し使用した場合に，当該部位に係る手術を行った日（J 109広範囲顎骨支持型装置埋入手術の「2のイ」1次手術を除く。）からM025-2広範囲顎骨支持型補綴の「1」ブリッジ形態のもの（3分の1顎につき）を装着するまでの期間において，1装置につき1回に限り算定する。

(4) リテーナーの製作に当たり使用される保険医療材料料（人工歯を使用した場合の人工歯料を含む。）は，所定点数に含まれ別に算定できない。

(5) リテーナーの装着に用いた仮着セメント料は，リテーナー装着に係る算定と同時点のものに限る。また，必要があってブリッジの試適を行った場合のリテーナーの再装着についても同様とする。

(6) 「3」広範囲顎骨支持型補綴（ブリッジ形態のもの）の場合において，特定保険医療材料料はスクリュー，アバットメント及びシリンダーに限り，別に算定する。

M005 装着

1 歯冠修復（1個につき） **45点**

2 欠損補綴（1装置につき）
イ ブリッジ
(1) 支台歯とポンティックの数の

◇ 装着について

(1) 少数歯欠損及び多数歯欠損は次による。

ア 「2のロの(1)」少数歯欠損及び「2のハの(1)」少数歯欠損とは，1歯から8歯欠損までの欠損補綴をいう。

イ 「2のロの(2)」多数歯欠損及び「2のハの(2)」多数歯欠損とは，

　　　合計が5歯以下の場合　**150点**
　(2)　支台歯とポンティックの数の
　　　合計が6歯以上の場合　**300点**
　ロ　有床義歯
　(1)　少数歯欠損　**60点**
　(2)　多数歯欠損　**120点**
　(3)　総義歯　**230点**
　ハ　有床義歯修理
　(1)　少数歯欠損　**30点**
　(2)　多数歯欠損　**60点**
　(3)　総義歯　**115点**
　ニ　口蓋補綴，顎補綴
　(1)　印象採得が困難なもの　**150点**
　(2)　印象採得が著しく困難なもの
　　　　　　　　　　　　　300点
3　口腔内装置等の装着の場合（1装
　置につき）　**30点**
注1　区分番号M015-2に掲げるCA
　　　D／CAM冠，区分番号M015-3
　　　に掲げるCAD／CAMインレー
　　　又は区分番号M017-2に掲げる高
　　　強度硬質レジンブリッジを装着す
　　　る際に，歯質に対する接着性を向
　　　上させることを目的に内面処理を
　　　行った場合は，内面処理加算1と
　　　して，それぞれについて**45点**，**45
　　　点**又は**90点**を所定点数に加算する。
　2　接着ブリッジを装着する際に，
　　　歯質に対する接着性を向上させる
　　　ことを目的に内面処理を行った場
　　　合は，内面処理加算2として，区
　　　分番号M010-3に掲げる接着冠ご
　　　とに**45点**を所定点数に加算する。
　3　2のイについて，支台装置ごと
　　　の装着に係る費用は，所定点数に
　　　含まれる。

【装着の保険医療材料料】
装着
1　歯冠修復物（1個につき）
　(1)　歯科用合着・接着材料Ⅰ
　イ　レジン系
　　a　標準型　**17点**
　　b　自動練和型　**38点**
　ロ　グラスアイオノマー系
　　a　標準型　**10点**
　　b　自動練和型　**12点**
　(2)　歯科用合着・接着材料Ⅱ　**12点**
　(3)　歯科用合着・接着材料Ⅲ　**4点**

　　　9歯から14歯欠損までの欠損補綴をいう。
⑵　有床義歯修理を行った場合の装着は，「2のハ」有床義歯修理の各区分により算定する。
⑶　原則として歯冠修復物又は欠損補綴物を装着する製作物ごとに算定する。
　　ただし，ブリッジにあっては，装着に係る保険医療材料料についてのみ支台装置ごとに算定する。
⑷　歯間離開度検査，装着後の歯冠修復の調整等は，装着の所定点数に含まれ別に算定できない。
⑸　ブリッジ1装置の製作に当たり，やむを得ず複数個に分けて鋳造し連結の上，装着した場合の装着料は，「2のイの⑴」支台歯とポンティックの数の合計が5歯以下の場合又は「2のイの⑵」支台歯とポンティックの数の合計が6歯以上の場合により算定する。
⑹　「注1」に規定する内面処理加算1は，CAD／CAM冠，CAD／CAMインレー又は高強度硬質レジンブリッジを装着する際に，歯質に対する接着力を向上させるために行うアルミナ・サンドブラスト処理及びプライマー処理等を行った場合に算定する。
⑺　「注2」に規定する内面処理加算2は，接着ブリッジを装着する際に，歯質に対する接着力を向上させるために行うアルミナ・サンドブラスト処理及び金属接着性プライマー処理等を行った場合に，M010-3接着冠ごとに算定する。
⑻　「注1」に規定する内面処理加算1又は「注2」に規定する内面処理加算2を算定する場合は，接着性レジンセメントを用いて装着すること。
⑼　「注1」及び「注2」に規定する当該処理に係る保険医療材料等の費用は，所定点数に含まれる。
◇　装着の保険医療材料料について
⑴　歯科用合着・接着材料Ⅰとは，定義通知（略）に規定するものであり，接着性レジンセメント及びグラスアイオノマー系レジンセメントをいう。
⑵　歯科用合着・接着材料Ⅱとは，定義通知（略）に規定するものであり，グラスアイオノマーセメント及びシアノアクリレート系セメントをいう。
⑶　歯科用合着・接着材料Ⅲとは，定義通知（略）に規定するものであり，歯科用燐酸亜鉛セメント，ハイボンド燐酸亜鉛セメント，カルボキシレートセメント，水硬性セメント及び仮着用セメントをいう。

2	仮着（1歯につき）	**4点**
3	口腔内装置等の装着の場合（1歯につき）	

(1) 歯科用合着・接着材料Ⅰ
　イ　レジン系
　　a　標準型　　　　　　　**17点**
　　b　自動練和型　　　　　**38点**
　ロ　グラスアイオノマー系
　　a　標準型　　　　　　　**10点**
　　b　自動練和型　　　　　**12点**
(2) 歯科用合着・接着材料Ⅱ　**12点**
(3) 歯科用合着・接着材料Ⅲ又は歯
　科充填用即時硬化レジン　**4点**

M005-2 仮着（ブリッジ）（1装置につき）
　1　支台歯とポンティックの数の合計
　　が5歯以下の場合　　　　**40点**
　2　支台歯とポンティックの数の合計
　　が6歯以上の場合　　　　**80点**

M006 咬合採得
　1　歯冠修復（1個につき）　**18点**
　2　欠損補綴（1装置につき）
　イ　ブリッジ
　　(1)　支台歯とポンティックの数の
　　　　合計が5歯以下の場合　**76点**
　　(2)　支台歯とポンティックの数の
　　　　合計が6歯以上の場合　**150点**
　ロ　有床義歯
　　(1)　少数歯欠損　　　　　**57点**
　　(2)　多数歯欠損　　　　　**187点**
　　(3)　総義歯　　　　　　　**283点**
　注1　2のイ(2)並びにロ(2)及び(3)について，別に厚生労働大臣が定める施設基準に適合しているものとして地方厚生局長等に届け出た保険医療機関において，ブリッジ又は有床義歯を製作することを目的として，咬合採得を行うに当たって，歯科医師が歯科技工士とともに対面で咬合状態の確認等を行い，当該補綴物の製作に活用した場合には，歯科技工士連携加算1として，**50点**を所定点数に加算する。
　　2　2のイ(2)並びにロ(2)及び(3)について，別に厚生労働大臣が定める施設基準に適合しているものとして地方厚生局長等に届け出た保険医療機関において，ブリッジ又は有床義歯を製作することを目的と

◇　仮着（ブリッジ）について
(1) 仮着は，ブリッジ1装置につき，装着前に1回に限り算定する。なお，仮着物の除去は，算定できない。
(2) 仮着を算定した日は，M005装着は算定できない。

◇　咬合採得について
(1) 歯冠修復及び欠損補綴における咬合採得は，製作物ごとに算定する。
　ア　「1」歯冠修復とは，ブリッジの支台装置を除く歯冠修復をいう。
　イ　「2のロの(1)」少数歯欠損とは，1歯から8歯欠損までの欠損補綴をいう。
　ウ　「2のロの(2)」多数歯欠損とは，9歯から14歯欠損までの欠損補綴をいう。
(2) 口蓋補綴及び顎補綴の咬合採得は，本区分の「2のロの(3)」総義歯の所定点数により算定する。
(3) 欠損補綴に係る咬合採得は，2回以上行っても顎堤の状況や欠損形態にかかわらず1回に限り算定する。
(4) 「注1」に規定する歯科技工士連携加算1は，当該加算に係る施設基準に適合するものとして地方厚生（支）局長に届け出た保険医療機関において，「2のイの(2)」支台歯とポンティックの数の合計が6歯以上の場合，「2のロの(2)」多数歯欠損又は「2のロの(3)」総義歯に係るブリッジ又は有床義歯の製作に当たって，咬合採得を行う際に，歯科医師が歯科技工士とともに対面で咬合関係の確認や口腔内の確認等を行った場合に算定する。なお，当該加算の算定に当たっては，確認内容及び当該歯科技工士が所属する歯科技工所の名称（当該保険医療機関の歯科技工士以外が行う場合に限る。）を診療録に記載する。
(5) 「注2」に規定する歯科技工士連携加算2は，当該加算に係る施設基準に適合するものとして地方厚生（支）局長に届け出た保険医療機関において，「2のイの(2)」支台歯とポンティックの数の合計が6歯以上の場合，「2のロの(2)」多数歯欠損又は「2のロの(3)」総義歯に係るブリッジ又は有床義歯の製作に当たって，咬合採得を行う際に，歯科医師が情報通信機器を用いて歯科技工士とともに咬合関係の確認や口腔内の確認等を行った場合に算定する。なお，当

して,咬合採得を行うに当たって,歯科医師が歯科技工士とともに情報通信機器を用いて咬合状態の確認等を行い,当該補綴物の製作に活用した場合には,歯科技工士連携加算2として,**70点**を所定点数に加算する。

3　注1に規定する加算を算定した場合には,当該補綴物について,注2に規定する加算並びに区分番号M003に掲げる印象採得の注1及び注2並びに区分番号M007に掲げる仮床試適の注1及び注2に規定する歯科技工士連携加算1及び歯科技工士連携加算2は別に算定できない。

4　注2に規定する加算を算定した場合には,当該補綴物について,注1に規定する加算並びに区分番号M003に掲げる印象採得の注1及び注2並びに区分番号M007に掲げる仮床試適の注1及び注2に規定する歯科技工士連携加算1及び歯科技工士連携加算2は別に算定できない。

5　保険医療材料料は,所定点数に含まれる。

M007　仮床試適（1床につき）

1	少数歯欠損	**40点**
2	多数歯欠損	**100点**
3	総義歯	**190点**
4	その他の場合	**272点**

注1　2及び3について,別に厚生労働大臣が定める施設基準に適合しているものとして地方厚生局長等に届け出た保険医療機関において,有床義歯等を製作することを目的として,仮床試適を行うに当たって,歯科医師が歯科技工士とともに対面で床の適合状況の確認等を行い,当該補綴物の製作に活用した場合には,歯科技工士連携加算1として,**50点**を所定点数に加算する。

2　2及び3について,別に厚生労働大臣が定める施設基準に適合しているものとして地方厚生局長等に届け出た保険医療機関におい

該加算の算定に当たっては,確認内容及び当該歯科技工士が所属する歯科技工所の名称（当該保険医療機関の歯科技工士以外が行う場合に限る。）を診療録に記載する。

(6)　「注2」に規定する歯科技工士連携加算2について,情報通信機器を用いて患者の個人情報を取り扱う場合は,厚生労働省「医療情報システムの安全管理に関するガイドライン」を遵守すること。

(7)　「注2」に規定する歯科技工士連携加算2を算定する場合に,情報通信機器の運用に要する費用については,療養の給付と直接関係ないサービス等の費用として別途徴収できる。

◇　仮床試適について

(1)　仮床試適を行った際に製作物ごとに算定する。

(2)　少数歯欠損及び多数歯欠損は次による。

ア　「1」少数歯欠損とは,1歯から8歯欠損までの欠損補綴をいう。

イ　「2」多数歯欠損とは,9歯から14歯欠損までの欠損補綴をいう。

(3)　「4」その他の場合とは,下顎総義歯の製作に当たって,人工歯列弓や義歯床研磨面等の形態を決定するためにフレンジテクニックを行った場合をいう。

(4)　下顎総義歯の製作に当たり,「3」総義歯を行った別の日に「4」その他の場合を行った場合はそれぞれ算定して差し支えない。

(5)　有床義歯を装着しない口蓋補綴及び顎補綴の仮床試適は,本区分の「3」総義歯の所定点数により算定する。

(6)　「注1」に規定する歯科技工士連携加算1は,当該加算に係る施設基準に適合するものとして地方厚生（支）局長に届け出た保険医療機関において,「2」多数歯欠損又は「3」総義歯に係る有床義歯等の製作に当たって,仮床試適を行う際に,歯科医師が歯科技工士とともに対面で義歯の辺縁形態や人工歯の排列位置,咬合関係の確認,口腔内の確認等を行った場合に算定する。なお,当該加算の算定に当たっては,確認内容及び当該歯科技工士が所属する歯科技

て，有床義歯等を製作することを目的として，仮床試適を行うに当たって，歯科医師が歯科技工士とともに情報通信機器を用いて床の適合状況の確認等を行い，当該補綴物の製作に活用した場合には，歯科技工士連携加算2として，**70点**を所定点数に加算する。

3 注1に規定する加算を算定した場合には，当該補綴物について，注2に規定する加算並びに区分番号M003に掲げる印象採得の注1及び注2並びに区分番号M006に掲げる咬合採得の注1及び注2に規定する歯科技工士連携加算1及び歯科技工士連携加算2は別に算定できない。

4 注2に規定する加算を算定した場合には，当該補綴物について，注1に規定する加算並びに区分番号M003に掲げる印象採得の注1及び注2並びに区分番号M006に掲げる咬合採得の注1及び注2に規定する歯科技工士連携加算1及び歯科技工士連携加算2は別に算定できない。

5 保険医療材料料は，所定点数に含まれる。

M008 ブリッジの試適

1 支台歯とポンティックの数の合計が5歯以下の場合　　**40点**

2 支台歯とポンティックの数の合計が6歯以上の場合　　**80点**

（歯冠修復）

M009 充填（1歯につき）

1 充填1
イ 単純なもの　　**106点**
ロ 複雑なもの　　**158点**
2 充填2
イ 単純なもの　　**59点**
ロ 複雑なもの　　**107点**
注1 歯質に対する接着性を付与又は向上させるために歯面処理を行う場合は1により，それ以外は2により算定する。
2 1の歯面処理に係る費用は，所

工所の名称（当該保険医療機関の歯科技工士以外が行う場合に限る。）を診療録に記載する。

(7) 「注2」に規定する歯科技工士連携加算2は，当該加算に係る施設基準に適合するものとして地方厚生（支）局長に届け出た保険医療機関において，「2」多数歯欠損又は「3」総義歯に係る有床義歯等の製作に当たって，仮床試摘を行う際に，歯科医師が情報通信機器を用いて歯科技工士とともに義歯の辺縁形態や人工歯の排列位置，咬合関係の確認や口腔内の確認等を行った場合に算定する。なお，当該加算の算定に当たっては，確認内容及び当該歯科技工士が所属する歯科技工所の名称（当該保険医療機関の歯科技工士以外が行う場合に限る。）を診療録に記載する。

(8) 「注2」に規定する歯科技工士連携加算2について，情報通信機器を用いて患者の個人情報を取り扱う場合は，厚生労働省「医療情報システムの安全管理に関するガイドライン」を遵守すること。

(9) 「注2」に規定する歯科技工士連携加算2を算定する場合に，情報通信機器の運用に要する費用については，療養の給付と直接関係ないサービス等の費用として別途徴収できる。

◇ 前歯部に係るブリッジの製作に当たり，鋳造物の適否等を診断するために試適を行った場合に算定する。

◇ 充填について

(1) 「イ」単純なものとは，隣接面を含まない窩洞に対して行う充填をいう。

(2) 「ロ」複雑なものとは，隣接面を含む窩洞に対して行う充填をいう。

(3) 充填は窩洞数にかかわらず1歯単位により算定する。このため，「イ」単純なものを同一歯の複数窩洞に行った場合も，「イ」単純なものの所定点数により算定する。

(4) 充填は窩洞形態に応じ算定するが，同一歯に「イ」単純なもの及び「ロ」複雑なものの窩洞が混在する場合は，「ロ」複雑なものの所定点数のみを算定する。

(5) 前歯部切端又は切端隅角のみのものは，「イ」単純なものにより

定点数に含まれる。

【充填の保険医療材料料】

充填（1窩洞につき）

1　歯科充填用材料　Ⅰ

(1)　複合レジン系

イ　単純なもの　　　　　　　11点

ロ　複雑なもの　　　　　　　29点

(2)　グラスアイオノマー系

イ　標準型

a　単純なもの　　　　　8点

b　複雑なもの　　　　　21点

ロ　自動練和型

a　単純なもの　　　　　9点

b　複雑なもの　　　　　23点

2　歯科充填用材料　Ⅱ

(1)　複合レジン系

イ　単純なもの　　　　　　　4点

ロ　複雑なもの　　　　　　　11点

(2)　グラスアイオノマー系

イ　標準型

a　単純なもの　　　　　3点

b　複雑なもの　　　　　8点

ロ　自動練和型

a　単純なもの　　　　　6点

b　複雑なもの　　　　　17点

算定する。

(6)　歯頸部又は歯の根面部のう蝕又は非う蝕性の実質欠損において，隣接面を含む窩洞に対する充填は「ロ」複雑なものにより算定し，それ以外は「イ」単純なものにより算定する。

(7)　充填を行うに当たり窩洞形成を行った場合は，M001-2う蝕歯即時充填形成の場合を除き，1歯につきM001歯冠形成の「3のイ」単純なもの又は「3のロ」複雑なものを算定する。

(8)　歯冠部の唇側歯質が十分に残存している前歯部の失活歯に対して充填を行うに当たり，歯冠部の破折の防止を目的として，複合レジン（築造用）及びファイバーポスト（支台築造用）又は複合レジン（築造用）及びスクリューポスト（支台築造用）を併用した場合は，M002支台築造の「2」直接法のそれぞれの区分に従い算定する。この場合，M001歯冠形成の「3」窩洞形成及び充填をそれぞれの区分に従い算定する。

(9)　充填に使用した保険医療材料料は窩洞を単位として算定するが，同一歯面に複数の窩洞が存在する場合は1窩洞として取り扱う。

(10)　Ⅰ005抜髄又はⅠ006感染根管処置を行うに当たり，根管側壁，髄室側壁又は髄床底に穿孔があり根管充填までの一連の治療期間に封鎖を行った場合は，M009充填の「イ」単純なものと保険医療材料料により1歯1回に限り算定する。なお，形成を行った場合は，M001歯冠形成の「3のイ」単純なものの所定点数により算定する。ただし，歯内療法を行うに当たって製作した隔壁については別に算定できない。

また，歯肉を剥離して行った場合は，Ｊ006歯槽骨整形手術，骨瘤除去手術により算定する。

(11)　充填を行った場合の研磨は，所定点数に含まれ別に算定できない。

◇　充填の保険医療材料料について

(1)　歯科充填用材料Ⅰとは，定義通知（略）に規定するものであり，光重合型複合レジン（充填用・硬化後フィラー60％以上）及び光重合型充填用レジン強化グラスアイオノマー並びに初期う蝕小窩裂溝填塞材で，粉末と液及びペーストをいう。

(2)　歯科充填用材料Ⅰの特定保険医療材料を用いて歯科用複合レジン充填材料によるインレー修復の特定保険医療材料料を算定するものは，クリアフィルＣＲインレー，パルフィークインレー，クルツァーインレーＣＳセット，スリーエムレジンインレーシステム，ベルフィールインレー及びライトフィルＣＲインレーをいう。

(3)　歯科充填用材料Ⅰ・複合レジン系の特定保険医療材料には，フィラーの含有量によらず，高分子系の初期う蝕小窩裂溝填塞材が含まれる。

(4)　歯科充填用材料Ⅱとは，定義通知（略）に規定するものであり，複合レジン（充填用・硬化後フィラー60％以上）及びグラスアイオノマーセメント（充填用）で，粉末と液及びペーストをいう。

(5)　歯科充填用材料Ⅱの特定保険医療材料を用いて歯科用複合レジン充填材料によるインレー修復の特定保険医療材料料を算定するものは，ＳＲ－イソシットインレーをいう。

(6)　歯科充填用材料Ⅲとは，定義通知（略）に規定するものであり，歯科用硅酸セメント，硅燐酸セメント及び歯科充填用即時硬化レジンをいう。

M010 金属歯冠修復（1個につき）
　1　インレー
　　イ　単純なもの　　　　　　　192点
　　ロ　複雑なもの　　　　　　　287点
　2　4分の3冠（前歯）　　　　　372点
　3　5分の4冠（小臼歯）　　　　312点
　4　全部金属冠（小臼歯及び大臼歯）
　　　　　　　　　　　　　　　　459点
　注　3については，大臼歯の生活歯を
　　ブリッジの支台に用いる場合であっ
　　ても算定できる。

【金属歯冠修復の保険医療材料料】
　金属歯冠修復（1個につき）＊
　1　14カラット金合金
　　(1)　インレー
　　　複雑なもの　　　　　　　1,224点
　　(2)　4分の3冠　　　　　　1,530点
　2　金銀パラジウム合金（金12％以上）
　　(1)　大臼歯
　　　イ　インレー
　　　　a　単純なもの　　　　　350点
　　　　b　複雑なもの　　　　　647点
　　　ロ　5分の4冠　　　　　　814点
　　　ハ　全部金属冠　　　　　1,024点
　　(2)　小臼歯・前歯
　　　イ　インレー
　　　　a　単純なもの　　　　　238点
　　　　b　複雑なもの　　　　　473点
　　　ロ　4分の3冠　　　　　　585点
　　　ハ　5分の4冠　　　　　　585点
　　　ニ　全部金属冠　　　　　　733点
　3　銀合金
　　(1)　大臼歯
　　　イ　インレー
　　　　a　単純なもの　　　　　　24点
　　　　b　複雑なもの　　　　　　41点
　　　ロ　5分の4冠　　　　　　　54点
　　　ハ　全部金属冠　　　　　　　66点
　　(2)　小臼歯・前歯・乳歯
　　　イ　インレー
　　　　a　単純なもの　　　　　　15点
　　　　b　複雑なもの　　　　　　31点
　　　ロ　4分の3冠（乳歯を除く。）
　　　　　　　　　　　　　　　　　38点
　　　ハ　5分の4冠（乳歯を除く。）
　　　　　　　　　　　　　　　　　38点
　　　ニ　全部金属冠　　　　　　　48点

◇　金属歯冠修復について
(1)　「1のイ」単純なものとは，隣接歯との接触面を含まない窩洞に行うインレーをいう。
(2)　「1のロ」複雑なものとは，隣接歯との接触面を含む窩洞に行うインレーをいう。
(3)　全部金属冠，レジン前装金属冠，前歯の4分の3冠，臼歯の5分の4冠とは，全部金属冠方式又は全部金属冠に準ずる方式で製作する金属歯冠修復をいい，4面又は5面の金属歯冠修復の全ての場合が該当するものではない。なお，全部金属冠とは，全部鋳造方式で製作されたものをいう。
(4)　5分の4冠としての金属歯冠修復は小臼歯への適用を原則とするが，ブリッジの製作に当たり，必要があって生活歯である大臼歯を支台として使用する場合はこの限りでない。
(5)　乳歯の歯冠修復は銀合金により行う。また，乳歯に対する金属冠修復は，交換期を考慮して金属歯冠修復を行うことは認められるが，乳歯の解剖学的特殊性を考慮して窩洞形成を行う。ただし，後継永久歯が先天性に欠如している乳歯については，歯科用金銀パラジウム合金を使用しても差し支えない。
(6)　可動性ブリッジ（半固定性ブリッジ）の可動性連結装置は，1装置につき「1のロ」複雑なものに準じて算定する。
(7)　金属歯冠修復の金属部分が欠損した場合は，金属歯冠修復による修復は認められない。ただし，全部金属冠による金属歯冠修復を行った歯が，後日，歯髄炎等により歯内療法が必要となり，全部金属冠の咬合面より穿孔して処理を行った後，金属歯冠修復等適切な方法で咬合面を封鎖する場合はこの限りでない。
(8)　智歯に対し必要がある場合は，金属歯冠修復を行って差し支えない。
(9)　歯槽中隔部に骨吸収及び肉芽を形成している下顎大臼歯を保存可能と診断した場合において，当該歯を近遠心根の中隔部において分離切断し，中隔部を掻爬するとともに，各根管に対し歯内療法を行った上で，近心根，遠心根にそれぞれ金属冠を製作し連結して装着する場合は，歯内療法は当該歯を単位として算定し，歯冠修復は製作物ごとに算定する。
　　なお，歯冠修復における保険医療材料料は，それぞれ小臼歯の材料料として算定する。
(10)　分割抜歯を行った大臼歯に対して，単独冠として金属歯冠修復を行う場合は以下の通り扱う。
　ア　上顎の第1大臼歯又は第2大臼歯を3根のうち2根（口蓋根及び近心頬側根又は遠心頬側根のいずれか）を残して分割抜歯をした場合は，大臼歯の歯冠修復として算定して差し支えない。
　イ　下顎の第1大臼歯又は第2大臼歯を近遠心2根のうち1根を残して分割抜歯をした場合は，小臼歯の歯冠修復として算定して差し支えない。
(11)　同一歯の複数の窩洞に対して，M009充填及び本区分の「1」インレー又はM015非金属歯冠修復の「1」レジンインレー又はM015-3CAD／CAMインレーにより歯冠修復を行った場合は，それぞれの所定点数により算定する。この場合において，歯冠形成は，M001歯冠形成「3」窩洞形成，M001-2う蝕歯即時充填形成又はM

001-3う蝕歯インレー修復形成のいずれか主たるものの所定点数により算定する。

◇　チタン冠について

(1)　チタン冠とは，純チタン2種を用いて全部鋳造方式で製作された歯冠修復物（単独冠に限る。以下同じ。）をいい，大臼歯において用いる場合に限り認められる。ただし，分割抜歯を行った大臼歯に対して用いる場合は認められない。

(2)　チタン冠を装着するに当たっては，次により算定する。

ア　歯冠形成を行った場合は，1歯につき生活歯はM001歯冠形成の「1のイ」金属冠を，失活歯はM001歯冠形成の「2のイ」金属冠を算定する。

イ　印象採得を行った場合は，1歯につきM003印象採得の「1のロ」連合印象を算定する。

ウ　装着した場合は，1個につきM005装着の「1」歯冠修復を算定する。

(3)　歯槽中隔部に骨吸収及び肉芽を形成している下顎大臼歯を保存可能と診断した場合において，当該歯を近遠心根の中隔部において分離切断し，中隔部を掻爬するとともに，各根管に対し歯内療法を行った上で，近心根，遠心根にそれぞれチタン冠を製作し連結して装着する場合は，歯内療法は当該歯を単位として算定し，歯冠形成，印象採得及び咬合採得は小臼歯2本分として算定する。なお，歯冠修復における保険医療材料料は大臼歯の材料料として算定する。

M010-2　チタン冠（1歯につき）**1,200点**

【チタン冠の保険医療材料料】

チタン冠（1歯につき）　　　　　**66点**

M010-3　接着冠（1歯につき）

| 1 | 前歯 | **370点** |
| 2 | 臼歯 | **310点** |

注　接着ブリッジのための接着冠に用いる場合に算定する。

【接着冠の保険医療材料料】

接着冠（1歯につき）＊

1	金銀パラジウム合金(金12%以上)	
	(1)　前歯	**585点**
	(2)　小臼歯	**585点**
	(3)　大臼歯	**814点**
2	銀合金	
	(1)　前歯	**38点**
	(2)　小臼歯	**38点**
	(3)　大臼歯	**54点**

◇　接着冠について

(1)　接着冠とは，接着ブリッジ（いわゆる従来型ブリッジと同様に支台装置，ポンティック，連結部より構成されるが，支台歯のうち少なくとも1歯（以下「接着ブリッジ支台歯」という。）の切削をエナメル質にとどめ，咬合力に対する抵抗形態，脱離力に対する維持形態を付与し，接着性レジンを用いて支台歯に用いるものをいう。以下同じ。）を装着する場合における，接着ブリッジ支台歯に対して用いる支台装置をいう。また，接着ブリッジは1歯欠損症例において，接着ブリッジ支台歯を生活歯に求める場合に認められる。

(2)　「1」前歯とは前歯に対して接着冠を用いる場合をいう。

(3)　「2」臼歯とは臼歯に対して接着冠を用いる場合をいう。

(4)　接着冠を装着する場合は，次により算定する。

ア　歯冠形成を行った場合は，1歯につき，M001歯冠形成の「1のイ」金属冠及びM001歯冠形成の「注4」の加算を算定する。

イ　印象採得を行った場合は，接着ブリッジ1装置につき，M003印象採得の「2のニの(1)」支台歯とポンティックの数の合計が5歯以下の場合を算定する。

ウ　装着した場合は，接着ブリッジ1装置につき，M005装着の「2のイの(1)」支台歯とポンティックの数の合計が5歯以下の場合を算定し，M005装着の「注2」の加算を接着冠ごとに算定する。また，特定保険医療材料料を別に算定する。

(5)　接着冠を用いて製作された接着ブリッジはM000-2クラウン・ブリッジ維持管理料の対象となる。

M010-4　根面被覆（1歯につき）

| 1 | 根面板によるもの | **195点** |
| 2 | レジン充填によるもの | **106点** |

◇　根面被覆について

(1)　根面被覆とは，歯内療法により根の保存可能なものに適切な保存処置の上，根面板（磁性アタッチメントを使用することを目的とし

233

M
補綴

歯冠修復

【根面被覆の保険医療材料料】
根面被覆（1歯につき）
1　根面板によるもの＊
（1）金銀パラジウム合金（金12％以上）
イ　大臼歯　　　　　　350点
ロ　小臼歯・前歯　　　238点
（2）銀合金
イ　大臼歯　　　　　　24点
ロ　小臼歯・前歯　　　15点
2　レジン充填によるもの
（1）複合レジン系　　　　11点
（2）グラスアイオノマー系
イ　標準型　　　　　　8点
ロ　自動練和型　　　　9点

M011　レジン前装金属冠（1歯につき）
1　前歯
イ　ブリッジの支台歯の場合
　　　　　　　　　　　　1,174点
ロ　イ以外の場合　　1,170点
2　小臼歯　　　　　　1,100点
【レジン前装金属冠の保険医療材料料】
レジン前装金属冠（1歯につき）＊
1　金銀パラジウム合金（金12％以上）
を用いた場合　　　　913点
2　銀合金を用いた場合　107点

て用いるキーパー付き根面板を除く。以下同じ。）又はレジン充填で根面を被覆した場合をいう。

(2)　「1」根面板によるものとは，鋳造方式により製作された根面板を用いて被覆した場合をいう。

(3)　根面板により根面を被覆する場合は，次により算定する。
ア　歯冠形成を行った場合は，1歯につき，M001歯冠形成の「3のイ」単純なものを算定する。
イ　印象採得を行った場合は，1歯につき，M003印象採得の「1のイ」単純印象又はM003印象採得の「1のロ」連合印象を算定する。
ウ　装着した場合は，1個につきM005装着の「1」歯冠修復を算定する。

(4)　「2」レジン充填によるものとは，歯科充填用材料Iを用いて被覆した場合をいう。

(5)　レジン充填により根面を被覆するに当たり，歯冠形成を行った場合は，1歯につき，M001歯冠形成の「3のイ」単純なものを算定する。

(6)　抜歯禁忌症以外であっても，必要があって根管処置及び根面被覆が完了した残根上に義歯の装着は認められる。

◇　レジン前装金属冠について

(1)　「レジン前装金属冠」とは，全部鋳造方式で製作された歯冠修復物の唇面又は頬面を硬質レジンで前装したものをいい，前歯又はブリッジの支台歯となる小臼歯に限り認められる。

(2)　レジン前装金属冠及びレジン前装金属ポンティックの前装部分の破損部分に対して，口腔内にて充填により補修を行った場合は，形成はM001歯冠形成の「3のイ」単純なものを，充填はM009充填の「1のイ」単純なもの及び保険医療材料により算定する。ただし，M000-2クラウン・ブリッジ維持管理料を算定しているブリッジの支台歯であるレジン前装金属冠及びレジン前装金属ポンティックの前装部分に行った修理は，M000-2クラウン・ブリッジ維持管理料に含まれ別に算定できない。

(3)　レジン前装金属冠を装着するに当たっては，次により算定する。
ア　前歯の歯冠形成を行った場合は，1歯につき生活歯はM001歯冠形成の「1のイ」金属冠及び同「注2」の加算点数を，失活歯は同「2のイ」金属冠，同「注6」の加算点数を算定する。なお，支台築造を行った場合は，M002支台築造の「1」間接法又は「2」直接法及び保険医療材料料を算定する。
イ　ブリッジの支台歯として小臼歯の歯冠形成を行った場合は，1歯につき生活歯はM001歯冠形成の「1のイ」金属冠並びに同「注1」及び「注3」の加算点数を，失活歯は同「2のイ」金属冠並びに同「注1」及び「注7」の加算点数を算定する。なお，支台築造を行った場合は，M002支台築造の「1」間接法又は「2」直接法及び保険医療材料料を算定する。
ウ　印象採得を行った場合は，1歯につきM003印象採得の「1のロ」連合印象を算定する。
エ　装着した場合は，1個につきM005装着の「1」歯冠修復を算定する。

M011-2　レジン前装チタン冠（1歯につき）　　　　　　　　　　1,800点

【レジン前装チタン冠の保険医療材料料】
レジン前装チタン冠（1歯につき）66点

◇　レジン前装チタン冠について
(1)　レジン前装チタン冠とは，純チタン2種を用いて全部鋳造方式で製作された歯冠修復物の唇面又は頬面を硬質レジンで前装したものをいい，前歯において用いる場合（単独冠に限る。）に限り認められる。
(2)　レジン前装チタン冠の前装部分の破損部分に対して，口腔内にて充填により補修を行った場合は，形成はM001歯冠形成の「3のイ」単純なものを，充填はM009充填の「1のイ」単純なもの及び保険医療材料料により算定する。ただし，M000-2クラウン・ブリッジ維持管理料を算定しているレジン前装チタン冠の前装部分に行った修理は，M000-2クラウン・ブリッジ維持管理料に含まれ別に算定できない。
(3)　レジン前装チタン冠を装着するに当たっては，次により算定する。
　ア　前歯の歯冠形成を行った場合は，1歯につき生活歯はM001歯冠形成の「1のイ」金属冠及びM001歯冠形成の「注2」の加算点数を，失活歯はM001歯冠形成の「2のイ」金属冠及びM001歯冠形成の「注6」の加算点数を算定する。
　イ　印象採得を行った場合は，1歯につきM003印象採得の「1のロ」連合印象を算定する。
　ウ　装着した場合は，1個につきM005装着の「1」歯冠修復を算定する。

M012　削除
M013　削除
M014　削除
M015　非金属歯冠修復（1個につき）
　　1　レジンインレー
　　　イ　単純なもの　　　　128点
　　　ロ　複雑なもの　　　　180点
　　2　硬質レジンジャケット冠　768点

【非金属歯冠修復の保険医療材料料】
非金属歯冠修復（1歯につき）
　1　レジンインレー
　　(1)　単純なもの　　　29点
　　(2)　複雑なもの　　　40点
　2　硬質レジンジャケット冠
　　(1)　歯冠用加熱重合硬質レジン　8点
　　(2)　歯冠用光重合硬質レジン　183点

◇　非金属歯冠修復について
(1)　「1」レジンインレーを装着する場合は，次により算定する。
　ア　窩洞形成を行った場合は，M001-3う蝕歯インレー修復形成の場合を除き，1歯につきM001歯冠形成の「3のイ」単純なもの又は「3のロ」複雑なものを算定する。
　イ　印象採得又は咬合採得を行った場合は，1個につきM003印象採得の「1」歯冠修復又はM006咬合採得の「1」歯冠修復を，装着した場合は1個につきM005装着の「1」歯冠修復及び合着・接着材料料をそれぞれ算定する。
(2)　「1のイ」単純なものとは，隣接歯との接触面を含まない窩洞に行うレジンインレーをいう。
(3)　「1のロ」複雑なものとは，隣接歯との接触面を含む窩洞に行うレジンインレーをいう。
(4)　同一歯の複数の窩洞に対して，M009充填及び本区分の「1」レジンインレー又はM010金属歯冠修復の「1」インレー又はM015-3CAD／CAMインレーにより歯冠修復を行った場合は，それぞれの所定点数により算定する。この場合において，歯冠形成は，M001歯冠形成「3」窩洞形成，M001-2う蝕歯即時充填形成又はM001-3う蝕歯インレー修復形成のいずれか主たるものの所定点数により算定する。
(5)　「2」硬質レジンジャケット冠を装着する場合は，次により算定する。
　ア　歯冠形成を行った場合は，1歯につき，生活歯の場合はM001歯冠形成の「1のロ」非金属冠を，失活歯の場合は同「2のロ」

非金属冠を算定する。

イ　印象採得を行った場合は，1歯につき，M003印象採得の「1のイ」単純印象又は同「1のロ」連合印象を算定する。

ウ　装着した場合は，1歯につき，M005装着の「1」歯冠修復及び保険医療材料料を算定する。

(6)　「2」硬質レジンジャケット冠は以下のいずれかに該当する場合に算定する。

ア　前歯及び小臼歯に対して使用する場合

イ　歯科用金属を原因とする金属アレルギーを有する患者において，大臼歯に対して硬質レジンジャケット冠により歯冠修復を行った場合（医科の保険医療機関又は医科歯科併設の医療機関の医師との連携のうえで，診療情報提供（診療情報提供料の様式に準ずるもの）に基づく場合に限る。）

(7)　歯冠用強化ポリサルホン樹脂を用いて歯科射出成形樹脂（歯冠用）とともに二層成形を行った場合は，本区分により算定する。

(8)　(6)にかかわらず，後継永久歯が先天的に欠如している乳歯に対して硬質レジンジャケット冠により歯冠修復を行った場合は所定点数により算定する。

◇　CAD／CAM冠について

(1)　「CAD／CAM冠」とは，CAD／CAM冠用材料との互換性が制限されない歯科用CAD／CAM装置を用いて，作業模型で間接法により製作された歯冠補綴物をいう。

(2)　「1」2以外の場合は以下のいずれかに該当する場合に算定する。

ア　前歯又は小臼歯に使用する場合

イ　第一大臼歯又は第二大臼歯にCAD／CAM冠用材料（Ⅲ）を使用する場合（当該CAD／CAM冠を装着する部位の対側に大臼歯による咬合支持（固定性ブリッジによる咬合支持を含む。以下，大臼歯による咬合支持という。）がある患者であって，以下のいずれかに該当する場合に限る。）

a　当該CAD／CAM冠を装着する部位と同側に大臼歯による咬合支持があり，当該補綴部位に過度な咬合圧が加わらない場合等

b　当該CAD／CAM冠を装着する部位の同側に大臼歯による咬合支持がない場合は，当該補綴部位の対合歯が欠損（部分床義歯を装着している場合を含む。）であり，当該補綴部位の近心側隣在歯までの咬合支持（固定性ブリッジ又は乳歯（後継永久歯が先天性に欠如している乳歯を含む。）による咬合支持を含む。）がある場合

ウ　歯科用金属を原因とする金属アレルギーを有する患者において，CAD／CAM冠用材料（Ⅲ）を大臼歯に使用する場合（医科の保険医療機関又は医科歯科併設の保険医療機関の医師との連携の上で，診療情報提供（診療情報提供料の様式に準ずるもの）に基づく場合に限る。）

エ　大臼歯にCAD／CAM冠用材料（Ⅴ）を使用する場合

(3)　「2」エンドクラウンの場合はCAD／CAM冠用材料（Ⅲ）を大臼歯に使用する場合に算定する。

(4)　CAD／CAM冠を装着する場合は，次により算定する。

ア　歯冠形成を行った場合は，1歯につき，生活歯の場合はM001

M015-2　CAD／CAM冠（1歯につき）

1　2以外の場合　　　　**1,200点**

2　エンドクラウンの場合　**1,450点**

注1　1については，別に厚生労働大臣が定める施設基準に適合しているものとして地方厚生局長等に届け出た保険医療機関において，歯冠補綴物の設計・製作に要するコンピュータ支援設計・製造ユニット（歯科用CAD／CAM装置）を用いて，歯冠補綴物（全部被覆冠に限り，エンドクラウンを除く。）を設計・製作し，装着した場合に限り算定する。

2　2については、別に厚生労働大臣が定める施設基準に適合しているものとして地方厚生局長等に届け出た保険医療機関において、歯冠補綴物の設計・製作に要するコンピュータ支援設計・製造ユニット（歯科用CAD／CAM装置）を用いて、エンドクラウンを設計・製作し、装着した場合に限り算定する。

3　2については、区分番号M002に掲げる支台築造及び区分番号M002-2に掲げる支台築造印象は、所定点数に含まれ別に算定できない。

【CAD／CAM冠の保険医療材料料】

CAD／CAM冠（1歯につき）
  1　前歯
    CAD／CAM冠用材料（Ⅳ）**388点**
  2　小臼歯
    (1)　CAD／CAM冠用材料（Ⅰ）
        181点
    (2)　CAD／CAM冠用材料（Ⅱ）
        163点
  3　大臼歯
    (1)　CAD／CAM冠用材料（Ⅲ）
        316点
    注　CAD／CAM冠用材料（Ⅲ）
    を小臼歯に対して使用した場合
    は、「2　小臼歯」により算定
    する。
    (2)　CAD／CAM冠用材料（Ⅴ）
        615点

M015-3　CAD／CAMインレー（1歯
につき）　　　　　　　　　　**750点**
    注　別に厚生労働大臣が定める施設基
    準に適合しているものとして地方厚
    生局長等に届け出た保険医療機関に
    おいて、歯冠補綴物の設計・製作に
    要するコンピュータ支援設計・製造
    ユニット（歯科用CAD／CAM装
    置）を用いて、臼歯に対して歯冠修
    復物（全部被覆冠を除く。）を設計・
    製作し、装着した場合に限り算定す
    る。

【CAD／CAMインレーの保険医療材料料】
CAD／CAMインレー（1歯につき）
  1　小臼歯
    (1)　CAD／CAM冠用材料（Ⅰ）
        181点
    (2)　CAD／CAM冠用材料（Ⅱ）
        163点
  2　大臼歯
    CAD／CAM冠用材料（Ⅲ）
        316点
    注　CAD／CAM冠用材料（Ⅲ）
    を小臼歯に対して使用した場合
    は、「1　小臼歯」により算定
    する。

歯冠形成の「1のロ」非金属冠及び同「注5」の加算を、失活歯
の場合は、同「2のロ」非金属冠及び同「注8」の加算を算定する。
  イ　印象採得を行った場合は、1歯につき、M003印象採得の「1
のロ」連合印象を算定する。
  ウ　装着した場合は、1歯につきM005装着の「1」歯冠修復、同「注
1」の加算及び特定保険医療材料を算定する。
(5)　歯槽中隔部に骨吸収及び肉芽を形成している下顎大臼歯を保存可
能と診断した場合において、当該歯を近遠心根の中隔部において分
離切断し、中隔部を搔爬するとともに、各根管に対し歯内療法を行っ
た上で、1つのCAD／CAM冠用材料（Ⅲ）から「2」エンドク
ラウンの場合を除くCAD／CAM冠（近心根及び遠心根に対する
補綴物が連結されているものに限る。）を製作し、装着する場合は、
M010金属歯冠修復の(9)に準じて算定する。
    なお、歯冠修復における保険医療材料料は、CAD／CAM冠用
材料（Ⅲ）1歯分として算定する。
(6)　分割抜歯後のCAD／CAM冠（CAD／CAM冠用材料（Ⅴ）
を使用する場合を除く。）の製作については、上顎の第1大臼歯又
は第2大臼歯を3根のうち2根（口蓋根及び近心頬側根又は遠心頬
側根のいずれか）を残して分割抜歯をした場合であって、残った歯
冠、歯根の状態が歯科医学的に適切な場合に限り認められる。なお、
下顎大臼歯を分割抜歯した場合は認められない。
(7)　特定保険医療材料料は別に算定する。なお、(5)及び(6)については、
CAD／CAM冠用材料（Ⅲ）1歯分として算定する。
◇　CAD／CAMインレーについて
(1)　CAD／CAMインレーとは、CAD／CAM冠用材料との互換
性が制限されない歯科用CAD／CAM装置を用いて、作業模型で
間接法により製作された歯冠修復物をいい、隣接歯との接触面を含
む窩洞（複雑なもの）に限り、認められる。
(2)　CAD／CAMインレーは以下のいずれかに該当する場合に算定
する。
  ア　小臼歯に使用する場合
  イ　第一大臼歯又は第二大臼歯に使用する場合
    （当該CAD／CAMインレーを装着する部位の対側に大臼歯
による咬合支持（固定性ブリッジによる咬合支持を含む。以下、
大臼歯による咬合支持という。）がある患者であって、以下のい
ずれかに該当する場合に限る。）
    a　当該CAD／CAMインレーを装着する部位と同側に大臼歯
による咬合支持があり、当該補綴部位に過度な咬合圧が加わら
ない場合等
    b　当該CAD／CAMインレーを装着する部位の同側に大臼歯
による咬合支持がない場合は、当該補綴部位の対合歯が欠損（部
分床義歯を装着している場合を含む。）であり、当該補綴部位
の近心側隣在歯までの咬合支持（固定性ブリッジ又は乳歯（後
継永久歯が先天性に欠如している乳歯を含む。）による咬合支
持を含む。）がある場合
  ウ　歯科用金属を原因とする金属アレルギーを有する患者におい
て、大臼歯に使用する場合（医科の保険医療機関又は医科歯科併
設の保険医療機関の医師との連携の上で、診療情報提供（診療情

報提供料の様式に準ずるもの）に基づく場合に限る。）

(3) ＣＡＤ／ＣＡＭインレーを装着する場合は，次により算定する。

ア　窩洞形成を行った場合は，M001-3う蝕歯インレー修復形成の場合を除き，1歯につきM001歯冠形成の「3のロ」複雑なものを算定する。

なお，窩洞形成を行うに当たって，M001歯冠形成の「3のロ」複雑なもの又はM001-3う蝕歯インレー修復形成を算定した場合は，M001歯冠形成の「注10」又はM001-3う蝕歯インレー修復形成の「注1」の加算をそれぞれ算定する。

イ　印象採得又は咬合採得を行った場合は，1歯につきM003印象採得の「1」歯冠修復又はM006咬合採得の「1」歯冠修復を，装着した場合は，1歯につきM005装着の「1」歯冠修復，M005装着の「注1」の加算及び特定保険医療材料料を算定する。

(4) 特定保険医療材料料は別に算定する。

◇　乳歯冠について

(1) 「1」乳歯金属冠とは，乳歯に対する既製の金属冠をいう。

(2) 乳歯金属冠を装着するに当たっては，次により算定する。

ア　歯冠形成を行った場合は1歯につき，生活歯の場合はM001歯冠形成の「1のハ」既製冠を，失活歯の場合は同「2のハ」既製冠を算定する。

イ　印象採得を行った場合は1歯につき，M003印象採得の「1のイ」単純印象を算定し，咬合採得を行った場合は，M006咬合採得の「1」歯冠修復を算定する。

ウ　装着した場合は，1歯につきM005装着の「1」歯冠修復及び保険医療材料料を算定する。

(3) 「2」1以外の場合は，次の場合に算定する。

ア　乳歯に対してジャケット冠を装着する場合

a　歯冠形成を行った場合は1歯につき，生活歯の場合はM001歯冠形成の「1のロ」非金属冠を，失活歯の場合は同「2のロ」非金属冠を算定する。

b　印象採得を行った場合は1歯につき，M003印象採得の「1のイ」単純印象を算定し，咬合採得を行った場合はM006咬合採得の「1」歯冠修復を算定する。

c　装着した場合は，1歯につき，M005装着の「1」歯冠修復及び保険医療材料料を算定する。

イ　乳歯の前歯の歯冠部全体のエナメル質の一層を削除し，エナメルエッチング法を実施した後，クラウンフォームのビニールキャップに複合レジンを填入し，支台歯に圧接を行い，硬化後キャップを除去した上で，調整して歯冠修復を完成した場合

この場合において，生活歯に歯冠形成を行った場合はM001歯冠形成の「1のロ」非金属冠により算定し，失活歯に歯冠形成を行った場合は同「2のロ」非金属冠により算定し，使用した保険医療材料料は，歯科充填用材料Ｉ又はⅡの「(1)」単純なものと「(2)」複雑なものを合算して算定する。なお，永久歯の前歯に対して行う場合についても，本区分の「2」1以外の場合により算定して差し支えない。

M016　乳歯冠（1歯につき）

1	乳歯金属冠の場合	**200点**
2	1以外の場合	**390点**

【乳歯冠の保険医療材料料】

乳歯冠（1歯につき）

1	乳歯金属冠	**30点**
2	その他の場合	

乳歯に対してジャケット冠を装着する場合

〔次の材料料と人工歯料との合計により算定する。〕

1歯につき　　　　　　　　　**1点**

※　人工歯料については，巻末の関係告示「材料価格基準」参照。

M016-2　小児保隙装置　　　600点

注1　クラウンループ又はバンドルー

◇　小児保隙装置について

(1) う蝕等によって乳臼歯1歯が早期に喪失した症例に対して乳臼歯

プを装着した場合に限り算定する。

2　保険医療材料料は，所定点数に含まれる。

又は第一大臼歯に装着されるループが付与されたクラウン（又はバンド状の装置）を装着した場合に算定する。

(2)　小児保隙装置を装着するに当たっては，次により算定する。

ア　歯冠形成（バンドループを除く。）を行った場合は1歯につき，生活歯の場合はM001歯冠形成の「1のハ」既製冠を，失活歯の場合は同「2のハ」既製冠を準用する。

イ　印象採得を行った場合は，1歯につき，M003印象採得の「1のイ」単純印象を算定する。なお，クラウンループを間接法で製作し，咬合採得をする場合に限り，M006咬合採得の「1」歯冠修復を算定する。

ウ　装着した場合は，1歯につき，M005装着の「1」歯冠修復及び装着に係る特定保険医療材料料を算定する。

エ　当該装置を撤去した場合は，I019歯冠修復物又は補綴物の除去の「1」簡単なものに準じて算定する。

(3)　当該装置の装着の算定は，ヘルマンの咬合発育段階の歯年齢ⅡAからⅢA期までに行う。

(4)　当該装置の再製作の費用は所定点数に含まれる。

M016-3　既製金属冠（1歯につき）　200点
【既製金属冠の保険医療材料料】
既製金属冠（1歯につき）　29点

◇　既製金属冠について

(1)　既製金属冠とは，永久歯に対する既製の金属冠をいう。

(2)　既製金属冠を装着するに当たっては，次により算定する。

ア　歯冠形成を行った場合は1歯につき，生活歯の場合はM001歯冠形成の「1のハ」既製冠を，失活歯の場合はM001歯冠形成の「2のハ」既製冠を算定する。

イ　印象採得を行った場合は1歯につき，M003印象採得の「1のイ」単純印象を算定し，咬合採得を行った場合は，M006咬合採得の「1」歯冠修復を算定する。

ウ　装着した場合は，1歯につきM005装着の「1」歯冠修復を算定する。

（欠損補綴）

M017　ポンティック（1歯につき）　434点
注　レジン前装金属ポンティックを製作した場合は，その部位に応じて次に掲げる点数を所定点数に加算する。
イ　前歯部の場合　　　746点
ロ　小臼歯部の場合　　200点
ハ　大臼歯部の場合　　 60点
【ポンティックの保険医療材料料】
ポンティック（1歯につき）＊
　1　鋳造ポンティック
　(1)　金銀パラジウム合金（金12％以上）
　　イ　大臼歯　　　　1,179点
　　ロ　小臼歯　　　　　888点
　(2)　銀合金
　　大臼歯・小臼歯　　 53点

◇　ポンティックについて

(1)　「レジン前装金属ポンティック」とは，鋳造方式により製作されたポンティックの唇面又は頬面を硬質レジンにより前装したものをいう。

(2)　レジン前装金属ポンティックを，大臼歯に使用する場合は，咬合面を金属で製作し，頬面にレジン前装を施した場合に限り認められる。

(3)　延長ブリッジの場合の7番ポンティックは，小臼歯部として扱い，レジン前装金属ポンティックを製作した場合は「ロ」小臼歯部の場合により算定し，この場合の保険医療材料料については製作したポンティックの種類に応じて，該当する小臼歯の保険医療材料料を算定する。

(4)　可動性固定ブリッジ（半固定性ブリッジ）の可動性連結装置を使用した場合は，M010金属歯冠修復の「1のロ」複雑なもの及びM001歯冠形成の「3のロ」複雑なものを算定する。

(5)　ブリッジの製作に当たり，支台歯の植立方向によりポンティックを分割して製作することは認められない。

　2　レジン前装金属ポンティック
　(1)　金銀パラジウム合金（金12％以
　　　　上）を用いた場合
　　イ　前歯　　　　　　　　　708点
　　ロ　小臼歯　　　　　　　　888点
　　ハ　大臼歯　　　　　　　1,179点
　(2)　銀合金を用いた場合
　　イ　前歯　　　　　　　　　67点
　　ロ　小臼歯　　　　　　　　67点
　　ハ　大臼歯　　　　　　　　67点

(6)　ブリッジは，次の適用による。
　ア　ブリッジの給付について
　　a　ブリッジは歯の欠損状況から「ブリッジの考え方2007」（平成19年11月日本歯科医学会。以下，「ブリッジの考え方2007」という。）に示す方法で支台歯数等を定め製作する。
　　b　連続欠損の場合は2歯までとする。ただし，中側切歯は連続4歯欠損まで認められる。
　　c　延長ブリッジは原則として認められないが，第二大臼歯欠損であって咬合状態及び支台歯の骨植状態を考慮し半歯程度のポンティックを行う場合はこの限りでない。
　　d　隣接歯の状況等からやむをえず延長ブリッジを行う場合は，側切歯及び小臼歯1歯のみ認められる。
　　e　第三大臼歯をブリッジの支台歯とする場合は，歯冠，歯根の大きさや形態，傾斜，転位等を総合的に勘案した上で行う。
　　f　接着ブリッジは，1歯欠損症例において，接着ブリッジ支台歯を生活歯に求める場合に認められる。
　　g　隣接歯等の状況からやむをえず，支台歯1歯の接着ブリッジによる延長ブリッジを行う場合は，切歯（上顎中切歯を除く。）の1歯欠損症例において，支台歯を生活歯に求める場合に限り認められる。
　　h　残根上のブリッジは認められない。
　イ　ブリッジ設計の考え方
　　　ブリッジの設計は，「ブリッジの考え方2007」による。
(7)　ブリッジを装着するに当たり，印象採得を行った場合は，1装置につきM003印象採得の「2のニの(1)」支台歯とポンティックの数の合計が5歯以下の場合又は同「2のニの(2)」支台歯とポンティックの数の合計が6歯以上の場合を，咬合採得を行った場合は1装置につきM006咬合採得の「2のイの(1)」支台歯とポンティックの数の合計が5歯以下の場合又は同「2のイの(2)」支台歯とポンティックの数の合計が6歯以上の場合を，装着した場合は支台装置の装着は1歯につきM005装着の「1」歯冠修復及び保険医療材料料を，ブリッジの装着は1装置につき同「2のイ」ブリッジの各区分の所定点数を算定する。
(8)　インレーを支台装置とするブリッジは，窩洞形成を行った場合はM001歯冠形成の「3のロ」複雑なものにより算定する。なお，全ての支台をインレーとするブリッジはM000-2クラウン・ブリッジ維持管理料の対象としないことから，M000-2クラウン・ブリッジ維持管理料は算定できない。
(9)　有床義歯では目的が達せられないか又は誤嚥等の事故を起こす恐れが極めて大きい場合であってブリッジを行う以外に方法がないときは，予め理由書，模型及びエックス線フィルム又はその複製を地方厚生（支）局長に提出しその判断を求める。
(10)　矯正・先天性欠如等により，第一小臼歯が既に欠損している患者の第二小臼歯を抜歯した場合あるいは第二小臼歯が舌側に転位しているとき，第一小臼歯及び第二小臼歯を抜歯した場合で，間隙は1歯分しかないような小臼歯2歯の欠損であって間隙が狭い場合のブリッジは，「ブリッジの考え方2007」に従って実際の歯式どおり対応する。

(11) 次に掲げるブリッジの設計は原則として認められないが，歯科医学的に妥当であると考えられる場合には，保険適用の可否を確認することになるので，予め理由書，模型及びエックス線フィルム又はその複製を地方厚生（支）局長に提出してその判断を求める。また，添付模型の製作は，基本診療料に含まれ，算定できないが，添付フィルム又はその複製は，Ｅ100歯，歯周組織，顎骨，口腔軟組織及びＥ300フィルムにより算定して差し支えない。ただし，算定に当たっては，診療報酬明細書の摘要欄に算定の理由を記載する。

ア (10)と同様の理由で第一小臼歯，第二小臼歯，第一大臼歯欠損のブリッジにおいて，欠損歯数は3歯であるが，間隙のほうが1歯分程度小さく2歯分となる場合

イ 移植後一定期間経過した移植歯を支台歯とする1歯欠損症例のブリッジであって，骨植状態が良好であり，咬合力の負担能力が十分にあると考えられる場合

◇ 高強度硬質レジンブリッジについて

(1) 高強度硬質レジンブリッジとは，歯冠用グラスファイバーによるフレームに高強度の硬質レジンを用いて製作する，臼歯部1歯中間欠損部に対するポンティックを含む，臼歯3歯ブリッジをいう。

(2) 高強度硬質レジンブリッジは以下のいずれかに該当する場合に算定する。

ア 上下顎両側の第二大臼歯が全て残存し，左右の咬合支持がある患者に対し，過度な咬合圧が加わらない場合等において，第二小臼歯の欠損に対して第一小臼歯及び第一大臼歯を支台歯とするブリッジに使用する場合

イ 歯科用金属を原因とする金属アレルギーを有する患者において，臼歯部1歯中間欠損に使用する場合（医科の保険医療機関又は医科歯科併設の医療機関の医師との連携の上で，診療情報提供（診療情報提供料の様式に準ずるもの）に基づく場合に限る。）。なお，⑤6⑥⑦のような場合においても，歯科医学的に適切と判断される場合は，高強度硬質レジンブリッジを算定しても差し支えない。

M017-2 高強度硬質レジンブリッジ（1装置につき） 2,800点
注 高強度硬質レジン及びグラスファイバーを用いてブリッジを製作し，装着した場合に限り算定する。

【高強度硬質レジンブリッジの保険医療材料料】
高強度硬質レジンブリッジ（1装置につき） 1,629点

(3) 高強度硬質レジンブリッジを装着する場合は，次により算定する。

ア 歯冠形成は原則として，失活歯に対して行い，この場合においては，M001歯冠形成の「2のロ」非金属冠並びにM001歯冠形成の「注1」及び「注8」の加算を算定する。
やむを得ず生活歯の歯冠形成を行う場合は，M001歯冠形成の「1のロ」非金属冠並びにM001「注1」及び「注5」の加算を算定する。

イ 印象採得を行った場合は，1装置につき，M003印象採得の「2のニの(1)」支台歯とポンティックの数の合計が5歯以下の場合を算定する。

ウ 装着した場合は，1装置につきM005装着の「2のイの(1)」支台歯とポンティックの数の合計が5歯以下の場合，M005装着の「注1」の加算及び特定保険医療材料料を算定する。

(4) 特定保険医療材料料は別に算定する。

M018 有床義歯
1 局部義歯（1床につき）
イ 1歯から4歯まで 624点

◇ 有床義歯について

(1) 歯の欠損状況や製作する義歯の形態にかかわらず，人工歯数に応じて算定する。

241

ロ	5歯から8歯まで	**767点**
ハ	9歯から11歯まで	**1,042点**
ニ	12歯から14歯まで	**1,502点**
2	総義歯（1顎につき）	**2,420点**

【有床義歯の保険医療材料料】

有床義歯

〔次の材料と人工歯料との合計により
算定する。〕

1	局部義歯（1床につき）	
(1)	1歯から4歯まで	**2点**
(2)	5歯から8歯まで	**3点**
(3)	9歯から11歯まで	**5点**
(4)	12歯から14歯まで	**7点**
2	総義歯（1顎につき）	**10点**

※ 人工歯料については，巻末の関係告
示「材料価格基準」参照。

(2) 欠損補綴に当たっての歯数の数え方は，欠損歯数によるものでは
なく，人工歯の数による。欠損歯が4歯であっても，人工歯の排列
上5歯となる場合は，その歯数は5歯とする。

(3) 局部義歯のうち12歯から14歯は，あくまで残存歯があり，局部義
歯として補綴を行った場合に限り算定する。なお，1床14歯の局部
義歯の場合もあり得る。

(4) 左側第二大臼歯から右側第二大臼歯が欠損している（欠損歯数14
歯）症例において，歯冠の一部が露出した状態の埋伏智歯が残存し
ている場合又は当然抜歯すべき症例のうち何らかの理由で抜歯不可
能な場合は，智歯と無関係に総義歯同様の義歯を製作したときは，
総義歯として算定する。

(5) 抜歯後1月を経過していなくても歯科医学的にみて適当であると
認められる場合に限り，義歯の製作は所定点数により算定する。

(6) 根管処置及びM010-4根面被覆が完了した残根上に必要があって
義歯の装着を行うことは認められる。ただし，高齢者で根管が閉鎖
して歯内療法が困難な場合等，やむを得ず残根歯に対して，歯内療
法及び根面被覆が完了できなかった場合に義歯を製作した場合は，
その理由を診療録に記載する。

(7) 残根上の義歯をやむを得ず製作するに際し，残根歯の歯内療法後
にM010-4根面被覆を行う場合は，それぞれの区分に従い算定する
こと。

(8) 残根歯を利用したアタッチメントを使用した有床義歯はM021-3
磁性アタッチメントを除き算定できない。

(9) 前歯部の間隙のみがある場合，これを有床義歯の隙により補綴す
ることは歯科医学的に適切でない。

(10) 小児義歯は原則として認められないが，後継永久歯が無く著しい
言語障害及び咀嚼障害を伴う先天性無歯症，象牙質形成不全症，象
牙質異形成症若しくはエナメル質形成不全症であって脆弱な乳歯の
早期崩壊又は後継永久歯の先天欠損を伴う場合，外胚葉異形成症，
低ホスファターゼ症，パピヨン・ルフェブル症候群及び先天性好中
球機能不全症その他の先天性疾患により後継永久歯が無い場合，外
傷や腫瘍等により歯が喪失した場合又はこれに準ずる状態であっ
て，小児義歯以外に咀嚼機能の改善・回復が困難な小児に対する小
児義歯の場合はこの限りでない。この場合において，小児義歯を算
定する場合は，診療録に小児義歯が必要となった疾患名を記載する。
なお，先天性疾患以外の疾患により後継永久歯がない場合に準ずる
状態であって，小児義歯以外に咀嚼機能の改善・回復が困難な小児
に対して小児義歯を適用する場合は，あらかじめ理由書，模型及び
エックス線フィルム又はその複製を地方厚生（支）局長に提出し，
保険適用の判断を求める。なお，模型の製作は基本診療料に含まれ
算定できないが，エックス線フィルム又はその複製は，E100歯，
歯周組織，顎骨，口腔軟組織及びE300フィルムにより算定する。
ただし，算定に当たっては，診療報酬明細書の摘要欄に算定の理由
を記載する。

(11) 模型上で抜歯後を推定して製作する即時義歯は認められるが，即
時義歯の仮床試適に係る費用は算定できない。ただし，即時義歯と
は長期的に使用できるものをいい，暫間義歯は算定できない。

(12) 有床義歯を1日で製作し装着することは，特殊な症例で歯科医学

的に適切な場合に限り算定する。ただし，常態として1～2日で製作し装着を行うものの，装着後の調整指導を実施しない保険医療機関は算定できない。

⒀　新たに有床義歯を製作する場合は，原則として前回有床義歯を製作した際の印象採得を算定した日から起算して6月を経過した以降に，新たに製作する有床義歯の印象採得を行うものとする。ただし，次に掲げる場合であって，新たに有床義歯を製作する場合はその限りではない。

ア　他の保険医療機関において，6月以内に有床義歯を製作していないことを患者に確認した場合

イ　遠隔地への転居のため通院が不能になった場合

ウ　急性の歯科疾患のため喪失歯数が異なった場合

エ　認知症を有する患者や要介護状態の患者について，義歯管理が困難なために有床義歯が使用できない状況（修理が困難な程度に破折した場合を含む。）となった場合

オ　その他特別な場合（災害又は事故等）

この場合において，新たに有床義歯を製作する理由を診療録に記載すること。なお，エ又はオの理由による場合は，該当する記号及び具体的な内容を診療報酬明細書の摘要欄に記載すること。

なお，「有床義歯の取扱いについて」（昭和56年5月29日保険発第44号）は，平成28年3月31日をもって廃止する。

M019　熱可塑性樹脂有床義歯

1	局部義歯（1床につき）	
イ	1歯から4歯まで	**624点**
ロ	5歯から8歯まで	**767点**
ハ	9歯から11歯まで	**1,042点**
ニ	12歯から14歯まで	**1,502点**
2	総義歯（1顎につき）	**2,500点**

【熱可塑性樹脂有床義歯の保険医療材料料】

熱可塑性樹脂有床義歯（1床につき）

〔次の材料料と人工歯料との合計により算定する。〕

熱可塑性樹脂有床義歯（1床につき）

37点

※　人工歯料については，巻末の関係告示「材料価格基準」参照。

◇　熱可塑性樹脂有床義歯について

⑴　熱可塑性樹脂有床義歯は，M018有床義歯の例により算定する。

⑵　歯の欠損状況や製作する義歯の形態にかかわらず，人工歯数に応じて所定点数を算定する。

M020　鋳造鉤（1個につき）

1	双子鉤	**260点**
2	二腕鉤	**240点**

【鋳造鉤の保険医療材料料】

鋳造鉤（1個につき）

1	14カラット金合金＊	
(1)	双子鉤	
イ	大・小臼歯	1,587点
ロ	犬歯・小臼歯	1,291点
(2)	二腕鉤（レストつき）	
イ	大臼歯	1,291点
ロ	犬歯・小臼歯	991点

◇　鋳造鉤について

⑴　14カラット金合金による鋳造鉤は2歯欠損までの有床義歯の場合に限り算定する。

⑵　保険医療材料料は，別に定める鋳造鉤の使用材料料により算定する。

⑶　ローチのバークラスプ及び鋳造によるバックアクション鉤は二腕鉤として算定し，2歯以上にわたるバークラスプは，双子鉤として算定する。

なお，保険医療材料料は，別に定める鋳造鉤の使用材料料の双子鉤の大・小臼歯により算定する。

M

補綴

欠損補綴

ハ　前歯（切歯）		763点
2　金銀パラジウム合金(金12%以上)＊		
（1）　双子鉤		
イ　大・小臼歯		943点
ロ　犬歯・小臼歯		737点
（2）　二腕鉤（レストつき）		
イ　大臼歯		647点
ロ　犬歯・小臼歯		563点
ハ　前歯（切歯）		522点
3　鋳造用コバルトクロム合金		5点

M021　線鉤（1個につき）

1　双子鉤	227点
2　二腕鉤（レストつき）	159点
3　レストのないもの	134点

【線鉤の保険医療材料料】

線鉤（1個につき）

1　不銹鋼及び特殊鋼	6点
2　14カラット金合金＊	
（1）　双子鉤	756点
（2）　二腕鉤（レストつき）	585点

M021-2　コンビネーション鉤（1個につき）

246点

【コンビネーション鉤の保険医療材料料】

コンビネーション鉤（1個につき）

1　鋳造鉤又はレストに金銀パラジウム合金（金12%以上），線鉤に不銹鋼及び特殊鋼を用いた場合＊

（1）　前歯	261点
（2）　犬歯・小臼歯	281点
（3）　大臼歯	323点

2　鋳造鉤又はレストに鋳造用コバルトクロム合金，線鉤に不銹鋼及び特殊鋼を用いた場合

（1）　前歯	30点
（2）　犬歯・小臼歯	30点
（3）　大臼歯	30点

M021-3　磁性アタッチメント（1個につき）

1　磁石構造体を用いる場合　　460点

2　キーパー付き根面板を用いる場合

550点

注　有床義歯（区分番号M018に掲げる有床義歯又は区分番号M019に掲げる熱可塑性樹脂有床義歯に限り，区分番号M030の2に掲げる軟質材料を用いる場合において義歯床用軟質裏装材を使用して床裏装を行った場合に係る有床義歯を除く。）に対して，磁性アタッチメントを装着し

◇　線鉤について

(1)　バックアクション鉤等に要する費用は，本区分の「1」双子鉤により算定する。

(2)　14カラット金合金による線鉤は2歯欠損までの有床義歯の場合に限り算定する。

(3)　レストつきの単純鉤（線鉤）を製作した場合において，当該装置に要する費用は，本区分の「2」二腕鉤（レストつき）により算定する。

(4)　レストのない単純鉤（線鉤）を製作した場合は，「3」レストのないものにより算定する。

◇　コンビネーション鉤について

(1)　コンビネーション鉤とは，二腕鉤にそれぞれ鋳造鉤と線鉤を組み合わせて製作したものをいう。

(2)　(1)にかかわらず，線鉤と鋳造レストを組み合わせて製作した場合，本区分により算定して差し支えない。

◇　磁性アタッチメントについて

(1)　磁性アタッチメントとは，磁石構造体とキーパーからなり，有床義歯を磁気吸引力により口腔内に維持する支台装置をいう。ただし，ダイレクトボンディング法（接着性レジンセメントを用いてキーパーをキーパーの装着されていないキーパー付き根面板に装着する方法をいう。）により製作されたキーパーを装着した根面板（以下「キーパー付き根面板」という。）を用いる場合に限る。なお，実施に当たっては，「磁性アタッチメントを支台装置とする有床義歯の診療に対する基本的な考え方」（令和3年8月日本歯科医学会）を参考とする。

(2)　「1」磁石構造体を用いる場合とは，磁性アタッチメントを使用することを目的とし，有床義歯に磁石構造体を装着する場合をいう。

た場合に限り算定する。

【磁性アタッチメントの保険医療材料料】

磁性アタッチメント（1個につき）

1	磁石構造体	**777点**
2	キーパー付き根面板	

　　（根面板の保険医療材料料（1歯
　　につき））＊
　　キーパー付き根面板を用いた場合
　　は次の材料料とキーパー料との合計
　　により算定する。

(1)	金銀パラジウム合金（金12%以上）	
	イ　大臼歯	**647点**
	ロ　小臼歯・前歯	**473点**
(2)	銀合金	
	イ　大臼歯	**41点**
	ロ　小臼歯・前歯	**31点**
	（キーパー）	
	1個につき	**233点**

M022　間接支台装置（1個につき）　　**111点**
　　注　保険医療材料料は，所定点数に含
　　　まれる。

M023　バー（1個につき）

1	鋳造バー	**458点**
2	屈曲バー	**268点**

　　注　鋳造バー又は屈曲バーに保持装置
　　　を装着した場合は，**62点**を所定点数
　　　に加算する。ただし，保険医療材料
　　　料は，所定点数に含まれる。

【バーの保険医療材料料】

バー（1個につき）

(3) 磁石構造体を有床義歯に対して，キーパー付き根面板と密接する
　ように装着した場合は，1個につき，所定点数を算定する。

(4) 「2」キーパー付き根面板を用いる場合とは，磁性アタッチメン
　トを使用することを目的とし，歯内療法により根の保存可能なもの
　に適切な保存処置の上，キーパー付き根面板を装着することをいう。

(5) キーパー付き根面板を装着するに当たっては次により算定する。
　ア　歯冠形成を行った場合は，1歯につき，M001歯冠形成の「3
　　のイ」単純なものを算定する。
　イ　印象採得を行った場合は，1歯につき，M003印象採得の「1
　　のイ」単純印象又はM003印象採得の「1のロ」連合印象を算定
　　する。
　ウ　装着した場合は，1個につきM005装着の「1」歯冠修復を算
　　定する。

(6) キーパーをキーパーの装着されていないキーパー付き根面板に装
　着する際の接着性レジンセメントの材料料は当該所定点数に含ま
　れ，別に算定できない。

(7) (6)の規定に関わらずキーパーが脱離した場合やMRI撮影の実施
　等必要があってキーパーを除去した後，再度新しいキーパーを，接
　着力を向上させるために表面処理を行いキーパーの装着されていな
　いキーパー付き根面板に装着する場合は，M005装着の「1」歯冠
　修復及びM005装着の「注2」の加算を準用し，接着性レジンセメ
　ントの材料料及び特定保険医療材料料を別に算定して差し支えない。

(8) 磁石構造体の脱離等で有床義歯の修理を行った場合は，M029有
　床義歯修理により算定する。

(9) 磁石構造体及びキーパーを使用した場合は，製品に付属している
　使用した材料の名称及びロット番号等を記載した文書（シール等）
　を保存して管理すること（診療録に貼付する等）。

(10) 特定保険医療材料料は別に算定する。

◇　間接支台装置について

(1) 本区分は，間接支台装置としてフック又はスパーを製作した場合
　に算定する。

(2) レストのみを製作した場合は，本区分により算定して差し支えな
　い。

(3) 欠損部から離れた歯に対して，M020鋳造鉤，M021線鉤又はM
　021-2コンビネーション鉤を製作した場合は，それぞれの該当する
　区分により算定する。

(4) 支台歯（鉤歯）1歯につき，支台装置（M020鋳造鉤，M021線鉤，
　M021-2コンビネーション鉤又は本区分）は1個に限り算定し，複
　数の支台装置を用いた場合は主たるものにより算定する。

◇　バーについて

(1) 「保持装置」とは，1歯欠損に相当する孤立した中間欠損部位を
　含む有床義歯において，鋳造バー又は屈曲バーと当該欠損部に用い
　る人工歯を連結するために使用される小連結子をいう。

(2) 鋳造バー又は屈曲バーに保持装置を装着した場合は，その使用個
　数に応じて算定する。

(3) 緩圧式バーは「1」鋳造バー又は「2」屈曲バーにより算定する。

(4) ケネディバーは「1」鋳造バーにより算定し，「1」鋳造バーに
　よるリンガルバーと併用した場合については，それぞれについて

1 鋳造バー
(1) 金銀パラジウム合金（金12%以上）＊ **1,511点**
(2) 鋳造用コバルトクロム合金 **18点**
2 屈曲バー
不銹鋼及び特殊鋼 **30点**

M024 削除
M025 口蓋補綴，顎補綴（1顎につき）
1 印象採得が困難なもの **1,500点**
2 印象採得が著しく困難なもの **4,000点**
注1 義歯を装着した口蓋補綴又は顎補綴は，所定点数に区分番号M018に掲げる有床義歯から区分番号M023に掲げるバー及び区分番号M026に掲げる補綴隙の所定点数を加算した点数とする。
2 保険医療材料料は，所定点数に含まれる。

「1」鋳造バーにより算定する。
(5) バー義歯が破損し，バーの取替えが必要な症例に限り新たなバーに要する費用は算定する。
また，有床義歯修理の際に，新たにバーを付与した場合も歯科医学上適切な場合に限り算定する。
(6) 有床義歯及び熱可塑性樹脂有床義歯の製作や床修理に際し，補強線を使用した場合の当該補強線に係る費用は，それぞれの所定点数に含まれ別に算定できない。
なお，補強線は，歯の欠損部，残存歯の植立状態，対咬関係，顎堤の形態及び粘膜の性状等を勘案し，義歯の破損防止のために使用するものをいう。

◇ 口蓋補綴，顎補綴について
(1) 本区分は次に掲げる装置を製作した場合に算定する。
ア 腫瘍，顎骨嚢胞等による顎骨切除に対する口蓋補綴装置又は顎補綴装置
イ オクルーザルランプを付与した口腔内装置
ウ 発音補整装置
エ 発音補助装置
オ ホッツ床
(2) 「2」印象採得が著しく困難なものとは，次の場合をいう。
ア 硬口蓋歯槽部の欠損範囲が半側を超える場合
イ 軟口蓋部の欠損が認められる場合
ウ 歯槽骨を超える下顎骨の辺縁切除を伴う場合であって，口腔粘膜のみでは創を閉鎖できないため皮弁されている場合又は下顎骨区域切除以上の下顎骨欠損が認められる場合
エ 口蓋補綴，顎補綴を行う場合であって，上下の切歯を有する場合の正中部における切歯間距離又は切歯を有しない場合の正中部における顎堤間距離が30mm未満の開口量である場合
(3) M018有床義歯又はM019熱可塑性樹脂有床義歯と(1)に示す装置を一体として新製した場合は，それぞれの所定点数を合算した点数により算定する。なお，この場合において，印象採得は本区分及び有床義歯に係る区分のそれぞれの所定点数を合算した点数により算定する。また，咬合採得は有床義歯に係る区分により，装着は本区分により算定する。ただし，本区分の「1」印象採得が困難なものに該当する装置と総義歯を一体として製作した場合の装着料は，M005装着の「2のロの(3)」総義歯により算定して差し支えない。旧義歯を修理，調整し製作した場合又は義歯を伴わない場合に，(1)に示す装置を製作した場合は本区分の製作に係る所定点数のみを算定する。
(4) 「(1)のア」腫瘍，顎骨嚢胞等による顎骨切除に対する口蓋補綴装置又は顎補綴装置とは，腫瘍，顎骨嚢胞等による顎骨切除を行った患者に対して構音，咀嚼及び嚥下機能の回復を目的に製作する装置をいう。なお，新製時に必要に応じてM030有床義歯内面適合法に用いる義歯床用軟質裏装材を用いて口蓋補綴又は顎補綴（義歯を伴う場合を含む。）を製作して差し支えない。この場合は，新製した口蓋補綴又は顎補綴の装着時に，M030有床義歯内面適合法の「2」軟質材料を用いる場合を「注2」の規定により別に算定して差し支

えない。また，口蓋補綴又は顎補綴の保険医療材料料とは別にM030有床義歯内面適合法の特定保険医療材料料を算定する。

(5) 「(1)のイ」オクルーザルランプを付与した口腔内装置とは，広範な顎骨切除に伴う顎間関係の変化によって生じた咬合不全に対して，新たな咬合関係を付与する目的で，顎骨切除を行った対顎に装着する装置（義歯に付与したものを含む。）をいう。当該装置は「1」印象採得が困難なものにより算定する。

(6) 「(1)のウ」発音補整装置とは口蓋裂等に起因する鼻咽腔閉鎖機能不全による言語療法のため鼻咽腔閉鎖機能改善を目的に製作する，いわゆるスピーチエイド等の装置（義歯に付与したものを含む。）をいう。

(7) 「(1)のエ」発音補助装置とは，舌の切除等の外科的療法を行った後の発音障害に対して，発音の補助を目的として製作する装置（義歯に付与したものを含む。）をいう。当該発音補助装置は「1」印象採得が困難なものにより算定する。

(8) 「(1)のオ」ホッツ床とはJ022顎・口蓋裂形成手術を実施する患者に対して必要があって製作する哺乳床をいう。当該装置を装着した場合は，「1」印象採得が困難なものにより，同一の患者に対して3回に限り算定する。ただし，印象採得，材料，装着等は，所定点数に含まれ別に算定できない。

(9) M025-2広範囲顎骨支持型補綴は，別に算定できない。

(10) 本区分により算定する装置の修理は1回につきM029有床義歯修理により算定する。

(11) 本区分により算定する装置の調整は1回につきH001-2歯科口腔リハビリテーション料1「3」その他の場合により算定する。

(12) 本区分を算定する場合は，(1)のアからオまでのいずれに該当するかを診療報酬明細書の摘要欄に記載すること。

M025-2 広範囲顎骨支持型補綴

1　ブリッジ形態のもの（3分の1顎につき）　**25,000点**

2　床義歯形態のもの（1顎につき）　**20,000点**

注1　区分番号J109に掲げる広範囲顎骨支持型装置埋入手術に係る施設基準に適合しているものとして地方厚生局長等に届け出た保険医療機関において，当該補綴に係る補綴物の印象採得から装着までの一連の行為を行う場合に，補綴治療を着手した日において算定する。

2　区分番号J109に掲げる広範囲顎骨支持型装置埋入手術の実施範囲が3分の1顎未満である場合は，1の所定点数の100分の50に相当する点数により算定する。

3　保険医療材料料（別に厚生労働大臣が定める特定保険医療材料を

◇　広範囲顎骨支持型補綴について

(1) J109広範囲顎骨支持型装置埋入手術後から当該装置の上部に装着されるブリッジ形態又は床義歯形態の補綴物が装着されるまでの一連の治療をいう。

(2) 「1」ブリッジ形態のものは，広範囲顎骨支持型補綴の補綴物の範囲に応じて算定する。

(3) 当該補綴物がブリッジ形態及び床義歯形態の両方の形態を持ち合わせた補綴物である場合は，主たる形態のものに応じて「1」ブリッジ形態のもの又は「2」床義歯形態のものにより算定する。

(4) 「注2」について，唇顎口蓋裂又は外胚葉異形成症等の先天性疾患等による顎堤形成不全の場合であって，骨移植等による顎骨の再建範囲が3分の1顎程度より狭い場合（1〜2歯程度の場合）においては，「1」ブリッジ形態のものの所定点数の100分の50に相当する点数により算定する。

(5) J109広範囲顎骨支持型装置埋入手術後，当該補綴に係る補綴物の印象採得から装着までの一連の行為は，当該技術料に含まれ，別に算定できない。

(6) 広範囲顎骨支持型補綴に係る補綴物の装着を行った日においては，患者に対して，当該補綴物の装着日，主治の歯科医師の氏名，保険医療機関名及び療養上必要な事項等を記載した文書を提供する。

M

補綴

その他の技術・修理

除く。）は，所定点数に含まれる。

（その他の技術）

M026 補綴隙（1個につき）　　　**65点**
　　注　保険医療材料料は，所定点数に含
　　　まれるものとする。
M027 削除
M028 削除

（修　理）

M029 有床義歯修理（1床につき）　**260点**
　　注1　新たに製作した有床義歯を装着
　　　した日から起算して6月以内に当
　　　該有床義歯の修理を行った場合
　　　は，所定点数の100分の50に相当
　　　する点数により算定する。
　　　2　保険医療材料料（人工歯料を除
　　　く。）は，所定点数に含まれる。
　　　3　別に厚生労働大臣が定める施設
　　　基準に適合しているものとして地
　　　方厚生局長等に届け出た保険医療
　　　機関において，患者の求めに応じ
　　　て，破損した有床義歯を預かった
　　　当日に修理を行い，当該義歯を装
　　　着した場合は，歯科技工加算1と
　　　して，1床につき**55点**を所定点数
　　　に加算する。
　　　4　別に厚生労働大臣が定める施設
　　　基準に適合しているものとして地
　　　方厚生局長等に届け出た保険医療
　　　機関において，患者の求めに応じ
　　　て，破損した有床義歯を預かって
　　　修理を行い，預かった日の翌日に
　　　当該義歯を装着した場合は，歯科
　　　技工加算2として，1床につき**35
　　　点**を所定点数に加算する。

(7)　M025口蓋補綴，顎補綴は，別に算定できない。
(8)　特定保険医療材料料は，スクリュー，アバットメント，アタッチ
　　メント及びシリンダーに限り，別に算定する。

◇　ろう着について
　　歯冠修復物及び欠損補綴物をろう着した場合は，当該歯冠修復物及
　び欠損補綴物の製作等に係る所定点数に含まれ別に算定できない。

◇　補綴隙について
　　レジン隙又は金属隙の使用が認められるが，いずれも補綴隙により
　算定する。なお，総義歯は算定できない。

◇　有床義歯修理について
(1)　有床義歯の修理は，人工歯数に関係なく所定点数により算定する。
　　この場合において，修理に伴って鉤を新たに製作したときは，その
　　鉤は，鉤の所定点数により算定する。
(2)　人工歯が脱落した際又は抜歯後に旧義歯の増歯を行う際に，新た
　　に人工歯を用いて有床義歯の修理を行った場合には，人工歯料を別
　　に算定して差し支えない。
(3)　破損した有床義歯を修理した後，新たに有床義歯を製作した場合
　　は，それぞれ所定点数により算定する。
(4)　総義歯又は9歯以上の局部義歯において，咬合高径を調整する目
　　的で人工歯の咬合面にレジンを添加し咬合の再形成を行った場合又
　　は当該義歯の床縁形態を修正する目的で当該義歯の床縁全周にわた
　　りレジンを追加し床延長する場合は，1回に限り所定点数により算
　　定する。
(5)　鉤歯の抜歯又は鉤の破損等のため不適合となった鉤を連結部から
　　切断又は除去した場合は，再製，修理又は床裏装を前提とした場合
　　に，I019歯冠修復物又は補綴物の除去「1」簡単なものを算定する。
　　なお，鉤を切断又は除去した部位の状況によって，義歯調整を行う
　　ことにより当該義歯をそのまま使用できる場合においては，I019
　　歯冠修復物又は補綴物の除去「1」簡単なものを算定して差し支え
　　ない。
(6)　磁石構造体が装着された有床義歯において，磁石構造体が脱離し
　　た際に，再度磁石構造体を有床義歯へ装着した場合には，所定点数
　　により算定する。
(7)　有床義歯修理算定に当たっては，修理内容の要点を診療録に記載
　　する。
(8)　「注3」及び「注4」に規定する加算は，当該加算に係る施設基
　　準に適合するものとして地方厚生（支）局長に届け出た保険医療機
　　関において，破損した有床義歯に係る診療を行い，修理のために患
　　者から当該有床義歯を預かった場合であって，当該患者の求めに応
　　じて，当該有床義歯を預かった日（以下「預かり日」という。）か
　　ら起算して2日以内において，当該保険医療機関内に配置されてい
　　る歯科技工士を活用して修理（新たに生じた欠損部位に対する有床

M030　有床義歯内面適合法
1　硬質材料を用いる場合
  イ　局部義歯（1床につき）
    (1)　1歯から4歯まで　　**216点**
    (2)　5歯から8歯まで　　**268点**
    (3)　9歯から11歯まで　　**370点**
    (4)　12歯から14歯まで　　**572点**
  ロ　総義歯（1顎につき）　　**790点**
2　軟質材料を用いる場合（1顎につき）　　**1,200点**
注1　2については，下顎総義歯又は区分番号M025に掲げる口蓋補綴，顎補綴に限る。
　2　新たに製作した有床義歯を装着した日から起算して6月以内に当該有床義歯の有床義歯内面適合法を行った場合は，所定点数の100分の50に相当する点数により算定する。
　3　1については，保険医療材料料（人工歯料を除く。）は，所定点数に含まれる。
　4　2については，別に厚生労働大臣が定める施設基準に適合しているものとして地方厚生局長等に届け出た保険医療機関において，患者の求めに応じて，有床義歯を預かった当日に間接法により有床義歯内面適合法を行い，当該義歯を装着した場合は，歯科技工加算1として，1顎につき**55点**を所定点数に加算する。
　5　2については，別に厚生労働大臣が定める施設基準に適合しているものとして地方厚生局長等に届け出た保険医療機関において，患者の求めに応じて，有床義歯を預かって，間接法により有床義歯内面適合法を行い，預かった日の翌日に当該義歯を装着した場合は，歯科技工加算2として，1顎につき**35点**を所定点数に加算する。

【有床義歯内面適合法の保険医療材料料】
軟質材料を用いる場合（1顎につき）
1　シリコーン系　　**166点**

義歯の増歯を含む。）を行い，装着した場合に所定点数に加算する。なお，当該加算の算定に当たっては，預かり日及び修理の内容を診療録に記載する。

◇　有床義歯内面適合法について
(1)　有床義歯内面適合法（有床義歯床裏装）は，アクリリック樹脂又は熱可塑性樹脂で製作された義歯床の粘膜面を一層削除し，新たに義歯床の床裏装を行った場合に当該義歯の人工歯数に応じ所定点数を算定する。
(2)　「2」軟質材料を用いる場合は，顎堤の吸収が著しい又は顎堤粘膜が菲薄である等，硬質材料による床裏装では症状の改善が困難である下顎総義歯患者又はM025口蓋補綴，顎補綴の(1)のアに規定する装置（義歯を伴う場合を含む。）による補綴を行い，有床義歯装着後，当該義歯不適合の患者に対して，義歯床用軟質裏装材を使用して間接法により床裏装を行った場合に算定する。ただし，M025口蓋補綴，顎補綴の(1)のアに規定する装置（義歯を伴う場合を含む。）による補綴を行い，有床義歯装着後，当該義歯不適合の患者に対して，義歯床用軟質裏装材を使用して直接法により床裏装を行った場合はこの限りではない。
　　なお，「2」軟質材料を用いる場合の算定に当たっては，顎堤吸収の状態，顎堤粘膜の状態等，症状の要点及び使用した材料名を診療録に記載する。
(3)　「2」軟質材料を用いる場合を算定した日の属する月から起算して6月以内は，I022有床義歯床下粘膜調整処置の算定はできない。
(4)　旧義歯において顎堤の吸収が著しい又は顎堤粘膜が菲薄である等により，「2」軟質材料を用いる場合を算定した患者に対して新たな有床義歯，口蓋補綴又は顎補綴を製作する場合において，引き続き軟質材料を用いることが必要な場合においては，新製時に義歯床用軟質裏装材を用いて総義歯，口蓋補綴又は顎補綴を製作して差し支えない。この場合において，新製有床義歯装着時に，当該区分を「注2」の規定により別に算定して差し支えない。また，有床義歯の特定保険医療材料料とは別に当該区分の特定保険医療材料料を算定する。
(5)　義歯が不適合で有床義歯を新たに製作することを前提に行った床裏装は，M029有床義歯修理の所定点数により算定する。
(6)　義歯破損に際し義歯修理のみにより当初の目的を達せられない場合であって，歯科医学的判断により，床裏装を行ったときは，有床義歯修理及び有床義歯内面適合法（有床義歯床裏装）の点数をそれぞれ算定する。ただし，同日に直接法により床裏装を行った場合の修理は，本区分の所定点数に含まれる。
(7)　床裏装に際しての印象採得料は，M003印象採得の「2のロ」連合印象により算定する。
(8)　M025の「口蓋補綴，顎補綴について」の(1)のアに規定する装置（義歯を伴う場合を含む。）による補綴を行い，有床義歯装着後，当該義歯不適合のため硬質材料を用いて床裏装を行った場合は，「1のロ」総義歯により算定する。
(9)　有床義歯の換床を行った場合は，本区分により算定する。
(10)　「注4」及び「注5」に規定する加算は，当該加算に係る施設基準に適合するものとして地方厚生（支）局長に届け出た保険医療機

M 補綴

特定保険医療材料料

2　アクリル系	**99点**

関において，不適合になった有床義歯に係る診療を行い，床裏装のために患者から当該有床義歯を預かった場合であって，当該患者の求めに応じて，預かり日から起算して2日以内において，当該保険医療機関内に配置されている歯科技工士を活用して床裏装を行い，装着した場合に所定点数に加算する。なお，当該加算の算定に当たっては，預かり日を診療録に記載する。

M031　削除
M032　削除
M033　削除
M034　歯冠補綴物修理（1歯につき）**70点**
　　注　保険医療材料料（人工歯料を除く。）は，所定点数に含まれる。

◇　歯冠補綴物修理について
(1)　前歯部のポンティックの修理は，本区分により算定する。
(2)　咬合面が金属であるレジン裏装を行った臼歯部ブリッジのポンティックにおいてレジン裏装が脱落し，これを即時重合レジンで修理した場合は本区分により算定する。
(3)　レジンジャケット冠の一部破損に対して，口腔内において即時硬化レジンで修理した場合は，本区分により算定する。
(4)　歯冠継続歯の修理は，本区分により算定する。
(5)　高強度硬質レジンブリッジの修理は，本区分により算定する。なお，この場合において，修理内容及び部位にかかわらず，3歯として算定する。

M035　削除
M036　削除
M037　削除
M038　削除
M039　削除
M040　削除
M041　広範囲顎骨支持型補綴物修理（1装置につき）　**1,200点**
　　注　保険医療材料料（別に厚生労働大臣が定める特定保険医療材料を除く。）は，所定点数に含まれる。

◇　広範囲顎骨支持型補綴物修理について
(1)　当該補綴物の修理は，M025-2広範囲顎骨支持型補綴に係る補綴物の装着を行った日の属する月の翌月以降に月1回に限り算定する。
(2)　広範囲顎骨支持型補綴物修理の算定に当たっては，修理内容の要点を診療録に記載する。なお，別の保険医療機関で装着された当該補綴物の修理を行った場合は，装着を実施した保険医療機関名及び装着時期について，患者からの情報等を踏まえ診療録に記載する。
(3)　特定保険医療材料料は，スクリュー，アバットメント，アタッチメント及びシリンダーに限り，別に算定する。

第2節　削除

第3節　特定保険医療材料料

区分
M100　特定保険医療材料　材料価格を10円で除して得た点数
　　注　使用した特定保険医療材料の材料価格は，別に厚生労働大臣が定める。

◇　特定保険医療材料とその材料価格は，巻末に掲載。

第13部　歯科矯正

通　則

　1　歯科矯正の費用は，特に規定する場合を除き，第1節の各区分の所定点数及び第2節に掲げる特定保険医療材料（別に厚生労働大臣が定める保険医療材料をいう。以下この部において同じ。）の所定点数を合算した点数により算定する。

　2　第13部に掲げられていない歯科矯正であって特殊なものの費用は，第13部に掲げられている歯科矯正のうちで最も近似する歯科矯正の各区分の所定点数により算定する。

◇　通則

⑴　歯科矯正は，別に厚生労働大臣が定める施設基準に適合しているものとして地方厚生（支）局長に届け出た保険医療機関において行う別に厚生労働大臣が定める疾患に起因した咬合異常，3歯以上の永久歯萌出不全に起因した咬合異常（埋伏歯開窓術を必要とするものに限る。）又は別に厚生労働大臣が定める施設基準に適合しているものとして地方厚生（支）局長に届け出た保険医療機関において行う顎変形症（顎離断等の手術を必要とするものに限る。）の手術の前後における療養に限り保険診療の対象とする。

⑵　歯科矯正は，第1節の各区分の「注」に「保険医療材料料は，所定点数に含まれる。」等と規定されている場合を除き，第1節の各区分の所定点数に第2節の特定保険医療材料料を合算して算定する。

⑶　N000歯科矯正診断料又はN001顎口腔機能診断料の算定に基づく診断を行った患者に限り，別に厚生労働大臣が定める疾患に起因した咬合異常又は別に厚生労働大臣が定める施設基準に適合しているものとして地方厚生（支）局長に届け出た保険医療機関において行う顎変形症（顎離断等の手術を必要とするものに限る。）の手術の前後における療養として歯科矯正を行うことができる。

⑷　印象採得，咬合採得及び装着は，それぞれの診療行為を行った日に算定する。

⑸　第13部に掲げられていない特殊な歯科矯正は，その都度当局に内議し，最も近似する歯科矯正として準用が通知された算定方法により算定する。

⑹　歯科矯正においては，患者が任意に診療を中止し，1月を経過した後，再び同一症状又は同一病名で当該保険医療機関に受診した場合は，A000初診料は算定できない。

⑺　別に厚生労働大臣が定める疾患とは，次のものをいう。

　①　唇顎口蓋裂

　②　ゴールデンハー症候群（鰓弓異常症を含む。）

　③　鎖骨頭蓋骨異形成

　④　トリーチャ・コリンズ症候群

　⑤　ピエール・ロバン症候群

　⑥　ダウン症候群

　⑦　ラッセル・シルバー症候群

　⑧　ターナー症候群

　⑨　ベックウィズ・ウイーデマン症候群

　⑩　顔面半側萎縮症

　⑪　先天性ミオパチー

　⑫　筋ジストロフィー

　⑬　脊髄性筋萎縮症

　⑭　顔面半側肥大症

　⑮　エリス・ヴァンクレベルド症候群

　⑯　軟骨形成不全症

　⑰　外胚葉異形成症

⑱　神経線維腫症
⑲　基底細胞母斑症候群
⑳　ヌーナン症候群
㉑　マルファン症候群
㉒　プラダー・ウィリー症候群
㉓　顔面裂（横顔裂，斜顔裂及び正中顔裂を含む。）
㉔　大理石骨病
㉕　色素失調症
㉖　口腔・顔面・指趾症候群
㉗　メビウス症候群
㉘　歌舞伎症候群
㉙　クリッペル・トレノネー・ウェーバー症候群
㉚　ウイリアムズ症候群
㉛　ビンダー症候群
㉜　スティックラー症候群
㉝　小舌症
㉞　頭蓋骨癒合症（クルーゾン症候群及び尖頭合指症を含む。）
㉟　骨形成不全症
㊱　フリーマン・シェルドン症候群
㊲　ルビンスタイン・ティビ症候群
㊳　染色体欠失症候群
㊴　ラーセン症候群
㊵　濃化異骨症
㊶　６歯以上の先天性部分無歯症
㊷　ＣＨＡＲＧＥ症候群
㊸　マーシャル症候群
㊹　成長ホルモン分泌不全性低身長症
㊺　ポリエックス症候群（XXX症候群，XXXX症候群及びXXXXX症候群を含む。）
㊻　リング18症候群
㊼　リンパ管腫
㊽　全前脳胞症
㊾　クラインフェルター症候群
㊿　偽性低アルドステロン症
(51)　ソトス症候群
(52)　グリコサミノグリカン代謝障害（ムコ多糖症）
(53)　線維性骨異形成症
(54)　スタージ・ウェーバ症候群
(55)　ケルビズム
(56)　偽性副甲状腺機能低下症
(57)　Ekman-Westborg-Julin症候群
(58)　常染色体重複症候群
(59)　巨大静脈奇形（頸部口腔咽頭びまん性病変）
(60)　毛髪・鼻・指節症候群（Tricho-Rhino-Phalangeal 症候群）
(61)　クリッペル・ファイル症候群（先天性頸椎癒合症）
(62)　アラジール症候群
(63)　高IgE症候群
(64)　エーラス・ダンロス症候群

㉕　ガードナー症候群（家族性大腸ポリポージス）

㉖　その他顎・口腔の先天異常

(8)　(7)の㉖のその他顎・口腔の先天異常とは，顎・口腔の奇形，変形を伴う先天性疾患であり，当該疾患に起因する咬合異常について，歯科矯正の必要性が認められる場合に，その都度当局に内議の上，歯科矯正の対象とすることができる。

(9)　別に厚生労働大臣が定める疾患に起因した咬合異常に対する歯科矯正の療養は，当該疾患に係る育成医療及び更生医療を担当する保険医療機関からの情報提供等に基づき連携して行われる。

第1節　歯科矯正料

区分

N000　歯科矯正診断料　　　　　1,500点

注1　別に厚生労働大臣が定める施設基準に適合しているものとして地方厚生局長等に届け出た保険医療機関において，治療計画書を作成し，患者に対し文書により提供した場合に算定する。

2　歯科矯正診断料は，歯科矯正を開始するとき，動的処置を開始するとき，マルチブラケット法を開始するとき，保定を開始するとき及び顎切除等の手術を実施するときに，それぞれ1回に限り算定する。

3　保険医療材料料は，所定点数に含まれる。

◇　歯科矯正診断料について

(1)　歯科矯正診断料は，厚生労働大臣が定める施設基準に適合しているものとして地方厚生（支）局長に届け出た保険医療機関において，歯科矯正を担当する専任の歯科医師（地方厚生（支）局長に届け出ている歯科医師に限る。以下同じ。）が歯科矯正診断を行った場合であって，次のいずれかに該当する場合に限り算定する。

ア　別に厚生労働大臣が定める疾患に起因した咬合異常が認められる場合であって，当該疾患の治療を行った医科の保険医療機関又は患者若しくはその家族からの情報及び資料により，当該患者が当該疾患を現に有することが確認された場合

イ　3歯以上の永久歯萌出不全（前歯及び小臼歯の永久歯のうち3歯以上の萌出不全である場合に限る。）に起因した咬合異常が認められる場合であって，歯科矯正を行う保険医療機関において，上下顎前歯及び小臼歯のうち3歯以上の骨性の埋伏永久歯（経時的な歯科パノラマエックス線等の撮影を含む経過観察で明らかに歯の移動が認められない永久歯）を有することが確認された場合

なお，「イ」に該当する場合においては，骨性の埋伏永久歯が隣接する永久歯の歯根吸収の原因になっている場合，歯軸等の異常により萌出困難な場合又は当該歯の歯根彎曲が生じる等の二次的障害を生じる場合に限り算定できる。

(2)　歯科矯正診断料は，別に厚生労働大臣が定める疾患に起因した咬合異常が認められる患者又は3歯以上の永久歯萌出不全に起因した咬合異常が認められる患者の口腔状態，顎骨の形態，成長及び発育等を分析するとともに，歯科矯正セファログラム，口腔内写真，顔面写真等の撮影を行い，これらの分析結果や評価等と過去に行った治療内容の評価と併せて可及的に長期的な予測を行った上で，治療計画書を作成し，患者又はその家族に対して，その内容について説明し，文書により提供した場合に算定する。なお，N003歯科矯正セファログラム及びN004模型調製は別に算定する。

(3)　別に厚生労働大臣が定める疾患に起因した咬合異常が認められる患者又は3歯以上の永久歯萌出不全に起因した咬合異常が認められる患者であって，顎切除等の手術を必要とする場合は，歯科矯正診断料に規定する別に厚生労働大臣が定める施設基準に適合しているものとして地方厚生（支）局長に届け出た保険医療機関で実施される歯科矯正を担当する歯科医師及び顎離断等の手術を担当する保険

N

矯正

医療機関の歯科医師又は医師の十分な連携の下に行う。

(4) 「注1」に規定する文書とは，次の内容を含むものをいう。

ア　全身性疾患の診断名，症状及び所見

イ　口腔領域の症状及び所見（咬合異常の分類，唇顎口蓋裂がある場合は裂型，口腔の生理的機能の状態等）・ヘルマンの咬合発育段階等の歯年齢等

ウ　歯科矯正の治療として採用すべき療法，開始時期及び療養上の指導内容等

エ　歯科矯正に関する医療を担当する保険医療機関名及び担当歯科医師の氏名

オ　顎離断等の手術を担当する保険医療機関名及び担当歯科医師又は担当医師の氏名（顎離断等の手術を行う場合に限る。）

(5) 患者又はその家族等に提供した文書の写しを診療録に添付する。

(6) 歯科矯正診断料を算定する場合は，診療録に，患者又はその家族等に提供した治療計画書の要点を記載する。

(7) 歯科矯正診断料を算定した後，「注2」に掲げる歯科矯正診断料を算定した日から起算して6月以内の場合並びにN003歯科矯正セファログラムに基づく分析及び歯列弓の分析を行わなかった場合は，歯科矯正診断料は，算定できない。

(8) 当該保険医療機関において歯科矯正相談を行い，N001-2歯科矯正相談料を算定した患者について，当該歯科矯正相談に当たって，E000写真診断の「1」単純撮影若しくは「2」特殊撮影又はE100歯，歯周組織，顎骨，口腔軟組織の「1」単純撮影若しくは「2」特殊撮影を算定した場合には，当該撮影料を算定した日から起算して3月以内に，歯科矯正診断を行うに当たってのE000写真診断の「1」単純撮影若しくは「2」特殊撮影又はE100歯，歯周組織，顎骨，口腔軟組織の「1」単純撮影若しくは「2」特殊撮影は別に算定できない。

(9) 歯科矯正診断料の算定に係る歯列矯正は，歯科矯正に関する医療を担当する保険医療機関及び別に厚生労働大臣が定める疾患に係る育成医療及び更生医療等当該疾患に係る手術等を担当する保険医療機関の歯科医師又は医師との十分な連携を図り行う。

(10) 6歯以上の先天性部分無歯症は，欠損している歯数に第三大臼歯は含めない。なお，当該疾患に伴う咬合異常の治療を開始する場合は，診療録に欠損している部位を記載する。

N001　顎口腔機能診断料　　　2,300点

注1　別に厚生労働大臣が定める施設基準に適合しているものとして地方厚生局長等に届け出た保険医療機関において，顎変形症に係る顎口腔機能診断を行い，治療計画書を顎離断等の手術を担当する保険医療機関と連携して作成し，患者に対し文書により提供した場合に算定する。

2　顎口腔機能診断料は，歯科矯正を開始するとき，動的処置を開始するとき，マルチブラケット法を

◇　顎口腔機能診断料について

(1) 別に厚生労働大臣が定める施設基準に適合しているものとして地方厚生（支）局長に届け出た保険医療機関において，歯科矯正を担当する専任の歯科医師が顎口腔機能診断を行った場合に限り算定する。

(2) 顎離断等の手術を必要とする顎変形症の患者（別に厚生労働大臣が定める疾患に起因して顎変形症を発症している場合及び3歯以上の永久歯萌出不全に起因した咬合異常が認められる患者を除く。）の口腔状態，顎骨の形態，成長及び発育等について，咀嚼筋筋電図，下顎運動等の検査，歯科矯正セファログラム，口腔内写真，顔面写真及び予測模型等による評価又は分析を行い，これらの結果と既に行った治療内容の評価を併せて可及的に長期的な予測を行った上で，治療計画書を作成し，患者又はその家族等に対して，その内容

開始するとき，顎離断等の手術を開始するとき及び保定を開始するときに，それぞれ1回に限り算定する。

3 区分番号N000に掲げる歯科矯正診断料の費用及び保険医療材料料は，所定点数に含まれる。

について説明し，文書により提供した場合に算定する。なお，N003歯科矯正セファログラム及びN004模型調製は別に算定する。

(3) 「注1」に規定する「文書」とは，次の内容を含むものをいう。

　ア 全身性疾患の診断名，症状及び所見

　イ 口腔領域の症状及び所見（咬合異常の分類，唇顎口蓋裂がある場合は裂型，口腔の生理的機能の状態，頭蓋に対する上下顎骨の相対的位置関係の分類等）・ヘルマンの咬合発育段階等の歯年齢等

　ウ 歯科矯正の治療として採用すべき療法，開始時期及び療養上の指導内容等

　エ 歯科矯正に関する医療を担当する保険医療機関及び顎離断等の手術を担当する保険医療機関が共同して作成した手術予定等年月日を含む治療計画書，計画策定及び変更年月日等

　オ 顎離断等の手術を担当する保険医療機関名及び担当歯科医師又は担当医師の氏名

　カ 歯科矯正に関する医療を担当する保険医療機関名，担当歯科医師の氏名等

(4) 患者又はその家族等に提供した文書の写しを診療録に添付する。

(5) 顎口腔機能診断料を算定する場合は，診療録に，患者又はその家族等に提供した治療計画書の要点を記載する。

(6) 顎口腔機能診断料を算定した後，「注2」に掲げる顎口腔機能診断料を算定した日から起算して6月以内の場合並びにN003歯科矯正セファログラムに基づく分析及び歯列弓の分析を行わなかった場合は，顎口腔機能診断料は算定できない。

(7) 当該保険医療機関において歯科矯正相談を行い，N001-2歯科矯正相談料を算定した患者について，当該歯科矯正相談に当たって，E000写真診断の「1」単純撮影若しくは「2」特殊撮影又はE100歯，歯周組織，顎骨，口腔軟組織の「1」単純撮影若しくは「2」特殊撮影を算定した場合には，当該撮影料を算定した日から起算して3月以内に，顎口腔機能診断を行うに当たってのE000写真診断の「1」単純撮影若しくは「2」特殊撮影又はE100歯，歯周組織，顎骨，口腔軟組織の「1」単純撮影若しくは「2」特殊撮影は別に算定できない。

(8) 顎口腔機能診断料の算定に係る歯科矯正及び顎離断等の手術は，別に厚生労働大臣が定める施設基準に適合しているものとして地方厚生（支）局長に届け出た保険医療機関で実施される歯科矯正を担当する歯科医師及び顎離断等の手術を担当する保険医療機関の歯科医師又は医師の十分な連携の下に行い，これら一連の治療に関する記録は，当該療養を担当するそれぞれの歯科医師又は医師において保管する。

N001-2 歯科矯正相談料

| 1 | 歯科矯正相談料1 | **420点** |
| 2 | 歯科矯正相談料2 | **420点** |

注1 1については，区分番号N000に掲げる歯科矯正診断料の注1又は区分番号N001に掲げる顎口腔機能診断料の注1に規定する施設基準に適合しているものとして地

◇ 歯科矯正相談料について

(1) 「1」歯科矯正相談料1については，N000歯科矯正診断料の注1又はN001顎口腔機能診断料の注1に規定する施設基準に適合しているものとして地方厚生（支）局長に届け出た保険医療機関において，歯科矯正を担当する専任の歯科医師が検査等を行い，第13部に掲げる歯科矯正の適応の可否について診断を行った場合に，当該年度に1回に限り算定する。

(2) 「2」歯科矯正相談料2については，N000歯科矯正診断料の注

方厚生局長等に届け出た保険医療機関において，第13部に掲げる歯科矯正の適応となる咬合異常又は顎変形症が疑われる患者に対し，歯・歯列の状態，咬合状態又は顎骨の形態等の分析及び診断を行い，当該患者に対し，診断結果等を文書により提供した場合に，年度に１回に限り算定する。

2　２については，区分番号Ｎ000に掲げる歯科矯正診断料の注１又は区分番号Ｎ001に掲げる顎口腔機能診断料の注１に規定する施設基準に適合しているものとして地方厚生局長等に届け出た保険医療機関以外の保険医療機関において，第13部に掲げる歯科矯正の適応となる咬合異常又は顎変形症が疑われる患者に対し，歯・歯列の状態，咬合状態又は顎骨の形態等の分析及び診断を行い，当該患者に対し，診断結果等を文書により提供した場合に，年度に１回に限り算定する。

3　区分番号Ｅ000の１に掲げる単純撮影若しくは２に掲げる特殊撮影又は区分番号Ｅ100の１に掲げる単純撮影若しくは２に掲げる特殊撮影は別に算定できる。

4　保険医療材料料は，所定点数に含まれる。

N002 歯科矯正管理料　　　240点

注１　区分番号Ｎ000に掲げる歯科矯正診断料の注１又は区分番号Ｎ001に掲げる顎口腔機能診断料の注１に規定する治療計画書に基づき，計画的な歯科矯正管理を継続して行った場合であって，当該保険医療機関において動的治療が開始された患者に対し，療養上必要な指導を行うとともに経過模型による歯の移動等の管理を行った上で，具体的な指導管理の内容について文書により提供したときに，区分番号Ａ000に掲げる初診料を算定した日の属する月の翌月以降月１回に限り算定する。

2　区分番号Ｂ000-4に掲げる歯科

１又はN001顎口腔機能診断料の注１に規定する施設基準に適合しているものとして地方厚生（支）局長に届け出た保険医療機関以外の保険医療機関において検査等を行い，第13部歯科矯正の適応の可否について診断を行った場合に当該年度に１回に限り算定する。

(3)　歯科矯正相談料は，学校保健安全法第13条第１項に規定する健康診断の結果より，別に厚生労働大臣が定める疾患に起因した咬合異常，３歯以上の永久歯萌出不全に起因した咬合異常又は顎離断等の手術を必要とする顎変形症が疑われる患者の口腔状態，顎骨の形態等について，歯科エックス線画像，口腔内写真，顔面写真等の撮影，スタディモデルの製作等を行い，これらの分析や評価を行った上で，患者又はその家族等に対して，その内容について説明し，文書により提供した場合に算定する。

(4)　「注１」及び「注２」に規定する文書とは，口腔領域の症状及び所見（咬合の状態，口腔の生理的機能の状態等）・ヘルマンの咬合発育段階等の歯年齢等の内容を含むものをいう。

(5)　歯科矯正相談料を算定した場合は，診療録に，健康診断の実施日，結果，学校名及び患者又はその家族等に説明した診断結果等の要点を記載する。

(6)　歯科矯正相談料を算定し，第13部歯科矯正に掲げる歯科矯正の適応とならないと診断された患者であって，咬合異常又は顎変形症以外の歯科疾患について継続的管理が必要な場合は，B000-4歯科疾患管理料を算定できる。なお，歯科矯正相談料を算定した日に咬合異常又は顎変形症以外の歯科疾患に係る継続的管理を開始する場合は，同日に算定して差し支えない。

◇　歯科矯正管理料について

(1)　「注１」に規定する「計画的な歯科矯正管理」とは，歯と顎の変化及び移動の把握並びにそれに基づく治療計画の点検及び修正をいう。

また，「注１」に規定する「経過模型による歯の移動等の管理」とは，経過模型を製作し，過去に製作した経過模型と対比し，歯の移動等を把握することをいう。

(2)　「注１」に規定する「療養上必要な指導」とは，N000歯科矯正診断料の「注１」又はN001顎口腔機能診断料の「注１」に規定する治療計画書に基づいた矯正装置の取扱い，口腔衛生，栄養，日常生活その他療養上必要な指導等をいう。

なお，療養上必要な指導を行った場合は，患者の症状の経過に応じて，既に行われた指導等の評価及びそれに基づいて行った指導の詳細な内容を診療録に記載する。

(3)　N000歯科矯正診断料の「注１」若しくはN001顎口腔機能診断料の「注１」に規定する治療計画書が作成されていない場合又は当該保険医療機関において歯科矯正の動的治療が行われていない場合

疾患管理料，区分番号B000-4-2に掲げる小児口腔機能管理料，区分番号B000-4-3に掲げる口腔機能管理料，区分番号B000-6に掲げる周術期等口腔機能管理料（Ⅰ），区分番号B000-7に掲げる周術期等口腔機能管理料（Ⅱ），区分番号B000-8に掲げる周術期等口腔機能管理料（Ⅲ），区分番号B000-9に掲げる周術期等口腔機能管理料（Ⅳ），区分番号B000-11に掲げる回復期等口腔機能管理料又は区分番号C001-3に掲げる歯科疾患在宅療養管理料を算定している患者に対して行った歯科矯正管理の費用は，別に算定できない。

3　保険医療材料料は，所定点数に含まれる。

N003 歯科矯正セファログラム（一連につき）　　　　　　　300点
注　保険医療材料料は，所定点数に含まれる。

N004 模型調製（1組につき）
1　平行模型　　　　　　　500点
2　予測模型　　　　　　　300点
注1　1については，歯科矯正を開始するとき，動的処置を開始するとき，マルチブラケット法を開始するとき，顎離断等の手術を開始するとき及び保定を開始するときに，それぞれ1回に限り算定する。
2　1について，顎態模型を調製した場合は，200点を所定点数に加算する。
3　2については，予測歯1歯につき60点を所定点数に加算する。
4　印象採得料，咬合採得料及び保険医療材料料は，所定点数に含まれる。

は，歯科矯正管理料は算定できない。
(4)　「注1」の「文書」とは，病名，症状，療養上必要な指導及び計画的な歯科矯正管理の状況（治療計画の策定及び変更年月日を含む。），保険医療機関名，当該管理を行った主治の歯科医師の氏名，顎切除，顎離断等の手術を必要とする療養を行う場合においては，当該手術を担当する保険医療機関名及び担当歯科医師又は担当医師の氏名等を記載したものをいう。
(5)　患者又はその家族等に提供した文書の写しを診療録に添付する。
(6)　歯科矯正管理料を算定する場合は，診療録に，患者又はその家族等に提供した文書の要点を記載する。
(7)　再診が電話等により行われた場合にあっては，歯科矯正管理料は算定できない。
(8)　歯科矯正管理を行った場合の説明等に使用した経過模型，口腔内写真，顔面写真等は，歯科矯正管理料に含まれ別に算定できない。
(9)　保定における保定装置の調整は，歯科矯正管理料に含まれる。

◇　歯科矯正セファログラムについて
(1)　「歯科矯正セファログラム」とは，焦点と被写体の中心及びフィルム面が常に一定の距離を保持し，かつ，エックス線の主線が両耳桿の延長線に対して，0度，90度又は45度に保てる規格の機器を用いて撮影したものをいう。
　　なお，常に一定の距離とは，個々の患者につき，焦点と被写体の中心及びフィルム面の距離が経年的に一定であることをいう。
(2)　「一連」とは，側貌，前後像，斜位像等の撮影を全て含むものをいう。
(3)　歯科矯正セファログラムに用いたフィルムに係る費用は，所定点数に含まれ別に算定できない。

◇　模型調製について
(1)　「平行模型」は，咬合平面が水平になるよう製作したときに，「顎態模型」は，眼耳平面を基準として顎顔面頭蓋との関係を明らかにした模型を製作したときに算定する。
(2)　「プラスターベース」は，平行模型及び顎態模型を一定の規格に維持した状態で長期にわたって保管する必要があるために用いる。プラスターベースの使用に係る費用は所定点数に含まれ別に算定できない。
(3)　平行模型は，歯科矯正を開始するとき，動的処置を開始するとき，マルチブラケット法を開始するとき，顎離断等の手術を開始するとき及び保定を開始するときに，それぞれ1回に限り算定する。
(4)　「予測模型」とは，歯及び顎の移動後の咬合状態の予測を模型上にあらわしたものをいう。
(5)　予測模型は，歯科矯正の治療においてダイナミックポジショナー及びスプリングリテーナーを製作した場合はそれぞれ1回算定する。なお，歯科矯正を開始するとき又は動的処置を開始するときは，いずれかについて1回に限り算定するものとし，顎離断等の手術を開始するときも1回に限り算定する。

N005 動的処置（1口腔1回につき）

1 動的処置の開始の日又はマルチブラケット法の開始の日から起算して2年以内に行った場合
　イ 同一月内の第1回目　　**250点**
　ロ 同一月内の第2回目以降 **100点**
2 動的処置の開始の日又はマルチブラケット法の開始の日から起算して2年を超えた後に行った場合
　イ 同一月内の第1回目　　**200点**
　ロ 同一月内の第2回目以降 **100点**
注 保険医療材料料は，所定点数に含まれる。

N006 印象採得（1装置につき）

1 マルチブラケット装置　　**40点**
2 その他の装置
　イ 印象採得が簡単なもの　**143点**
　ロ 印象採得が困難なもの　**265点**
　ハ 印象採得が著しく困難なもの
　　　　　　　　　　　　　　400点
注 保険医療材料料は，所定点数に含まれる。

(6) 製作した模型は，保定期間を含む一連の治療が終了した日の属する月の翌月の初日から起算して3年を保存期間とする。

◇ 動的処置について

(1) 「動的処置」とは，N000歯科矯正診断料の「注1」又はN001顎口腔機能診断料の「注1」に規定する治療計画書に基づき策定されたN008装着の「注1」又は「注3」に規定する力系に関するチャートに基づき，矯正装置に用いた主線，弾線，スクリュー等の調整並びに床の削除及び添加により，歯及び顎の移動・拡大等を計画的に行うものをいう。

(2) 動的処置は，N008装着の「1」装置を算定した場合においては，当該費用に含まれ別に算定できない。なお，保定装置の使用期間中においても算定できない。

(3) 同月内における装置の装着と日を異にして行った動的処置は，同月内の第1回目として取り扱う。

(4) 動的処置は，動的処置又はマルチブラケット法のそれぞれの開始の日から起算して，2年以内に行った場合は「1」動的処置の開始の日又はマルチブラケット法の開始の日から起算して2年以内に行った場合により，2年を超えた後に行った場合は「2」動的処置の開始の日又はマルチブラケット法の開始の日から起算して2年を超えた後に行った場合により算定する。

◇ 印象採得について

(1) 歯科矯正における印象採得は，床装置，アクチバトール（FKO）等装置ごとに算定する。

(2) 「マルチブラケット装置」の印象採得をステップⅠ，ステップⅡ，ステップⅢ及びステップⅣの各ステップにおいて行った場合は，各ステップにつき1回に限り算定する。

(3) 「2のイ」印象採得が簡単なものに該当するものは，先天性異常が軟組織に限局している場合をいう。

(4) 「2のロ」印象採得が困難なものに該当するものは，先天性異常が硬組織に及ぶ場合又は顎変形症の場合をいう。なお，硬組織に及ぶ場合とは，先天性異常として骨の欠損及び癒合不全，著しい顎の過成長又は劣成長を伴うものをいう。

(5) 「2のハ」印象採得が著しく困難なものに該当するものは，(4)に該当する場合であって前後若しくは側方の顎の狭窄を伴うため顎の拡大の必要がある場合又は残孔の状態にある場合をいう。

(6) リトラクター又はプロトラクターを製作するために顎顔面の採型を行った場合は，「2のハ」印象採得が著しく困難なものにより算定する。

(7) 双線弧線装置を使用して歯科矯正を行う場合の第1回目の装置の印象採得は本区分の「1」マルチブラケット装置を，装着はN008装着の「1のロ」固定式装置及び装置はN018マルチブラケット装置の「1のロ」4装置目以降の場合により算定するものとし，第2回目以降の装置はN018マルチブラケット装置の「1のロ」4装置目以降の場合のみを算定する。なお，N008装着の「注1」及び「注3」の加算は，各区分の算定要件を満たしている場合に算定する。

(8) N019保定装置の「7」フィクスドリテーナーを製作するに当たり，必要があって印象採得を行った場合は，N006印象採得の「1」マルチブラケット装置により算定する。

N007 咬合採得（1装置につき）
1 簡単なもの **70点**
2 困難なもの **140点**
3 構成咬合 **400点**
注 保険医療材料料は，所定点数に含まれる。

N008 装着
1 装置（1装置につき）
イ 可撤式装置 **300点**
ロ 固定式装置 **400点**
2 帯環（1個につき） **80点**
3 ダイレクトボンドブラケット（1個につき） **100点**
注1 1のイについて，矯正装置に必要なフォースシステムを行い，力系に関するチャートを作成し，患者に対してその内容について説明した場合は，**400点**を所定点数に加算する。
2 1のロについては，固定式装置の帯環及びダイレクトボンドブラケットの装着料を除く。
3 1のロについて，矯正装置に必要なフォースシステムを行い，力系に関するチャートを作成し，患者に対してその内容について説明した場合は，**400点**を所定点数に加算する。
4 3について，エナメルエッチング及びブラケットボンドに係る費用は，所定点数に含まれる。

【装着の保険医療材料料】
装着
1 帯環（1個につき）
(1) 歯科用合着・接着材料Ⅰ
イ レジン系
a 標準型 **17点**
b 自動練和型 **38点**
ロ グラスアイオノマー系
a 標準型 **10点**
b 自動練和型 **12点**
(2) 歯科用合着・接着材料Ⅱ **12点**
(3) 歯科用合着・接着材料Ⅲ **4点**

◇ 咬合採得について
(1) 歯科矯正における咬合採得は，床装置，アクチバトール（FKO）等装置ごとに算定する。
(2) マルチブラケット装置又はN019保定装置の「7」フィクスドリテーナーを製作する場合は，算定できない。
(3) 「2」困難なものに該当するものは，先天性異常が硬組織に及ぶ場合又は顎変形症の場合であって前後若しくは側方の顎の狭窄を伴うため顎の拡大の必要がある場合をいう。
(4) 「3」構成咬合とは，アクチバトール，ダイナミックポジショナーの製作のために筋の機能を賦活し，その装置が有効に働き得る咬合状態を採得するものをいう。

◇ 装着について
(1) 「1のイ」可撤式装置に該当するものは，患者が自由に着脱できる床装置，アクチバトール，リトラクター等である。
(2) 「1のロ」固定式装置に該当するものは，患者が自由に着脱できないリンガルアーチ，マルチブラケット装置，ポータータイプの拡大装置等である。
(3) 「装置」の装着料は，マルチブラケット装置を除き第1回目の装着時にのみ算定する。
(4) 「マルチブラケット装置」の装着料は，各ステップにつき1回に限り算定する。
(5) ポータータイプ又はスケレトンタイプの拡大装置に使用する「帯環」の装着に係る費用は，装置の装着に係る費用に含まれ別に算定できない。
(6) マルチブラケット装置の装着時の結紮に係る費用は，所定点数に含まれる。
(7) 「フォースシステム」とは，歯及び顎の移動に関して負荷する矯正力の計画を立てることをいい，「力系に関するチャート」とは，フォースシステムを基にした矯正装置の選択及び設計のチャートをいう。
(8) メタルリテーナーを除いた保定装置の製作に当たって，フォースシステムを行った場合であっても，フォースシステムは算定できない。
(9) 「注1」又は「注3」の加算を算定する場合は，診療録に，口腔内の状況，力系に関するチャート，治療装置の名称及び設計等を記載する。
(10) 歯科矯正用アンカースクリューの装着料は，N008-2植立に含まれる。
(11) N019保定装置の「7」フィクスドリテーナーの装着料は所定点数に含まれる。
(12) 埋伏歯開窓術に伴う牽引装置の装着料は，N014-2牽引装置に含まれる。

◇ 装着の保険医療材料料について
(1) 歯科用合着・接着材料Ⅰとは，定義通知（略）に規定するものであり，接着性レジンセメント及びグラスアイオノマー系レジンセメントをいう。
(2) 歯科用合着・接着材料Ⅱとは，定義通知（略）に規定するものであり，グラスアイオノマーセメント及びシアノアクリレート系セメ

N

2　ダイレクトボンドブラケット（1個につき）
　　ダイレクトボンド用ボンディング材料　　　　6点

N008-2　植立（1本につき）　　500点
【植立の保険医療材料料】
植立（1本につき）
　歯科矯正用アンカースクリュー
　　　　　　　　　　　　　　　378点

N009　撤去
1　帯環（1個につき）　　30点
2　ダイレクトボンドブラケット（1個につき）　　60点
3　歯科矯正用アンカースクリュー（1本につき）　　100点
注　保険医療材料料は，所定点数に含まれる。

N010　セパレイティング（1箇所につき）　　40点
注　保険医療材料料は，所定点数に含まれる。

N011　結紮（1顎1回につき）　　50点
注　結紮線の除去の費用及び保険医療材料料は，所定点数に含まれる。

（矯正装置）

N012　床装置（1装置につき）
1　簡単なもの　　1,500点
2　複雑なもの　　2,000点
【床装置の保険医療材料料】
床装置（1装置につき）　　15点
N012-2　スライディングプレート（1装置につき）　　1,500点
注　保険医療材料料は，所定点数に含

ントをいう。
(3)　歯科用合着・接着材料Ⅲとは，定義通知（略）に規定するものであり，歯科用燐酸亜鉛セメント，ハイボンド燐酸亜鉛セメント，カルボキシレートセメント，水硬性セメント及び仮着用セメントをいう。
◇　植立について
　植立は，N000歯科矯正診断料又はN001顎口腔機能診断料を算定した患者であって，歯科矯正用アンカースクリューを歯槽部又は口蓋に植立し，当該装置を固定源として，歯科矯正治療を実施した場合に算定する。なお，本規定に関わらず，当該診断料を算定する保険医療機関から診療情報提供料に定める様式に基づく依頼があった場合に限り，当該診断料を算定していなくても，依頼を受けた保険医療機関において実施した場合は，本区分を算定しても差し支えない。この場合において，当該診断料を算定し，診療情報提供を行った保険医療機関名を診療録に記載する。
◇　撤去について
(1)　ポータータイプの拡大装置の撤去は，同装置を最終的に撤去する場合に1回に限り帯環の数に応じて算定する。
(2)　「3」について，N000歯科矯正診断料又はN001顎口腔機能診断料を算定する保険医療機関から診療情報提供料に定める様式に基づく依頼があった場合に限り，当該診断料を算定していなくても依頼を受けた保険医療機関において実施した場合は，本区分を算定して差し支えない。
◇　セパレイティングについて
(1)　「セパレイティング」とは，帯環を調製装着するため，歯間を離開させることをいい，相隣接する2歯間の接触面を1か所として算定する。なお，これに使用した真鍮線等の撤去に要する費用は，所定点数に含まれ別に算定できない。
(2)　叢生（クラウディング）について，本通知の第13部通則3に規定する顎変形症又は通則7に規定する別に厚生労働大臣が定める疾患に起因した咬合異常の歯科矯正を行う際に歯の隣接面の削除（ディスキング）を行った場合は，I000-2咬合調整の「ホ」第13部歯科矯正に伴うディスキングの場合として，歯数に応じた各区分により算定する。
◇　マルチブラケット装置において結紮を行った場合にのみ算定する。

◇　床装置は，次により算定する。
(1)　「1」簡単なものは，顎の狭窄を伴わない場合に装着する装置について算定する。
(2)　「2」複雑なものは，前後若しくは側方の顎の狭窄を伴う場合又は残孔の状態にある場合に装着する装置について算定する。
◇　スライディングプレートについて
(1)　スライディングプレートとは，動的処置時における，外傷性咬合の予防，下顎歯列の保隙，永久歯の萌出量の調整又は咬合挙上を目

まれる。

N013 リトラクター（1装置につき）
　　　　　　　　　　　　　　　2,000点
　注　スライディングプレートを製作し
　　た場合は，1,500点（保険医療材料
　　料を含む。）を所定点数に加算する。
　　ただし，この場合において，区分番
　　号N012-2に掲げるスライディング
　　プレートは別に算定できない。
【リトラクターの保険医療材料料】
　リトラクター（1装置につき）　540点
N014 プロトラクター（1装置につき）
　　　　　　　　　　　　　　　2,000点
【プロトラクターの保険医療材料料】
　プロトラクター（1装置につき）
　　　　　　　　　　　　　　　1,224点
N014-2 牽引装置（1歯につき）　500点
　注1　区分番号J044-2に掲げる埋伏
　　歯開窓術を行った歯に対し牽引装
　　置を装着した場合に算定する。
　　2　区分番号N022に掲げるダイレ
　　クトボンドブラケットは所定点数
　　に含まれ別に算定できない。
　　3　保険医療材料料は，所定点数に
　　含まれる。
N015 拡大装置（1装置につき）2,500点
　注　スケレトンタイプの場合は，500
　　点を所定点数に加算する。
【拡大装置の保険医療材料料】
　拡大装置（1装置につき）
　　1　床拡大装置　　　　　　　80点
　　2　ポータータイプ（装着材料料との
　　合計により算定する。）　　　8点
　　3　スケレトンタイプ（装着材料料と
　　の合計により算定する。）　237点
N016 アクチバトール（FKO）（1装置
　　につき）　　　　　　　　　3,000点
【アクチバトール（FKO）の保険医療材
料料】
　アクチバトール（FKO）（1装置につき）
　　1　アクチバトール　　　　　14点
　　2　ダイナミックポジショナー　40点
N017 リンガルアーチ（1装置につき）
　　1　簡単なもの　　　　　　1,500点
　　2　複雑なもの　　　　　　2,500点
【リンガルアーチの保険医療材料料】

的として装着する装置である。
　(2)　印象採得，咬合採得，保険医療材料料は，所定点数に含まれ別に
　　算定できない。
◇　リトラクターについて
　(1)　本区分に該当するものは，マンディブラリトラクター及びマキシ
　　ラリリトラクターである。
　(2)　「注」の「スライディングプレート」の製作のために行う印象採
　　得，咬合採得及び保険医療材料料は，所定点数に含まれ別に算定で
　　きない。

◇　本区分に該当するものは，ホーンタイプ，フレームタイプ及びフェ
　イスボウタイプの装置である。

◇　牽引装置について
　　牽引装置は，N000歯科矯正診断料算定した患者であって，3歯以
　上の永久歯萌出不全に起因した咬合異常を認めるものについて，J
　044-2埋伏歯開窓術を行った歯に対して，当該装置を装着して埋伏永
　久歯を牽引して歯科矯正治療を実施する場合に算定する。なお，本規
　定にかかわらず，当該診断料を算定する保険医療機関と連携し，埋伏
　歯開窓術を担当する保険医療機関に限り，当該診断料を算定していな
　くても，本区分を算定して差し支えない。

◇　本区分に該当するものは，プレートタイプ，ポータータイプ，イン
　ナーボウタイプ及びスケレトンタイプの拡大装置である。

◇　本区分に該当するものは，アクチバトール及びダイナミックポジ
　ショナーである。

◇　リンガルアーチについて
　(1)　本区分に該当するものは，リンガルアーチ（舌側弧線装置）及び
　　レビアルアーチ（唇側弧線装置）である。
　(2)　リンガルアーチは，次により算定する。

N

矯正

リンガルアーチ（1装置につき）　224点

N018 マルチブラケット装置（1装置につき）
1　ステップⅠ
　イ　3装置目までの場合　　　600点
　ロ　4装置目以降の場合　　　250点
2　ステップⅡ
　イ　2装置目までの場合　　　800点
　ロ　3装置目以降の場合　　　250点
3　ステップⅢ
　イ　2装置目までの場合　1,000点
　ロ　3装置目以降の場合　　　300点
4　ステップⅣ
　イ　2装置目までの場合　1,200点
　ロ　3装置目以降の場合　　　300点
注　装着料は，ステップⅠ，ステップ
　Ⅱ，ステップⅢ及びステップⅣのそ
　れぞれ最初の1装置に限り算定す
　る。

【マルチブラケット装置の保険医療材料料】
マルチブラケット（1装置につき）
1　矯正用線（丸型）　　　　　11点
2　矯正用線（角型）　　　　　12点
3　矯正用線（特殊丸型）　　　19点
4　矯正用線（特殊角型）　　　23点
5　超弾性矯正用線（丸型及び角型）
　　　　　　　　　　　　　　27点

N019 保定装置（1装置につき）
1　プレートタイプリテーナー
　　　　　　　　　　　　　1,500点
2　メタルリテーナー　　　6,000点
3　スプリングリテーナー　1,500点
4　リンガルアーチ　　　　1,500点
5　リンガルバー　　　　　2,500点
6　ツースポジショナー　　3,000点
7　フィクスドリテーナー　1,000点
注1　1について，人工歯を使用して
　　製作した場合の費用は，所定点数
　　に含まれる。
　2　2について，鉤等の費用及び人
　　工歯を使用して製作した場合の費
　　用は，所定点数に含まれる。

ア　「1」簡単なものは，顎の狭窄を伴わない場合に装着する装置
　について算定する。
イ　「2」複雑なものは，前後若しくは側方の顎の狭窄を伴う場合
　又は残孔の状態にある場合に装着する装置について算定する。
(3) リンガルアーチにおいて，主線の前歯部分のみを再製作し，ろう
　着した場合は，N028床装置修理により算定する。

◇　マルチブラケット装置について
　次により算定する。
(1) 「マルチブラケット装置」とは，帯環及びダイレクトボンドブラ
　ケットを除いたアーチワイヤーをいう。
(2) ステップが進んだ場合は，前のステップに戻って算定できない。
(3) 「ステップⅠ」とは，レベリングを行うことをいう。
(4) 「ステップⅡ」とは，主として直径0.014〜0.016インチのワイヤー
　を用いた前歯部の歯科矯正又は犬歯のリトラクションを行うことを
　いう。
(5) 「ステップⅢ」とは，主として直径0.016〜0.018インチのワイヤー
　又は角ワイヤーを用いた側方歯部の歯科矯正を行うことをいう。
(6) 「ステップⅣ」とは，主として直径0.016〜0.018インチ若しくは
　それ以上のワイヤー又は角ワイヤーを用いた臼歯部の歯科矯正及び
　歯列弓全体の最終的な歯科矯正を行うことをいう。
(7) セクショナルアーチを行う場合の第1回目の装置の印象採得はN
　006印象採得の「1」マルチブラケット装置により，装着はN008装
　着の「1のロ」固定式装置及び装置は本区分の「1のロ」4装置目
　以降の場合に掲げる所定点数により算定するものとし，第2回目以
　降の装置は，本区分の「1のロ」4装置目以降の場合のみの算定と
　する。
　　なお，N008装着の「注1」及び「注3」の加算は，各区分の算
　定要件を満たしている場合に算定する。

◇　保定装置について
(1) 「保定装置」とは，動的処置の終了後，移動させた歯及び顎を一
　定期間同位置に保持する装置をいう。
(2) 動的処置に使用した矯正装置をそのまま保定装置として使用した
　場合は，保定装置は算定できない。
(3) 「メタルリテーナー」は，前後又は側方の顎の狭窄を伴うため顎
　の拡大を行った後の保定を維持する場合であって，メタルリテー
　ナーを使用する必要性がある場合に限って算定する。
(4) 「5」リンガルバーに該当するものは，リンガルバー及びパラタ
　ルバーを使用する装置である。
(5) インビジブルリテーナーは，プレートタイプリテーナーにより算
　定する。
(6) フィクスドリテーナーは，歯をワイヤー及びエナメルボンドシス
　テムにより固定結紮することをいう。なお，装着及び除去に係る費
　用は所定点数に含まれる。

【保定装置の保険医療材料料】

保定装置（1装置につき）

1	プレートタイプリテーナー	15点
2	メタルリテーナー	95点
3	スプリングリテーナー	6点
4	リンガルアーチ	224点
5	リンガルバー	
	不銹鋼及び特殊鋼	34点
6	ツースポジショナー	40点
7	フィクスドリテーナー	45点

⑺　「1」及び「2」の人工歯料は製作費用に含まれ別に算定できない。

N020　鉤（1個につき）

1	簡単なもの	90点
2	複雑なもの	160点

注　メタルリテーナーに使用した場合を除く。

◇　「2」複雑なものに該当するものは，アダムス鉤である。

【鉤の保険医療材料料】

鉤（1個につき）

1	簡単なもの	
	不銹鋼及び特殊鋼	4点
2	困難なもの	
	不銹鋼及び特殊鋼	7点

N021　帯環（1個につき）　　　200点

注　帯環製作のろう着の費用は，所定点数に含まれる。

◇　帯環製作の場合のろう着は，当該各区分の所定点数に含まれるが，帯環にチューブ，ブラケット等をろう着する場合は，N027矯正用ろう着により算定する。

【帯環の保険医療材料料】

帯環（1個につき）

1	帯環のみ	
⑴	切歯	16点
⑵	犬歯・臼歯	16点
2	ブラケット付帯環	
⑴	切歯	31点
⑵	犬歯・臼歯	31点
3	チューブ付帯環	
	臼歯	59点

N022　ダイレクトボンドブラケット（1個につき）　　　200点

【ダイレクトボンドブラケットの保険医療材料料】

ダイレクトボンド用ブラケット（1個につき）　　　30点

N023　フック（1個につき）　　　70点

注　ろう着の費用及び保険医療材料料は，所定点数に含まれる。

◇　本区分に該当するものは，リンガルボタン，クリーク，フック等であるが，チューブに付随していて新たなろう着の必要のないものは算定できない。

◇　弾線をリンガルアーチ等に用いるためにろう着を行った場合は，N027矯正用ろう着により算定する。

N024　弾線（1本につき）　　　160点

【弾線の保険医療材料料】

弾線（1本につき）　　　5点

N025　トルキングアーチ（1本につき）　　　350点

◇　トルキングアーチは，装着，結紮等は別に算定できない。

N

矯正

【トルキングアーチの保険医療材料料】
トルキングアーチ（1本につき）　**23点**

N026 附加装置（1箇所につき）
　　1　パワーチェイン　　　　　**20点**
　　2　コイルスプリング　　　　**20点**
　　3　ピグテイル　　　　　　　**20点**
　　4　アップライトスプリング　**40点**
　　5　エラスティクス　　　　　**20点**
　　6　超弾性コイルスプリング　**60点**
　　注　保険医療材料料は，所定点数に含
　　　まれる。

　◇　附加装置は，保険医療材料等（交換用のエラスティクスを含む。）を含む。

N027 矯正用ろう着（1箇所につき）**60点**
　　注　保険医療材料料は，所定点数に含
　　　まれる。

　◇　本区分に該当するものは，通常のろう着，自在ろう着及び電気熔接である。
　　なお，チューブ，ブラケット等を電気熔接する場合は，1個につき1箇所として算定する。

N028 床装置修理（1装置につき）　**234点**
　　注　保険医療材料料（人工歯料を除
　　　く。）は，所定点数に含まれる。

　◇　本区分に該当するものは，床装置の破損等であるが，床装置において動的処置の段階で床の添加を行う場合の床の添加に要する費用は，N005動的処置に含まれ別に算定できない。なお，印象採得及び咬合採得は所定点数に含まれる。

第2節　特定保険医療材料料

区分
N100 特定保険医療材料　材料価格を10円
　　　　　　　　　　　　　で除して得た点
　　　　　　　　　　　　　数
　　注　特定保険医療材料の材料価格は，
　　　別に厚生労働大臣が定める。

　◇　特定保険医療材料とその材料価格は，巻末に掲載。

第14部　病理診断

通　則

1　病理診断の費用は，各区分の所定点数により算定する。

2　第14部に掲げる病理診断・判断料以外の病理診断の費用の算定は，医科点数表の例による。

◇　通則

(1)　第14部に規定する病理診断以外の病理診断の算定は，医科点数表の例による。

(2)　保険医療機関間の連携により病理診断を行った場合は，標本若しくは検体（以下「標本等」という。）の送付側又はデジタル病理画像の送信側の保険医療機関においてＯ000口腔病理診断料を算定できる。なお，その際には，送付又は送信側の保険医療機関において，別紙様式４又はこれに準じた様式に診療情報等の必要事項を記載し，受取又は受信側の保険医療機関に交付するものであること。更に，病理標本の作製を衛生検査所に委託する場合には，衛生検査所にも当該事項を同様に交付すること。

　　また，Ｏ000の「注４」に規定する口腔病理診断管理加算１又は２については，標本等の受取側又はデジタル病理画像の受信側の保険医療機関において，口腔病理診断を専ら担当する常勤の歯科医師又は医師が病理診断を行い，標本等の送付側又は送信側の保険医療機関にその結果を文書により報告した場合に当該基準に係る区分に従い，送付側又は送信側の保険医療機関において所定点数に加算する。標本等の受取側又は受信側の保険医療機関における診断等に係る費用は，標本等の送付側又は送信側，標本等の受取側又は受信側の保険医療機関間における相互の合議に委ねるものとする。

(3)　保険医療機関間のデジタル病理画像の送受信及び受信側の保険医療機関における当該デジタル病理画像の観察による術中迅速病理組織標本作製を行った場合は，送信側の保険医療機関において医科点数表のＮ003術中迅速病理組織標本作製及びＯ000口腔病理診断料の「１」を算定できる。また，Ｏ000の「注４」に規定する口腔病理診断管理加算１又は２については，受信側の保険医療機関が，当該加算の施設基準に適合しているものとして地方厚生（支）局長に届け出た保険医療機関であり，当該保険医療機関において病理診断を専ら担当する常勤の歯科医師又は医師が病理診断を行い，送信側の保険医療機関にその結果を報告した場合に当該基準に係る区分に従い，所定点数に加算する。受信側の保険医療機関における診断等に係る費用は，受信側，送信側の保険医療機関間における相互の合議に委ねるものとする。

(4)　保険医療機関間のデジタル病理画像の送受信及び受信側の保険医療機関における当該デジタル病理画像の観察による迅速細胞診を行った場合は，送信側の保険医療機関において医科点数表のＮ003-2迅速細胞診及びＯ000病理診断料の「２」を算定できる。また，Ｏ000の「注４」に規定する口腔病理診断管理加算１又は２については，受信側の保険医療機関が，当該加算の施設基準に適合しているものとして地方厚生（支）局長に届け出た保険医療機関であり，当該保険医療機関において病理診断を専ら担当する常勤の歯科医師又は医師が病理診断を行い，送信側の保険医療機関にその結果を報告した場合に当該基準に係る区分に従い，所定点数に加算する。受信側の保険医療機関における診断等に係る費用は，受信側，送信側

O

病理

区分

O 000　口腔病理診断料（歯科診療に係るものに限る。）

1	組織診断料	**520点**
2	細胞診断料	**200点**

注1　1については，病理診断を専ら担当する歯科医師又は医師が勤務する病院又は病理診断を専ら担当する常勤の歯科医師若しくは医師が勤務する診療所である保険医療機関において，医科点数表の区分番号N 000に掲げる病理組織標本作製，医科点数表の区分番号N 001に掲げる電子顕微鏡病理組織標本作製，医科点数表の区分番号N 002に掲げる免疫染色（免疫抗体法）病理組織標本作製若しくは医科点数表の区分番号N 003に掲げる術中迅速病理組織標本作製により作製された組織標本（医科点数表の区分番号N 000に掲げる病理組織標本作製又は医科点数表の区分番号N 002に掲げる免疫染色（免疫抗体法）病理組織標本作製により作製された組織標本のデジタル病理画像を含む。）に基づく診断を行った場合又は当該保険医療機関以外の保険医療機関で作製された組織標本（当該保険医療機関以外の保険医療機関で医科点数表の区分番号N 000に掲げる病理組織標本作製又は医科点数表の区分番号N 002に掲げる免疫染色（免疫抗体法）病理組織標本作製により作製された組織標本のデジタル病理画像を含む。）に基づく診断を行った場合に，これらの診断の別又は回数にかかわらず，月1回に限り算定する。

　　2　2については，病理診断を専ら担当する歯科医師又は医師が勤務

の保険医療機関間における相互の合議に委ねるものとする。

(5)　デジタル病理画像に基づく病理診断については，デジタル病理画像の作成，観察及び送受信を行うにつき十分な装置・機器を用いた上で観察及び診断を行った場合に算定できる。なお，デジタル病理画像に基づく病理診断を行うに当たっては，関係学会による指針を参考とすること。

◇　口腔病理診断料について

(1)　口腔病理診断料を算定する保険医療機関は，病理診断を専ら担当する歯科医師若しくは医師が勤務する病院又は病理診断を専ら担当する常勤の歯科医師若しくは医師が勤務する診療所である。

(2)　当該保険医療機関以外に勤務する病理診断を行う歯科医師又は医師が，当該保険医療機関に出向いて病理診断を行った場合等，当該保険医療機関における勤務の実態がない場合においては，口腔病理診断料は算定できない。

(3)　当該保険医療機関において，当該保険医療機関以外の保険医療機関（衛生検査所等を含む。）で作製した病理標本につき診断を行った場合は，月1回に限り算定する。なお，患者が当該傷病につき当該保険医療機関を受診していない場合は，療養の給付の対象とならない。

(4)　「注5」に規定する悪性腫瘍病理組織標本加算は，原発性悪性腫瘍に対してJ 039上顎骨悪性腫瘍手術，J 042下顎骨悪性腫瘍手術又はJ 104-2皮膚悪性腫瘍切除術の「1」広汎切除を実施し，当該手術の検体から作製された病理組織標本に基づき病理診断を行った場合に算定する。

する病院又は病理診断を専ら担当する常勤の歯科医師若しくは医師が勤務する診療所である保険医療機関において，医科点数表の区分番号N003-2に掲げる迅速細胞診，医科点数表の区分番号N004に掲げる細胞診の2により作製された標本に基づく診断を行った場合又は当該保険医療機関以外の保険医療機関で作製された標本に基づく診断を行った場合に，これらの診断の別又は回数にかかわらず，月1回に限り算定する。

3　当該保険医療機関以外の保険医療機関で作製された標本に基づき診断を行った場合は，医科点数表の区分番号N000からN004までに掲げる病理標本作製料は別に算定できない。

4　口腔病理診断管理に関する別に厚生労働大臣が定める施設基準に適合しているものとして地方厚生局長等に届け出た保険医療機関において，口腔病理診断を専ら担当する常勤の歯科医師又は医師が病理診断を行い，その結果を文書により報告した場合は，当該基準に係る区分に従い，次に掲げる点数を所定点数に加算する。

イ　口腔病理診断管理加算1
　(1)　組織診断を行った場合
120点
　(2)　細胞診断を行った場合
60点
ロ　口腔病理診断管理加算2
　(1)　組織診断を行った場合
320点
　(2)　細胞診断を行った場合
160点

5　1については，別に厚生労働大臣が定める施設基準に適合しているものとして地方厚生局長等に届け出た保険医療機関において，悪性腫瘍に係る手術の検体から医科点数表の区分番号N000に掲げる病理組織標本作製の1又は医科点数表の区分番号N002に掲げる免疫染色（免疫抗体法）病理組織標

本作製により作製された組織標本
に基づく診断を行った場合は，悪
性腫瘍病理組織標本加算として，
150点を所定点数に加算する。

O 001　口腔病理判断料（歯科診療に係るも
　　　のに限る。）　　　　　　　**130点**

　　注1　行われた病理標本作製の種類又
　　　　　は回数にかかわらず，月1回に限
　　　　　り算定する。

　　　2　区分番号O 000に掲げる口腔病
　　　　　理診断料を算定した場合は，算定
　　　　　できない。

第15部　その他

通　則
1　処遇の費用は，第1節若しくは第2節の各区分の所定点数のみにより，又は第1節及び第2節の各区分の所定点数を合算した点数により算定する。
2　処遇改善に当たって，歯科診療及び歯科診療以外の診療を併せて行う保険医療機関にあっては，歯科診療及び歯科診療以外の診療につき，それぞれ別に第2節（入院ベースアップ評価料を除く。）の各区分に掲げるベースアップ評価料を算定する。

◇　通則
(1)　その他の費用は，第1節看護職員処遇改善評価料若しくは第2節ベースアップ評価料の各区分の所定点数のみにより，又は第1節看護職員処遇改善評価料及び第2節ベースアップ評価料の各区分の所定点数を合算した点数により算定する。
(2)　医科歯科併設の保険医療機関において，医科診療に属する診療科に係る傷病につき入院中の患者が歯又は口腔の疾患のために歯科において初診若しくは再診を受けた場合，又は歯科診療に係る傷病につき入院中の患者が他の傷病により医科診療に属する診療科において初診若しくは再診を受けた場合等，医科診療と歯科診療の両者にまたがる場合は，それぞれの診療科においてベースアップ評価料（Ⅰ）若しくはベースアップ評価料（Ⅱ）又は歯科外来ベースアップ評価料（Ⅰ）若しくは歯科外来ベースアップ評価料（Ⅱ）（以下「ベースアップ評価料」という。）を算定することができる。ただし，同一の傷病又は互いに関連のある傷病により，医科と歯科を併せて受診した場合には，主たる診療科においてのみベースアップ評価料を算定する。

第1節　看護職員処遇改善評価料

区分
P000　看護職員処遇改善評価料
　　注　医科点数表の区分番号O000に掲げる看護職員処遇改善評価料の注に規定する別に厚生労働大臣が定める施設基準に適合しているものとして地方厚生局長等に届け出た保険医療機関に入院している患者であって，第1章第2部第1節の入院基本料（特別入院基本料等を含む。），同部第3節の特定入院料又は同部第4節の短期滞在手術等基本料（短期滞在手術等基本料1を除く。）を算定しているものについて，医科点数表の区分番号O000に掲げる看護職員処遇改善評価料の例により算定する。

◇　看護職員処遇改善評価料について
　看護職員処遇改善評価料は，地域で新型コロナウイルス感染症に係る医療など一定の役割を担う保険医療機関に勤務する保健師，助産師，看護師及び准看護師の賃金を改善するための措置を実施することを評価したものであり，第1章第2部第1節入院基本料，第3節特定入院料又は第4節短期滞在手術等基本料（医科の「A400」の例により算定する短期滞在手術等基本料1を除く。）を算定している患者について，1日につき1回に限り算定できる。

第2節　ベースアップ評価料

区分
P100　歯科外来・在宅ベースアップ評価料（Ⅰ）（1日につき）
　　1　初診時　　　　　　　　　10点
　　2　再診時等　　　　　　　　2点

◇　歯科外来・在宅ベースアップ評価料（Ⅰ）について
(1)　歯科外来・在宅ベースアップ評価料（Ⅰ）は，当該保険医療機関に勤務する主として歯科医療に従事する職員（医師及び歯科医師を除く。以下「対象職員」という。以下この節において同じ。）の賃

3　歯科訪問診療時
　イ　同一建物居住者以外の場合

41点

　ロ　同一建物居住者の場合　**10点**

注1　1については，主として歯科医療に従事する職員（医師及び歯科医師を除く。以下この節において同じ。）の賃金の改善を図る体制につき別に厚生労働大臣が定める施設基準に適合しているものとして地方厚生局長等に届け出た保険医療機関において，入院中の患者以外の患者に対して初診を行った場合に，所定点数を算定する。

2　2については，主として歯科医療に従事する職員の賃金の改善を図る体制につき別に厚生労働大臣が定める施設基準に適合しているものとして地方厚生局長等に届け出た保険医療機関において，入院中の患者以外の患者に対して再診又は短期滞在手術等基本料1を算定すべき手術又は検査を行った場合に，所定点数を算定する。

3　3のイについては，主として歯科医療に従事する職員の賃金の改善を図る体制につき別に厚生労働大臣が定める施設基準に適合しているものとして地方厚生局長等に届け出た保険医療機関において，在宅等において療養を行っている患者（当該患者と同一の建物に居住する他の患者に対して当該保険医療機関が同一日に歯科訪問診療を行う場合の当該患者（以下この区分番号において「同一建物居住者」という。）を除く。）であって通院が困難なものに対して，当該患者が居住する建物の屋内において，次のいずれかに該当する歯科訪問診療を行った場合に算定する。
　イ　患者の求めに応じた歯科訪問診療
　ロ　歯科訪問診療に基づき継続的な歯科診療が必要と認められた患者に対する当該患者の同意を得た歯科訪問診療

4　3のロについては，主として歯

金の改善を実施することについて評価したものであり，別に厚生労働大臣が定める施設基準を満たす保険医療機関を受診した患者に対して初診，再診，歯科訪問診療（この節において「初診等」という。）を行った場合に算定できるものである。

(2)　歯科外来・在宅ベースアップ評価料（Ⅰ）の「1」については，A000初診料を算定した日に限り，1日につき1回算定できる。

(3)　歯科外来・在宅ベースアップ評価料（Ⅰ）の「2」については，A002再診料，B004-1-6外来リハビリテーション診療料，B004-1-7外来放射線照射診療料又はB004-1-8外来腫瘍化学療法診療料を算定した日に限り，1日につき1回算定できる。

(4)　歯科外来・在宅ベースアップ評価料（Ⅰ）の「3」の「イ」については，C000歯科訪問診療料の「1」歯科訪問診療1（注15又は注19に掲げる点数を算定する場合及びC000歯科訪問診療料の(8)の規定により同一の患家において2人以上3人以下の患者の診療を行った場合において「1」歯科訪問診療1を算定する場合を除く。）を算定した日に限り，1日につき1回算定できる。

(5)　歯科外来・在宅ベースアップ評価料（Ⅰ）の「3」の「ロ」については，C000歯科訪問診療料の「1」歯科訪問診療1（注15又は注19に掲げる点数を算定する場合及びC000歯科訪問診療料の(8)の規定により同一の患家において2人以上3人以下の患者の診療を行った場合において「1」歯科訪問診療1を算定する場合に限る。）又は「2」歯科訪問診療2，「3」歯科訪問診療3，「4」歯科訪問診療4若しくは「5」歯科訪問診療5（注15又は注19に掲げる点数を算定する場合を含む。）を算定した日に限り，1日につき1回算定できる。

科医療に従事する職員の賃金の改善を図る体制につき別に厚生労働大臣が定める施設基準に適合しているものとして地方厚生局長等に届け出た保険医療機関において，在宅等において療養を行っている患者（同一建物居住者に限る。）であって通院が困難なものに対して，当該患者が居住する建物の屋内において，当該保険医療機関が，次のいずれかに該当する歯科訪問診療を行った場合に算定する。

　イ　患者の求めに応じた歯科訪問診療

　ロ　歯科訪問診療に基づき継続的な歯科診療が必要と認められた患者に対する当該患者の同意を得た歯科訪問診療

P 101 歯科外来・在宅ベースアップ評価料（II）（1日につき）

1　歯科外来・在宅ベースアップ評価料（II）1
　イ　初診又は歯科訪問診療を行った場合　　　　　　　　　　8点
　ロ　再診時等　　　　　　　1点

2　歯科外来・在宅ベースアップ評価料（II）2
　イ　初診又は歯科訪問診療を行った場合　　　　　　　　　16点
　ロ　再診時等　　　　　　　2点

3　歯科外来・在宅ベースアップ評価料（II）3
　イ　初診又は歯科訪問診療を行った場合　　　　　　　　　24点
　ロ　再診時等　　　　　　　3点

4　歯科外来・在宅ベースアップ評価料（II）4
　イ　初診又は歯科訪問診療を行った場合　　　　　　　　　32点
　ロ　再診時等　　　　　　　4点

5　歯科外来・在宅ベースアップ評価料（II）5
　イ　初診又は歯科訪問診療を行った場合　　　　　　　　　40点
　ロ　再診時等　　　　　　　5点

6　歯科外来・在宅ベースアップ評価料（II）6
　イ　初診又は歯科訪問診療を行った

◇　歯科外来・在宅ベースアップ評価料（II）について

(1)　歯科外来・在宅ベースアップ評価料（II）は，当該保険医療機関が勤務する対象職員の賃金のさらなる改善を必要とする場合において，賃金の改善を実施することについて評価したものであり，別に厚生労働大臣が定める施設基準を満たす保険医療機関を受診した患者に対して初診等を行った場合に算定できる。

(2)　「イ」の「初診又は歯科訪問診療を行った場合」については，P100歯科外来・在宅ベースアップ評価料（I）の「1」若しくは「3」を算定した場合に，1日につき1回に限り算定できる。

(3)　「ロ」の「再診時等」については，P100歯科外来・在宅ベースアップ評価料（I）の「2」を算定した場合に，1日につき1回に限り算定できる。

1

　　　場合　　　　　　　　48点
　ロ　再診時等　　　　　　6点
7　歯科外来・在宅ベースアップ評価料（Ⅱ）7
　イ　初診又は歯科訪問診療を行った場合　　　　　　56点
　ロ　再診時等　　　　　　7点
8　歯科外来・在宅ベースアップ評価料（Ⅱ）8
　イ　初診又は歯科訪問診療を行った場合　　　　　　64点
　ロ　再診時等　　　　　　8点

注1　主として歯科医療に従事する職員の賃金の改善を図る体制につき別に厚生労働大臣が定める施設基準に適合しているものとして地方厚生局長等に届け出た保険医療機関において，入院中の患者以外の患者に対して診療を行った場合に，当該基準に係る区分に従い，それぞれ所定点数を算定する。
　2　1のイ，2のイ，3のイ，4のイ，5のイ，6のイ，7のイ又は8のイについては，歯科外来・在宅ベースアップ評価料（Ⅰ）の1又は3を算定する患者に対して診療を行った場合に算定する。
　3　1のロ，2のロ，3のロ，4のロ，5のロ，6のロ，7のロ又は8のロについては，歯科外来・在宅ベースアップ評価料（Ⅰ）の2を算定する患者に対して診療を行った場合に算定する。

P 102　入院ベースアップ評価料（1日につき）
1　入院ベースアップ評価料1　　1点
2　入院ベースアップ評価料2　　2点
3　入院ベースアップ評価料3　　3点
4　入院ベースアップ評価料4　　4点
5　入院ベースアップ評価料5　　5点
6　入院ベースアップ評価料6　　6点
7　入院ベースアップ評価料7　　7点
8　入院ベースアップ評価料8　　8点
9　入院ベースアップ評価料9　　9点
10　入院ベースアップ評価料10　10点
11　入院ベースアップ評価料11　11点
12　入院ベースアップ評価料12　12点
13　入院ベースアップ評価料13　13点

◇　入院ベースアップ評価料について
　入院ベースアップ評価料は，当該保険医療機関に勤務する対象職員の賃金の改善を実施することについて評価したものであり，第1章第2部第1節入院基本料，第3節特定入院料又は第4節短期滞在手術等基本料（医科の「A400」の例により算定する「1」短期滞在手術等基本料1を除く。）を算定した日において，1日につき1回に限り算定できる。

14	入院ベースアップ評価料14	14点
15	入院ベースアップ評価料15	15点
16	入院ベースアップ評価料16	16点
17	入院ベースアップ評価料17	17点
18	入院ベースアップ評価料18	18点
19	入院ベースアップ評価料19	19点
20	入院ベースアップ評価料20	20点
21	入院ベースアップ評価料21	21点
22	入院ベースアップ評価料22	22点
23	入院ベースアップ評価料23	23点
24	入院ベースアップ評価料24	24点
25	入院ベースアップ評価料25	25点
26	入院ベースアップ評価料26	26点
27	入院ベースアップ評価料27	27点
28	入院ベースアップ評価料28	28点
29	入院ベースアップ評価料29	29点
30	入院ベースアップ評価料30	30点
31	入院ベースアップ評価料31	31点
32	入院ベースアップ評価料32	32点
33	入院ベースアップ評価料33	33点
34	入院ベースアップ評価料34	34点
35	入院ベースアップ評価料35	35点
36	入院ベースアップ評価料36	36点
37	入院ベースアップ評価料37	37点
38	入院ベースアップ評価料38	38点
39	入院ベースアップ評価料39	39点
40	入院ベースアップ評価料40	40点
41	入院ベースアップ評価料41	41点
42	入院ベースアップ評価料42	42点
43	入院ベースアップ評価料43	43点
44	入院ベースアップ評価料44	44点
45	入院ベースアップ評価料45	45点
46	入院ベースアップ評価料46	46点
47	入院ベースアップ評価料47	47点
48	入院ベースアップ評価料48	48点
49	入院ベースアップ評価料49	49点
50	入院ベースアップ評価料50	50点
51	入院ベースアップ評価料51	51点
52	入院ベースアップ評価料52	52点
53	入院ベースアップ評価料53	53点
54	入院ベースアップ評価料54	54点
55	入院ベースアップ評価料55	55点
56	入院ベースアップ評価料56	56点
57	入院ベースアップ評価料57	57点
58	入院ベースアップ評価料58	58点
59	入院ベースアップ評価料59	59点
60	入院ベースアップ評価料60	60点
61	入院ベースアップ評価料61	61点

その他

その他

62	入院ベースアップ評価料62	**62点**
63	入院ベースアップ評価料63	**63点**
64	入院ベースアップ評価料64	**64点**
65	入院ベースアップ評価料65	**65点**
66	入院ベースアップ評価料66	**66点**
67	入院ベースアップ評価料67	**67点**
68	入院ベースアップ評価料68	**68点**
69	入院ベースアップ評価料69	**69点**
70	入院ベースアップ評価料70	**70点**
71	入院ベースアップ評価料71	**71点**
72	入院ベースアップ評価料72	**72点**
73	入院ベースアップ評価料73	**73点**
74	入院ベースアップ評価料74	**74点**
75	入院ベースアップ評価料75	**75点**
76	入院ベースアップ評価料76	**76点**
77	入院ベースアップ評価料77	**77点**
78	入院ベースアップ評価料78	**78点**
79	入院ベースアップ評価料79	**79点**
80	入院ベースアップ評価料80	**80点**
81	入院ベースアップ評価料81	**81点**
82	入院ベースアップ評価料82	**82点**
83	入院ベースアップ評価料83	**83点**
84	入院ベースアップ評価料84	**84点**
85	入院ベースアップ評価料85	**85点**
86	入院ベースアップ評価料86	**86点**
87	入院ベースアップ評価料87	**87点**
88	入院ベースアップ評価料88	**88点**
89	入院ベースアップ評価料89	**89点**
90	入院ベースアップ評価料90	**90点**
91	入院ベースアップ評価料91	**91点**
92	入院ベースアップ評価料92	**92点**
93	入院ベースアップ評価料93	**93点**
94	入院ベースアップ評価料94	**94点**
95	入院ベースアップ評価料95	**95点**
96	入院ベースアップ評価料96	**96点**
97	入院ベースアップ評価料97	**97点**
98	入院ベースアップ評価料98	**98点**
99	入院ベースアップ評価料99	**99点**
100	入院ベースアップ評価料100	**100点**
101	入院ベースアップ評価料101	**101点**
102	入院ベースアップ評価料102	**102点**
103	入院ベースアップ評価料103	**103点**
104	入院ベースアップ評価料104	**104点**

その他

その他

その他

153　入院ベースアップ評価料153

153点

154　入院ベースアップ評価料154

154点

155　入院ベースアップ評価料155

155点

156　入院ベースアップ評価料156

156点

157　入院ベースアップ評価料157

157点

158　入院ベースアップ評価料158

158点

159　入院ベースアップ評価料159

159点

160　入院ベースアップ評価料160

160点

161　入院ベースアップ評価料161

161点

162　入院ベースアップ評価料162

162点

163　入院ベースアップ評価料163

163点

164　入院ベースアップ評価料164

164点

165　入院ベースアップ評価料165

165点

注　主として歯科医療に従事する職員の賃金の改善を図る体制につき別に厚生労働大臣が定める施設基準に適合しているものとして地方厚生局長等に届け出た保険医療機関に入院している患者であって，第1章第2部第1節の入院基本料（特別入院基本料等を含む。），同部第3節の特定入院料又は同部第4節の短期滞在手術等基本料（短期滞在手術等基本料1を除く。）を算定しているものについて，当該基準に係る区分に従い，それぞれ所定点数を算定する。

関係告示　目次

掲示事項等告示

療担規則及び薬担規則並びに療担基準に基づき厚生労働大臣が定める掲示事項等

（平成18年3月6日　厚生労働省告示第107号）
（最終改正：令和6年3月5日　厚生労働省告示第56号）

保険医療機関及び保険医療養担当規則（昭和32年厚生省令第15号）第2条の6，第5条の2第2項，第5条の4第1項，第11条の3，第18条，第19条第1項及び第2項，第20条第二号並びに第21条第二号及び第九号並びに保険薬局及び保険薬剤師療養担当規則（昭和32年厚生省令第16号）第2条の4及び第9条並びに老人保健法の規定による医療並びに入院時食事療養費及び特定療養費に係る療養の取扱い及び担当に関する基準（昭和58年厚生省告示第14号）第2条の6，第5条の2第2項，第5条の4第1項，第11条の3，第18条，第19条第1項及び第2項，第20条第三号及び第四号，第21条第三号，第25条の4並びに第31条の規定に基づき，療担規則及び薬担規則並びに療担基準に基づき厚生労働大臣が定める掲示事項等を次のように定め，平成18年4月1日から適用し，療担規則及び薬担規則並びに療担基準に基づき厚生労働大臣が定める掲示事項等（平成14年厚生労働省告示第99号）は，平成18年3月31日限り廃止する。

療担規則及び薬担規則並びに療担基準に基づき厚生労働大臣が定める掲示事項等

第一　保険医療機関及び保険医療養担当規則（以下「療担規則」という。）第2条の6及び高齢者の医療の確保に関する法律の規定による療養の給付等の取扱い及び担当に関する基準（以下「療担基準」という。）第2条の6の厚生労働大臣が定める掲示事項

一　診療報酬の算定方法（平成20年厚生労働省告示第59号）別表第一医科診療報酬点数表（以下「医科点数表」という。）の第1章第2部第1節に規定する入院基本料及び別表第二歯科診療報酬点数表（以下「歯科点数表」という。）の第1章第2部第1節に規定する入院基本料に関する事項

二　厚生労働大臣が指定する病院の病棟並びに厚生労働大臣が定める病院，基礎係数，機能評価係数I，機能評価係数II及び激変緩和係数（平成24年厚生労働省告示第165号）別表第一から別表第三まで

三　診療報酬の算定方法及び入院時食事療養費に係る食事療養及び入院時生活療養に係る生活療養の費用の額の算定に関する基準（平成18年厚生労働省告示第99号）に基づき，地方厚生局長又は地方厚生支局長（以下「地方厚生局長等」という。）に届け出た事項に関する事項（一に掲げるものを除く。）

四　療担規則第5条の2第2項及び第5条の2の2第1項並びに療担基準第5条の2第2項及び第5条の2の2第1項に規定する明細書の発行状況に関する事項

五　役務の提供及び物品の販売等であって患者から費用の支払を受けるものに関する事項（当該費用の支払が法令の規定に基づくものを除く。）

六　療担規則第3条第4項及び療担基準第3条第4項に規定する体制に関する事項

第一の二　療担規則第5条第3項第二号及び療担基準第5条第3項第二号の厚生労働大臣の定める選定療養

厚生労働大臣の定める評価療養，患者申出療養及び選定療養（平成18年厚生労働省告示第495号）第2条第四号及び第五号に掲げるもの

第一の三　療担規則第5条第3項第二号及び療担基準第5条第3項第二号の厚生労働大臣の定める金額

一　厚生労働大臣の定める評価療養，患者申出療養及び選定療養第2条第四号の初診に係る厚生労働大臣が定める金額
　㈠　医師である保険医による初診の場合　7,000円
　㈡　歯科医師である保険医による初診の場合　5,000円

二　厚生労働大臣の定める評価療養，患者申出療養及び選定療養第2条第五号の再診に係る厚生労働大臣が定める金額
　㈠　医師である保険医による再診の場合　3,000円
　㈡　歯科医師である保険医による再診の場合　1,900円

第一の四　療担規則第5条第3項第二号及び療担基準第5条第3項第二号の厚生労働大臣の定める場合

一　厚生労働大臣の定める評価療養，患者申出療養及び選定療養第2条第四号の初診にあっては，他の病院又は診療所からの文書による紹介がない患者に対して，療担規則第5条第3項第二号又は療担基準第5条第3項第二号に規定する金額以上の金額の支払を求めないことについて，正当な理由がある場合

二　厚生労働大臣の定める評価療養，患者申出療養及び選定療養第2条第五号の再診にあっては，他の病院（療担規則第5条第3項及び療担基準第5条第3項に規定する保険医療機関を除く。）又は診療所に対して文書による紹介を行う旨の申出を行った患者に対して，療担規則第5条第3項第二号又は療担基準第5条第3項第二号に規定する金額以上の金額の支払を求めないことについて，正当な理由がある場合

第一の五　療担規則第5条の2第2項及び療担基準第5条

の2第2項に規定する明細書を交付しなければならない
保険医療機関

　療養の給付及び公費負担医療に関する費用の請求に関
する命令（昭和51年厚生省令第36号）第1条の規定に基
づき電子情報処理組織の使用による請求又は附則第3条
の2の規定に基づき光ディスク等を用いた請求を行って
いる保険医療機関（同令附則第3条の4第1項，第3条
の5第1項又は第4条第1項若しくは第2項の規定に基
づき書面による請求を行うことができる保険医療機関を
除く。）

**第一の六　療担規則第5条の2の2第1項及び療担基準第
5条の2の2第1項の厚生労働大臣の定める公費負担医
療**

　療養の給付及び公費負担医療に関する費用の請求に関
する命令第1条第1項各号に掲げる医療に関する給付
（当該給付に関する費用の負担の全額が公費により行わ
れるものを除く。）

**第二　療担規則第5条の4第1項及び療担基準第5条の4
第1項の評価療養に関して支払を受けようとする場合の
厚生労働大臣の定める基準**

　一　通則

　　㈠　療養は，適切に行われる体制が整っている等保険
医療機関が特別の料金を徴収するのにふさわしいも
のでなければならないものとする。

　　㈡　当該療養は，患者への情報提供を前提とし，患者
の自由な選択と同意がなされたものに限られるもの
とする。

　　㈢　患者への情報提供に資するため，特別の料金等の
内容を定め，又は変更しようとする場合は，地方厚
生局長等に報告するものとする。この場合において，
当該報告は，報告を行う保険医療機関の所在地を管
轄する地方厚生局長等に対して行うものとする。た
だし，当該所在地を管轄する地方厚生局又は地方厚
生支局の分室がある場合には，当該分室を経由して
行うものとする。

　二　先進医療に関する基準

　　㈠　施設基準の設定を求める旨の厚生労働大臣への届
出に基づき，施設基準が設定された先進医療である
こと（厚生労働大臣の定める先進医療及び患者申出
療養並びに施設基準（平成20年厚生労働省告示第
129号）第三に規定するものを除く。）。

　　㈡　当該診療を実施しようとする場合は，先進医療ご
とに，当該診療を適切に行うことのできる体制が
整っている旨を地方厚生局長等に届け出るものとす
る。この場合において，当該届出は，届出を行う保
険医療機関の所在地を管轄する地方厚生局長等に対
して行うものとする。ただし，当該所在地を管轄す
る地方厚生局又は地方厚生支局の分室がある場合に
は，当該分室を経由して行うものとする。

第二の二　療担規則第5条の4第1項及び療担基準第5条

の4第1項の患者申出療養に関して支払を受けようとす
る場合の厚生労働大臣の定める基準

　一　療養は，適切に行われる体制が整っている等保険医
療機関が特別の料金を徴収するのにふさわしいもので
なければならないものとする。

　二　当該療養は，患者への情報提供を前提とし，患者の
自由な選択と同意がなされたものに限られるものとす
る。

　三　患者への情報提供に資するため，特別の料金等の内
容を定め，又は変更しようとする場合は，地方厚生局
長等に報告するものとする。この場合において，当該
報告は，報告を行う保険医療機関の所在地を管轄する
地方厚生局長等に対して行うものとする。ただし，当
該所在地を管轄する地方厚生局又は地方厚生支局の分
室がある場合には，当該分室を経由して行うものとす
る。

**第三　療担規則第5条の4第1項及び療担基準第5条の4
第1項の選定療養に関して支払を受けようとする場合の
厚生労働大臣の定める基準**

　一　通則

　　㈠　療養は，適切に行われる体制が整っている等保険
医療機関が特別の料金を徴収するのにふさわしいも
のでなければならないものとする。

　　㈡　当該療養は，患者への情報提供を前提とし，患者
の自由な選択と同意がなされたものに限られるもの
とする。

　　㈢　患者への情報提供に資するため，特別の料金等の
内容を定め，又は変更しようとする場合は，地方厚
生局長等に報告するものとする。この場合において，
当該報告は，報告を行う保険医療機関の所在地を管
轄する地方厚生局長等に対して行うものとする。た
だし，当該所在地を管轄する地方厚生局又は地方厚
生支局の分室がある場合には，当該分室を経由して
行うものとする。

　二　特別の療養環境の提供に関する基準

　　㈠　特別の療養環境に係る一の病室の病床数は，4床
以下でなければならないものとする。

　　㈡　特別の療養環境に係る病床数は，当該保険医療機
関の有する病床（健康保険法（大正11年法律第70号）
第63条第3項第一号の指定に係る病床に限る。以下
この号において同じ。）の数の5割以下でなければ
ならないものとする。ただし，厚生労働大臣が次に
掲げる要件を満たすものとして承認した保険医療機
関にあっては，当該承認に係る病床割合以下とする。

　　　イ　当該保険医療機関の所在地を含む区域（医療法
（昭和23年法律第205号）第30条の4第2項第九号
に規定する区域をいう。）における療養病床（同
法第7条第2項第四号に規定する療養病床をい
う。）及び一般病床（同法第7条第2項第五号に
規定する一般病床をいう。）の数が，同法第30条

の４第１項に規定する医療計画において定める当該区域の療養病床及び一般病床に係る基準病床数に既に達しており，かつ，特別の療養環境に係る病床数の当該保険医療機関の病床数に対する割合を増加しても患者が療養の給付を受けることに支障を来すおそれがないこと。

ロ　経験を有する常勤の相談員により，特別の療養環境の提供に係る病室への入退室及び特別の料金等に関する相談体制が常時とられていること。

ハ　必要に応じ，患者を適切かつ迅速に他の保険医療機関に紹介することができる等の他の保険医療機関との連携体制がとられていること。

ニ　当該保険医療機関における特別の療養環境の提供に係る病室のすべてについて，一の病室の病床数が２床以下であり，かつ，一の病室の病床数が２床である病室のすべてについて，病床ごとのプライバシーが十分に確保されていること。

ホ　医科点数表第１章第２部第１節又は歯科点数表第１章第２部第１節に規定する急性期一般入院基本料，７対１入院基本料及び10対１入院基本料，療養病棟入院基本料（特別入院基本料及び夜勤時間特別入院基本料を除く。）並びに有床診療所入院基本料の入院基本料１又は入院基本料４を算定する保険医療機関であること。

ヘ　医療法施行規則（昭和23年厚生省令第50号）第19条第１項第一号及び第二号に定める医師及び歯科医師の員数を満たしていること。

ト　厚生労働大臣から当該承認を受ける前６月間において第三の基準に違反したことがなく，かつ，現に違反していないこと。

㈡　㈠の規定にかかわらず，特別の療養環境に係る病床数は，医療法第４条の２第１項に規定する特定機能病院以外の保険医療機関であって国が開設するものについては当該保険医療機関の有する病床数の２割以下とし，地方公共団体が開設するものについては当該保険医療機関の有する病床数の３割以下とする。

三　予約に基づく診察

㈠　当該診察は，当該保険医療機関において対面で行われるものであって，予約診察を行う日時があらかじめ決められていなければならないものとする。

㈡　当該保険医療機関において，予約に基づかない診察が受けられる体制が十分整っていなければならないものとする。

㈢　予約診察を行う日時及び予約料を当該保険医療機関の見やすい場所に掲示しなければならないものとする。

㈣　原則として，予約診察を行う日時及び予約料をウェブサイトに掲載しなければならないものとする。

四　保険医療機関が表示する診療時間以外の時間におけ

る診察

㈠　当該診察は，当該保険医療機関において対面で行われるものであって，患者が当該保険医療機関の診療時間以外の時間に診察を受けることを希望した場合にのみ認められるものとする。

㈡　当該診察は，医科点数表の第１章区分番号Ａ000の注７，区分番号Ａ001の注５及び区分番号Ａ002の注８並びに歯科点数表の第１章区分番号Ａ000の注７及び注８並びに区分番号Ａ002の注５及び注６に規定する保険医療機関が表示する診療時間以外の時間における診察に係る加算の対象となるものであってはならないものとする。

五　医科点数表及び歯科点数表に規定する回数を超えて受けた診療であって別に厚生労働大臣が定めるものに関する基準

医科点数表及び歯科点数表において回数が定められている診療であって別に厚生労働大臣が定めるものであること。

六　入院期間が180日を超える入院に関する基準

療担規則第５条第２項又は療担基準第５条第２項の規定により受け取る金額は，当該療養に要するものとして適正なものでなければならないものとする。

七　金属床による総義歯の提供に関する基準

㈠　金属床による総義歯の提供は，無歯顎の患者に対して総義歯による欠損補綴を必要とする場合に行われるものに限られるものとする。

㈡　当該保険医療機関において，金属床によらない総義歯の提供が行われる体制が十分整っていなければならないものとする。

㈢　金属床による総義歯に係る費用徴収その他必要な事項を当該保険医療機関内の見やすい場所に掲示しなければならないものとする。

㈣　原則として，金属床による総義歯に係る費用徴収その他必要な事項をウェブサイトに掲載しなければならないものとする。

八　う蝕に罹患している患者の指導管理に関する基準

㈠　当該指導管理は，フッ化物局所応用又は小窩裂溝填塞による指導管理を必要とする場合に，行われるものに限られるものとする。

㈡　当該指導管理に係る費用徴収その他必要な事項を当該保険医療機関内の見やすい場所に掲示しなければならないものとする。

㈢　原則として，当該指導管理に係る費用徴収その他必要な事項をウェブサイトに掲載しなければならないものとする。

九　前歯部の金属歯冠修復に使用する金合金又は白金加金の支給に関する基準

㈠　患者が前歯部の歯冠修復に金合金又は白金加金の使用を希望した場合に限られるものとする。

㈡　当該金属歯冠修復指導管理に係る費用徴収その他

必要な事項を当該保険医療機関内の見やすい場所に
掲示しなければならないものとする。

　　㈢　原則として，当該金属歯冠修復指導管理に係る費
用徴収その他必要な事項をウェブサイトに掲載しな
ければならないものとする。

　十　白内障に罹患している患者に対する水晶体再建に使
用する眼鏡装用率の軽減効果を有する多焦点眼内レン
ズの支給に関する基準

　　㈠　眼鏡装用率の軽減効果を有する多焦点眼内レンズ
の支給は，白内障に罹患している患者に対して眼内
レンズによる水晶体再建を必要とする場合に行われ
るものに限られるものとする。

　　㈡　眼鏡装用率の軽減効果を有する多焦点眼内レンズ
によらない水晶体再建が行われる体制が十分整って
いる保険医療機関において行うものとする。

　　㈢　眼鏡装用率の軽減効果を有する多焦点眼内レンズ
の支給に係る特別の料金その他必要な事項を当該保
険医療機関内の見やすい場所に掲示しなければなら
ないものとする。

　　㈣　原則として，眼鏡装用率の軽減効果を有する多焦
点眼内レンズの支給に係る特別の料金その他必要な
事項をウェブサイトに掲載しなければならないもの
とする。

第四　療担規則第11条の3第1項及び療担基準第11条の3の厚生労働大臣が定める報告事項

　一　健康保険法第63条第2項及び高齢者の医療の確保に
関する法律（昭和57年法律第80号）第64条第2項に規
定する評価療養，患者申出療養及び選定療養に関する
事項

　二　酸素及び窒素の購入価格に関する事項

　三　歯科点数表の第2章第1部区分番号B001-2に掲げ
る歯科衛生実地指導料に関する事項

　四　診療報酬の算定方法及び入院時食事療養費に係る食
事療養及び入院時生活療養費に係る生活療養の費用の
額の算定に関する基準に基づき，地方厚生局長等に届
け出た事項に関する事項

　五　療担規則第5条の2第2項及び第5条の2の2第1
項並びに療担基準第5条の2第2項及び第5条の2の
2第1項に規定する明細書の発行状況に関する事項

第五　療担規則第18条及び療担基準第18条の特殊療法に係る厚生労働大臣が定める療法等

　　厚生労働大臣の定める評価療養，患者申出療養及び選
定療養第1条各号に掲げる評価療養及び第1条の2に規
定する患者申出療養

第六　療担規則第19条第1項本文及び療担基準第19条第1項本文の厚生労働大臣の定める保険医の使用医薬品

　　使用薬剤の薬価（薬価基準）（平成20年厚生労働省告
示第60号）の別表に収載されている医薬品（令和6年10
月1日以降においては別表第1（編注；略）に収載され
ている医薬品を，令和7年4月1日以降においては別表

第2（編注；略）に収載されている医薬品を除く。）並
びに投薬又は注射の適否に関する反応試験に用いる医薬
品，焼セッコウ及び別表第3（編注；略）に収載されて
いる医薬品

第七　療担規則第19条第1項ただし書及び療担基準第19条第1項ただし書の厚生労働大臣が定める場合

　一　厚生労働大臣の定める評価療養，患者申出療養及び
選定療養第1条第四号に掲げる療養に係る医薬品を使
用する場合

　二　厚生労働大臣の定める先進医療及び患者申出療養並
びに施設基準第3項各号に掲げる先進医療に係る薬物
を使用する場合

　三　厚生労働大臣の定める先進医療及び患者申出療養並
びに施設基準第4項各号に掲げる患者申出療養に係る
薬物を使用する場合

第八　療担規則第19条第2項本文及び療担基準第19条第2項本文の厚生労働大臣の定める保険医の使用歯科材料

　　特定保険医療材料及びその材料価格（材料価格基準）
（平成20年厚生労働省告示第61号）別表のⅥに掲げる特
定保険医療材料

第九　療担規則第19条第2項ただし書及び療担基準第19条第2項ただし書の厚生労働大臣が定める場合

　一　金合金又は白金加金を前歯部の金属歯冠修復に使用
する場合

　二　第八に掲げる保険医療材料（金属であるものに限
る。）以外の金属を総義歯の床部に使用する場合

　三　厚生労働大臣の定める評価療養，患者申出療養及び
選定療養第1条第五号に掲げる療養に係る歯科材料を
使用する場合

　四　厚生労働大臣の定める先進医療及び患者申出療養並
びに施設基準第3項各号に掲げる先進医療に係る機械
器具等を使用する場合

第十　厚生労働大臣が定める注射薬等

　一　療担規則第20条第二号ト及び療担基準第20条第三号
トの厚生労働大臣が定める保険医が投与することがで
きる注射薬

　　　インスリン製剤，ヒト成長ホルモン剤，遺伝子組換
え活性型血液凝固第Ⅶ因子製剤，乾燥濃縮人血液凝固
第Ⅹ因子加活性化第Ⅶ因子製剤，乾燥人血液凝固第Ⅷ
因子製剤，遺伝子組換え型血液凝固第Ⅷ因子製剤，乾
燥人血液凝固第Ⅸ因子製剤，遺伝子組換え型血液凝固
第Ⅸ因子製剤，活性化プロトロンビン複合体，乾燥人
血液凝固因子抗体迂回活性複合体，性腺刺激ホルモン
放出ホルモン剤，性腺刺激ホルモン製剤，ゴナドトロ
ピン放出ホルモン誘導体，ソマトスタチンアナログ，
顆粒球コロニー形成刺激因子製剤，自己連続携行式腹
膜灌流用灌流液，在宅中心静脈栄養法用輸液，インター
フェロンアルファ製剤，インターフェロンベータ製剤，
ブプレノルフィン製剤，抗悪性腫瘍剤，グルカゴン製
剤，グルカゴン様ペプチド-1受容体アゴニスト，ヒト

ソマトメジンＣ製剤，人工腎臓用透析液（在宅血液透析を行っている患者（以下「在宅血液透析患者」という。）に対して使用する場合に限る。），血液凝固阻止剤（在宅血液透析患者に対して使用する場合に限る。），生理食塩水（在宅血液透析患者に対して使用する場合及び本号に掲げる注射薬を投与するに当たりその溶解又は希釈に用いる場合に限る。），プロスタグランジンＩ₂製剤，モルヒネ塩酸塩製剤，エタネルセプト製剤，注射用水（本号に掲げる注射薬を投与するに当たりその溶解又は希釈に用いる場合に限る。），ペグビソマント製剤，スマトリプタン製剤，フェンタニルクエン酸塩製剤，複方オキシコドン製剤，ベタメタゾンリン酸エステルナトリウム製剤，デキサメタゾンリン酸エステルナトリウム製剤，デキサメタゾンメタスルホ安息香酸エステルナトリウム製剤，プロトンポンプ阻害剤，Ｈ₂遮断薬，カルバゾクロムスルホン酸ナトリウム製剤，トラネキサム酸製剤，フルルビプロフェンアキセチル製剤，メトクロプラミド製剤，プロクロルペラジン製剤，ブチルスコポラミン臭化物製剤，グリチルリチン酸モノアンモニウム・グリシン・Ｌ－システイン塩酸塩配合剤，アダリムマブ製剤，エリスロポエチン（在宅血液透析又は在宅腹膜灌流を行っている患者のうち腎性貧血状態にあるものに対して使用する場合に限る。），ダルベポエチン（在宅血液透析又は在宅腹膜灌流を行っている患者のうち腎性貧血状態にあるものに対して使用する場合に限る。），テリパラチド製剤，アドレナリン製剤，ヘパリンカルシウム製剤，オキシコドン塩酸塩製剤，アポモルヒネ塩酸塩製剤，セルトリズマブペゴル製剤，トシリズマブ製剤，メトレレプチン製剤，アバタセプト製剤，pH４処理酸性人免疫グロブリン（皮下注射）製剤，電解質製剤，注射用抗菌薬，エダラボン製剤（筋萎縮性側索硬化症患者に対して使用する場合に限る。），アスホターゼ　アルファ製剤，グラチラマー酢酸塩製剤，脂肪乳剤，セクキヌマブ製剤，エボロクマブ製剤，ブロダルマブ製剤，アリロクマブ製剤，ベリムマブ製剤，イキセキズマブ製剤，ゴリムマブ製剤，エミシズマブ製剤，イカチバント製剤，サリルマブ製剤，デュピルマブ製剤，ヒドロモルフォン塩酸塩製剤，インスリン・グルカゴン様ペプチド－１受容体アゴニスト配合剤，ヒドロコルチゾンコハク酸エステルナトリウム製剤，遺伝子組換えヒトvon Willebrand因子製剤，ブロスマブ製剤，アガルシダーゼ　アルファ製剤，アガルシダーゼ　ベータ製剤，アルグルコシダーゼ　アルファ製剤，イデュルスルファーゼ製剤，イミグルセラーゼ製剤，エロスルファーゼ　アルファ製剤，ガルスルファーゼ製剤，セベリパーゼ　アルファ製剤，ベラグルセラーゼ　アルファ製剤，ラロニダーゼ製剤，メポリズマブ製剤，オマリズマブ製剤（季節性アレルギー性鼻炎の治療のために使用する場合を除く。），テデュグルチド製剤，サ

トラリズマブ製剤，ビルトラルセン製剤，レムデシビル製剤，ガルカネズマブ製剤，オファツムマブ製剤，ボソリチド製剤，エレヌマブ製剤，アバロパラチド酢酸塩製剤，カプラシズマブ製剤，乾燥濃縮人Ｃ１－インアクチベーター製剤，フレマネズマブ製剤（４週間に１回投与する場合に限る。），メトトレキサート製剤，チルゼパチド製剤，ビメキズマブ製剤（４週間に１回投与する場合に限る。），ホスレボドパ・ホスカルビドパ水和物配合剤，ペグバリアーゼ製剤，パビナフスプ　アルファ製剤，アバルグルコシダーゼ　アルファ製剤，ラナデルマブ製剤，ネモリズマブ製剤，ペグセタコプラン製剤，ジルコプランナトリウム製剤，コンシズマブ製剤，テゼペルマブ製剤及びオゾラリズマブ製剤

二　投薬期間に上限が設けられている医薬品

（一）　療担規則第20条第二号ヘ及びト並びに第21条第二号ヘ並びに療担基準第20条第三号ヘ及びト並びに第21条第三号ヘの厚生労働大臣が定める投薬量又は投与量が14日分を限度とされる内服薬及び外用薬並びに注射薬

イ　麻薬及び向精神薬取締法（昭和28年法律第14号）第２条第一号に規定する麻薬（（二）に掲げるものを除く。）

ロ　麻薬及び向精神薬取締法第２条第六号に規定する向精神薬（（二）及び（三）に掲げるものを除く。）

ハ　新医薬品（医薬品，医療機器等の品質，有効性及び安全性の確保等に関する法律（昭和35年法律第145号）第14条の４第１項第一号に規定する新医薬品をいう。）であって，使用薬剤の薬価（薬価基準）への収載の日の属する月の翌月の初日から起算して１年（厚生労働大臣が指定するものにあっては，厚生労働大臣が指定する期間）を経過していないもの（次に掲げるものを除く。）

エブリスディドライシロップ60mg，シアリス錠５mg，シアリス錠10mg，シアリス錠20mg，バイアグラ錠25mg，バイアグラ錠50mg，バイアグラＯＤフィルム25mg，バイアグラＯＤフィルム50mg，ガニレスト皮下注0.25mgシリンジ，セトロタイド注射用0.25mg，ウトロゲスタン腟用カプセル200mg，ルティナス腟錠100mg，ルテウム腟用坐剤400mg，ワンクリノン腟用ゲル90mg，ボカブリア錠30mg，コセルゴカプセル10mg（１回の投薬量が28日分以内である場合に限る。），コセルゴカプセル25mg（１回の投薬量が28日分以内である場合に限る。），リバゼブ配合錠LD，リバゼブ配合錠HD及びグラアルファ配合点眼液

（二）　療担規則第20条第二号ヘ及びト並びに第21条第二号ヘ並びに療担基準第20条第三号ヘ及びト並びに第21条第三号ヘの厚生労働大臣が定める投薬量又は投与量が30日分を限度とされる内服薬及び外用薬並び

に注射薬

イ　内服薬

　　アルプラゾラム，エスタゾラム，エチゾラム，オキシコドン塩酸塩，オキシコドン塩酸塩水和物，オキサゾラム，クアゼパム，クロキサゾラム，クロチアゼパム，クロルジアゼポキシド，コデインリン酸塩，ジヒドロコデインリン酸塩，ゾピクロン，ゾルピデム酒石酸塩，タペンタドール，トリアゾラム，ニメタゼパム，ハロキサゾラム，ヒドロモルフォン，プラゼパム，フルジアゼパム，フルニトラゼパム，フルラゼパム塩酸塩，ブロチゾラム，ブロマゼパム，ペモリン，メダゼパム，メチルフェニデート塩酸塩，モダフィニル，モルヒネ塩酸塩，モルヒネ硫酸塩，リスデキサンフェタミンメシル酸塩，ロフラゼプ酸エチル，ロラゼパム又はロルメタゼパムを含有する内服薬並びにメペンゾラート臭化物・フェノバルビタール配合剤及びプロキシフィリン・エフェドリン配合剤

ロ　外用薬

　　フェンタニル，フェンタニルクエン酸塩又はモルヒネ塩酸塩を含有する外用薬

ハ　注射薬

　　フェンタニルクエン酸塩，ブプレノルフィン塩酸塩又はモルヒネ塩酸塩を含有する注射薬

㈢　療担規則第20条第二号へ及びト並びに第21条第二号へ並びに療担基準第20条第三号へ及びト並びに第21条第三号への厚生労働大臣が定める投薬量が90日分を限度とされる内服薬

　　ジアゼパム，ニトラゼパム，フェノバルビタール，クロナゼパム又はクロバザムを含有する内服薬及びフェニトイン・フェノバルビタール配合剤

第十の二　療担規則第20条第三号ロ及び療担基準第20条第四号ロの厚生労働大臣が定める医薬品

　　第十第二号に規定する医薬品及び貼付剤

第十一　療担規則第21条第九号ただし書の矯正に係る厚生労働大臣が定める場合

一　歯科点数表の第2章第13部区分番号N000に掲げる歯科矯正診断料の規定により別に厚生労働大臣が定める施設基準に適合しているものとして地方厚生局長等に届け出た保険医療機関において行う唇顎口蓋裂に起因した咬合異常における療養であって歯科矯正の必要が認められる場合

二　歯科点数表の第2章第13部区分番号N000に掲げる歯科矯正診断料の規定により別に厚生労働大臣が定める施設基準に適合しているものとして地方厚生局長等に届け出た保険医療機関において行うゴールデンハー症候群（鰓弓異常症を含む。），鎖骨頭蓋骨異形成，トリーチャ・コリンズ症候群，ピエール・ロバン症候群，ダウン症候群，ラッセル・シルバー症候群，ターナー症候群，ベックウィズ・ウイーデマン症候群，顔面半

側萎縮症，先天性ミオパチー，筋ジストロフィー，脊髄性筋萎縮症，顔面半側肥大症，エリス・ヴァンクレベルド症候群，軟骨形成不全症，外胚葉異形成症，神経線維症，基底細胞母斑症候群，ヌーナン症候群，マルファン症候群，プラダー・ウィリー症候群，顔面裂（横顔裂，斜顔裂及び正中顔裂を含む。），大理石骨病，色素失調症，口腔・顔面・指趾症候群，メビウス症候群，歌舞伎症候群，クリッペル・トレノネー・ウェーバー症候群，ウイリアムズ症候群，ビンダー症候群，スティックラー症候群，小舌症，頭蓋骨癒合症（クルーゾン症候群及び尖頭合指症を含む。），骨形成不全症，フリーマン・シェルドン症候群，ルビンスタイン・ティビ症候群，染色体欠失症候群，ラーセン症候群，濃化異骨症，六歯以上の先天性部分無歯症，ＣＨＡＲＧＥ症候群，マーシャル症候群，成長ホルモン分泌不全性低身長症，ポリエックス症候群（XXX症候群，XXXX症候群及びXXXXX症候群を含む。），リング18症候群，リンパ管腫，全前脳胞症，クラインフェルター症候群，偽性低アルドステロン症，ソトス症候群，線維性骨異形成症，スタージ・ウェーバ症候群，ケルビズム，偽性副甲状腺機能低下症，Ekman-Westborg-Julin症候群，常染色体重複症候群，グリコサミノグリカン代謝障害（ムコ多糖症），巨大静脈奇形（頸部口腔咽頭びまん性病変），毛髪・鼻・指節症候群（Tricho-Rhino-Phalangeal症候群），クリッペル・ファイル症候群（先天性頸椎癒合症），アラジール症候群，高IgE症候群，エーラス・ダンロス症候群若しくはガードナー症候群（家族性大腸ポリポージス）若しくはその他顎・口腔の先天異常に起因した咬合異常又は三歯以上の永久歯萌出不全に起因した咬合異常における療養であって歯科矯正の必要が認められる場合

三　歯科点数表第2章第13部区分番号N001に掲げる顎口腔機能診断料の規定により別に厚生労働大臣が定める施設基準に適合しているものとして地方厚生局長等に届け出た保険医療機関において行う顎変形症（顎離断等の手術を必要とするものに限る。）の手術前後における療養であって歯科矯正の必要が認められる場合

第十二　療担基準第20条第四号ロの処方箋の交付に係る厚生労働大臣が定める場合

一　悪性新生物に罹患している患者に対して抗悪性腫瘍剤（注射薬を除く。）の支給を目的とする処方箋を交付する場合

二　疼痛コントロールのための医療用麻薬の支給を目的とする処方箋を交付する場合

三　抗ウイルス剤（B型肝炎又はC型肝炎の効能若しくは効果を有するもの及び後天性免疫不全症候群又はHIV感染症の効能若しくは効果を有するものに限る。）の支給を目的とする処方箋を交付する場合

四　インターフェロン製剤（B型肝炎又はC型肝炎の効能若しくは効果を有するものに限る。）の支給を目的

とする処方箋を交付する場合

五　血友病の患者に使用する医薬品（血友病患者における出血傾向の抑制の効能又は効果を有するものに限る。）

六　自己連続携行式腹膜灌流に用いる薬剤の支給を目的とする処方箋を交付する場合

七　診療報酬の算定方法別表第三調剤報酬点数表（以下「調剤点数表」という。）の第4節区分番号30に掲げる特定保険医療材料の支給を目的とする処方箋を交付する場合

八　エリスロポエチン（在宅血液透析又は在宅腹膜灌流を行っている患者のうち腎性貧血状態にあるものに対して使用する場合に限る。）の支給を目的とする処方箋を交付する場合

九　ダルベポエチン（在宅血液透析又は在宅腹膜灌流を行っている患者のうち腎性貧血状態にあるものに対して使用する場合に限る。）の支給を目的とする処方箋を交付する場合

十　エポエチンベータペゴル（在宅血液透析又は在宅腹膜灌流を行っている患者のうち腎性貧血状態にあるものに対して使用する場合に限る。）の支給を目的とする処方箋を交付する場合

十一　人工腎臓用透析液（在宅血液透析患者に対して使用する場合に限る。）の支給を目的とする処方箋を交付する場合

十二　血液凝固阻止剤（在宅血液透析患者に対して使用する場合に限る。）の支給を目的とする処方箋を交付する場合

十三　生理食塩水（在宅血液透析患者に対して使用する場合に限る。）の支給を目的とする処方箋を交付する場合

第十三　保険薬局及び保険薬剤師療養担当規則（以下「薬担規則」という。）第2条の4及び療担基準第25条の4の保険薬局に係る厚生労働大臣が定める掲示事項

一　調剤点数表の第2節区分番号10の2に掲げる調剤管理料及び区分番号10の3に掲げる服薬管理指導料に関する事項

二　調剤点数表に基づき地方厚生局長等に届け出た事項に関する事項

三　薬担規則第4条の2第2項及び第4条の2の2第1項並びに療担基準第26条の5第2項及び第26条の5の2第1項に規定する明細書の発行状況に関する事項

四　薬担規則第3条第4項及び療担基準第26条第4項に規定する体制に関する事項

第十三の二　薬担規則第4条の2第2項及び療担基準第26条の5第2項に規定する明細書を交付しなければならない保険薬局

療養の給付及び公費負担医療に関する費用の請求に関する命令第1条の規定に基づき電子情報処理組織の使用による請求又は附則第3条の2の規定に基づき光ディス

ク等を用いた請求を行っている保険薬局（同令附則第3条の4第1項，第3条の5第1項又は第4条第1項若しくは第2項の規定に基づき書面による請求を行うことができる保険薬局を除く。）

第十三の二の二　薬担規則第4条の2の2第1項及び療担基準第26条の5の2第1項の厚生労働大臣の定める公費負担医療

療養の給付及び公費負担医療に関する費用の請求に関する命令第1条第1項各号に掲げる医療に関する給付（当該給付に関する費用の負担の全額が公費により行われるものを除く。）

第十四　薬担規則第9条本文及び療担基準第31条本文の厚生労働大臣が定める保険薬剤師の使用医薬品

第六に規定する医薬品

第十五　薬担規則第9条ただし書及び療担基準第31条ただし書の厚生労働大臣が定める場合

第七に規定する場合

基本診療料関係告示

基本診療料の施設基準等

（平成20年3月5日　厚生労働省告示第62号）
（最終改正：令和6年3月5日　厚生労働省告示第58号）

診療報酬の算定方法（平成20年厚生労働省告示第59号）の規定に基づき，基本診療料の施設基準等を次のように定め，平成20年4月1日から適用し，基本診療料の施設基準等（平成18年厚生労働省告示第93号）は，平成20年3月31日限り廃止する。ただし，この告示の第五の二の(1)のイの④，同四の(1)のイの④，同五の(1)のイの①の4及び同ロの①の4並びに同六の(2)のイの④の規定については，同年7月1日から適用する。

基本診療料の施設基準等

第一　届出の通則

一　保険医療機関（健康保険法（大正11年法律第70号）第63条第3項第一号に規定する保険医療機関をいう。以下同じ。）は，第二から第十までに規定する施設基準に従い，適正に届出を行わなければならないこと。

二　保険医療機関は，届出を行った後に，当該届出に係る内容と異なる事情が生じた場合には，速やかに届出の内容の変更を行わなければならないこと。

三　届出の内容又は届出の変更の内容が第二から第十までに規定する施設基準に適合しない場合には，当該届出又は届出の変更は無効であること。

四　届出については，届出を行う保険医療機関の所在地を管轄する地方厚生局長又は地方厚生支局長（以下「地方厚生局長等」という。）に対して行うこと。ただし，当該所在地を管轄する地方厚生局又は地方厚生支局の分室がある場合には，当該分室を経由して行うこととする。

第二　施設基準の通則

一　地方厚生局長等に対して当該届出を行う前6月間において当該届出に係る事項に関し，不正又は不当な届出（法令の規定に基づくものに限る。）を行ったことがないこと。

二　地方厚生局長等に対して当該届出を行う前6月間において療担規則及び薬担規則並びに療担基準に基づき厚生労働大臣が定める掲示事項等（平成18年厚生労働省告示第107号）第三に規定する基準に違反したことがなく，かつ現に違反していないこと。

三　地方厚生局長等に対して当該届出を行う前6月間において，健康保険法第78条第1項及び高齢者の医療の確保に関する法律（昭和57年法律第80号。以下「高齢者医療確保法」という。）第72条第1項の規定に基づく検査等の結果，診療内容又は診療報酬の請求に関し，不正又は不当な行為が認められたことがないこと。

四　地方厚生局長等に対して当該届出を行う時点において，厚生労働大臣の定める入院患者数の基準及び医師等の員数の基準並びに入院基本料の算定方法（平成18年厚生労働省告示第104号）に規定する入院患者数の基準に該当する保険医療機関又は医師等の員数の基準に該当する保険医療機関でないこと。

第三　初・再診料の施設基準等

一　医科初診料の注7及び注8，医科再診料の注6，外来診療料の注9並びに歯科初診料の注7の時間外加算等に係る厚生労働大臣が定める時間

当該地域において一般の保険医療機関がおおむね診療応需の態勢を解除した後，翌日に診療応需の態勢を再開するまでの時間（深夜（午後10時から午前6時までの時間をいう。）及び休日を除く。）

一の二　医科初診料の特定妥結率初診料，医科再診料の特定妥結率再診料及び外来診療料の特定妥結率外来診療料の施設基準（略）

一の三　医科初診料，医科再診料及び外来診療料の情報通信機器を用いた診療に係る施設基準（略）

二　医科初診料及び医科再診料の夜間・早朝等加算の施設基準（略）

三　医科初診料に係る厚生労働大臣が定める患者（略）

三の二　医科初診料の機能強化加算の施設基準（略）

三の三　医科初診料及び医科再診料の外来感染対策向上加算の施設基準（略）

三の四　医科初診料及び医科再診料の連携強化加算の施設基準（略）

三の五　医科初診料及び医科再診料のサーベイランス強化加算の施設基準（略）

三の六　医科初診料及び医科再診料の抗菌薬適正使用体制加算の施設基準（略）

三の七　医療情報取得加算の施設基準

(1)　療養の給付及び公費負担医療に関する費用の請求に関する命令（昭和51年厚生省令第36号）第1条に規定する電子情報処理組織の使用による請求を行っていること。

(2)　健康保険法第3条第13項に規定する電子資格確認を行う体制を有していること。

(3)　(2)の体制に関する事項及び質の高い診療を実施するための十分な情報を取得し，及び活用して診療を行うことについて，当該保険医療機関の見やすい場所及びホームページ等に掲示していること。

(4)　(3)の掲示事項について，原則として，ウェブサイ

トに掲載していること。

三の八　医療DX推進体制整備加算の施設基準

(1) 療養の給付及び公費負担医療に関する費用の請求に関する命令第一条に規定する電子情報処理組織の使用による請求を行っていること。

(2) 健康保険法第3条第13項に規定する電子資格確認を行う体制を有していること。

(3) 医師又は歯科医師が，健康保険法第3条第13項に規定する電子資格確認を利用して取得した診療情報を，診療を行う診察室，手術室又は処置室等において，閲覧又は活用できる体制を有していること。

(4) 電磁的記録をもって作成された処方箋を発行する体制を有していること。

(5) 電磁的方法により診療情報を共有し，活用する体制を有していること。

(6) 健康保険法第3条第13項に規定する電子資格確認に係る実績を一定程度有していること。

(7) 医療DX推進の体制に関する事項及び質の高い診療を実施するための十分な情報を取得し，及び活用して診療を行うことについて，当該保険医療機関の見やすい場所に掲載していること。

(8) (7)の掲示事項について，原則として，ウェブサイトに掲載していること。

三の九　医科再診料及び外来診療料の看護師等遠隔診療補助加算の施設基準

患者が看護師等といる場合の情報通信機器を用いた診療を行うにつき十分な体制が整備されていること。

四　医科再診料の外来管理加算に係る厚生労働大臣が定める検査及び計画的な医学管理（略）

五　時間外対応加算の施設基準（略）

六　明細書発行体制等加算の施設基準

(1) 療養の給付及び公費負担医療に関する費用の請求に関する命令第1条に規定する電子情報処理組織の使用による請求又は同令附則第3条の2に規定する光ディスク等を用いた請求を行っていること。

(2) 保険医療機関及び保険医療養担当規則（昭和32年厚生省令第15号。以下「療担規則」という。）第5条の2第2項及び第5条の2の2第1項に規定する明細書並びに高齢者の医療の確保に関する法律の規定による療養の給付等の取扱い及び担当に関する基準（昭和58年厚生省告示第14号。以下「療担基準」という。）第5条の2第2項及び第5条の2の2第1項に規定する明細書を患者に無償で交付していること。ただし，保険医療機関及び保険医療養担当規則及び保険薬局及び保険薬剤師療養担当規則の一部を改正する省令（平成28年厚生労働省令第27号）附則第3条又は高齢者の医療の確保に関する法律の規定による療養の給付等の取扱い及び担当に関する基準の一部を改正する件（平成28年厚生労働省告示第50号）附則第2条に規定する正当な理由に該当する

場合は，療担規則第5条の2の2第1項及び療担基準第5条の2の2第1項に規定する明細書を無償で交付することを要しない。

(3) (2)の体制に関する事項について，当該保険医療機関の見やすい場所に掲示していること。

(4) (3)の掲示事項について，原則として，ウェブサイトに掲載していること。

七　地域包括診療加算の施設基準（略）

七の二　認知症地域包括診療加算の施設基準（略）

八　外来診療料に係る厚生労働大臣が定める患者（略）

八の二　削除

八の三　診療報酬の算定方法別表第二歯科診療報酬点数表（以下「歯科点数表」という。）第1章第1部初・再診料第1節初診料の注1に規定する施設基準

(1) 歯科外来診療における院内感染防止対策につき十分な体制が整備されていること。

(2) 歯科外来診療における院内感染防止対策につき十分な機器を有していること。

(3) 歯科外来診療における院内感染防止対策に係る研修を受けた常勤の歯科医師が1名以上配置されていること。

(4) 歯科外来診療の院内感染防止対策に係る院内掲示を行っていること。

(5) (4)の掲示事項について，原則として，ウェブサイトに掲載していること。

八の四　歯科点数表の初診料の注16及び再診料の注12に規定する施設基準

情報通信機器を用いた歯科診療を行うにつき十分な体制が整備されていること。

九　地域歯科診療支援病院歯科初診料の施設基準

(1) 看護職員が2名以上配置されていること。

(2) 歯科衛生士が1名以上配置されていること。

(3) 歯科外来診療における院内感染防止対策につき十分な体制が整備されていること。

(4) 歯科外来診療における院内感染防止対策につき十分な機器を有していること。

(5) 歯科外来診療における院内感染防止対策に係る研修を受けた常勤の歯科医師が1名以上配置されていること。

(6) 歯科外来診療の院内感染防止対策に係る院内掲示を行っていること。

(7) (6)の掲示事項について，原則として，ウェブサイトに掲載していること。

(8) 次のイ又はロのいずれかに該当すること。

　　イ　常勤の歯科医師が2名以上配置され，次のいずれかに該当すること。

　　　① 歯科医療を担当する病院である保険医療機関における当該歯科医療についての紹介率（別の保険医療機関から文書により紹介等された患者（当該病院と特別の関係にある保険医療機関等

から紹介等された患者を除く。）の数を初診患者（当該保険医療機関が表示する診療時間以外の時間，休日又は深夜に受診した6歳未満の初診患者を除く。）の総数で除して得た数をいう。以下同じ。）が100分の30以上であること。

② 歯科医療を担当する病院である保険医療機関における当該歯科医療についての紹介率が100分の20以上であって，別表第一に掲げる手術の1年間の実施件数の総数が30件以上であること。

③ 歯科医療を担当する病院である保険医療機関において，歯科医療を担当する他の保険医療機関において歯科点数表の初診料の注6若しくは再診料の注4に規定する歯科診療特別対応加算1，歯科診療特別対応加算2若しくは歯科診療特別対応加算3又は歯科点数表の歯科訪問診療料を算定した患者であって，当該他の保険医療機関から文書により診療情報の提供を受けて当該保険医療機関の外来診療部門において歯科医療を行ったものの月平均患者数が5人以上であること。

④ 歯科医療を担当する病院である保険医療機関において，歯科点数表の初診料の注6又は再診料の注4に規定する歯科診療特別対応加算1，歯科診療特別対応加算2若しくは歯科診療特別対応加算3を算定した患者の月平均患者数が30人以上であること。

ロ 次のいずれにも該当すること。

① 常勤の歯科医師が1名以上配置されていること。

② 歯科医療を担当する病院である保険医療機関において，歯科点数表の周術期等口腔機能管理計画策定料，周術期等口腔機能管理料（Ⅰ），周術期等口腔機能管理料（Ⅱ），周術期等口腔機能管理料（Ⅲ）又は周術期等口腔機能管理料（Ⅳ）のいずれかを算定した患者の月平均患者数が20人以上であること。

ハ 次のいずれにも該当すること。

① 常勤の歯科医師が1名以上配置されていること。

② 歯科医療を担当する病院である保険医療機関において，歯科点数表の回復期等口腔機能管理計画策定料又は回復期等口腔機能管理料のいずれかを算定した患者の月平均患者数が10人以上であること。

(9) 当該地域において，歯科医療を担当する別の保険医療機関との連携体制が確保されていること。

十 歯科外来診療医療安全対策加算の施設基準

(1) 歯科外来診療医療安全対策加算1の施設基準

イ 歯科医療を担当する保険医療機関（歯科点数表の地域歯科診療支援病院歯科初診料に係る施設基準に適合するものとして地方厚生局長等に届け出た保険医療機関を除く。）であること。

ロ 歯科外来診療における医療安全対策に係る研修を受けた常勤の歯科医師が1名以上配置されていること。

ハ 歯科医師が複数名配置されていること，又は歯科医師及び歯科衛生士がそれぞれ1名以上配置されていること。

ニ 医療安全管理者が配置されていること。ただし，病院である医科歯科併設の保険医療機関（歯科診療及び歯科診療以外の診療を併せて行う保険医療機関をいう。以下同じ。）にあっては，歯科の外来診療部門に医療安全管理者が配置されていること。

ホ 緊急時の対応を行うにつき必要な体制が整備されていること。

ヘ 医療安全対策につき十分な体制が整備されていること。

ト 歯科診療に係る医療安全対策に係る院内掲示を行っていること。

チ トの掲示事項について，原則としてウェブサイトに掲載していること。

(2) 歯科外来診療医療安全対策加算2の施設基準

イ 歯科点数表の地域歯科診療支援病院歯科初診料に係る施設基準に適合するものとして地方厚生局長等に届け出た保険医療機関であること。

ロ 歯科外来診療における医療安全対策に係る研修を受けた常勤の歯科医師が1名以上配置されていること。

ハ 歯科医師が複数名配置されていること，又は歯科医師が1名以上配置されており，かつ，歯科衛生士若しくは看護職員が1名以上配置されていること。

ニ 歯科の外来診療部門に医療安全管理者が配置されていること。

ホ 緊急時の対応を行うにつき必要な体制が整備されていること。

ヘ 医療安全対策につき十分な体制が整備されていること。

ト 歯科診療に係る医療安全対策に係る院内掲示を行っていること。

チ トの掲示事項について，原則としてウェブサイトに掲載していること。

十の二 歯科外来診療感染対策加算の施設基準

(1) 歯科外来診療感染対策加算1の施設基準

イ 歯科医療を担当する保険医療機関（歯科点数表の地域歯科診療支援病院歯科初診料に係る施設基準に適合するものとして地方厚生局長等に届け出た保険医療機関を除く。）であること。

ロ　歯科点数表の初診料の注1に規定する施設基準に適合するものとして地方厚生局長等に届け出た保険医療機関であること。

ハ　歯科医師が複数名配置されていること，又は歯科医師が1名以上配置されており，かつ，歯科衛生士若しくは院内感染防止対策に係る研修を受けた者が1名以上配置されていること。

ニ　院内感染管理者が配置されていること。ただし，病院である医科歯科併設の保険医療機関にあっては，歯科の外来診療部門に院内感染管理者が配置されていること。

ホ　歯科外来診療における院内感染防止対策につき十分な体制が整備されていること。

(2)　歯科外来診療感染対策加算2の施設基準

イ　歯科医療を担当する保険医療機関（歯科点数表の地域歯科診療支援病院歯科初診料に係る施設基準に適合するものとして地方厚生局長等に届け出た保険医療機関を除く。）であること。

ロ　歯科点数表の初診料の注1に規定する施設基準に適合するものとして地方厚生局長等に届け出た保険医療機関であること。

ハ　歯科医師が複数名配置されていること，又は歯科医師及び歯科衛生士がそれぞれ1名以上配置されていること。

ニ　院内感染管理者が配置されていること。ただし，病院である医科歯科併設の保険医療機関にあっては，歯科の外来診療部門に院内感染管理者が配置されていること。

ホ　歯科外来診療における院内感染防止対策につき十分な体制が整備されていること。

ヘ　感染症の予防及び感染症の患者に対する医療に関する法律（平成10年法律第104号。以下「感染症法」という。）第6条第7項に規定する新型インフルエンザ等感染症，同条第8項に規定する指定感染症又は同条第9項に規定する新感染症（以下この号において「新型インフルエンザ等感染症等」という。）の患者又はそれらの疑似症患者に対して歯科外来診療が可能な体制を確保していること。

ト　新型インフルエンザ等感染症等に係る事業継続計画を策定していること。ただし，病院である医科歯科併設の保険医療機関にあっては，歯科外来部門の事業継続計画を策定していること。

チ　歯科外来診療を円滑に実施できるよう，新型インフルエンザ等感染症等に係る医科診療を担当する他の保険医療機関との連携体制（医科歯科併設の保険医療機関にあっては，当該保険医療機関の医科診療科との連携体制）が整備されていること。

リ　当該地域において歯科医療を担当する別の保険医療機関から新型インフルエンザ等感染症等の患者又はそれらの疑似症患者を受け入れるため，当該別の保険医療機関との連携体制を確保していること。

(3)　歯科外来診療感染対策加算3の施設基準

イ　歯科点数表の地域歯科診療支援病院歯科初診料に係る施設基準に適合するものとして地方厚生局長等に届け出た保険医療機関であること。

ロ　歯科医師が複数名配置されていること，又は歯科医師が1名以上配置されており，かつ，歯科衛生士若しくは看護職員が1名以上配置されていること。

ハ　歯科の外来診療部門に院内感染管理者が配置されていること。

ニ　歯科外来診療における院内感染防止対策につき十分な体制が整備されていること。

(4)　歯科外来診療感染対策加算4の施設基準

イ　歯科点数表の地域歯科診療支援病院歯科初診料に係る施設基準に適合するものとして地方厚生局長等に届け出た保険医療機関であること。

ロ　歯科医師が複数名配置されていること，又は歯科医師が1名以上配置されており，かつ，歯科衛生士若しくは看護職員が1名以上配置されていること。

ハ　歯科の外来診療部門に院内感染管理者を配置していること。

ニ　歯科外来診療における院内感染防止対策につき十分な体制が整備されていること。

ホ　新型インフルエンザ等感染症等の患者又はそれらの疑似症患者に対して歯科外来診療が可能な体制を確保していること。

ヘ　新型インフルエンザ等感染症等に係る歯科外来部門の事業継続計画を策定していること。

ト　当該地域において歯科医療を担当する別の保険医療機関から新型インフルエンザ等感染症等の患者又はそれらの疑似症患者を受け入れるため，当該別の保険医療機関との連携体制を確保していること。

十一　歯科診療特別対応連携加算の施設基準

(1)　次のいずれかに該当すること。

イ　歯科点数表の地域歯科診療支援病院歯科初診料に係る施設基準に適合するものとして地方厚生局長等に届け出た保険医療機関であること。

ロ　歯科医療を担当する保険医療機関であり，かつ，当該保険医療機関における歯科点数表の初診料の注6若しくは再診料の注4に規定する歯科診療特別対応加算1を算定した外来患者又は著しく歯科診療が困難な者であって初診料の注6若しくは再診料の注4に規定する歯科診療特別対応加算2若しくは歯科診療特別対応加算3を算定した外来患者の月平均患者数が10人以上であること。

（2） 歯科診療で特別な対応が必要である患者にとって安心で安全な歯科医療の提供を行うにつき十分な機器等を有していること。

（3） 緊急時に円滑な対応ができるよう医科診療を担当する他の保険医療機関（病院に限る。）との連携体制（歯科診療及び歯科診療以外の診療を併せて行う病院である保険医療機関にあっては，当該保険医療機関の医科診療科との連携体制）が整備されていること。

（4） 歯科診療を担当する他の保険医療機関との連携体制が整備されていること。

第三の二　入院基本料又は特定入院料を算定せず，短期滞在手術等基本料３を算定する患者（略）

第四　入院診療計画，院内感染防止対策，医療安全管理体制，褥瘡対策，栄養管理体制，意思決定支援及び身体的拘束最小化の基準

一　入院診療計画の基準

（1） 医師，看護師等の共同により策定された入院診療計画であること。

（2） 病名，症状，推定される入院期間，予定される検査及び手術の内容並びにその日程，その他入院に関し必要な事項が記載された総合的な入院診療計画であること。

（3） 患者が入院した日から起算して７日以内に，当該患者に対し，当該入院診療計画が文書により交付され，説明がなされるものであること。

二　院内感染防止対策の基準

（1） メチシリン耐性黄色ブドウ球菌等の感染を防止するにつき十分な設備を有していること。

（2） メチシリン耐性黄色ブドウ球菌等の感染を防止するにつき十分な体制が整備されていること。

三　医療安全管理体制の基準
医療安全管理体制が整備されていること。

四　褥瘡対策の基準

（1） 適切な褥瘡対策の診療計画の作成，実施及び評価の体制がとられていること。

（2） 褥瘡対策を行うにつき適切な設備を有していること。

五　栄養管理体制の基準

（1） 当該病院である保険医療機関内に，常勤の管理栄養士が１名以上配置されていること。（特別入院基本料，月平均夜勤時間超過減算及び夜勤時間特別入院基本料を算定する病棟を除く。）

（2） 入院患者の栄養管理につき必要な体制が整備されていること。

六　医科点数表第１章第２部入院料等通則第８号及び歯科点数表第１章第２部入院料等通則第７号に掲げる厚生労働大臣が定める基準
当該保険医療機関内に非常勤の管理栄養士又は常勤の栄養士が１名以上配置されていること。

七　意思決定支援の基準
当該保険医療機関において，適切な意思決定支援に関する指針を定めていること（小児特定集中治療室管理料，新生児特定集中治療室管理料，新生児特定集中治療室重症児対応体制強化管理料，総合周産期特定集中治療室管理料，新生児治療回復室入院医療管理料，小児入院医療管理料又は児童・思春期精神科入院医療管理料を算定する病棟又は治療室のみを有するものを除く。）。

八　身体的拘束最小化の基準
身体的拘束の最小化を行うにつき十分な体制が整備されていること。

第四の二　歯科点数表第１章第２部入院料等通則第６号ただし書に規定する基準

一　第四の一から四までのいずれにも該当するものであること。

二　次の栄養管理体制に関する基準のいずれにも該当するものであること。

（1） 当該保険医療機関内に管理栄養士が１名以上配置されていること。

（2） 入院患者の栄養管理につき十分な体制が整備されていること。

第五　病院の入院基本料の施設基準等（略）

第六　診療所の入院基本料の施設基準等（略）

第七　削除

第八　入院基本料等加算の施設基準等

一～五　（略）

六　臨床研修病院入院診療加算の施設基準

（1）（略）

（2） 単独型又は管理型の施設基準
次のいずれかに該当すること。

イ　次のいずれにも該当する病院である単独型臨床研修施設（歯科医師法第16条の２第１項に規定する臨床研修に関する省令（平成17年厚生労働省令第103号）第３条第一号に規定する単独型臨床研修施設をいう。）又は病院である管理型臨床研修施設（同条第二号に規定する管理型臨床研修施設をいう。）であること。

① 診療録管理体制加算に係る届出を行っている保険医療機関であること。

② 研修歯科医の診療録の記載について指導歯科医が指導及び確認をする体制がとられていること。

③ その他臨床研修を行うにつき十分な体制が整備されていること。

ロ　次のいずれにも該当する単独型相当大学病院（歯科医師法（昭和23年法律第202号）第16条の２第１項に規定する歯学若しくは医学を履修する課程を置く大学に附属する病院（歯科医業を行わないものを除く。）のうち，単独で又は歯科医師法

第16条の2第1項に規定する臨床研修に関する省令第3条第一号に規定する研修協力施設と共同して臨床研修を行う病院をいう。以下同じ。）又は管理型相当大学病院（歯科医師法第16条の2第1項に規定する歯学若しくは医学を履修する課程を置く大学に附属する病院（歯科医業を行わないものを除く。）のうち，他の施設と共同して臨床研修を行う病院（単独型相当大学病院を除く。）であって，当該臨床研修の管理を行うものをいう。以下同じ。）であること。

① 診療録管理体制加算に係る届出を行っている保険医療機関であること。

② 研修歯科医の診療録の記載について指導歯科医が指導及び確認をする体制がとられていること。

③ その他臨床研修を行うにつき十分な体制が整備されていること。

(3) 協力型の施設基準
次のいずれかに該当すること。

イ 次のいずれにも該当する協力型臨床研修病院（医師法第16条の2第1項に規定する臨床研修に関する省令第3条第二号に規定する協力型臨床研修病院をいう。）であること。

① 診療録管理体制加算に係る届出を行っている保険医療機関であること。

② 研修医の診療録の記載について指導医が指導及び確認をする体制がとられていること。

③ その他臨床研修を行うにつき十分な体制が整備されていること。

ロ 次のいずれにも該当する協力型相当大学病院（医学を履修する課程を置く大学に附属する病院のうち，他の病院と共同して臨床研修を行う病院（基幹型相当大学病院を除く。）をいう。）であること。

① 診療録管理体制加算に係る届出を行っている保険医療機関であること。

② 研修医の診療録の記載について指導医が指導及び確認をする体制がとられていること。

③ その他臨床研修を行うにつき十分な体制が整備されていること。

ハ 次のいずれにも該当する病院である協力型（Ⅰ）臨床研修施設（歯科医師法第16条の2第1項に規定する臨床研修に関する省令第3条第三号に規定する協力型（Ⅰ）臨床研修施設をいう。）であること。

① 診療録管理体制加算に係る届出を行っている保険医療機関であること。

② 研修歯科医の診療録の記載について指導歯科医が指導及び確認をする体制がとられていること。

③ その他臨床研修を行うにつき十分な体制が整備されていること。

ニ 次のいずれにも該当する協力型（Ⅰ）相当大学病院（歯科医師法第16条の2第1項に規定する歯学若しくは医学を履修する課程を置く大学に附属する病院（歯科医業を行わないものを除く。）のうち，他の施設と共同して3月以上の臨床研修を行う病院（単独型相当大学病院及び管理型相当大学病院を除く。）をいう。）であること。

① 診療録管理体制加算に係る届出を行っている保険医療機関であること。

② 研修歯科医の診療録の記載について指導歯科医が指導及び確認をする体制がとられていること。

③ その他臨床研修を行うにつき十分な体制が整備されていること。

六の二～三十五の十二（略）

三十六 地域歯科診療支援病院入院加算の施設基準

(1) 地域歯科診療支援病院歯科初診料の施設基準に係る届出を行っていること。

(2) 当該地域において，歯科診療を担当する別の保険医療機関との連携体制が確保されていること。

第九 特定入院料の施設基準等（略）

第十 短期滞在手術等基本料の施設基準等（略）

第十一 経過措置

一～三十一（略）

三十二 令和6年3月31日において現に歯科外来診療環境体制加算1に係る届出を行っている保険医療機関については，令和7年5月31日までの間に限り，第三の十の(1)のニ，ヘ及びト並びに十の二の(1)のニ並びに(2)のニからリまでに該当するものとみなす。

三十三 令和6年3月31日において現に歯科外来診療環境体制加算2に係る届出を行っている保険医療機関については，令和7年5月31日までの間に限り，第三の十の(2)のニ及びト並びに十の二の(3)のハ並びに(4)のハからトまでに該当するものとみなす。

三十四 令和7年5月31日までの間に限り，第三の三の七の(4)中「(3)の掲示事項について，原則として，ウェブサイトに掲載していること。」とあるのは「削除」と，第三の三の八の(8)中「(7)の掲示事項について，原則として，ウェブサイトに掲載していること。」とあるのは「削除」と，第三の六の(4)中「(3)の掲示事項について，原則として，ウェブサイトに掲載していること。」とあるのは「削除」と，第三の八の三の(5)中「(4)の掲示事項について，原則として，ウェブサイトに掲載していること。」とあるのは「削除」と，第三の九の(7)中「(6)の掲示事項について，原則として，ウェブサイトに掲載していること。」とあるのは「削除」と，第三の十の(1)のチ及び(2)のチ中「トの掲示事項について，原則としてウェブサイトに掲載していること。」とあ

るのは「削除」と，第五の一の(9)中「(8)の掲示事項について，原則として，ウェブサイトに掲示していること。」とあるのは「削除」と，第六の一の(5)中「(4)の掲示事項について，原則として，ウェブサイトに掲載していること。」とあるのは「削除」と，第八の三十二の(1)のニ中「ハの掲示事項について，原則として，ウェブサイトに掲載していること。」とあるのは「削除」と，第八の三十五の三の(1)のヘ中「ホの掲示事項について，原則として，ウェブサイトに掲載していること。」とあるのは「削除」と，第八の三十五の三の二の(5)中「(4)の掲示事項について，原則として，ウェブサイトに掲載していること。」とあるのは「削除」と，第八の三十五の十二の(4)中「(3)の掲示事項について，原則として，ウェブサイトに掲示していること。」とあるのは「削除」と，第九の十九の(2)のト中「ヘの掲示事項について，原則として，ウェブサイトに掲載していること。」とあるのは「削除」とする。

三十五・三十六（略）

別表第一　地域歯科診療支援病院歯科初診料に係る手術

J 013　口腔内消炎手術（顎炎又は顎骨骨髄炎等に限る。）

J 016　口腔底悪性腫瘍手術
J 018　舌悪性腫瘍手術
J 031　口唇悪性腫瘍手術
J 032　口腔，顎，顔面悪性腫瘍切除術
J 035　頬粘膜悪性腫瘍手術
J 036　術後性上顎嚢胞摘出術
J 039　上顎骨悪性腫瘍手術
J 042　下顎骨悪性腫瘍手術
J 043　顎骨腫瘍摘出術
J 066　歯槽骨骨折観血的整復術
J 068　上顎骨折観血的手術
J 069　上顎骨形成術
J 070　頬骨骨折観血的整復術
J 072　下顎骨骨折観血的手術
J 072-2　下顎関節突起骨折観血的手術
J 075　下顎骨形成術
J 076　顔面多発骨折観血的手術
J 087　上顎洞根治手術

別表第二〜別表第六（略）

別表第六の二　厚生労働大臣が定める地域

一　北海道江差町，上ノ国町，厚沢部町，乙部町及び奥尻町の地域
二　北海道日高町，平取町，新冠町，浦河町，様似町，えりも町及び新ひだか町の地域
三　北海道稚内市，猿払村，浜頓別町，中頓別町，枝幸町，豊富町，礼文町，利尻町，利尻富士町及び幌延町の地域
四　北海道根室市，別海町，中標津町，標津町及び羅臼町の地域

五　青森県五所川原市，つがる市，鰺ヶ沢町，深浦町，鶴田町及び中泊町の地域
六　青森県むつ市，大間町，東通村，風間浦村及び佐井村の地域
七　岩手県花巻市，北上市，遠野市及び西和賀町の地域
八　岩手県大船渡市，陸前高田市及び住田町の地域
九　岩手県宮古市，山田町，岩泉町及び田野畑村の地域
十　岩手県久慈市，普代村，野田村及び洋野町の地域
十一　秋田県大仙市，仙北市，美郷町，横手市，湯沢市，羽後町及び東成瀬村の地域
十二　山形県新庄市，金山町，最上町，舟形町，真室川町，大蔵村，鮭川村及び戸沢村の地域
十三　東京都大島町，利島村，新島村，神津島村，三宅村，御蔵島村，八丈町，青ヶ島村及び小笠原村の地域
十四　新潟県十日町市，魚沼市，南魚沼市，湯沢町及び津南町の地域
十五　新潟県佐渡市の地域
十六　石川県輪島市，珠洲市，穴水町及び能登町の地域
十七　福井県大野市及び勝山市の地域
十八　山梨県市川三郷町，早川町，身延町，南部町及び富士川町の地域
十九　長野県木曽郡の地域
二十　長野県大町市及び北安曇野郡の地域
二十一　岐阜県高山市，飛騨市，下呂市及び白川村の地域
二十二　愛知県新城市，設楽町，東栄町及び豊根村の地域
二十三　滋賀県長浜市及び米原市の地域
二十四　滋賀県高島市の地域
二十五　兵庫県豊岡市，養父市，朝来市，香美町及び新温泉町の地域
二十六　奈良県五條市，吉野町，大淀町，下市町，黒滝村，天川村，野迫川村，十津川村，下北山村，上北山村，川上村及び東吉野村の地域
二十七　島根県雲南市，奥出雲町及び飯南町の地域
二十八　島根県海士町，西ノ島町，知夫村及び隠岐の島町の地域
二十九　香川県小豆郡の地域
三十　長崎県五島市の地域
三十一　長崎県小値賀町及び新上五島町の地域
三十二　長崎県壱岐市の地域
三十三　長崎県対馬市の地域
三十四　鹿児島県西之表市及び熊毛郡の地域
三十五　鹿児島県奄美市及び大島郡の地域
三十六　沖縄県宮古島市及び多良間村の地域
三十七　沖縄県石垣市，竹富町及び与那国町の地域

上記のほか，離島振興法第2条第1項の規定により離島振興対策実施地域として指定された離島の地域，奄美群島振興開発特別措置法第1条に規定する奄美群島の地域，小笠原諸島振興開発特別措置法第4条第1項に規定

する小笠原諸島の地域及び沖縄振興特別措置法第3条第三号に規定する離島の地域に該当する地域

別表第六の三〜別表第十五（略）

【参考】

基本診療料の施設基準等及びその届出に関する手続きの取扱いについて（抄）

（令 4. 3. 4　保医発 0304　2）

（最終改正；令 6. 3. 5　保医発 0305　5）

別添1

初・再診料の施設基準等

第1の8　医療情報取得加算

1　医療情報取得加算に関する施設基準

(1)　電子情報処理組織を使用した診療報酬請求を行っていること。

(2)　健康保険法第3条第13項に規定する電子資格確認（以下「オンライン資格確認」という。）を行う体制を有していること。なお，オンライン資格確認の導入に際しては，医療機関等向けポータルサイトにおいて，運用開始日の登録を行うこと。

(3)　次に掲げる事項について，当該保険医療機関の見やすい場所に掲示していること。

ア　オンライン資格確認を行う体制を有していること。

イ　当該保険医療機関を受診した患者に対し，受診歴，薬剤情報，特定健診情報その他必要な診療情報を取得・活用して診療を行うこと。

(4)　(3)の掲示事項について，原則として，ウェブサイトに掲載していること。自ら管理するホームページ等を有しない場合については，この限りではないこと。

2　届出に関する事項

(1)　医療情報取得加算の施設基準に係る取扱いについては，当該基準を満たしていればよく，特に地方厚生（支）局長に対して，届出を行う必要はないこと。

(2)　1の(4)については，令和7年5月31日までの間に限り，当該基準を満たしているものとみなす。

第2の7　歯科点数表の初診料の注1に規定する施設基準

1　歯科点数表の初診料の注1に規定する施設基準

(1)　口腔内で使用する歯科医療機器等について，患者ごとの交換や，専用の機器を用いた洗浄・滅菌処理を徹底する等十分な院内感染防止対策を講じていること。

(2)　感染症患者に対する歯科診療を円滑に実施する体制を確保していること。

(3)　歯科外来診療の院内感染防止対策に係る標準予防策及び新興感染症に対する対策の研修を4年に1回以上，定期的に受講している常勤の歯科医師が1名

以上配置されていること。

(4)　職員を対象とした院内感染防止対策にかかる標準予防策及び新興感染症に対する対策等の院内研修等を実施していること。

(5)　当該保険医療機関の見やすい場所に，院内感染防止対策を実施している旨の院内掲示を行っていること。

(6)　(5)の掲示事項について，原則としてウェブサイトに掲載していること。自ら管理するホームページ等を有しない場合については，この限りではないこと。

(7)　年に1回，院内感染対策の実施状況等について，様式2の7により地方厚生（支）局長に報告していること。

2　届出に関する事項

(1)　歯科点数表の初診料の注1に規定する施設基準に係る届出は，別添7の様式2の6を用いること。なお，当該届出については実績を要しない。

(2)　毎年8月において，別添7の様式2の7により報告を行うこと。

(3)　令和7年5月31日までの間に限り，1の(6)に該当するものとみなす。

第3　地域歯科診療支援病院歯科初診料に関する施設基準等

1　地域歯科診療支援病院歯科初診料に関する施設基準等

(1)　地域歯科診療支援病院歯科初診料に関する基準における文書により紹介された患者の数及び当該保険医療機関における初診患者の数については，届出前1か月間（暦月）の数値を用いること。

(2)　地域歯科診療支援病院歯科初診料に関する基準における手術の数については，届出前1年間（暦年）の数値を用いること。

(3)　歯科医療を担当する病院である保険医療機関において，歯科点数表の初診料の注6又は再診料の注4に規定する歯科診療特別対応加算1，歯科診療特別対応加算2又は歯科診療特別対応加算3を算定した患者の月平均患者数については，届出前3か月間（暦月）の月平均の数値を用いること。

(4)　(1)の「文書により紹介された患者の数」とは，別の保険医療機関等からの文書（別添6の別紙1又はこれに準ずる様式）により紹介されて歯科，小児歯科，矯正歯科又は口腔外科を標榜する診療科に来院し，初診料を算定した患者（当該保険医療機関と特別の関係にある保険医療機関からの紹介患者は除く。）の数をいい，当該保険医療機関における「初診の患者の数」とは，当該診療科で初診料を算定した患者の数（時間外，休日又は深夜に受診した6歳未満の患者を除く。）をいう。単に電話での紹介を受けた場合等は紹介患者には該当しない。

(5)　「特別の関係にある保険医療機関」とは「診療報

酬の算定方法の一部改正に伴う実施上の留意事項について」（令和6年3月5日保医発0305第4号）の別添1第1章第2部通則7の(3)に規定する特別の関係にある保険医療機関をいう。

(6) 当該病院が当該病院の存する地域において，歯科医療を担当する別の保険医療機関との連携体制が確保されていること。

(7) 口腔内で使用する歯科医療機器等について，患者ごとの交換や，専用の機器を用いた洗浄・滅菌処理を徹底する等十分な院内感染防止対策を講じていること。

(8) 感染症患者に対する歯科診療に対応する体制を確保していること。

(9) 歯科外来診療の院内感染防止対策に係る標準予防策及び新興感染症に対する対策の研修を4年に1回以上，定期的に受講している常勤の歯科医師が1名以上配置されていること。

(10) 当該保険医療機関の見やすい場所に，院内感染防止対策を実施している旨の院内掲示を行っていること。

(11) (10)の掲示事項について，原則としてウェブサイトに掲載していること。自ら管理するホームページ等を有しない場合については，この限りではないこと。

2 届出に関する事項

(1) 地域歯科診療支援病院歯科初診料の施設基準に係る届出は，別添7の様式3を用いること。

(2) 毎年8月に，前年1年間（暦年）の実績について別添7の様式3による報告を行い，必要があれば区分の変更を行う。

(3) 令和7年5月31日までの間に限り，1の(11)に該当するものとみなす。

第4 歯科外来診療医療安全対策加算1及び歯科外来診療医療安全対策加算2

1 歯科外来診療医療安全対策加算1及び歯科外来診療医療安全対策加算2に関する施設基準

(1) 歯科外来診療医療安全対策加算1に関する施設基準

ア 歯科医療を担当する保険医療機関（歯科点数表の地域歯科診療支援病院歯科初診料にかかる施設基準に適合するものとして地方厚生局長等に届け出た保険医療機関を除く。）であること。

イ 偶発症に対する緊急時の対応，医療事故対策等の医療安全対策に係る研修を修了した常勤の歯科医師が1名以上配置されていること。

ウ 歯科医師が複数名配置されていること又は歯科医師及び歯科衛生士がそれぞれ1名以上配置されていること。

エ 医療安全管理者が配置されていること。ただし，病院である医科歯科併設の保険医療機関（歯科診療及び歯科診療以外の診療を併せて行う保険医療

機関をいう。以下同じ。）にあっては，歯科の外来診療部門に医療安全管理者が配置されていること。

オ 患者にとって安心で安全な歯科医療環境の提供を行うにつき次の十分な装置・器具等を有していること。また，自動体外式除細動器（AED）については保有していることがわかる院内掲示を行っていること。

(イ) 自動体外式除細動器（AED）

(ロ) 経皮的動脈血酸素飽和度測定器（パルスオキシメーター）

(ハ) 酸素（人工呼吸・酸素吸入用のもの）

(ニ) 血圧計

(ホ) 救急蘇生セット

カ 診療における偶発症等緊急時に円滑な対応ができるよう，別の保険医療機関との事前の連携体制が確保されていること。ただし，医科歯科併設の保険医療機関にあっては，当該保険医療機関の医科診療科との連携体制が確保されている場合は，この限りでない。

キ 以下のいずれかを満たしていること。

(イ) 公益財団法人日本医療機能評価機構が行う，歯科ヒヤリ・ハット事例収集等事業に登録することにより，継続的に医療安全対策等に係る情報収集を行っていること。

(ロ) 歯科外来診療において発生した医療事故，インシデント等を報告・分析し，その改善を実施する体制を整備していること。

ク 当該保険医療機関の見やすい場所に，緊急時における連携保険医療機関との連携方法やその対応等，歯科診療に係る医療安全管理対策を実施している旨の院内掲示を行っていること。

ケ クの掲示事項について，原則としてウェブサイトに掲載していること。自ら管理するホームページ等を有しない場合については，この限りではないこと。

(2) 歯科外来診療医療安全対策加算2に関する施設基準

ア 歯科点数表の地域歯科診療支援病院歯科初診料に係る施設基準に適合するものとして地方厚生局長等に届け出た保険医療機関であること。

イ 偶発症に対する緊急時の対応，医療事故対策等の医療安全対策に係る研修を修了した常勤の歯科医師が1名以上配置されていること。

ウ 歯科医師が複数名配置されていること，又は歯科医師が1名以上配置されており，かつ，歯科衛生士若しくは看護職員が1名以上配置されていること。

エ 歯科の外来診療部門に医療安全管理者が配置されていること。

オ　患者にとって安心で安全な歯科医療環境の提供を行うにつき次の十分な装置・器具等を有していること。また，自動体外式除細動器（AED）については保有していることがわかる院内掲示を行っていること。

(イ)　自動体外式除細動器（AED）

(ロ)　経皮的動脈血酸素飽和度測定器（パルスオキシメーター）

(ハ)　酸素（人工呼吸・酸素吸入用のもの）

(ニ)　血圧計

(ホ)　救急蘇生セット

カ　診療における偶発症等緊急時に円滑な対応ができるよう，別の保険医療機関との事前の連携体制が確保されていること。ただし，医科歯科併設の保険医療機関にあっては，当該保険医療機関の医科診療科との連携体制が確保されている場合は，この限りではない。

キ　歯科外来診療において発生した医療事故，インシデント等を報告・分析し，その改善策を実施する体制を整備していること。

ク　当該保険医療機関の見やすい場所に，緊急時における連携保険医療機関との連携方法やその対応等，歯科診療に係る医療安全管理対策を実施している旨の院内掲示を行っていること。

ケ　クの掲示事項について，原則としてウェブサイトに掲載していること。

2　届出に関する事項

(1)　歯科外来診療医療安全対策加算1の施設基準に係る届出は，別添7の様式4を用い，歯科外来診療医療安全対策加算2の施設基準に係る届出は，別添7の様式4の1の2を用いること。なお，当該届出については実績を要しない。

(2)　令和6年3月31日時点で歯科外来診療環境体制加算1の施設基準に係る届出を行っている保険医療機関については，令和7年5月31日までの間に限り，1の(1)のエ，カ，キ及びクの基準を満たしているものとする。

(3)　令和6年3月31日時点で歯科外来診療環境体制加算2の施設基準に係る届出を行っている保険医療機関については，令和7年5月31日までの間に限り，1の(2)のエ及びクの基準を満たしているものとする。

(4)　令和7年5月31日までの間に限り，1の(1)のケ及び(2)のケに該当するものとみなす。

第4の2　歯科外来診療感染対策加算1，歯科外来診療感染対策加算2，歯科外来診療感染対策加算3及び歯科外来診療感染対策加算4

1　歯科外来診療感染対策加算1，歯科外来診療感染対策加算2，歯科外来診療感染対策加算3及び歯科外来診療感染対策加算4に関する施設基準

(1)　歯科外来診療感染対策加算1に関する施設基準

ア　歯科医療を担当する保険医療機関（歯科点数表の地域歯科診療支援病院歯科初診料にかかる施設基準に適合するものとして地方厚生局長等に届け出た保険医療機関を除く。）であること。

イ　歯科点数表の初診料の注1に係る施設基準の届出を行っていること。

ウ　歯科医師が複数名配置されていること，又は歯科医師が1名以上配置されており，かつ，歯科衛生士若しくは院内感染防止対策に係る研修を受けた者が1名以上配置されていること。

エ　院内感染管理者が配置されていること。ただし，病院である医科歯科併設の保険医療機関にあっては，歯科の外来診療部門に院内感染管理者が配置されていること。

オ　歯科用吸引装置等により，歯科ユニット毎に歯の切削時等に飛散する細かな物質を吸収できる環境を確保していること。

(2)　歯科外来診療感染対策加算2に関する施設基準

ア　歯科医療を担当する保険医療機関（歯科点数表の地域歯科診療支援病院歯科初診料に係る施設基準に適合するものとして地方厚生局長等に届け出た保険医療機関を除く。）であること。

イ　歯科点数表の初診料の注1に係る施設基準に適合するものとして地方厚生局長等に届け出た保険医療機関であること。

ウ　歯科医師が複数名配置されていること又は歯科医師及び歯科衛生士がそれぞれ1名以上配置されていること。

エ　院内感染管理者が配置されていること。ただし，病院である医科歯科併設の保険医療機関にあっては，歯科の外来診療部門に院内感染管理者が配置されていること。

オ　歯科用吸引装置等により，歯科ユニット毎に歯の切削時等に飛散する細かな物質を吸収できる環境を確保していること。

カ　感染経路別予防策（個人防護具の着脱法等を含む。）及び新型インフルエンザ等感染症等に対する対策・発生動向等に関する研修を1年に1回以上受講している常勤の歯科医師が1名以上配置されていること。

キ　新型インフルエンザ等感染症等の発生時に，当該感染症の患者又は疑似症患者を受け入れることを念頭に，汚染区域や清潔区域のゾーニング等を行うことができる体制を有すること。

ク　新型インフルエンザ等感染症等発生時の事業継続計画を策定していること。ただし，病院である医科歯科併設の保険医療機関にあっては，歯科外来部門の事業継続計画を策定していること。

ケ　新型インフルエンザ等感染症等の発生時に歯科外来診療を円滑に実施できるよう，医科診療を担

当する別の保険医療機関との連携体制が整備されていること。ただし，病院である医科歯科併設の保険医療機関にあっては，当該保険医療機関の医科診療科との連携体制が整備されている場合は，この限りではない。

コ　新型インフルエンザ等感染症等の発生時に当該地域において，歯科医療を担当する別の保険医療機関から当該感染症の患者又は疑似症患者を受け入れることを念頭に，連携体制を確保していること。

サ　年に１回，感染経路別予防策及び最新の新型インフルエンザ等感染症等を含む感染症に対する対策・発生動向等に関する研修の受講状況について，別添７の様式２の７により地方厚生（支）局長に報告すること。

(3)　歯科外来診療感染対策加算３に関する施設基準

ア　歯科点数表の地域歯科診療支援病院歯科初診料に係る施設基準に適合するものとして地方厚生局長等に届け出た保険医療機関であること。

イ　歯科医師が複数名配置されていること，又は歯科医師が１名以上配置されており，かつ，歯科衛生士若しくは看護職員が１名以上配置されていること。

ウ　院内感染管理者が配置されていること。ただし，医科歯科併設の保険医療機関にあっては，歯科の外来診療部門に院内感染管理者を配置していること。

エ　歯科用吸引装置等により，歯科ユニット毎に歯の切削時等に飛散する細かな物質を吸収できる環境を確保していること。

(4)　歯科外来診療感染対策加算４に関する施設基準

ア　歯科点数表の地域歯科診療支援病院歯科初診料に係る施設基準に適合するものとして地方厚生局長等に届け出た保険医療機関であること。

イ　歯科医師が複数名配置されていること，又は歯科医師が１名以上配置されており，かつ，歯科衛生士若しくは看護職員が１名以上配置されていること。

ウ　院内感染管理者が配置されていること。ただし，医科歯科併設の保険医療機関にあっては，歯科の外来診療部門に院内感染管理者を配置していること。

エ　歯科用吸引装置等により，歯科ユニット毎に歯の切削時等に飛散する細かな物質を吸収できる環境を確保していること。

オ　感染経路別予防策（個人防護具の着脱法等を含む。）及び新型インフルエンザ等感染症等に対する対策・発生動向等に関する研修を１年に１回以上受講している常勤の歯科医師が１名以上配置されていること。

カ　新型インフルエンザ等感染症等の発生時に，当該感染症の患者又は疑似症患者を受け入れることを念頭に，汚染区域や清潔区域のゾーニング等を行うことができる体制を有すること。

キ　新型インフルエンザ等感染症等発生時の事業継続計画を策定していること。

ク　新型インフルエンザ等感染症等の発生時に歯科外来診療を円滑に実施できるよう，医科診療を担当する別の保険医療機関との連携体制が整備されていること。ただし，病院である医科歯科併設の保険医療機関にあっては，当該保険医療機関の医科診療科との連携体制が整備されている場合は，この限りではない。

ケ　新型インフルエンザ等感染症等の発生時に当該地域において，歯科医療を担当する別の保険医療機関から当該感染症の患者又は疑似症患者を受け入れることを念頭に，連携体制を確保していること。

コ　年に１回，感染経路別予防策及び最新の新型インフルエンザ等感染症等を含む感染症に係る対策・発生動向等に関する研修の受講状況について，別添７の様式３により地方厚生（支）局長に報告すること。

2　届出に関する事項

(1)　歯科外来診療感染対策加算１又は歯科外来診療感染対策加算２の施設基準に係る届出は，別添７の様式４を用い，歯科外来診療感染対策加算３又は歯科外来診療感染対策加算４の施設基準に係る届出は，別添７の様式４の１の２を用いること。なお，当該届出については実績を要しない。

(2)　毎年８月において，感染症に係る感染経路別予防策及び対策・発生動向等に関する研修の受講状況について，歯科外来診療感染対策加算２を届け出ている保険医療機関においては別添７の様式２の７により，歯科外来診療感染対策加算４を届け出ている保険医療機関においては別添７の様式３により届け出ること。

(3)　令和６年３月31日時点で歯科外来診療環境体制加算１の施設基準に係る届出を行っている保険医療機関については，令和７年５月31日までの間に限り，１の(1)のエ及び(2)のエからサまでの基準を満たしているものとする。

(4)　令和６年３月31日時点で歯科外来診療環境体制加算２の施設基準に係る届出を行っている保険医療機関については，令和７年５月31日までの間に限り，１の(3)のウ及び(4)のウからコまでの基準を満たしているものとする。

第５　歯科診療特別対応連携加算

1　歯科診療特別対応連携加算に関する施設基準

(1)　歯科診療特別対応連携加算に関する基準における

歯科診療報酬点数表の初診料の注6又は再診料の注
4に規定する歯科診療特別対応加算1，歯科診療特
別対応加算2又は歯科診療特別対応加算3を算定し
ている月平均外来患者数については，届出前3か月
間（暦月）の数値を用いる。
(2) 当該患者にとって安心で安全な歯科医療環境の提
供を行うにつき次に掲げる十分な装置・器具を有し
ていること。
ア 自動体外式除細動器（AED）
イ 経皮的動脈血酸素飽和度測定器（パルスオキシ
メーター）
ウ 酸素（人工呼吸・酸素吸入用のもの）
エ 救急蘇生セット
(3) 緊急時に円滑な対応ができるよう別の医科診療を
担当する病院である保険医療機関との連携体制が整
備されていること。ただし，病院である医科歯科併
設の保険医療機関にあっては，当該保険医療機関の
医科診療科との連携体制が整備されている場合は，
この限りでない。
(4) 別の歯科診療を担当する保険医療機関との連携体
制が整備されていること。
2 届出に関する事項
歯科診療特別対応連携加算の施設基準に係る届出
は，別添7の様式4の2を用いること。

第5の2 歯科点数表の初診料の注16及び再診料の注12に規定する施設基準

1 歯科点数表の初診料の注16及び再診料の注12に規定
する施設基準
(1) 情報通信機器を用いた診療を行うにつき十分な体
制が整備されているものとして，以下のア及びイを
満たすこと。
ア 対面診療を適切に組み合わせて行うことが求め
られていることを踏まえて，対面診療を提供でき
る体制を有すること。
イ 患者の状況によって当該保険医療機関において
対面診療を提供することが困難な場合に，他の保
険医療機関と連携して対応できること。
(2) 厚生労働省「歯科におけるオンライン診療の適切
な実施に関する指針」に沿って診療を行う体制を有
する保険医療機関であること。
2 届出に関する事項
(1) 歯科点数表の初診料の注16及び再診料の注12に規
定する情報通信機器を用いた歯科診療に係る施設基
準に係る届出は，別添7の様式4の3を用いること。
(2) 毎年8月において，前年度における情報通信機器
を用いた歯科診療実施状況及び歯科診療の件数につ
いて，別添7の様式4の4により届け出ること。

別添3

入院基本料等加算の施設基準

第2 臨床研修病院入院診療加算

2 臨床研修病院入院診療加算に関する施設基準（歯科
診療に係るものに限る。）
(1) 単独型又は管理型の施設基準
ア 指導歯科医は歯科医師法第16条の2第1項に規
定する臨床研修に関する省令に基づく指導歯科医
の資格要件を満たす歯科医師であること。
イ 研修歯科医2人につき，指導歯科医1人以上で
あること。
ウ 当該保険医療機関の歯科医師の数は，医療法に
定める標準を満たしていること。
エ 加算の対象となる病院である保険医療機関は，
臨床研修施設であって研修管理委員会が設置され
ている単独型臨床研修施設（歯科医師法第16条の
2第1項に規定する臨床研修に関する省令（平成
17年厚生労働省令第103号）第3条第1号に規定
する単独型臨床研修施設をいう。）若しくは管理
型臨床研修施設（同条第2号に規定する管理型臨
床研修施設をいう。）又は単独型相当大学病院（歯
科医師法第16条の2第1項に規定する歯学若しく
は医学を履修する課程を置く大学に附属する病院
（歯科医業を行わないものを除く。）のうち，単独
で若しくは歯科医師法第16条の2第1項に規定す
る臨床研修に関する省令第3条第1号に規定する
研修協力施設と共同して臨床研修を行う病院をい
う。以下同じ。）若しくは管理型相当大学病院（歯
科医師法第16条の2第1項に規定する歯学若しく
は医学を履修する課程を置く大学に附属する病院
（歯科医業を行わないものを除く。）のうち，他の
施設と共同して臨床研修を行う病院（単独型相当
大学病院を除く。）であって，当該臨床研修の管
理を行うものをいう。以下同じ。）であること。
オ 当該保険医療機関の職員を対象とした保険診療
に関する講習（当該保険医療機関が自ら行うもの
を指し，当該保険医療機関以外のものにより実施
される場合を除く。）が年2回以上実施されてい
ること。
(2) 協力型の施設基準
ア 協力型（Ⅰ）臨床研修施設（歯科医師法第16条
の2第1項に規定する臨床研修に関する省令第3
条第3号に規定する協力型臨床研修施設をいう。）
又は協力型相当大学病院（歯科医師法第16条の2
第1項に規定する歯学若しくは医学を履修する課
程を置く大学に附属する病院（歯科医業を行わな
いものを除く。）のうち，他の施設と共同して3
月以上の臨床研修を行う病院（単独型相当大学病
院及び管理型相当大学病院を除く。）であって，

2の(1)のアからウまでを満たしていること。
イ 研修歯科医が単独型臨床研修施設若しくは管理型臨床研修施設又は単独型相当大学病院若しくは管理型相当大学病院において実施される保険診療に関する講習を受けていること。
3 届出に関する事項
臨床研修病院入院診療加算の施設基準に係る取扱いについては，当該基準を満たしていればよく，特に地方厚生（支）局長に対して，届出を行う必要はないこと。

第27 地域歯科診療支援病院入院加算

1 地域歯科診療支援病院入院加算に関する施設基準
(1) 歯科診療報酬点数表の初診料の注2に規定する地域歯科診療支援病院歯科初診料に係る施設基準の届出を行った病院である保険医療機関であって、次の要件を満たしていること。
ア 連携する別の保険医療機関において歯科診療報酬点数表の区分番号「A000」初診料の「注6」又は区分番号「A002」再診料の「注4」に規定する加算を算定している患者若しくは歯科訪問診療料を算定している患者に対して，入院して歯科診療を行う体制を確保していること。
イ 連携する別の保険医療機関との調整担当者を1名以上配置していること。
(2) 地域において歯科訪問診療を実施している別の保険医療機関との連携体制が確保されていること。
2 届出に関する事項
地域歯科診療支援病院入院加算の施設基準に係る届出は、別添7の様式41を用いること。

厚生労働大臣の定める入院患者数の基準及び医師等の員数の基準並びに入院基本料の算定方法

(平成18年3月6日 厚生労働省告示第104号)
(最終改正；令和3年3月31日 厚生労働省告示第159号)

診療報酬の算定方法（平成18年厚生労働省告示第92号）に基づき，厚生労働大臣の定める入院患者数の基準及び医師等の員数の基準並びに入院基本料の算定方法を次のように定め，平成18年4月1日から適用し，厚生労働大臣の定める入院患者数の基準及び医師等の員数の基準並びに入院基本料等の算定方法（平成16年厚生労働省告示第52号）は，平成18年3月31日限り廃止する。ただし，同日以前に行われた療養の費用の額の算定については，なお従前の例による。

厚生労働大臣の定める入院患者数の基準及び医師等の員数の基準並びに入院基本料の算定方法

一 厚生労働大臣の定める入院患者数の基準
別表第一の上（左）欄に掲げる基準とする。
一の二 厚生労働大臣の定める入院患者数の基準に該当する場合における入院基本料の算定方法
厚生労働大臣の定める入院患者数の基準に該当する場合における入院基本料については，別表第一の下（右）欄に掲げる基準により算定した額とする。
二 厚生労働大臣の定める医師又は歯科医師の員数の基準
別表第二の上（左）欄に掲げる基準とする。
二の二 厚生労働大臣の定める医師又は歯科医師の員数の基準に該当する場合における入院基本料の算定方法
厚生労働大臣の定める医師又は歯科医師の員数の基準に該当する場合における入院基本料については，それぞれ該当する別表第二の下（右）欄に掲げる基準により算定した額とする。

別表第一

厚生労働大臣の定める入院患者数の基準	厚生労働大臣の定める入院基本料の基準
一 保険医療機関の月平均の入院患者数が，医療法（昭和23年法律第205号）第1条の5第1項に規定する病院（以下「病院」という。）にあっては，同法の規定に基づき許可を受け，若しくは届出をし，又は承認を受けた病床数に100分の105を乗じて得た数以上	診療報酬の算定方法（以下「算定告示」という。）別表第一（以下「医科点数表」という。）又は別表第二（以下「歯科点数表」という。）の所定点数に100分の80（療養病棟入院基本料，有床診療所療養病床入院基本料及び特定入院基本料については，100分の90）を乗じて得た点数を用いて，算定告示の

二　保険医療機関の月平均の入院患者数が，医療法第1条の5第2項に規定する患者を入院させるための施設を有する診療所にあっては，同法の規定に基づき許可を受け，若しくは届出をし，又は通知をした病床数に3を加えて得た数以上	算定方法の例により算定した額

四　山村振興法（昭和40年法律第64号）第7条第1項の規定により振興山村として指定された山村

五　小笠原諸島振興開発特別措置法（昭和44年法律第79号）第4条第1項に規定する小笠原諸島の地域

六　過疎地域の持続的発展の支援に関する特別措置法（令和3年法律第19号）第2条第1項に規定する過疎地域

七　沖縄振興特別措置法（平成14年法律第14号）第3条第三号に規定する離島

別表第二

厚生労働大臣の定める医師又は歯科医師の員数の基準	厚生労働大臣の定める入院基本料の基準
病院である保険医療機関の医師又は歯科医師の員数が医療法第21条第1項第一号又は第22条の2第一号の規定により有しなければならない厚生労働省令に定める医師又は歯科医師の員数に100分の50を乗じて得た数を超え100分の70を乗じて得た数以下	医科点数表又は歯科点数表の所定点数に100分の90（別表第三に定める地域に所在する保険医療機関（医師又は歯科医師の確保に関する計画を都道府県知事に届け出たものに限る。）については，100分の98）を乗じて得た点数を用いて，算定告示の例により算定した額
病院である保険医療機関の医師又は歯科医師の員数が医療法第21条第1項第一号又は第22条の2第一号の規定により有しなければならない厚生労働省令に定める医師又は歯科医師の員数に100分の50を乗じて得た数以下	医科点数表又は歯科点数表の所定点数に100分の85（別表第三に定める地域に所在する保険医療機関（医師又は歯科医師の確保に関する計画を都道府県知事に届け出たものに限る。）については，100分の97）を乗じて得た点数を用いて，算定告示の例により算定した額

別表第三

　別表第二に規定する地域は，人口5万人未満の市町村であって次に掲げる地域をその区域内に有する市町村の区域とする。

　一　離島振興法（昭和28年法律第72号）第2条第1項の規定により離島振興対策実施地域として指定された離島の地域

　二　奄美群島振興開発特別措置法（昭和29年法律第189号）第1条に規定する奄美群島の地域

　三　辺地に係る公共的施設の総合整備のための財政上の特例措置等に関する法律（昭和37年法律第88号）第2条第1項に規定する辺地

特掲診療料関係告示

特掲診療料の施設基準等

（平成20年3月5日　厚生労働省告示第63号）

（最終改正；令和6年3月5日　厚生労働省告示第59号）

　診療報酬の算定方法（平成20年厚生労働省告示第59号）の規定に基づき，特掲診療料の施設基準等を次のように定め，平成20年4月1日から適用し，特掲診療料の施設基準等（平成18年厚生労働省告示第94号）は，平成20年3月31日限り廃止する。

特掲診療料の施設基準等

第一　届出の通則

一　保険医療機関（健康保険法（大正11年法律第70号）第63条第3項第一号に規定する保険医療機関をいう。以下同じ。）及び保険薬局（同号に規定する保険薬局をいう。以下同じ。）（以下「保険医療機関等」という。）は，第二から第十五までに規定する施設基準に従い，適正に届出を行わなければならないこと。

二　保険医療機関等は，届出を行った後に，当該届出に係る内容と異なる事情が生じた場合には，速やかに届出の内容の変更を行わなければならないこと。

三　届出の内容又は届出の変更の内容が第二から第十五までに規定する施設基準に適合しない場合は，当該届出又は届出の変更は無効であること。

四　届出については，届出を行う保険医療機関等の所在地を管轄する地方厚生局長又は地方厚生支局長（以下「地方厚生局長等」という。）に対して行うこと。ただし，当該所在地を管轄する地方厚生局又は地方厚生支局の分室がある場合には，当該分室を経由して行うこと。

第二　施設基準の通則

一　地方厚生局長等に対して当該届出を行う前6月間において当該届出に係る事項に関し，不正又は不当な届出（法令の規定に基づくものに限る。）を行ったことがないこと。

二　地方厚生局長等に対して当該届出を行う前6月間において療担規則及び薬担規則並びに療担基準に基づき厚生労働大臣が定める掲示事項等（平成18年厚生労働省告示第107号）第三に規定する基準に違反したことがなく，かつ現に違反していないこと。

三　地方厚生局長等に対して当該届出を行う前6月間において，健康保険法第78条第1項及び高齢者の医療の確保に関する法律（昭和57年法律第80号）第72条第1項の規定に基づく検査等の結果，診療内容又は診療報酬の請求に関し，不正又は不当な行為が認められたことがないこと。

四　地方厚生局長等に対して当該届出を行う時点において，厚生労働大臣の定める入院患者数の基準及び医師等の員数の基準並びに入院基本料の算定方法（平成18年厚生労働省告示第104号）に規定する入院患者数の基準に該当する保険医療機関又は医師等の員数の基準に該当する保険医療機関でないこと。

第三　医学管理等

一　特定疾患療養管理料に規定する疾患（略）

一の二　特定疾患療養管理料の注5に規定する施設基準（略）

二　特定疾患治療管理料に規定する施設基準等

(1)　ウイルス疾患指導料の注2に規定する施設基準（略）

(1)の2　ウイルス疾患指導料の注3に規定する施設基準（略）

(2)　特定薬剤治療管理料1の対象患者　　別表第二の一に掲げる患者

(2)の2　小児特定疾患カウンセリング料の対象患者（略）

(2)の2の2　小児特定疾患カウンセリング料の注2に規定する施設基準

(2)の3　小児科療養指導料の注6に規定する施設基準（略）

(2)の4　てんかん指導料の注6に規定する施設基準（略）

(3)　難病外来指導管理料の対象疾患（略）

(3)の2　難病外来指導管理料の注6に規定する施設基準（略）

(4)　皮膚科特定疾患指導管理料（Ⅰ）の対象疾患（略）

(5)　皮膚科特定疾患指導管理料（Ⅱ）の対象疾患（略）

(5)の2　皮膚科特定疾患指導管理料の注4に規定する施設基準（略）

(6)　外来栄養食事指導料の注2に規定する施設基準

イ　連携充実加算に係る届出を行っている保険医療機関であること。

ロ　外来化学療法を実施している悪性腫瘍の患者に対する栄養食事指導を行うにつき，十分な体制が確保されていること。

(6)の2　外来栄養食事指導料及び入院栄養食事指導料の対象患者

　疾病治療の直接手段として，医師の発行する食事箋に基づき提供された適切な栄養量及び内容を有する別表第三に掲げる特別食を必要とする患者，がん患者，摂食機能若しくは嚥下機能が低下した患者又

は低栄養状態にある患者

⑹の２の２　外来栄養食事指導料の注３に規定する施設基準

悪性腫瘍の患者の栄養管理に係る専門の研修を修了し，当該患者の栄養管理を行うにつき十分な経験を有する専任の常勤の管理栄養士が配置されていること。

⑹の３　集団栄養食事指導料に規定する特別食（略）

⑹の４　心臓ペースメーカー指導管理料の注４に規定する施設基準（略）

⑹の５　心臓ペースメーカー指導管理料の注５に規定する施設基準（略）

⑺　高度難聴指導管理料の施設基準（略）

⑺の２　慢性維持透析患者外来医学管理料の注３に規定する腎代替療法実績加算の施設基準（略）

⑻　喘息治療管理料の注２に規定する施設基準（略）

⑻の２　小児悪性腫瘍患者指導管理料の注５に規定する施設基準（略）

⑼　糖尿病合併症管理料の施設基準（略）

⑽　耳鼻咽喉科特定疾患指導管理料の対象患者（略）

⑾　がん性疼痛緩和指導管理料の施設基準

当該保険医療機関内に緩和ケアを担当する医師（歯科医療を担当する保険医療機関にあっては，医師又は歯科医師）（緩和ケアに係る研修を受けたものに限る。）が配置されていること。

⑾の２　がん性疼痛緩和指導管理料の注２に規定する施設基準

がん患者に対するがん性疼痛の症状緩和を目的とした放射線治療及び神経ブロックを実施する体制及び実績を有していること。

⑾の３　がん性疼痛緩和指導管理料の注４に規定する施設基準

情報通信機器を用いた診療を行うにつき十分な体制が整備されていること。

⑿　がん患者指導管理料の施設基準等

イ　がん患者指導管理料のイの施設基準

①　がん患者に対して指導管理を行うにつき十分な体制が整備されていること。

②　当該保険医療機関において，適切な意思決定支援に関する指針を定めていること。

ロ　がん患者指導管理料のロからニまでの施設基準

イの①を満たすものであること。

ハ　がん患者指導管理料の注４に規定する患者

乳癌，卵巣癌又は卵管癌と診断された患者のうち，遺伝性乳癌卵巣癌症候群が疑われる患者

ニ　がん患者指導管理料の注７に規定する施設基準

情報通信機器を用いた診療を行うにつき十分な体制が整備されていること。

⒀　外来緩和ケア管理料の施設基準等

イ　外来緩和ケア管理料の注１に規定する施設基準

①　緩和ケア診療を行うにつき十分な体制が整備されていること。

②　当該体制において，身体症状の緩和を担当する医師，精神症状の緩和を担当する医師，緩和ケアに関する相当の経験を有する看護師及び薬剤師が適切に配置されていること。

ロ～ニ（略）

⒁　移植後患者指導管理料の施設基準（略）

⒂　糖尿病透析予防指導管理料の施設基準等（略）

⒃　小児運動器疾患指導管理料の施設基準（略）

⒄　乳腺炎重症化予防ケア・指導料の施設基準（略）

⒅　婦人科特定疾患治療管理料の施設基準（略）

⒆　腎代替療法指導管理料の施設基準等（略）

⒇　一般不妊治療管理料の施設基準（略）

(21)　生殖補助医療管理料の施設基準（略）

(22)　二次性骨折予防継続管理料の施設基準（略）

(23)　アレルギー性鼻炎免疫療法治療管理料に関する施設基準（略）

(24)　下肢創傷処置管理料の施設基準（略）

(25)　慢性腎臓病透析予防指導管理料の施設基準等（略）

三　小児科外来診療料の注２に規定する厚生労働大臣が定める薬剤（略）

三の二　小児科外来診療料の注４に規定する小児抗菌薬適正使用支援加算の施設基準（略）

四　地域連携小児夜間・休日診療料の施設基準等（略）

四の二　乳幼児育児栄養指導科の注２に規定する施設基準（略）

四の三　地域連携夜間・休日診療料の施設基準等（略）

四の四　院内トリアージ実施料の施設基準等（略）

四の五　夜間休日救急搬送医学管理料の施設基準等（略）

四の六　外来リハビリテーション診療料の施設基準

⑴　理学療法士，作業療法士等が適切に配置されていること。

⑵　リハビリテーションを適切に実施するための十分な体制が確保されていること。

四の七　外来放射線照射診療料の施設基準

⑴　放射線治療を行うにつき必要な医師，看護師及び診療放射線技師等が適切に配置されていること。

⑵　緊急時における放射線治療を担当する医師との連絡体制等放射線治療を適切に実施するための十分な体制が確保されていること。

四の八　地域包括診療料の施設基準（略）

四の八の二　認知症地域包括診療料の施設基準（略）

四の八の三　小児かかりつけ診療料の施設基準等（略）

四の八の四　外来腫瘍化学療法診療料の施設基準等

⑴　外来腫瘍化学療法診療料１の施設基準

イ　外来化学療法及び当該外来化学療法に伴う副作用等に係る検査又は投薬等を行うにつき十分な体制が整備されていること。

ロ　外来化学療法を行うにつき必要な機器及び十分

な専用施設を有していること。
ハ　外来化学療法の評価に係る委員会を設置していること。
ニ　当該保険医療機関内に外来化学療法を担当する医師（歯科医療を担当する保険医療機関にあっては，医師又は歯科医師）であって，緩和ケアに関する適切な研修を受けたものが配置されていること。
ホ　がん患者に対して指導管理を行うにつき十分な体制が整備されていること。
(2)　外来腫瘍化学療法診療料2の施設基準
イ　外来化学療法及び当該外来化学療法に伴う副作用等に係る検査又は投薬等を行うにつき必要な体制が整備されていること。
ロ　(1)のロを満たすものであること。
(3)　外来腫瘍化学療法診療料3の施設基準
イ　外来化学療法及び当該外来化学療法に伴う副作用等に係る検査又は投薬等を行う体制が整備されていること。
ロ　外来化学療法及び当該外来化学療法に伴う副作用等に係る検査又は投薬等を行うにつき十分な体制が整備されている他の保険医療機関との連携体制が確保されていること。
ハ　(1)のロを満たすものであること。
(4)　外来腫瘍化学療法診療料の注1に規定する厚生労働大臣が定める外来化学療法
　　診療報酬の算定方法別表第一医科診療報酬点数表（以下「医科点数表」という。）第2章第6部注射に掲げる診療に係る費用のうち次に掲げるものについて，入院中の患者以外の患者に対して，抗悪性腫瘍剤の投与を行う化学療法
イ　区分番号G001に掲げる静脈内注射
ロ　区分番号G002に掲げる動脈注射
ハ　区分番号G003に掲げる抗悪性腫瘍剤局所持続注入
ニ　区分番号G003-3に掲げる肝動脈塞栓を伴う抗悪性腫瘍剤肝動脈内注入
ホ　区分番号G004に掲げる点滴注射
ヘ　区分番号G005に掲げる中心静脈注射
ト　区分番号G006に掲げる植込型カテーテルによる中心静脈注射
(5)　外来腫瘍化学療法診療料の注8に規定する連携充実加算の施設基準
イ　化学療法を実施している患者の栄養管理を行うにつき必要な体制が整備されていること。
ロ　他の保険医療機関及び保険薬局との連携体制が確保されていること。
(6)　外来腫瘍化学療法診療料の注9に規定するがん薬物療法体制充実加算の施設基準
　　化学療法を実施している患者の薬学的管理を行う

につき必要な体制が整備されていること。
四の九　生活習慣病管理料（I）及び生活習慣病管理料（II）の施設基準　（略）
五　ニコチン依存症管理料の施設基準等　（略）
五の一の二　療養・就労両立支援指導料の施設基準等
(1)　療養・就労両立支援指導料の注1に規定する疾患
　　別表第三の一の二に掲げる疾患
(2)　療養・就労両立支援指導料の注3に規定する相談支援加算の施設基準
　　患者の就労と療養に係る支援を行うにつき十分な体制が整備されていること。
(3)　療養・就労両立支援指導料の注5に規定する施設基準
　　情報通信機器を用いた診療を行うにつき十分な体制が整備されていること。
五の二　開放型病院共同指導料（I）の施設基準
(1)　病院であること。
(2)　当該病院が当該病院の存する地域の全ての医師又は歯科医師の利用のために開放されていること。
(3)　(2)の目的のための専用の病床が適切に備えられていること。
六　在宅療養支援診療所の施設基準　（略）
六の二　退院時共同指導料1及び退院時共同指導料2を2回算定できる疾病等の患者
　　別表第三の一の三に掲げる患者
六の二の二　退院時共同指導料1の注2に規定する別に厚生労働大臣が定める特別な管理を要する状態等にある患者
　　別表第八に掲げる者
六の二の三　小児口腔機能管理料の注3に規定する口腔管理体制強化加算の施設基準
(1)　保険医療機関である歯科診療所であること。
(2)　歯科医師が複数名配置されていること又は歯科医師及び歯科衛生士がそれぞれ1名以上配置されていること。
(3)　歯科疾患の重症化予防に関する継続的な管理の実績があること。
(4)　口腔機能管理に関する実績があること。
(5)　次のいずれかに該当すること。
イ　歯科訪問診療料を算定していること。
ロ　在宅療養支援歯科診療所1，在宅療養支援歯科診療所2又は在宅療養支援歯科病院との連携の実績があること。
ハ　在宅歯科医療に係る連携体制が確保されていること。
(6)　歯科疾患の継続管理等に係る適切な研修を受けた常勤の歯科医師が1名以上配置されていること。
(7)　緊急時の対応を行うにつき必要な体制が整備されていること。
(8)　当該地域において，保険医療機関，介護・福祉施

設等と連携していること。

(9) 医療安全対策につき十分な体制が整備されていること。

六の二の四　歯科治療時医療管理料の施設基準

(1) 当該療養を行うにつき，十分な経験を有する常勤の歯科医師により，治療前，治療中及び治療後における当該患者の全身状態を管理する体制が整備されていること。

(2) 歯科医師が複数名配置されていること又は歯科医師が1名以上かつ歯科衛生士若しくは看護師が1名以上配置されていること。

(3) 当該患者の全身状態の管理を行うにつき十分な装置・器具を有していること。

(4) 緊急時に円滑な対応ができるよう，別の保険医療機関との連携体制（病院である医科歯科併設の保険医療機関（歯科診療及び歯科診療以外の診療を併せて行う保険医療機関をいう。以下同じ。）にあっては，当該保険医療機関の医科診療科との連携体制）が確保されていること。

六の二の五　小児口腔機能管理料の注5，口腔機能管理料の注5及び歯科特定疾患療養管理料の注5に規定する施設基準

情報通信機器を用いた歯科診療を行うにつき十分な体制が整備されていること。

六の二の六　歯科遠隔連携診療料の施設基準等

(1) 歯科遠隔連携診療料の施設基準

情報通信機器を用いた歯科診療を行うにつき十分な体制が整備されていること。

(2) 歯科遠隔連携診療料の対象患者

次のいずれかに該当すること。

イ　口腔領域の悪性新生物の術後の経過観察等の専門的な医療を必要とする患者

ロ　口腔軟組織の疾患（難治性のものに限る。）又は薬剤関連顎骨壊死の経過観察等の専門的な医療を必要とする患者

六の三　在宅療養支援歯科診療所の施設基準

(1) 在宅療養支援歯科診療所1の施設基準

イ　保険医療機関である歯科診療所であって，歯科訪問診療1，歯科訪問診療2又は歯科訪問診療3を算定していること。

ロ　高齢者の口腔機能管理に係る研修を受けた常勤の歯科医師が1名以上配置されていること。

ハ　歯科衛生士が1名以上配置されていること。

ニ　当該保険医療機関が歯科訪問診療を行う患者に対し，患家の求めに応じて，迅速な歯科訪問診療が可能な体制を確保し，歯科訪問診療を担う担当歯科医の氏名，診療可能日等を，文書により患家に提供していること。

ホ　在宅歯科診療に係る後方支援の機能を有する別の保険医療機関との連携体制が確保されていること。

ヘ　定期的に，在宅患者等の口腔機能管理を行っている患者数等を地方厚生局長等に報告していること。

ト　当該地域において，保険医療機関，介護・福祉施設等との十分な連携の実績があること。

チ　主として歯科訪問診療を実施する診療所にあっては，次のいずれにも該当するものであること。

① 当該診療所で行われる歯科訪問診療の患者のうち，6割以上が歯科訪問診療1を実施していること。

② 在宅歯科医療を担当する常勤の歯科医師が配置されていること。

③ 直近1年間に5つ以上の病院又は診療所から，文書による紹介を受けて歯科訪問診療を開始した実績があること。

④ 在宅歯科医療を行うにつき十分な機器を有していること。

⑤ 歯科訪問診療における処置等の実施について相当の実績を有すること。

(2) 在宅療養支援歯科診療所2の施設基準

イ　(1)のイからへまで及びチに該当するものであること。

ロ　当該地域において，保険医療機関，介護・福祉施設等との必要な連携の実績があること。

六の四　在宅療養支援歯科病院の施設基準

(1) 保険医療機関である歯科診療を行う病院であって，歯科訪問診療1，歯科訪問診療2又は歯科訪問診療3を算定していること。

(2) 高齢者の口腔機能管理に係る研修を受けた常勤の歯科医師が1名以上配置されていること。

(3) 歯科衛生士が1名以上配置されていること。

(4) 在宅歯科診療に係る後方支援の機能を有していること。

(5) 定期的に，在宅患者等の口腔機能管理を行っている患者数等を地方厚生局長等に報告していること。

(6) 当該地域において，保険医療機関，介護・福祉施設等との十分な連携の実績があること。

七から八の二まで　削除

九　ハイリスク妊産婦共同管理料（Ⅰ）及びハイリスク妊産婦共同管理料（Ⅱ）の施設基準等（略）

九の二　がん治療連携計画策定料の施設基準

(1) がん治療連携計画策定料の注1に規定する施設基準

イ　がん診療の拠点となる病院又はそれに準じる病院であること。

ロ　当該地域において当該病院からの退院後の治療を担う複数の保険医療機関を記載した地域連携診療計画をあらかじめ作成し，地方厚生局長等に届け出ていること。

(2) がん治療連携計画策定料の注5に規定する施設基準
　情報通信機器を用いた診療を行うにつき十分な体制が整備されていること。

九の三　がん治療連携指導料の施設基準
(1) 地域連携診療計画において連携する保険医療機関として定められている保険医療機関であって，当該地域連携診療計画をがん治療連携計画策定料を算定する病院と共有するとともに，あらかじめ地方厚生局長等に届け出ていること。
(2) がん治療連携計画策定料を算定する病院の紹介を受けて，当該地域連携診療計画の対象となる患者に対して，当該地域連携診療計画に基づいた治療を行うことができる体制が整備されていること。

九の四　がん治療連携管理料の施設基準
　がん診療の拠点となる病院であること。

九の四の二　外来がん患者在宅連携指導料の施設基準（略）

九の五　認知症専門診断管理料の施設基準（略）

九の六　肝炎インターフェロン治療計画料の施設基準（略）

九の七　外来排尿自立指導料の施設基準等（略）

九の七の二　ハイリスク妊産婦連携指導料1及びハイリスク妊産婦連携指導料2の施設基準（略）

九の七の三　遠隔連携診療料の施設基準等
(1) 遠隔連携診療料の施設基準
　情報通信機器を用いた診療を行うにつき十分な体制が整備されていること。
(2) 遠隔連携診療料の注1に規定する対象患者
　イ　難病の患者に対する医療等に関する法律第5条第1項に規定する指定難病の疑いがある患者
　ロ　てんかん（外傷性のてんかん及び知的障害を有する者に係るものを含む。）の疑いがある患者
(3) 遠隔連携診療料の注2に規定する対象患者
　イ　てんかんの患者（知的障害を有するものに限る。）
　ロ　難病の患者に対する医療等に関する法律第5条第1項に規定する指定難病の患者

九の七の四　こころの連携指導料（Ⅰ）の施設基準
　孤独・孤立の状況等を踏まえ，精神科又は心療内科への紹介が必要であると認められる患者に対する診療を行うにつき必要な体制が整備されていること。

九の七の五　こころの連携指導料（Ⅱ）の施設基準（略）

九の七の六　プログラム医療機器等指導管理料の施設基準
　プログラム医療機器等の指導管理を行うにつき十分な体制が整備されていること。

九の八　退院後訪問指導料に規定する別に厚生労働大臣が定める状態の患者（略）

十　薬剤管理指導料の施設基準等

(1) 薬剤管理指導料の施設基準
　イ　当該保険医療機関内に薬剤管理指導を行うにつき必要な薬剤師が配置されていること。
　ロ　薬剤管理指導を行うにつき必要な医薬品情報の収集及び伝達を行うための専用施設を有していること。
　ハ　入院中の患者に対し，患者ごとに適切な薬学的管理（副作用に関する状況の把握を含む。）を行い，薬剤師による服薬指導を行っていること。
(2) 薬剤管理指導料の対象患者
　別表第三の三に掲げる医薬品が投薬又は注射されている患者

十の二　薬剤総合評価調整管理料の注3に規定する施設基準
　情報通信機器を用いた診療を行うにつき十分な体制が整備されていること。

十の二の二　診療情報提供料（Ⅰ）の地域連携診療計画加算の施設基準（略）

十の二の三　診療情報提供料（Ⅰ）の検査・画像情報提供加算及び電子的診療情報評価料の施設基準
(1) 他の保険医療機関等と連携し，患者の医療情報に関する電子的な送受が可能なネットワークを構築していること。
(2) 他の保険医療機関と標準的な方法により安全に情報の共有を行う体制が具備されていること。

十の二の四　連携強化診療情報提供料の施設基準等
(1) 連携強化診療情報提供料の注1に規定する施設基準
　当該保険医療機関の敷地内において喫煙が禁止されていること。
(2) 連携強化診療情報提供料の注1に規定する他の保険医療機関の基準
　次のいずれかに係る届出を行っていること。
　イ　区分番号A001の注12に規定する地域包括診療加算
　ロ　区分番号B001-2-9に掲げる地域包括診療料
　ハ　区分番号B001-2-11に掲げる小児かかりつけ診療料
　ニ　区分番号C002に掲げる在宅時医学総合管理料（在宅療養支援診療所（医科点数表区分番号B004に掲げる退院時共同指導料1に規定する在宅療養支援診療所をいう。以下同じ。）又は在宅療養支援病院（区分番号C000に掲げる往診料の注1に規定する在宅療養支援病院をいう。以下同じ。）に限る。）
　ホ　区分番号C002-2に掲げる施設入居時等医学総合管理料（在宅療養支援診療所又は在宅療養支援病院に限る。）
(3) 連携強化診療情報提供料の注3に規定する施設基準

イ　当該保険医療機関の敷地内において喫煙が禁止されていること。

ロ　次のいずれかに係る届出を行っていること。

①　区分番号A001の注12に規定する地域包括診療加算

②　区分番号B001-2-9に掲げる地域包括診療料

③　区分番号B001-2-11に掲げる小児かかりつけ診療料

④　区分番号C002に掲げる在宅時医学総合管理料（在宅療養支援診療所又は在宅療養支援病院に限る。）

⑤　区分番号C002-2に掲げる施設入居時等医学総合管理料（在宅療養支援診療所又は在宅療養支援病院に限る。）

(4)　連携強化診療情報提供料の注4に規定する施設基準

イ　当該保険医療機関の敷地内において喫煙が禁止されていること。

ロ　次のいずれかの指定を受けている保険医療機関であること。（略）

(5)　連携強化診療情報提供料の注5に規定する施設基準（診療報酬の算定方法別表第二歯科診療報酬点数表（以下「歯科点数表」という。）においては注3）

当該保険医療機関内に妊娠中の患者の診療を行うにつき十分な体制が整備されていること。

十の二の五　医療機器安全管理料の施設基準

(1)　臨床工学技士が配置されている保険医療機関において，生命維持管理装置を用いて治療を行う場合の施設基準

イ　当該保険医療機関内に生命維持管理装置等の医療機器の管理及び保守点検を行う常勤の臨床工学技士が1名以上配置されていること。

ロ　生命維持管理装置等の医療機器の安全管理につき十分な体制が整備されていること。

(2)　放射線治療機器の保守管理，精度管理等の体制が整えられている保険医療機関において，放射線治療計画を策定する場合の施設基準

イ　当該保険医療機関内に放射線治療を専ら担当する常勤の医師又は歯科医師(放射線治療について，相当の経験を有するものに限る。)が1名以上配置されていること。

ロ　当該治療を行うにつき必要な体制が整備されていること。

ハ　当該治療を行うにつき十分な機器及び施設を有していること。

十の二の六　がんゲノムプロファイリング評価提供料の施設基準

がんゲノムプロファイリング検査に係る届出を行っている保険医療機関であること。

十の三　精神科退院時共同指導料の施設基準（略）

十一　歯科特定疾患療養管理料に規定する疾患

分類表に規定する疾病のうち別表第四に掲げる疾病

第四　在宅医療

一　在宅療養支援病院の施設基準（略）

一の二　往診料の注1及び往診料の在宅ターミナルケア加算，在宅患者訪問診療料（Ⅰ）及び在宅患者訪問診療料（Ⅱ）の在宅ターミナルケア加算，在宅時医学総合管理料，施設入居時等医学総合管理料並びに在宅がん医療総合診療料に規定する在宅療養支援診療所又は在宅療養支援病院であって別に厚生労働大臣が定めるもの（略）

一の三　往診料に規定する時間（略）

一の三の二　往診料に規定する別に厚生労働大臣が定める患者（略）

一の三の三　往診料注10に規定する別に厚生労働大臣が定める施設基準（略）

一の四　往診料の注3ただし書及び注8，在宅患者訪問診療料（Ⅰ）及び在宅患者訪問診療料（Ⅱ）の在宅ターミナルケア加算，在宅時医学総合管理料の注7及び注12，施設入居時等医学総合管理料の注3並びに在宅がん医療総合診療料の注5に規定する別に厚生労働大臣が定める施設基準等（略）

一の五　在宅患者訪問診療料（Ⅰ）及び在宅患者訪問診療料（Ⅱ）に規定する疾病等（略）

一の五の二　在宅患者訪問診療料（Ⅰ）の注12（在宅患者訪問診療料（Ⅱ）の注6の規定により準用する場合を含む。）に規定する別に厚生労働大臣が定める基準（略）

一の五の三　在宅患者訪問診療料（Ⅰ）の注13（在宅患者訪問診療料（Ⅱ）の注6の規定により準用する場合を含む。），在宅がん医療総合診療料の注8及び歯科訪問診療料の注20に規定する別に厚生労働大臣が定める施設基準

(1)　療養の給付及び公費負担医療に関する費用の請求に関する命令（昭和51年厚生省令第36号）第1条に規定する電子情報処理組織の使用による請求を行っていること。

(2)　健康保険法第3条第13項に規定する電子資格確認を行う体制を有していること。

(3)　電磁的記録をもって作成された処方箋を発行する体制を有していること。

(4)　電磁的方法により診療情報を共有し，活用する体制を有していること。

(5)　医療DX推進の体制に関する事項及び質の高い診療を実施するための十分な情報を取得し，及び活用して診療を行うことについて，当該保険医療機関の見やすい場所に掲示していること。

(6)　(5)の掲示事項について，原則として，ウェブサイトに掲載していること。

一の六　在宅時医学総合管理料及び施設入居時等医学総

合管理料の施設基準等（略）

一の六の二　在宅時医学総合管理料の注15（施設入居時等医学総合管理料の注5の規定により準用する場合を含む。），在宅がん医療総合診療料の注9，歯科疾患在宅療養管理料の注7，在宅患者訪問口腔リハビリテーション指導管理料の注8及び小児在宅患者訪問口腔リハビリテーション指導管理料の注8に規定する施設基準

(1)　在宅での療養を行っている患者であって通院が困難なものの診療情報等について，電子情報処理組織を使用する方法その他の情報通信の技術を利用する方法を用いて常時確認できる体制を有し，関係機関と平時からの連携体制を構築していること。

(2)　診療情報等を活用した上で計画的な医学管理を行うにつき十分な体制が整備されていること。

(3)　(1)に規定する連携体制を構築している医療機関であることについて，当該保険医療機関の見やすい場所に掲示していること。

(4)　(3)の掲示事項について，原則として，ウェブサイトに掲載していること。

一の七　歯科訪問診療料の注9に規定する時間
　　保険医療機関において専ら診療に従事している一部の時間

一の八　歯科訪問診療料の注15に規定する基準
　　歯科医療を担当する保険医療機関であって，主として歯科訪問診療を実施する診療所以外の診療所であるものとして，地方厚生局長等に届け出たものであること。

二　在宅がん医療総合診療料の施設基準（略）

二の二　救急搬送診療料の注4に規定する施設基準
　　重症患者の搬送を行うにつき十分な体制が整備されていること。

二の三　救急患者連携搬送料に規定する施設基準（略）

三　削除

四　在宅患者訪問看護・指導料及び同一建物居住者訪問看護・指導料の施設基準等（略）

四の二　在宅患者訪問看護・指導料の注7及び同一建物居住者訪問看護・指導料の注4に規定する複数名訪問看護・指導加算に係る厚生労働大臣が定める者及び厚生労働大臣が定める場合（略）

四の三　在宅患者訪問看護・指導料の注1，同一建物居住者訪問看護・指導料の注1及び訪問看護指示料の注2に規定する者（略）

四の三の二　在宅患者訪問看護・指導料の注13（同一建物居住者訪問看護・指導料の注6の規定により準用する場合を含む。）に規定する厚生労働大臣が定める者（略）

四の三の三　在宅患者訪問看護・指導料の注14及び注18（同一建物居住者訪問看護・指導料の注6の規定により準用する場合を含む。）に規定する厚生労働大臣が

定める地域（略）

四の三の四　在宅患者訪問看護・指導料の注15（同一建物居住者訪問看護・指導料の注6の規定により準用する場合を含む。）に規定する訪問看護・指導体制充実加算の施設基準（略）

四の三の五　在宅患者訪問看護・指導料の注16（同一建物居住者訪問看護・指導料の注6の規定により準用する場合を含む。）に規定する専門管理加算の施設基準（略）

四の三の六　在宅患者訪問看護・指導料の注17（同一建物居住者訪問看護・指導料の注6の規定により準用する場合を含む。）に規定する別に厚生労働大臣が定める施設基準（略）

四の三の七　在宅患者訪問看護・指導料の注18（同一建物居住者訪問看護・指導料の注6の規定により準用する場合を含む。）に規定する遠隔死亡診断補助加算の施設基準（略）

四の四　介護職員等喀痰吸引等指示料に規定する別に厚生労働大臣が定める者（略）

五　在宅患者訪問栄養食事指導料に規定する別に厚生労働大臣が定める患者（略）

五の二　在宅療養後方支援病院の施設基準等（略）

五の三　在宅患者訪問褥瘡管理指導料の施設基準（略）

五の四　在宅療養指導管理料に規定する別に厚生労働大臣の定める患者（略）

六　在宅自己注射指導管理料，間歇注入シリンジポンプ加算，持続血糖測定器加算及び注入器用注射針加算に規定する注射薬（略）

六の二　在宅自己注射指導管理料の注5に規定する施設基準（略）

六の二の二　在宅妊娠糖尿病患者指導管理料Ⅰ及び血糖自己測定器加算に規定する厚生労働大臣が定める者（略）

六の三　在宅血液透析指導管理料の施設基準（略）

六の三の二　在宅酸素療法指導管理料の遠隔モニタリング加算の施設基準（略）

六の四　在宅小児経管栄養法指導管理料に規定する厚生労働大臣が定める者（略）

六の四の二　在宅半固形栄養経管栄養法指導管理料に規定する厚生労働大臣が定める者（略）

六の四の三　在宅持続陽圧呼吸療法指導管理料の施設基準（略）

六の四の四　在宅強心剤持続投与指導管理料に規定する厚生労働大臣が定める注射薬（略）

六の五　在宅悪性腫瘍患者共同指導管理料に規定する厚生労働大臣が定める保険医療機関の保険医
　　緩和ケアに関する研修を受けた医師

六の五の二　在宅舌下神経電気刺激療法指導管理料の施設基準（略）

六の六　在宅難治性皮膚疾患処置指導管理料に規定する

疾患（略）

六の七　在宅植込型補助人工心臓（非拍動流型）指導管理料の施設基準（略）

六の七の二　在宅腫瘍治療電場療法指導管理料の施設基準（略）

六の七の三　在宅経肛門的自己洗腸指導管理料の施設基準（略）

六の七の四　注入器加算に規定する注射薬（略）

六の八　持続血糖測定器加算の施設基準（略）

六の九　経腸投薬用ポンプ加算に規定する内服薬（略）

六の九の二　持続皮下注入シリンジポンプ加算に規定する注射薬（略）

六の十　注入ポンプ加算に規定する注射薬（略）

六の十一　横隔神経電気刺激装置加算の施設基準（略）

七　地域医療連携体制加算の施設基準

（1）診療所であること。

（2）夜間，休日等における緊急時の体制を継続的に確保するため，歯科点数表区分番号A000に掲げる初診料の注2の届出を行っている病院である保険医療機関及びその他の歯科の保険医療機関との連携による地域医療支援体制を備えていること。

七の二　在宅歯科医療推進加算の施設基準

（1）歯科医療を担当する診療所である保険医療機関であること。

（2）当該診療所で行われる歯科訪問診療の延べ患者数が月平均5人以上であって，そのうち6割以上の患者が歯科訪問診療1を算定していること。

八　在宅患者歯科治療時医療管理料の施設基準

（1）当該療養を行うにつき，十分な経験を有する常勤の歯科医師により，治療前，治療中及び治療後における当該患者の全身状態を管理する体制が整備されていること。

（2）歯科医師が複数名配置されていること又は歯科医師が1名以上かつ歯科衛生士若しくは看護師が1名以上配置されていること。

（3）当該患者の全身状態の管理を行うにつき十分な装置・器具を有していること。

（4）緊急時に円滑な対応ができるよう，別の保険医療機関との連携体制（病院である医科歯科併設の保険医療機関にあっては，当該保険医療機関の医科診療科との連携体制）が確保されていること。

第五　検査

一　検体検査実施料に規定する検体検査（略）

二　削除

三　造血器腫瘍遺伝子検査の施設基準（略）

三の一の二　遺伝学的検査の施設基準等（略）

三の一の二の二　染色体検査の注2に規定する施設基準（略）

三の一の三　骨髄微小残存病変量測定の施設基準（略）

三の一の三の二　ＢＲＣＡ１／２遺伝子検査の施設基準

（略）

三の一の三の三　がんゲノムプロファイリング検査の施設基準

当該検査を行うにつき十分な体制が整備されていること。

三の一の三の四　角膜ジストロフィー遺伝子検査の施設基準（略）

三の一の三の五　遺伝子相同組換え修復欠損検査の施設基準（略）

三の一の三の六　染色体構造変異解析の施設基準（略）

三の一の三の七　Ｙ染色体微小欠失検査の施設基準（略）

三の一の三の八　先天性代謝異常症検査の施設基準（略）

三の一の四　デングウイルス抗原定性及びデングウイルス抗原・抗体同時測定定性の施設基準（略）

三の一の四の二　抗アデノ随伴ウイルス9型（ＡＡＶ９）抗体の施設基準（略）

三の一の五　抗ＨＬＡ抗体（スクリーニング検査）及び抗ＨＬＡ抗体（抗体特異性同定検査）の施設基準（略）

三の二　ＨＰＶ核酸検出及びＨＰＶ核酸検出（簡易ジェノタイプ判定）の施設基準（略）

三の二の二　ウイルス・細菌核酸多項目同時検出（ＳＡＲＳ-ＣｏＶ-2核酸検出を含まないもの）の施設基準等（略）

三の二の三　細菌核酸・薬剤耐性遺伝子同時検出の施設基準（略）

三の二の三の二　ウイルス・細菌核酸多項目同時検出（髄液）の施設基準（略）

三の二の四　クロストリジオイデス・ディフィシルのトキシンＢ遺伝子検出の施設基準（略）

四　検体検査管理加算の施設基準（略）

四の二　国際標準検査管理加算の施設基準（略）

五　遺伝カウンセリング加算の施設基準（略）

五の二　遺伝性腫瘍カウンセリング加算の施設基準（略）

六　心臓カテーテル法による諸検査の血管内視鏡検査加算及び長期継続頭蓋内脳波検査の施設基準（略）

六の二　植込型心電図検査の施設基準（略）

六の三　時間内歩行試験の施設基準（略）

六の三の二　シャトルウォーキングテストの施設基準（略）

六の四　胎児心エコー法の施設基準（略）

六の五　ヘッドアップティルト試験の施設基準（略）

六の六　皮下連続式グルコース測定の施設基準（略）

六の七　人工膵臓検査の施設基準（略）

六の八　長期脳波ビデオ同時記録検査1の施設基準（略）

七　光トポグラフィーの施設基準（略）

八　脳磁図の施設基準（略）

八の二　終夜睡眠ポリグラフィーの安全精度管理下で行うものの施設基準（略）

八の三　脳波検査判断料1の施設基準（略）

八の四　脳波検査判断料の注3に規定する別に厚生労働

大臣が定める施設基準（略）

九　中枢神経磁気刺激による誘発筋電図の施設基準(略)

九の二　単線維筋電図の施設基準（略）

十　神経学的検査の施設基準（略）

十の二　補聴器適合検査の施設基準（略）

十の三　黄斑局所網膜電図及び全視野精密網膜電図の施設基準（略）

十一　コンタクトレンズ検査料の施設基準（略）

十一の二　ロービジョン検査判断料の施設基準（略）

十二　小児食物アレルギー負荷検査の施設基準（略）

十三　内服・点滴誘発試験の施設基準（略）

十四　センチネルリンパ節生検（片側）の施設基準（略）

十四の一の二　経頸静脈的肝生検の施設基準（略）

十四の二　前立腺針生検法の注に規定する施設基準(略)

十五　ＣＴ透視下気管支鏡検査加算の施設基準（略）

十五の二　経気管支凍結生検法の施設基準（略）

十五の三　口腔細菌定量検査の施設基準

　(1)　当該検査を行うにつき十分な体制が整備されていること。

　(2)　当該検査を行うにつき十分な機器を有していること。

十六　有床義歯咀嚼機能検査の施設基準

　(1)　当該検査を行うにつき十分な体制が整備されていること。

　(2)　当該検査を行うにつき十分な機器を有していること。

十七　咀嚼能力検査の施設基準

　(1)　当該検査を行うにつき十分な体制が整備されていること。

　(2)　当該検査を行うにつき十分な機器を有していること。

十八　咬合圧検査の施設基準

　(1)　当該検査を行うにつき十分な体制が整備されていること。

　(2)　当該検査を行うにつき十分な機器を有していること。

十九　精密触覚機能検査の施設基準

　(1)　当該検査に係る研修を受けた歯科医師が１名以上配置されていること。

　(2)　当該検査を行うにつき十分な機器を有していること。

二十　睡眠時歯科筋電図検査の施設基準

　(1)　当該検査を行うにつき十分な体制が整備されていること。

　(2)　当該検査を行うにつき十分な機器を有していること。

第六　画像診断

一　画像診断管理加算の施設基準（略）

二　遠隔画像診断による写真診断（歯科診療以外の診療に係るものに限る。），基本的エックス線診断料（歯科診療以外の診療に係るものに限る。），核医学診断及びコンピューター断層診断の施設基準（略）

三　ポジトロン断層撮影，ポジトロン断層・コンピューター断層複合撮影，ポジトロン断層・磁気共鳴コンピューター断層複合撮影及び乳房用ポジトロン断層撮影の施設基準（略）

四　ＣＴ撮影及びＭＲＩ撮影の施設基準（略）

五　冠動脈ＣＴ撮影加算，血流予備量比コンピューター断層撮影，心臓ＭＲＩ撮影加算，乳房ＭＲＩ撮影加算，小児鎮静下ＭＲＩ撮影加算，頭部ＭＲＩ撮影加算，全身ＭＲＩ撮影加算及び肝エラストグラフィ加算の施設基準（略）

五の二　外傷全身ＣＴ加算の施設基準（略）

五の三　大腸ＣＴ撮影加算の施設基準（略）

六　歯科画像診断管理加算１の施設基準

　(1)　歯科点数表区分番号Ａ000に掲げる初診料の注２の届出を行っている病院である保険医療機関であること。

　(2)　当該保険医療機関内に画像診断を専ら担当する常勤の歯科医師が配置されていること。

　(3)　画像診断管理を行うにつき十分な体制が整備されていること。

六の二　歯科画像診断管理加算２の施設基準

　(1)　歯科点数表区分番号Ａ000に掲げる初診料の注２の届出を行っている病院である保険医療機関であること。

　(2)　当該保険医療機関内に画像診断を専ら担当する常勤の歯科医師が配置されていること。

　(3)　当該保険医療機関における歯科用３次元エックス線断層撮影及びコンピューター断層診断（歯科診療に係るものに限る。）について，(2)に規定する歯科医師の指示の下に画像情報等の管理を行っていること。

　(4)　当該保険医療機関における歯科用３次元エックス線断層撮影及びコンピューター断層診断（歯科診療に係るものに限る。）のうち，少なくとも８割以上のものの読影結果が，(2)に規定する歯科医師により遅くとも撮影日の翌診療日までに主治の歯科医師に報告されていること。

　(5)　画像診断管理を行うにつき十分な体制が整備されていること。

七　遠隔画像診断による写真診断（歯科診療に係るものに限る。），基本的エックス線診断料（歯科診療に係るものに限る。）及びコンピューター断層診断（歯科診療に係るものに限る。）の施設基準

　(1)　送信側
　　　離島等に所在する保険医療機関その他の保険医療機関であって，画像の撮影及び送受信を行うにつき十分な機器及び施設を有していること。

　(2)　受信側

イ　当該保険医療機関内に画像診断を専ら担当する常勤の歯科医師が配置されており，高度の医療を提供するものと認められる病院であること。

ロ　遠隔画像診断を行うにつき十分な体制が整備されていること。

第七　投薬

一　処方料及び処方箋料に規定する別に厚生労働大臣が定める薬剤

抗不安剤，催眠鎮静剤，精神神経用剤又はその他の中枢神経系用薬のいずれかに該当する医薬品のうち，不安又は不眠症の効能又は効果を有し，医師による特別な医学管理を必要とするものであること。

一の二　処方料及び処方箋料の特定疾患処方管理加算に規定する疾患

(1)　医科点数表の処方料並びに処方箋料の特定疾患処方管理加算に規定する疾患（略）

(2)　歯科点数表の処方料及び処方箋料の特定疾患処方管理加算に規定する疾患

分類表に規定する疾病のうち別表第四に掲げる疾病

二　処方料及び処方箋料に規定する抗悪性腫瘍剤処方管理加算の施設基準

抗悪性腫瘍剤処方管理を行うにつき必要な体制が整備されていること。

三　処方料の注7，薬剤の注4及び処方箋料の注2に規定する別に厚生労働大臣が定める薬剤

投与期間が30日以上必要なものであること。

四　外来後発医薬品使用体制加算の施設基準

(1)　外来後発医薬品使用体制加算1の施設基準

イ　保険薬局及び保険薬剤師療養担当規則（昭和32年厚生省令第16号。以下「薬担規則」という。）第7条の2に規定する後発医薬品（以下単に「後発医薬品」という。）の使用を促進するための体制が整備されている診療所であること。

ロ　当該保険医療機関において調剤した後発医薬品のある薬担規則第7条の2に規定する新医薬品（以下「先発医薬品」という。）及び後発医薬品を合算した薬剤の使用薬剤の薬価（薬価基準）（平成20年厚生労働省告示第60号）別表に規定する規格単位ごとに数えた数量（以下「規格単位数量」という。）に占める後発医薬品の規格単位数量の割合が9割以上であること。

ハ　当該保険医療機関において調剤した薬剤の規格単位数量に占める後発医薬品のある先発医薬品及び後発医薬品を合算した規格単位数量の割合が5割以上であること。

ニ　医薬品の供給が不足した場合に，医薬品の処方等の変更等に関して適切な対応ができる体制が整備されていること。

ホ　後発医薬品の使用に積極的に取り組んでいる旨

並びにニの体制に関する事項並びに医薬品の供給状況によって投与する薬剤を変更する可能性があること及び変更する場合には患者に十分に説明することについて，当該保険医療機関の見やすい場所に掲示していること。

ヘ　ホの掲示事項について，原則として，ウェブサイトに掲載していること。

(2)　外来後発医薬品使用体制加算2の施設基準

イ　後発医薬品の使用を促進するための体制が整備されている診療所であること。

ロ　当該保険医療機関において調剤した後発医薬品のある先発医薬品及び後発医薬品を合算した規格単位数量に占める後発医薬品の規格単位数量の割合が8割5分以上であること。

ハ　当該保険医療機関において調剤した薬剤の規格単位数量に占める後発医薬品のある先発医薬品及び後発医薬品を合算した規格単位数量の割合が5割以上であること。

ニ　(1)のニからへまでの要件を満たしていること。

(3)　外来後発医薬品使用体制加算3の施設基準

イ　後発医薬品の使用を促進するための体制が整備されている診療所であること。

ロ　当該保険医療機関において調剤した後発医薬品のある先発医薬品及び後発医薬品を合算した規格単位数量に占める後発医薬品の規格単位数量の割合が7割5分以上であること。

ハ　当該保険医療機関において調剤した薬剤の規格単位数量に占める後発医薬品のある先発医薬品及び後発医薬品を合算した規格単位数量の割合が5割以上であること。

ニ　(1)のニからへまでの要件を満たしていること。

五　医科点数表区分番号F400に掲げる処方箋料の注6及び歯科点数表区分番号F400に掲げる処方箋料の注5に規定する一般名処方加算の施設基準

(1)　薬剤の一般的名称を記載する処方箋を交付する場合には，医薬品の供給状況等を踏まえつつ，一般名処方の趣旨を患者に十分に説明することについて，当該保険医療機関の見やすい場所に掲示していること。

(2)　(1)の掲示事項について，原則として，ウェブサイトに掲載していること。

第八　注射

一　外来化学療法加算の施設基準

(1)　外来化学療法を行う体制がそれぞれの加算に応じて整備されていること。

(2)　外来化学療法を行うにつき必要な機器及び十分な専用施設を有していること。

二　中心静脈注射用カテーテル挿入の注3に規定する対象患者

別表第九の二の二に掲げる者

三　無菌製剤処理料の施設基準等
  (1)　無菌製剤処理料の施設基準
　　イ　無菌製剤処理を行うにつき十分な施設を有していること。
　　ロ　無菌製剤処理を行うにつき必要な体制が整備されていること。
  (2)　無菌製剤処理料の対象患者
　　イ　無菌製剤処理料1の対象患者
　　　　悪性腫瘍に対して用いる薬剤であって細胞毒性を有するものに関し、皮内注射、皮下注射、筋肉内注射、動脈注射、抗悪性腫瘍剤局所持続注入、肝動脈塞栓を伴う抗悪性腫瘍剤肝動脈内注入、点滴注射又は脳脊髄腔注射が行われる患者
　　ロ　無菌製剤処理料2の対象患者
　　　　動脈注射若しくは点滴注射が行われる入院中の患者であって次の①から③までに掲げるもの又は中心静脈注射若しくは植込型カテーテルによる中心静脈注射が行われる患者
　　　①　無菌治療室管理加算を算定する患者
　　　②　ＨＩＶ感染者療養環境特別加算を算定する患者
　　　③　①又は②に準ずる患者

第九　リハビリテーション
一　心大血管疾患リハビリテーション料、脳血管疾患等リハビリテーション料、廃用症候群リハビリテーション料、運動器リハビリテーション料及び呼吸器リハビリテーション料の施設基準等
  (1)　医科点数表第2章第7部リハビリテーション通則第4号に規定する患者
　　　別表第九の三に掲げる患者
  (2)　心大血管疾患リハビリテーション料、脳血管疾患等リハビリテーション料、廃用症候群リハビリテーション料、運動器リハビリテーション料及び呼吸器リハビリテーション料の施設基準
　　イ　心大血管疾患リハビリテーション料、脳血管疾患等リハビリテーション料、廃用症候群リハビリテーション料、運動器リハビリテーション料又は呼吸器リハビリテーション料を担当する専任の常勤医師がそれぞれ適切に配置されていること。
　　ロ　心大血管疾患リハビリテーション料、脳血管疾患等リハビリテーション料、廃用症候群リハビリテーション料、運動器リハビリテーション料又は呼吸器リハビリテーション料を担当する常勤の看護師、理学療法士、作業療法士又は言語聴覚士がそれぞれ適切に配置されていること。
　　ハ　心大血管疾患リハビリテーション料、脳血管疾患等リハビリテーション料、廃用症候群リハビリテーション料、運動器リハビリテーション料又は呼吸器リハビリテーション料を行うにつきそれぞれ十分な施設を有していること。

　　ニ　心大血管疾患リハビリテーション料、脳血管疾患等リハビリテーション料、廃用症候群リハビリテーション料、運動器リハビリテーション料又は呼吸器リハビリテーション料を行うにつきそれぞれ必要な器械・器具が具備されていること。
　　ホ　脳血管疾患等リハビリテーション料、廃用症候群リハビリテーション料及び運動器リハビリテーション料を行う保険医療機関においては、指定居宅サービス等の事業の人員、設備及び運営に関する基準（平成11年厚生省令第37号）第111条第1項に規定する指定通所リハビリテーション事業所、同令第76条第1項に規定する指定訪問リハビリテーション事業所等とのリハビリテーションに係る連携を行うにつき必要な体制が整備されていること。
　　ヘ　他の保険医療機関とのリハビリテーションに係る連携を行うにつき必要な体制が整備されていること。
  (3)　心大血管疾患リハビリテーション料の対象患者（略）
  (4)　脳血管疾患等リハビリテーション料の対象患者
　　　別表第九の五に掲げる患者
  (5)　運動器リハビリテーション料の対象患者（略）
  (6)　呼吸器リハビリテーション料の対象患者（略）
  (7)　心大血管疾患リハビリテーション料、脳血管疾患等リハビリテーション料、廃用症候群リハビリテーション料、運動器リハビリテーション料及び呼吸器リハビリテーション料に規定する算定日数の上限の除外対象患者
　　　別表第九の八に掲げる患者
  (8)　心大血管疾患リハビリテーション料、脳血管疾患等リハビリテーション料、廃用症候群リハビリテーション料、運動器リハビリテーション料及び呼吸器リハビリテーション料に規定する別に厚生労働大臣が定める場合
　　　別表第九の九に掲げる場合
  (9)　心大血管疾患リハビリテーション料、脳血管疾患等リハビリテーション料、廃用症候群リハビリテーション料、運動器リハビリテーション料及び呼吸器リハビリテーション料に規定する初期加算及び急性期リハビリテーション加算の施設基準
　　　当該保険医療機関内にリハビリテーション科の常勤医師が配置されていること。
  (10)　心大血管疾患リハビリテーション料、脳血管疾患等リハビリテーション料、廃用症候群リハビリテーション料、運動器リハビリテーション料及び呼吸器リハビリテーション料に規定する急性期リハビリテーション加算の対象となる患者
　　　別表第九の十に掲げる患者
  (11)　心大血管疾患リハビリテーション料、脳血管疾患

等リハビリテーション料，廃用症候群リハビリテーション料，運動器リハビリテーション料及び呼吸器リハビリテーション料に規定するリハビリテーションデータ提出加算の施設基準

リハビリテーションを実施している患者に係る診療内容に関するデータを継続的かつ適切に提出するために必要な体制が整備されていること。

⑿ リハビリテーション総合計画評価料の注4に規定する患者（略）

一の二 摂食機能療法の注3に規定する施設基準

(1) 摂食嚥下機能回復体制加算1の施設基準

イ 摂食機能又は嚥下機能の回復のために必要な指導管理を行うにつき十分な体制が整備されていること。

ロ 摂食機能又は嚥下機能に係る療養についての実績等を地方厚生局長等に報告していること。

ハ 摂食機能又は嚥下機能に係る療養について相当の実績を有していること。

(2) 摂食嚥下機能回復体制加算2の施設基準

(1)のイ及びロを満たすものであること。

(3) 摂食嚥下機能回復体制加算3の施設基準

イ 摂食機能又は嚥下機能の回復のために必要な指導管理を行うにつき必要な体制が整備されていること。

ロ (1)のロを満たすものであること。

ハ 療養病棟入院料1又は2を算定する病棟を有する病院であること。

ニ 摂食機能又は嚥下機能に係る療養について相当の実績を有していること。

二 難病患者リハビリテーション料の施設基準等（略）

三 障害児（者）リハビリテーション料の施設基準等

(1) 障害児（者）リハビリテーション料の施設基準

イ 児童福祉法第42条第二号に規定する医療型障害児入所施設（主として肢体不自由のある児童又は重症心身障害児を入所させるものに限る。）若しくは同法第6条の2の2第3項に規定する指定発達支援医療機関又は保険医療機関であって当該保険医療機関においてリハビリテーションを実施している患者のうち，おおむね8割以上が別表第十の二に該当する患者（加齢に伴って生ずる心身の変化に起因する疾病の者を除く。）であるもの。

ロ 当該保険医療機関内に障害児(者)リハビリテーションを担当する専任の常勤医師が1名以上配置されていること。

ハ 当該保険医療機関内に障害児(者)リハビリテーションを担当する専従の常勤看護師，常勤理学療法士又は常勤作業療法士が適切に配置されていること。

ニ 言語聴覚療法を行う場合にあっては，ハに加え，常勤の言語聴覚士が適切に配置されていること。

ホ 障害児（者）リハビリテーションを行うにつき十分な専用施設を有していること。

ヘ 障害児（者）リハビリテーションを行うにつき必要な器械・器具が具備されていること。

(2) 障害児（者）リハビリテーション料の対象患者
別表第十の二に掲げる患者

三の二 がん患者リハビリテーション料の施設基準等

(1) がん患者リハビリテーション料の施設基準

イ 当該保険医療機関内にがん患者に対するリハビリテーションを行うにつき十分な経験を有する専任の常勤医師が1名以上配置されていること。

ロ 当該保険医療機関内にがん患者に対するリハビリテーションを行うにつき十分な経験を有する専従の常勤理学療法士，常勤作業療法士又は常勤言語聴覚士が2名以上配置されていること。

ハ 当該患者について，リハビリテーション総合計画評価料に規定するリハビリテーション計画を月1回以上作成していること。

ニ がん患者に対するリハビリテーションを行うにつき十分な専用施設を有していること。

ホ がん患者に対するリハビリテーションを行うにつき必要な器械・器具が具備されていること。

(2) がん患者リハビリテーション料の対象患者
別表第十の二の二に掲げる患者

三の三 認知症患者リハビリテーション料の施設基準（略）

三の三の二 リンパ浮腫複合的治療料の施設基準（略）

四 集団コミュニケーション療法料の施設基準等

(1) 集団コミュニケーション療法料の施設基準

イ 脳血管疾患等リハビリテーション料（Ⅰ），脳血管疾患等リハビリテーション料（Ⅱ）若しくは脳血管疾患等リハビリテーション料（Ⅲ）又は障害児（者）リハビリテーション料の届出を行っている施設であること。

ロ 当該保険医療機関内に集団コミュニケーション療法である言語聴覚療法を担当する専任の常勤医師が1名以上配置されていること。

ハ 当該保険医療機関内に集団コミュニケーション療法である言語聴覚療法を担当する専従の言語聴覚士が適切に配置されていること。

ニ 患者数は，言語聴覚士の数に対し適切なものであること。

ホ 集団コミュニケーション療法である言語聴覚療法を行うにつき十分な専用施設を有していること。

ヘ 集団コミュニケーション療法である言語聴覚療法を行うにつき必要な器械・器具が具備されていること。

(2) 集団コミュニケーション療法の対象患者
別表第十の二の三に掲げる患者

五　歯科口腔リハビリテーション料2の施設基準

(1)　歯科又は歯科口腔外科を担当する歯科医師として相当の経験を有する歯科医師が1名以上配置されていること。

(2)　当該療養を行うにつき十分な機器を有していること又は十分な機器を有している病院との連携が確保されていること。

第十　精神科専門療法（略）

第十一　処置

一　医科点数表第2章第9部処置通則に規定する施設基準

(1)　休日加算1，時間外加算1及び深夜加算1の施設基準

イ　休日，保険医療機関の表示する診療時間以外の時間及び深夜の処置に対応するための十分な体制が整備されていること。

ロ　急性期医療に係る実績を相当程度有している病院であること。

ハ　病院勤務医の負担の軽減及び処遇の改善に資する体制が整備されていること。

(2)　耳鼻咽喉科小児抗菌薬適正使用支援加算の施設基準

イ　抗菌薬の適正な使用を推進するための体制が整備されていること。

ロ　当該保険医療機関が病院の場合にあっては，データ提出加算2に係る届出を行っていること。

一の二　静脈圧迫処置（慢性静脈不全に対するもの）の施設基準（略）

一の三　多血小板血漿処置の施設基準（略）

一の四　硬膜外自家血注入の施設基準（略）

二　エタノールの局所注入の施設基準（略）

二の二　人工腎臓に規定する厚生労働大臣が定める施設基準等（略）

二の二の二　血漿交換療法に規定する施設基準（略）

二の二の二の二　ストーマ合併症加算の施設基準（略）

二の二の三　人工膵臓療法の施設基準（略）

二の二の三の二　人工呼吸の注5に規定する対象患者（略）

二の三　磁気による膀胱等刺激法の施設基準（略）

二の四　手術用顕微鏡加算の施設基準

当該処置を行うにつき十分な体制を整備していること。

二の五　口腔粘膜処置の施設基準

(1)　当該処置を行うにつき十分な体制が整備されていること。

(2)　当該処置を行うにつき十分な機器を有していること。

三　歯科点数表第2章第8部処置に規定する特定薬剤

使用薬剤の薬価（薬価基準）別表第4部歯科用薬剤外用薬(1)に掲げる薬剤及び別表第十一に掲げる薬剤

四　一酸化窒素吸入療法（新生児の低酸素性呼吸不全に対して実施するものに限る。）の施設基準（略）

四の二　心不全に対する遠赤外線温熱療法に規定する厚生労働大臣が定める施設基準等（略）

五　歩行運動処置（ロボットスーツによるもの）の施設基準（略）

第十二　手術

一　医科点数表第2章第10部手術通則第4号に掲げる手術の施設基準等（略）

二　医科点数表第2章第10部手術通則第5号及び第6号並びに歯科点数表第2章第9部手術通則第4号に掲げる手術の施設基準

(1)　緊急事態に対応するための体制その他当該療養を行うにつき必要な体制が整備されていること。

(2)　当該保険医療機関内に当該療養を行うにつき必要な医師が配置されていること。

(3)　当該手術の1年間の実施件数を当該保険医療機関の見やすい場所に掲示していること。

(4)　(3)の掲示事項について，原則として，ウェブサイトに掲載していること。

(5)　手術を受ける全ての患者に対して，それぞれの患者が受ける手術の内容が文書により交付され，説明がなされていること。

二の二　手術の休日加算1，時間外加算1及び深夜加算1の施設基準

(1)　休日，保険医療機関の表示する診療時間以外の時間及び深夜の手術に対応するための十分な体制が整備されていること。

(2)　急性期医療に係る実績を相当程度有している病院であること。

(3)　病院勤務医の負担の軽減及び処遇の改善に資する体制が整備されていること。

二の三　医科点数表第2章第10部手術通則第16号に掲げる手術における適合していない場合には所定点数の100分の80に相当する点数により算定することとなる施設基準（略）

二の四　医科点数表第2章第10部手術通則第17号に掲げる手術（略）

二の五　医科点数表第2章第10部手術通則第18号に掲げる手術の施設基準等（略）

二の六　医科点数表第2章第10部手術通則第19号に掲げる手術の施設基準（略）

二の七　医科点数表第2章第10部手術通則第20号及び歯科点数表第2章第9部手術通則第17号に規定する周術期栄養管理実施加算の施設基準

(1)　当該保険医療機関内に周術期の栄養管理を行うにつき十分な経験を有する専任の常勤の管理栄養士が配置されていること。

(2)　総合入院体制加算又は急性期充実体制加算に係る届出を行っている保険医療機関であること。

二の八　医科点数表第2章第10部手術通則第21号に規定する再製造単回使用医療機器使用加算の施設基準(略)

三　手術の所定点数に含まれる薬剤
　　外皮用消毒剤に係る薬剤

三の二　不整脈手術の注1に規定する対象患者　（略）

三の二の二　輸血管理料の施設基準
　(1)　輸血管理料Ⅰの施設基準
　　イ　当該保険医療機関内に臨床検査技師が常時1名以上配置されていること。
　　ロ　輸血管理を行うにつき十分な体制が整備されていること。
　(2)　輸血管理料Ⅱの施設基準
　　　輸血管理を行うにつき十分な体制が整備されていること。
　(3)　輸血適正使用加算の施設基準
　　　輸血製剤が適正に使用されていること。
　(4)　貯血式自己血輸血管理体制加算の施設基準
　　　貯血式自己血輸血管理を行うにつき十分な体制が整備されていること。

三の二の二の二　コーディネート体制充実加算の施設基準　（略）

三の二の三　自己生体組織接着剤作成術，自己クリオプレシピテート作製術（用手法）及び同種クリオプレシピテート作製術の施設基準　（略）

三の二の四　人工肛門・人工膀胱造設術前処置加算の施設基準　（略）

三の二の五　胃瘻造設時嚥下機能評価加算における適合していない場合には所定点数の100分の80に相当する点数により算定することとなる施設基準　（略）

三の二の六　凍結保存同種組織加算の施設基準　（略）

三の二の七　歯根端切除手術の注3に規定する別に厚生労働大臣が定める施設基準
　　　当該手術を行うにつき十分な体制が整備されていること。

三の二の八　口腔粘膜血管腫凝固術の施設基準
　(1)　当該手術を行うにつき十分な体制が整備されていること。
　(2)　当該手術を行うにつき十分な機器を有していること。

三の三　歯周組織再生誘導手術の施設基準
　　　歯科又は歯科口腔外科を担当する歯科医師として相当の経験を有する歯科医師が1名以上配置されていること。

三の四　手術時歯根面レーザー応用加算の施設基準
　　　当該療養を行うにつき十分な体制が整備されていること。

三の五　歯科点数表第2章第9部手術に掲げる上顎骨形成術(骨移動を伴う場合に限る。)及び下顎骨形成術(骨移動を伴う場合に限る。)の施設基準
　(1)　緊急事態に対応するための体制その他当該療養を

行うにつき必要な体制が整備されていること。
　(2)　当該療養を行うにつき十分な専用施設を有している病院であること。
　(3)　当該保険医療機関内に当該療養を行うにつき必要な歯科医師及び看護師が配置されていること。

三の六　広範囲顎骨支持型装置埋入手術の施設基準
　(1)　歯科又は歯科口腔外科を担当する歯科医師として相当の経験を有する常勤の歯科医師が2名以上配置されていること。
　(2)　当該療養を行うにつき十分な体制が整備されていること。
　(3)　当該療養を行うにつき十分な機器及び施設を有していること。

三の七　レーザー機器加算の施設基準
　(1)　当該療養を行うにつき十分な体制が整備されていること。
　(2)　当該療養を行うにつき十分な機器を有していること。

三の八　歯科点数表第2章第9部手術に掲げる顎関節人工関節全置換術の施設基準
　(1)　緊急事態に対応するための体制その他当該療養を行うにつき必要な体制が整備されていること。
　(2)　当該療養を行うにつき十分な専用施設を有している病院であること。
　(3)　当該保険医療機関内に当該療養を行うにつき必要な歯科医師及び看護師が配置されていること。

三の九　歯科点数表第2章第9部手術に掲げる頭頸部悪性腫瘍光線力学療法の施設基準
　(1)　当該保険医療機関内に当該療養を行うにつき必要な歯科医師及び看護師が配置されていること。
　(2)　当該療養を行うにつき十分な体制が整備されていること。
　(3)　当該療養を行うにつき十分な機器を有していること。

四　歯科点数表第2章第9部手術に規定する特定薬剤
　　使用薬剤の薬価（薬価基準）別表第4部歯科用薬剤外用薬(1)に掲げる薬剤及び別表第十一に掲げる薬剤

第十二の二　麻酔

一　マスク又は気管内挿管による閉鎖循環式全身麻酔に規定する麻酔が困難な患者　（略）

一の二　神経ブロック併施加算のイの対象患者　（略）

二　麻酔管理料（Ⅰ）の施設基準　（略）

三　麻酔管理料（Ⅱ）の施設基準　（略）

三の二　周術期薬剤管理加算の施設基準
　(1)　当該保険医療機関内に周術期の薬学的管理を行うにつき必要な専任の薬剤師が配置されていること。
　(2)　病棟薬剤業務実施加算1に係る届出を行っている保険医療機関であること。

四　歯科麻酔管理料の施設基準
　(1)　常勤の麻酔に従事する歯科医師が配置されている

こと。

(2) 麻酔管理を行うにつき十分な体制が整備されていること。

第十三 放射線治療

一 放射線治療専任加算の施設基準

(1) 当該保険医療機関内に放射線治療を専ら担当する常勤の医師又は歯科医師（放射線治療について，相当の経験を有するものに限る。）が1名以上配置されていること。

(2) 当該治療を行うにつき必要な体制が整備されていること。

(3) 当該治療を行うにつき十分な機器及び施設を有していること。

一の二 遠隔放射線治療計画加算の施設基準（略）

二 高エネルギー放射線治療の施設基準
当該治療を行うにつき必要な体制が整備されていること。

二の二 高エネルギー放射線治療の1回線量増加加算の施設基準（略）

二の三 強度変調放射線治療（IMRT）の施設基準等

(1) 強度変調放射線治療（IMRT）の施設基準

イ 当該保険医療機関内に放射線治療を専ら担当する常勤の医師又は歯科医師が2名以上配置されており，うち1名以上は放射線治療について相当の経験を有するものであること。

ロ 当該治療を行うにつき必要な体制が整備されていること。

ハ 当該治療を行うにつき十分な機器及び施設を有していること。

(2) 強度変調放射線治療（IMRT）の対象患者
別表第十一の三に掲げる患者

(3) 強度変調放射線治療（IMRT）の1回線量増加加算の施設基準（略）

二の四 画像誘導放射線治療加算の施設基準

(1) 当該保険医療機関内に放射線治療を専ら担当する常勤の医師又は歯科医師（放射線治療について，相当の経験を有するものに限る。）が1名以上配置されていること。

(2) 当該治療を行うにつき必要な体制が整備されていること。

(3) 当該治療を行うにつき十分な機器及び施設を有していること。

二の五 体外照射呼吸性移動対策加算の施設基準（略）

三 定位放射線治療の施設基準（略）

三の二 定位放射線治療呼吸性移動対策加算の施設基準（略）

四 粒子線治療の施設基準等（略）

五 粒子線治療適応判定加算の施設基準（略）

六 粒子線治療医学管理加算の施設基準（略）

六の二 ホウ素中性子捕捉療法の施設基準

(1) 当該保険医療機関内に当該療法を行うにつき必要な医師が配置されていること。

(2) 当該療法を行うにつき必要な体制が整備されていること。

(3) 当該療法を行うにつき十分な機器及び施設を有していること。

六の三 ホウ素中性子捕捉療法適応判定加算の施設基準

(1) 当該保険医療機関内に当該療法の適応判定を行うにつき必要な医師が配置されていること。

(2) 当該療法の適応判定を行うにつき必要な体制が整備されていること。

六の四 ホウ素中性子捕捉療法医学管理加算の施設基準

(1) 当該保険医療機関内に当該医学管理を行うにつき必要な医師が配置されていること。

(2) 当該医学管理を行うにつき必要な体制が整備されていること。

(3) 当該医学管理を行うにつき必要な機器を有していること。

七 画像誘導密封小線源治療加算の施設基準

(1) 当該保険医療機関内に放射線治療を専ら担当する常勤の医師又は歯科医師（放射線治療について，相当の経験を有するものに限る。）が1名以上配置されていること。

(2) 当該治療を行うにつき必要な体制が整備されていること。

(3) 当該治療を行うにつき十分な機器及び施設を有していること。

第十三の二 歯冠修復及び欠損補綴

一 う蝕歯無痛的窩洞形成加算の施設基準
当該療養を行うにつき十分な体制が整備されていること。

一の二 CAD／CAM冠及びCAD／CAMインレーの施設基準

(1) 当該療養を行うにつき十分な体制が整備されていること。

(2) 当該療養を行うにつき十分な機器及び設備を有していること又は十分な機器及び設備を有している歯科技工所との連携が確保されていること。

一の三 光学印象の施設基準

(1) 当該療養を行うにつき十分な体制が整備されていること。

(2) 当該療養を行うにつき十分な機器を有していること。

二 有床義歯修理及び有床義歯内面適合法の歯科技工加算1及び2の施設基準

(1) 歯科技工士を配置していること。

(2) 歯科技工室及び歯科技工に必要な機器を整備していること。

(3) 患者の求めに応じて，迅速に有床義歯を修理する体制が整備されている旨を院内掲示していること。

(4) (3)の掲示事項について，原則として，ウェブサイトに掲載していること。

二の二　印象採得，咬合採得及び仮床試適の歯科技工士連携加算1及び2並びに光学印象の光学印象歯科技工士連携加算の施設基準

(1) 歯科技工士連携加算1及び光学印象歯科技工士連携加算の施設基準

歯科技工士を配置していること又は他の歯科技工所との連携が確保されていること。

(2) 歯科技工士連携加算2の施設基準

イ　歯科技工士を配置していること又は他の歯科技工所との連携が確保されていること。

ロ　情報通信機器を用いた歯科診療を行うにつき十分な体制が整備されていること。

三　リテーナー，広範囲顎骨支持型補綴及び広範囲顎骨支持型補綴物修理に規定する特定保険医療材料

特定保険医療材料及びその材料価格（材料価格基準）（平成20年厚生労働省告示第61号）の別表のⅥに掲げる特定保険医療材料のうち別表第十三に掲げる特定保険医療材料

第十四　歯科矯正

一　歯科矯正診断料の施設基準

(1) 当該療養を行うにつき十分な経験を有する専任の歯科医師が1名以上配置されていること。

(2) 常勤の歯科医師が1名以上配置されていること。

(3) 当該療養を行うにつき必要な機器及び十分な専用施設を有していること。

(4) 当該療養につき顎切除等の手術を担当する別の保険医療機関との間の連絡体制が整備されていること。

二　顎口腔機能診断料（顎変形症（顎離断等の手術を必要とするものに限る。）の手術前後における歯科矯正に係るもの）の施設基準

(1) 障害者の日常生活及び社会生活を総合的に支援するための法律施行規則（平成18年厚生労働省令第19号）第36条第一号及び第二号に規定する医療について，障害者総合支援法第54条第2項に規定する都道府県知事の指定を受けた医療機関（歯科矯正に関する医療を担当するものに限る。）であること。

(2) 当該療養を行うにつき十分な専用施設を有していること。

(3) 当該療養につき顎離断等の手術を担当する別の保険医療機関との間の連携体制が整備されていること。

第十四の二　病理診断

一　保険医療機関間の連携による病理診断の施設基準

(1) 標本の送付側

離島等に所在する保険医療機関その他の保険医療機関であって，病理標本の作製につき十分な体制が整備されていること。

(2) 標本の受取側

次のいずれにも該当するものであること。

イ　病理診断管理加算又は口腔病理診断管理加算に係る届出を行っている施設であること。

ロ　病理診断を行うにつき十分な体制が整備された医療機関であること。

ハ　衛生検査所（臨床検査技師等に関する法律（昭和33年法律第76号）第20条の3第1項に規定する衛生検査所をいう。以下同じ。）で作製され，送付された病理標本のうち，同一の者が開設する衛生検査所で作製された病理標本が一定割合以下であること。

二　保険医療機関間の連携におけるデジタル病理画像による術中迅速病理組織標本作製及び迅速細胞診の施設基準

(1) 送信側

離島等に所在する保険医療機関その他の保険医療機関であって，病理標本の作製を行うにつき十分な体制が整備されていること。

(2) 受信側

当該保険医療機関内に病理診断を担当する常勤の医師又は歯科医師が配置されており，病理診断を行うにつき十分な体制が整備された病院であること。

二の二　病理標本のデジタル病理画像による病理診断の施設基準

(1) 病理診断管理加算又は口腔病理診断管理加算に係る届出を行っている施設であること。

(2) デジタル病理画像の管理を行うにつき十分な体制が整備されていること。

二の三　ミスマッチ修復タンパク免疫染色（免疫抗体法）病理組織標本作製の注に規定する病理診断の遺伝カウンセリング加算の施設基準

(1) 当該保険医療機関内に遺伝カウンセリングを要する治療に係る十分な経験を有する常勤の医師が配置されていること。

(2) 当該遺伝カウンセリングを行うにつき十分な体制が整備されていること。

三　病理診断管理加算の施設基準

(1) 病理診断管理加算1の施設基準

イ　当該保険医療機関内に病理診断を専ら担当する常勤の医師が1名以上配置されていること。

ロ　病理診断管理を行うにつき十分な体制が整備された保険医療機関であること。

(2) 病理診断管理加算2の施設基準

イ　当該保険医療機関内に病理診断を専ら担当する常勤の医師が2名以上配置されていること。

ロ　病理診断管理を行うにつき十分な体制が整備された病院であること。

三の二　悪性腫瘍病理組織標本加算の施設基準

(1) 当該保険医療機関内に病理診断を専ら担当する医

師が1名以上配置されていること。

(2) 病理診断管理を行うにつき十分な体制が整備された保険医療機関であること。

四 口腔病理診断管理加算の施設基準

(1) 口腔病理診断管理加算1の施設基準

イ 当該保険医療機関内に口腔病理診断を専ら担当する常勤の歯科医師又は医師が1名以上配置されていること。

ロ 口腔病理診断管理を行うにつき十分な体制が整備された保険医療機関であること。

(2) 口腔病理診断管理加算2の施設基準

イ 当該保険医療機関内に口腔病理診断を専ら担当する常勤の歯科医師又は医師が2名以上配置されていること。

ロ 口腔病理診断管理を行うにつき十分な体制が整備された病院であること。

第十四の三 その他

一 看護職員処遇改善評価料の施設基準

(1) 次のいずれかに該当すること。

イ 救急医療管理加算に係る届出を行っている保険医療機関であって,救急搬送に係る実績を一定程度有しているものであること。

ロ 都道府県が定める救急医療に関する計画に基づいて運営される救命救急センターその他の急性期医療を提供するにつき十分な体制が整備されている保険医療機関であること。

(2) それぞれの評価料に対応する数(当該保険医療機関の保健師,助産師,看護師及び准看護師(以下「看護職員等」という。)の数を入院患者の数で除して得た数をいう。)を算出していること。

(3) 看護職員等の処遇の改善に係る計画を作成していること。

(4) (3)の計画に基づく看護職員等の処遇の改善に係る状況について,定期的に地方厚生局長等に報告すること。

二 外来・在宅ベースアップ評価料(I)の施設基準

(1) 外来医療又は在宅医療を実施している保険医療機関であること。

(2) 主として医療に従事する職員(医師及び歯科医師を除く。この号において「対象職員」という。)が勤務していること。

(3) 対象職員の賃金の改善を実施するにつき必要な体制が整備されていること。

三 歯科外来・在宅ベースアップ評価料(I)の施設基準

(1) 外来医療又は在宅医療を実施している保険医療機関であること。

(2) 主として歯科医療に従事する職員(医師及び歯科医師を除く。この号において「対象職員」という。)が勤務していること。

(3) 対象職員の賃金の改善を実施するにつき必要な体制が整備されていること。

四 外来・在宅ベースアップ評価料(II)の施設基準

(1) 医科点数表又は歯科点数表第1章第2部第1節の入院基本料(特別入院基本料等を含む。),同部第3節の特定入院料又は同部第4節の短期滞在手術等基本料(短期滞在手術等基本料1を除く。)を算定していない保険医療機関であること。

(2) 外来・在宅ベースアップ評価料(I)の届出を行っている保険医療機関であること。

(3) 外来・在宅ベースアップ評価料(I)及び歯科外来・在宅ベースアップ評価料(I)により算定する見込みの点数を合算した点数に10円を乗じて得た額が,主として医療に従事する職員(医師及び歯科医師を除く。この号において「対象職員」という。)の給与総額の1分2厘未満であること。

(4) 当該保険医療機関における常勤の対象職員の数が,2以上であること。ただし,基本診療料の施設基準等別表第六の二に掲げる地域に所在する保険医療機関にあっては,この限りでない。

(5) 主として保険診療等から収入を得る保険医療機関であること。

(6) 対象職員の賃金の改善を行うにつき十分な体制が整備されていること。

五 歯科外来・在宅ベースアップ評価料(II)の施設基準

(1) 医科点数表又は歯科点数表第1章第2部第1節の入院基本料(特別入院基本料等を含む。),同部第3節の特定入院料又は同部第4節の短期滞在手術等基本料(短期滞在手術等基本料1を除く。)を算定していない保険医療機関であること。

(2) 歯科外来・在宅ベースアップ評価料(I)の届出を行っている保険医療機関であること。

(3) 外来・在宅ベースアップ評価料(I)及び歯科外来・在宅ベースアップ評価料(I)により算定する見込みの点数を合算した点数に10円を乗じて得た額が,主として歯科医療に従事する職員(医師及び歯科医師を除く。この号において「対象職員」という。)の給与総額の1分2厘未満であること。

(4) 当該保険医療機関内における常勤の対象職員の数が,2以上であること。ただし,基本診療料の施設基準等別表第六の二に掲げる地域に所在する保険医療機関にあっては,この限りでない。

(5) 主として保険診療等から収入を得る保険医療機関であること。

(6) 対象職員の賃金の改善を行うにつき十分な体制が整備されていること。

六 入院ベースアップ評価料の施設基準

(1) 医科点数表又は歯科点数表第1章第2部第1節の入院基本料(特別入院基本料等を含む。),同部第3

節の特定入院料又は同部第4節の短期滞在手術等基本料（短期滞在手術等基本料1を除く。）を算定している保険医療機関であること。

(2) 外来・在宅ベースアップ評価料（Ⅰ）又は歯科外来・在宅ベースアップ評価料（Ⅰ）の届出を行っている保険医療機関であること。

(3) 外来・在宅ベースアップ評価料（Ⅰ）及び歯科外来・在宅ベースアップ評価料（Ⅰ）により算定する見込みの点数を合算した点数に10円を乗じて得た額が，主として医療又は歯科医療に従事する職員（医師及び歯科医師を除く。この号において「対象職員」という。）の給与総額の2分3厘未満であること。

(4) 主として保険診療等から収入を得る保険医療機関であること。

(5) 対象職員の賃金の改善を行うにつき十分な体制が整備されていること。

第十五　調剤（略）

第十六　介護老人保健施設入所者について算定できない検査等（略）

第十七　経過措置

一　（略）

二　令和6年3月31日において現にかかりつけ歯科医機能強化型歯科診療所に係る届出を行っている保険医療機関については，令和7年5月31日までの間に限り，第三の六の二の三の(4)に該当するものとみなす。

三～八　（略）

九　令和7年5月31日までの間に限り，第三の四の四の(1)のハ及び第三の九の(1)のハ中「ロの掲示事項について，原則として，ウェブサイトに掲載していること。」とあるのは「削除」と，第四の一の三の三の(4)，第四の一の六の二の(4)，第四の四の三の六の(4)，第十の一の九の二の(4)，第十二の二の(4)，第十三の二の二の(4)，第十五の九の五の(4)中「(3)の掲示事項について，原則として，ウェブサイトに掲載していること。」とあるのは「削除」と，第四の一の五の三の(6)中「(5)の掲示事項について，原則として，ウェブサイトに掲載していること。」とあるのは「削除」と，第五の十一の(1)のロ中「イの掲示事項について，原則として，ウェブサイトに掲載していること。」とあるのは「削除」と，第七の四の(1)のヘ中「ホの掲示事項について，原則として，ウェブサイトに掲載していること。」とあるのは「削除」と，第七の五の(2)中「(1)の掲示事項について，原則として，ウェブサイトに掲載していること。」とあるのは「削除」とする。

十　（略）

別表第一　特定疾患療養管理料並びに処方料並びに処方箋料の特定疾患処方管理加算に規定する疾病（略）

別表第二　特定疾患治療管理料に規定する疾患等

一　特定薬剤治療管理料1の対象患者

(1) テオフィリン製剤を投与している患者

(2) 不整脈用剤を投与している患者

(3) ハロペリドール製剤又はブロムペリドール製剤を投与している患者

(4) リチウム製剤を投与している患者

(5) 免疫抑制剤を投与している患者

(6) サリチル酸系製剤を投与している若年性関節リウマチ，リウマチ熱又は関節リウマチの患者

(7) メトトレキサートを投与している悪性腫瘍の患者

(8) アミノ配糖体抗生物質，グリコペプチド系抗生物質又はトリアゾール系抗真菌剤を投与している入院中の患者

(9) イマチニブを投与している患者

(10) シロリムス製剤を投与している患者

(11) スニチニブを投与している患者

(12) 治療抵抗性統合失調症治療薬を投与している患者

(13) ブスルファンを投与している患者

(14) (1)から(13)までに掲げる患者に準ずるもの

二　小児特定疾患カウンセリング料の対象患者（略）

三　削除

四　皮膚科特定疾患指導管理料（Ⅰ）の対象疾患（略）

五　皮膚科特定疾患指導管理料（Ⅱ）の対象疾患（略）

別表第三　外来栄養食事指導料，入院栄養食事指導料，集団栄養食事指導料及び在宅患者訪問栄養食事指導料に規定する特別食

腎臓食

肝臓食

糖尿食

胃潰瘍食

貧血食

膵臓食

脂質異常症食

痛風食

てんかん食

フェニールケトン尿症食

楓糖尿症食

ホモシスチン尿症食

尿素サイクル異常症食

メチルマロン酸血症食

プロピオン酸血症食

極長鎖アシル-CoA脱水素酵素欠損症食

糖原病食

ガラクトース血症食

治療乳

無菌食

小児食物アレルギー食（外来栄養食事指導料及び入院栄養食事指導料に限る。）

特別な場合の検査食（単なる流動食及び軟食を除く。）

別表第三の一の二　療養・就労両立支援指導料の注1に規定する疾患

悪性新生物

脳梗塞，脳出血，くも膜下出血その他の急性発症した脳血管疾患

　肝疾患（経過が慢性なものに限る。）

　心疾患

　糖尿病

　若年性認知症

　難病の患者に対する医療等に関する法律第5条第1項に規定する指定難病（同法第7条第4項に規定する医療受給者証を交付されている患者（同条第1項各号に規定する特定医療費の支給認定に係る基準を満たすものとして診断を受けたものを含む。）に係るものに限る。）その他これに準ずる疾患

別表第三の一の三　退院時共同指導料1及び退院時共同指導料2を2回算定できる疾病等の患者並びに頻回訪問加算に規定する状態等にある患者

一　末期の悪性腫瘍の患者（在宅がん医療総合診療料を算定している患者を除く。）

二　(1)であって，(2)又は(3)の状態である患者

　(1)　在宅自己腹膜灌流指導管理，在宅血液透析指導管理，在宅酸素療法指導管理，在宅中心静脈栄養法指導管理，在宅成分栄養経管栄養法指導管理，在宅人工呼吸指導管理，在宅麻薬等注射指導管理，在宅腫瘍化学療法注射指導管理，在宅強心剤持続投与指導管理，在宅自己疼痛管理指導管理，在宅肺高血圧症患者指導管理又は在宅気管切開患者指導管理を受けている状態にある者

　(2)　ドレーンチューブ又は留置カテーテルを使用している状態

　(3)　人工肛門又は人工膀胱を設置している状態

三　在宅での療養を行っている患者であって，高度な指導管理を必要とするもの

別表第三の二　ハイリスク妊産婦共同管理料（Ⅰ）に規定する状態等である患者（略）

別表第三の三　薬剤管理指導料の対象患者並びに服薬管理指導料及びかかりつけ薬剤師指導料に規定する医薬品

　抗悪性腫瘍剤

　免疫抑制剤

　不整脈用剤

　抗てんかん剤

　血液凝固阻止剤（内服薬に限る。）

　ジギタリス製剤

　テオフィリン製剤

　カリウム製剤（注射薬に限る。）

　精神神経用剤

　糖尿病用剤

　膵臓ホルモン剤

　抗HIV薬

別表第四　歯科特定疾患療養管理料並びに処方料及び処方箋料に規定する疾病

　口腔領域の悪性新生物（エナメル上皮腫を含む。）

　顎・口腔の先天異常

　舌痛症（心因性によるものを含む。）

　口腔軟組織の疾患（難治性のものに限る。）

　口腔領域のシェーグレン症候群

　尋常性天疱瘡又は類天疱瘡

　口腔乾燥症（放射線治療又は化学療法を原因とするものに限る。）

　睡眠時無呼吸症候群（口腔内装置治療を要するものに限る。）

　骨吸収抑制薬関連顎骨壊死（骨露出を伴うものに限る。）又は放射線性顎骨壊死

　三叉神経ニューロパチー

別表第五及び別表第六　削除

別表第七　在宅患者訪問診療料（Ⅰ）及び在宅患者訪問診療料（Ⅱ）並びに在宅患者訪問看護・指導料及び同一建物居住者訪問看護・指導料に規定する疾病等（略）

別表第八　退院時共同指導料1の注2に規定する特別な管理を要する状態等にある患者並びに退院後訪問指導料，在宅患者訪問看護・指導料及び同一建物居住者訪問看護・指導料に規定する状態等にある患者

一　在宅麻薬等注射指導管理，在宅腫瘍化学療法注射指導管理又は在宅強心剤持続投与指導管理若しくは在宅気管切開患者指導管理を受けている状態にある者又は気管カニューレ若しくは留置カテーテルを使用している状態にある者

二　在宅自己腹膜灌流指導管理，在宅血液透析指導管理，在宅酸素療法指導管理，在宅中心静脈栄養法指導管理，在宅成分栄養経管栄養法指導管理，在宅自己導尿指導管理，在宅人工呼吸指導管理，在宅持続陽圧呼吸療法指導管理，在宅自己疼痛管理指導管理又は在宅肺高血圧症患者指導管理を受けている状態にある者

三　人工肛門又は人工膀胱を設置している状態にある者

四　真皮を越える褥瘡の状態にある者

五　在宅患者訪問点滴注射管理指導料を算定している者

別表第八の二　在宅時医学総合管理料及び施設入居時等医学総合管理料に規定する別に厚生労働大臣が定める状態の患者（略）

別表第八の三　在宅時医学総合管理料の注10（施設入居時等医学総合管理料の注5の規定により準用する場合を含む。）に規定する別に厚生労働大臣が定める状態の患者（略）

別表第八の四　在宅時医学総合管理料の注11及び施設入居時等医学総合管理料の注4に規定する別に厚生労働大臣が定める状態の患者（略）

別表第九　在宅自己注射指導管理料，間歇注入シリンジポンプ加算，持続血糖測定器加算及び注入器用注射針加算に規定する注射薬（略）

別表第九の一の一の二　在宅強心剤持続投与指導管理料に規定する注射薬（略）

別表第九の一の二　在宅難治性皮膚疾患処置指導管理料に

規定する疾患（略）

別表第九の一の三 注入器加算に規定する注射薬（略）

別表第九の一の四 経腸投薬用ポンプ加算に規定する内服薬（略）

別表第九の一の四の二 持続皮下注入シリンジポンプ加算に規定する注射薬（略）

別表第九の一の五 注入ポンプ加算に規定する注射薬（略）

別表第九の二 検体検査実施料に規定する検体検査（略）

別表第九の二の二 中心静脈注射用カテーテル挿入の注3に規定する患者

　　3歳未満の乳幼児であって次の疾患である者
　　　先天性小腸閉鎖症
　　　鎖肛
　　　ヒルシュスプルング病
　　　短腸症候群

別表第九の三 医科点数表第2章第7部リハビリテーション通則第4号に規定する患者

　　回復期リハビリテーション病棟入院料又は特定機能病院リハビリテーション病棟入院料を算定する患者（運動器リハビリテーション料を算定するものを除く。）
　　脳血管疾患等の患者のうち発症後60日以内のもの
　　入院中の患者であって、その入院する病棟等において早期歩行、ADLの自立等を目的として心大血管疾患リハビリテーション料（Ⅰ）、脳血管疾患等リハビリテーション料（Ⅰ）、廃用症候群リハビリテーション料（Ⅰ）、運動器リハビリテーション料（Ⅰ）又は呼吸器リハビリテーション料（Ⅰ）を算定するもの

別表第九の四 心大血管疾患リハビリテーション料の対象患者（略）

別表第九の五 脳血管疾患等リハビリテーション料の対象患者

一　脳梗塞、脳出血、くも膜下出血その他の急性発症した脳血管疾患又はその手術後の患者

二　脳腫瘍、脳膿瘍、脊髄損傷、脊髄腫瘍その他の急性発症した中枢神経疾患又はその手術後の患者

三　多発性神経炎、多発性硬化症、末梢神経障害その他の神経疾患の患者

四　パーキンソン病、脊髄小脳変性症その他の慢性の神経筋疾患の患者

五　失語症、失認及び失行症並びに高次脳機能障害の患者

六　難聴や人工内耳植込手術等に伴う聴覚・言語機能の障害を有する患者

七　顎・口腔の先天異常に伴う構音障害を有する患者

八　舌悪性腫瘍等の手術による構音障害を有する患者

九　リハビリテーションを要する状態の患者であって、一定程度以上の基本動作能力、応用動作能力、言語聴覚能力及び日常生活能力の低下を来しているもの（心大血管疾患リハビリテーション料、廃用症候群リハビリテーション料、運動器リハビリテーション料、呼吸器リハビリテーション料、障害児（者）リハビリテーション料又はがん患者リハビリテーション料の対象患者に該当するものを除く。）

別表第九の六 運動器リハビリテーション料の対象患者（略）

別表第九の七 呼吸器リハビリテーション料の対象患者（略）

別表第九の八 心大血管疾患リハビリテーション料、脳血管疾患等リハビリテーション料、廃用症候群リハビリテーション料、運動器リハビリテーション料及び呼吸器リハビリテーション料に規定する算定日数の上限の除外対象患者

一　失語症、失認及び失行症の患者
　　高次脳機能障害の患者
　　重度の頸髄損傷の患者
　　頭部外傷及び多部位外傷の患者
　　慢性閉塞性肺疾患（COPD）の患者
　　心筋梗塞の患者
　　狭心症の患者
　　軸索断裂の状態にある末梢神経損傷（発症後1年以内のものに限る。）の患者
　　外傷性の肩関節腱板損傷（受傷後180日以内のものに限る。）の患者
　　回復期リハビリテーション病棟入院料又は特定機能病院リハビリテーション病棟入院料を算定する患者
　　回復期リハビリテーション病棟又は特定機能病院リハビリテーション病棟において在棟中に回復期リハビリテーション病棟入院料又は特定機能病院リハビリテーション病棟入院料を算定した患者であって、当該病棟を退棟した日から起算して3月以内の患者（保険医療機関に入院中の患者、介護老人保健施設又は介護医療院に入所する患者を除く。）
　　難病患者リハビリテーション料に規定する患者（先天性又は進行性の神経・筋疾患の者を除く。）
　　障害児（者）リハビリテーション料に規定する患者（加齢に伴って生ずる心身の変化に起因する疾病の者に限る。）
　　その他別表第九の四から別表第九の七までに規定する患者又は廃用症候群リハビリテーション料に規定する患者であって、リハビリテーションを継続して行うことが必要であると医学的に認められるもの

二　先天性又は進行性の神経・筋疾患の患者
　　障害児（者）リハビリテーション料に規定する患者（加齢に伴って生ずる心身の変化に起因する疾病の者を除く。）

別表第九の九 心大血管疾患リハビリテーション料、脳血管疾患等リハビリテーション料、廃用症候群リハビリテーション料、運動器リハビリテーション料及び呼吸器リハビリテーション料に規定する別に厚生労働大臣が定める場合

一 別表第九の八第一号に規定する患者については，治療を継続することにより状態の改善が期待できると医学的に判断される場合

二 別表第九の八第二号に規定する患者については，患者の疾患，状態等を総合的に勘案し，治療上有効であると医学的に判断される場合

別表第九の十 心大血管疾患リハビリテーション料，脳血管疾患等リハビリテーション料，廃用症候群リハビリテーション料，運動器リハビリテーション料及び呼吸器リハビリテーション料に規定する急性期リハビリテーション加算の対象となる患者

一 相当程度以上の日常生活能力の低下を来している患者

二 重度認知症の状態にあり，日常生活を送る上で介助が必要な患者

三 特別な管理を要する処置等を実施している患者

四 リハビリテーションを実施する上で感染対策が特に必要な感染症並びにそれらの疑似症患者

別表第十 難病患者リハビリテーション料に規定する疾患（略）

別表第十の二 障害児（者）リハビリテーション料の対象患者

脳性麻痺の患者

胎生期若しくは乳幼児期に生じた脳又は脊髄の奇形及び障害の患者

顎・口腔の先天異常の患者

先天性の体幹四肢の奇形又は変形の患者

先天性神経代謝異常症，大脳白質変性症の患者

先天性又は進行性の神経筋疾患の患者

神経障害による麻痺及び後遺症の患者

言語障害，聴覚障害又は認知障害を伴う自閉症等の発達障害の患者

別表第十の二の二 がん患者リハビリテーション料の対象患者

一 がん患者であって，がんの治療のために入院している間に手術，化学療法（骨髄抑制が見込まれるものに限る。），放射線治療若しくは造血幹細胞移植が行われる予定のもの又は行われたもの

二 緩和ケアを目的とした治療を行っている進行がん又は末期がんの患者であって，症状の増悪により入院している間に在宅復帰を目的としたリハビリテーションが必要なもの

別表第十の二の三 集団コミュニケーション療法料の対象患者

別表第九の五若しくは別表第十の二に掲げる患者又は廃用症候群リハビリテーション料に規定する患者であって，言語・聴覚機能の障害を有するもの

別表第十の二の四 通院・在宅精神療法の注6及び精神科継続外来支援・指導料の注5に規定する別に厚生労働大臣が定める要件（略）

別表第十の三 人工腎臓に規定する薬剤（略）

別表第十の三の二 人工呼吸の注5に規定する対象患者（略）

別表第十一

一 歯科点数表第2章第8部処置に規定する特定薬剤

オルテクサー口腔用

歯科用（口腔用）アフタゾロン

テラ・コートリル軟膏

デキサメタゾン口腔用

二 歯科点数表第2章第9部手術に規定する特定薬剤

オルテクサー口腔用

アクリノール

歯科用（口腔用）アフタゾロン

テラ・コートリル軟膏

デキサメタゾン口腔用

生理食塩水

別表第十一の二 マスク又は気管内挿管による閉鎖循環式全身麻酔に規定する麻酔が困難な患者（略）

別表第十一の三 強度変調放射線治療（IMRT）の対象患者

限局性の固形悪性腫瘍の患者

別表第十一の四 粒子線治療の注1に規定する対象患者（略）

別表第十二 介護老人保健施設入所者について算定できない検査，リハビリテーション，処置，手術及び麻酔（略）

別表第十三 リテーナー，広範囲顎骨支持型補綴及び広範囲顎骨支持型補綴物修理に規定する特定保険医療材料

一 リテーナー（広範囲顎骨支持型補綴（ブリッジ形態のもの）の場合に限る。）に規定する特定保険医療材料

スクリュー

アバットメント

シリンダー

二 広範囲顎骨支持型補綴及び広範囲顎骨支持型補綴物修理に規定する特定保険医療材料

スクリュー

アバットメント

アタッチメント

シリンダー

【参考】

特掲診療料の施設基準等及びその届出に関する手続きの取扱いについて（抄）

（令4.3.4 保医発0304 3）

（最終改正；令6.3.5 保医発0305 6）

別添1

特掲診療料の施設基準等

第13 歯科治療時医療管理料

1 歯科治療時医療管理料に関する施設基準

(1) 当該療養を行うにつき，十分な経験を有する常勤の歯科医師，歯科衛生士等により，治療前，治療中及び治療後における当該患者の全身状態を管理できる体制が整備されていること。

(2) 常勤の歯科医師が複数名配置されていること又は常勤の歯科医師及び常勤の歯科衛生士又は看護師がそれぞれ1名以上配置されていること。なお，非常勤の歯科衛生士又は看護師を2名以上組み合わせることにより，当該保険医療機関が規定する常勤歯科衛生士又は常勤看護師の勤務時間帯と同じ時間帯に歯科衛生士又は看護師が配置されている場合には，当該基準を満たしていることとみなすことができる。

(3) 当該患者の全身状態の管理を行うにつき以下の十分な装置・器具等を有していること。

　ア　経皮的動脈血酸素飽和度測定器（パルスオキシメーター）

　イ　酸素供給装置

　ウ　救急蘇生セット

(4) 緊急時に円滑な対応ができるよう病院である別の保険医療機関との連携体制が整備されていること。ただし，病院である医科歯科併設の保険医療機関にあっては，当該保険医療機関の医科診療科との連携体制が整備されている場合は，この限りでない。

2　届出に関する事項

　歯科治療時医療管理料の施設基準に係る届出は別添2の様式17を用いること。

第13の2　小児口腔機能管理料の注3に規定する口腔管理体制強化加算

1　口腔管理体制強化加算の施設基準

(1) 歯科医師が複数名配置されていること又は歯科医師及び歯科衛生士がそれぞれ1名以上配置されていること。

(2) 次のいずれにも該当すること。

　ア　過去1年間に歯周病安定期治療又は歯周病重症化予防治療をあわせて30回以上算定していること。

　イ　過去1年間にエナメル質初期う蝕管理料又は根面う蝕管理料をあわせて10回以上算定していること。

　ウ　歯科点数表の初診料の注1に規定する施設基準を届け出ていること。

　エ　歯科訪問診療料の注15に規定する届出を行っていること。

(3) 過去1年間に歯科疾患管理料（口腔機能発達不全症又は口腔機能低下症の管理を行う場合に限る。），歯科衛生実地指導料の口腔機能指導加算，小児口腔機能管理料，口腔機能管理料又は歯科口腔リハビリテーション料3をあわせて12回以上算定していること。

(4) 以下のいずれかに該当すること。

　ア　過去1年間の歯科訪問診療1，歯科訪問診療2若しくは歯科訪問診療3の算定回数又は連携する在宅療養支援歯科診療所1，在宅療養支援歯科診療所2若しくは在宅療養支援歯科病院に依頼した歯科訪問診療の回数があわせて5回以上であること。

　イ　連携する歯科訪問診療を行う別の医療機関や地域の在宅医療の相談窓口とあらかじめ協議し，歯科訪問診療に係る十分な体制が確保されていること。

(5) 過去1年間に診療情報提供料（I）又は診療情報等連携共有料をあわせて5回以上算定している実績があること。

(6) 当該医療機関に，歯科疾患の重症化予防に資する継続管理（エナメル質初期う蝕管理，根面う蝕管理及び口腔機能の管理を含むものであること。）並びに高齢者・小児の心身の特性及び緊急時対応等に関する適切な研修を修了した歯科医師が1名以上在籍していること。

　なお，既に受講した研修が要件の一部を満たしている場合には，不足する要件を補足する研修を受講することでも差し支えない。

(7) 診療における偶発症等緊急時に円滑な対応ができるよう，別の保険医療機関との事前の連携体制が確保されていること。ただし，医科歯科併設の診療所にあっては，当該保険医療機関の医科診療科との連携体制が確保されている場合は，この限りではない。

(8) 当該診療所において歯科訪問診療を行う患者に対し，迅速に歯科訪問診療が可能な歯科医師をあらかじめ指定するとともに，当該担当医名，診療可能日，緊急時の注意事項等について，事前に患者又は家族に対して説明の上，文書により提供していること。

(9) (6)に掲げる歯科医師が，以下の項目のうち，3つ以上に該当すること。

　ア　過去1年間に，居宅療養管理指導を提供した実績があること。

　イ　地域ケア会議に年1回以上出席していること。

　ウ　介護認定審査会の委員の経験を有すること。

　エ　在宅医療に関するサービス担当者会議や病院・診療所・介護保険施設等が実施する多職種連携に係る会議等に年1回以上出席していること。

　オ　過去1年間に，在宅歯科栄養サポートチーム等連携指導料を算定した実績があること。

　カ　在宅医療又は介護に関する研修を受講していること。

　キ　過去1年間に，退院時共同指導料1，在宅歯科医療連携加算1，在宅歯科医療連携加算2，小児在宅歯科医療連携加算1，小児在宅歯科医療連携加算2，在宅歯科医療情報連携加算，退院前在宅

療養指導管理料，在宅患者連携指導料又は在宅患者緊急時等カンファレンス料を算定した実績があること。

ク　認知症対応力向上研修等，認知症に関する研修を受講していること。

ケ　過去１年間に福祉型障害児入所施設，医療型障害児入所施設，介護老人福祉施設又は介護老人保健施設における定期的な歯科健診に協力していること。

コ　自治体が実施する事業（ケに該当するものを除く。）に協力していること。

サ　学校歯科医等に就任していること。

シ　過去１年間に，歯科診療特別対応加算１，歯科診療特別対応加算２又は歯科診療特別対応加算３を算定した実績があること。

(10)　歯科用吸引装置等により，歯科ユニット毎に歯の切削や義歯の調整，歯冠補綴物の調整時等に飛散する細かな物質を吸引できる環境を確保していること。

(11)　患者にとって安心で安全な歯科医療環境の提供を行うにつき次の十分な装置・器具等を有していること。

ア　自動体外式除細動器（AED）

イ　経皮的動脈血酸素飽和度測定器（パルスオキシメーター）

ウ　酸素供給装置

エ　血圧計

オ　救急蘇生セット

カ　歯科用吸引装置

なお，自動体外式除細動器（AED）については保有していることがわかる院内掲示を行っていることが望ましい。

(12)　令和７年５月31日までの間，１の(2)のイ及びエ，(4)のア，(5)並びに(9)のオ及びシの規定の適用については，「診療報酬の算定方法の一部を改正する件」による改正前の規定による令和６年５月31日以前の各区分の算定回数及び改正後の規定による令和６年６月１日以降の各区分の算定回数を合計して差し支えない。

2　届出に関する事項

(1)　口腔管理体制強化加算の施設基準に係る届出は，別添２の様式17の２を用いること。また，研修については，該当する研修を全て修了していることが確認できる文書（当該研修の名称，実施主体，修了日及び修了者の氏名等を記載した一覧でも可）を添付すること。

(2)　令和６年３月31日時点で「診療報酬の算定方法の一部を改正する件」による改正前のかかりつけ歯科医機能強化型歯科診療所の施設基準に係る届出を行っている保険医療機関については，令和７年５月31日までの間に限り，１の(2)のイ，エ及び(3)の基準

を満たしているものとする。

第13の２の２　小児口腔機能管理料，口腔機能管理料及び歯科特定疾患療養管理料の注５に規定する施設基準

1　小児口腔機能管理料，口腔機能管理料及び歯科特定疾患療養管理料の注５に規定する施設基準

基本診療料施設基準通知別添１の第４の３に掲げる歯科点数表の初診料の注16及び再診料の注12に規定する施設基準の届出を行っていること。

2　届出に関する事項

歯科点数表の初診料の注16及び再診料の注12に規定する施設基準の届出を行っていればよく，小児口腔機能管理料，口腔機能管理料及び歯科特定疾患療養管理料の注５に規定する情報通信機器を用いた歯科診療として特に地方厚生（支）局長に対して，届出を行う必要はないこと。

第13の２の３　歯科遠隔連携診療料

1　歯科遠隔連携診療料の施設基準

歯科オンライン指針に沿って診療を行う体制を有する保険医療機関であること。

2　届出に関する事項

歯科遠隔連携診療料の施設基準に係る取扱いについては，当該基準を満たしていればよく，特に地方厚生（支）局長に対して，届出を行う必要はないこと。

第14　在宅療養支援歯科診療所１及び在宅療養支援歯科診療所２

1　在宅療養支援歯科診療所１及び在宅療養支援歯科診療所２の施設基準

(1)　在宅療養支援歯科診療所１の施設基準

次のいずれにも該当し，在宅等の療養に関して歯科医療面から支援できる体制等を確保していること。

ア　過去１年間に歯科訪問診療１，歯科訪問診療２又は歯科訪問診療３を合計18回以上算定していること。

イ　高齢者の心身の特性（認知症に関する内容を含むものであること。），口腔機能の管理，緊急時対応等に係る適切な研修を修了した常勤の歯科医師が１名以上配置されていること。なお，既に受講した研修が要件の一部を満たしている場合には，不足する要件を補足する研修を受講することでも差し支えない。

ウ　歯科衛生士が配置されていること。

エ　当該診療所において，歯科訪問診療を行う患者に対し，迅速に歯科訪問診療が可能な保険医をあらかじめ指定するとともに，当該担当医名，診療可能日，緊急時の注意事項等について，事前に患者又は家族に対して説明の上，文書により提供していること。

オ　歯科訪問診療に係る後方支援の機能を有する別の保険医療機関との連携体制が確保されていること

と。

カ　当該診療所において，過去1年間の在宅医療を担う他の保険医療機関，保険薬局，訪問看護ステーション，地域包括支援センター，居宅介護支援事業所又は介護保険施設等からの依頼による歯科訪問診療料の算定回数の実績が5回以上であること。

キ　以下のいずれか1つに該当すること。

　(イ)　当該地域において，地域ケア会議,在宅医療・介護に関するサービス担当者会議又は病院・介護保険施設等が実施する多職種連携に係る会議に年1回以上出席していること。

　(ロ)　過去1年間に，病院・介護保険施設等の職員への口腔管理に関する技術的助言や研修等の実施又は口腔管理への協力を行っていること。

　(ハ)　歯科訪問診療に関する他の歯科医療機関との連携実績が年1回以上あること。

ク　過去1年間に，以下のいずれかの算定が1つ以上あること。

　(イ)　栄養サポートチーム等連携指導料の算定があること。

　(ロ)　在宅患者訪問口腔リハビリテーション指導管理料，小児在宅患者訪問口腔リハビリテーション指導管理料の算定があること。

　(ハ)　退院時共同指導料1，在宅歯科医療連携加算1，在宅歯科医療連携加算2，小児在宅歯科医療連携加算1，小児在宅歯科医療連携加算2，在宅歯科医療情報連携加算，退院前在宅療養指導管理料，在宅患者連携指導料又は在宅患者緊急時等カンファレンス料の算定があること。

ケ　直近1か月に歯科訪問診療及び外来で歯科診療を行った患者のうち，歯科訪問診療を行った患者数の割合が9割5分以上の診療所にあっては，次のいずれにも該当するものであること。

　(イ)　過去1年間に，5か所以上の保険医療機関から初診患者の診療情報提供を受けていること。

　(ロ)　直近3か月に当該診療所で行われた歯科訪問診療のうち，6割以上が歯科訪問診療1を算定していること。

　(ハ)　在宅歯科医療に係る3年以上の経験を有する歯科医師が勤務していること。

　(ニ)　歯科用ポータブルユニット，歯科用ポータブルバキューム及び歯科用ポータブルレントゲンを有していること。

　(ホ)　歯科訪問診療において，過去1年間の診療実績（歯科点数表に掲げる区分番号のうち，次に掲げるものの算定実績をいう。）が次の要件のいずれにも該当していること。

　　①　「I005」に掲げる抜髄及び「I006」に掲げる感染根管処置の算定実績が合わせて20回以上であること。

②　「J000」に掲げる抜歯手術の算定実績が20回以上であること。

③　「M018」に掲げる有床義歯を新製した回数，「M029」に掲げる有床義歯修理及び「M030」に掲げる有床義歯内面適合法の算定実績が合わせて40回以上であること。ただし，それぞれの算定実績は5回以上であること。

コ　年に1回，歯科訪問診療の患者数等を別添2の様式18の2を用いて，地方厚生（支）局長に報告していること。

(2)　在宅療養支援歯科診療所2の施設基準

次のいずれにも該当し，在宅等の療養に関して歯科医療面から支援できる体制等を確保していること。

ア　過去1年間に歯科訪問診療1，歯科訪問診療2又は歯科訪問診療3を合計4回以上算定していること。

イ　(1)のイからオまで及びケのいずれにも該当すること。

ウ　当該診療所において，過去1年間の在宅医療を担う他の保険医療機関,保険薬局,訪問看護ステーション，地域包括支援センター，居宅介護支援事業所又は介護保険施設等からの依頼による歯科訪問診療料の算定回数の実績が3回以上であること。

エ　年に1回，歯科訪問診療の患者数等を別添2の様式18の2を用いて，地方厚生（支）局長に報告していること。

(3)　令和7年5月31日までの間，1の(1)のア及びクの(イ)並びに(2)のアの規定の適用については，「診療報酬の算定方法の一部を改正する件」による改正前の規定による令和6年5月31日以前の各区分の算定回数及び改正後の規定による令和6年6月1日以降の各区分の算定回数を合計して差し支えない。

2　届出に関する事項

在宅療養支援歯科診療所1及び在宅療養支援歯科診療所2の施設基準に係る届出は，別添2の様式18を用いること。

第14の1の2　在宅療養支援歯科病院

1　在宅療養支援歯科病院の施設基準

(1)　次のいずれにも該当し，在宅等の療養に関して歯科医療面から支援できる体制等を確保していること。

ア　過去1年間に歯科訪問診療1，歯科訪問診療2又は歯科訪問診療3を合計18回以上算定していること。

イ　高齢者の心身の特性（認知症に関する内容を含むものであること。），口腔機能の管理，緊急時対応等に係る適切な研修を修了した常勤の歯科医師が1名以上配置されていること。

なお，既に受講した研修が要件の一部を満たしている場合には，不足する要件を補足する研修を

受講することでも差し支えない。
ウ　歯科衛生士が配置されていること。
エ　歯科訪問診療を行う地域の歯科診療所と連携し，必要に応じて歯科訪問診療，外来診療又は入院診療により専門性の高い歯科医療を提供する体制を有していること。
オ　当該病院において，過去1年間の在宅医療を担う他の保険医療機関，保険薬局，訪問看護ステーション，地域包括支援センター，居宅介護支援事業所又は介護保険施設等からの依頼による歯科訪問診療料の算定回数の実績が5回以上であること。
カ　以下のいずれかに該当すること。
　(イ)　当該地域において，地域ケア会議，在宅医療・介護に関するサービス担当者会議又は病院・診療所・介護保険施設等が実施する多職種連携に係る会議等に年1回以上出席していること。
　(ロ)　過去1年間に，病院・診療所・介護保険施設等の職員への口腔管理に関する技術的助言や研修等の実施又は口腔管理への協力を行っていること。
　(ハ)　歯科訪問診療に関する他の歯科医療機関との連携実績が年1回以上あること。
キ　過去1年間に，以下のいずれかの算定が1つ以上あること。
　(イ)　在宅歯科栄養サポートチーム等連携指導料の算定があること。
　(ロ)　在宅患者訪問口腔リハビリテーション指導管理料，小児在宅患者訪問口腔リハビリテーション指導管理料の算定があること。
　(ハ)　退院時共同指導料1，在宅歯科医療連携加算1，在宅歯科医療連携加算2，小児在宅歯科医療連携加算1，小児在宅歯科医療連携加算2，在宅歯科医療情報連携加算，退院前在宅療養指導管理料，在宅患者連携指導料又は在宅患者緊急時等カンファレンス料の算定があること。
ク　年に1回，歯科訪問診療の患者数等を別添2の様式18の2を用いて，地方厚生（支）局長に報告していること。
(2)　令和7年5月31日までの間，1の(1)のア及びキの(イ)の規定の適用については，「診療報酬の算定方法の一部を改正する件」による改正前の規定による令和6年5月31日以前の各区分の算定回数及び改正後の規定による令和6年6月1日以降の各区分の算定回数を合計して差し支えない。
2　在宅療養支援歯科病院の施設基準
　　在宅療養支援歯科病院の施設基準に係る届出は，別添2の様式18を用いること。

第14の3　在宅患者歯科治療時医療管理料
1　在宅患者歯科治療時医療管理料に関する施設基準
(1)　当該療養を行うにつき，十分な経験を有する常勤

の歯科医師，歯科衛生士等により，治療前，治療中及び治療後における当該患者の全身状態を管理できる体制が整備されていること。
(2)　常勤の歯科医師が複数名配置されていること又は常勤の歯科医師及び常勤の歯科衛生士又は看護師がそれぞれ1名以上配置されていること。なお，非常勤の歯科衛生士又は看護師を2名以上組み合わせることにより，当該保険医療機関が規定する常勤歯科衛生士又は常勤看護師の勤務時間帯と同じ時間帯に歯科衛生士又は看護師が配置されている場合には，当該基準を満たしていることとみなすことができる。
(3)　当該患者の全身状態の管理を行うにつき以下の十分な装置・器具等を有していること。
ア　経皮的動脈血酸素飽和度測定器（パルスオキシメーター）
イ　酸素供給装置
ウ　救急蘇生セット
(4)　緊急時に円滑な対応ができるよう病院である別の保険医療機関との連携体制が整備されていること。ただし，病院である医科歯科併設の保険医療機関にあっては，当該保険医療機関の医科診療科との連携体制が整備されている場合は，この限りでない。
2　届出に関する事項
　　在宅患者歯科治療時医療管理料の施設基準に係る届出は別添2の様式17を用いること。

第14の5　在宅医療DX情報活用加算
1　在宅医療DX情報活用加算に関する施設基準
(1)　電子情報処理組織を使用した診療報酬請求を行っていること。
(2)　健康保険法第3条第13項に規定する電子資格確認（以下「オンライン資格確認」という。）を行う体制を有していること。なお，オンライン資格確認の導入に際しては，医療機関等向けポータルサイトにおいて，運用開始日の登録を行うこと。
(3)　居宅同意取得型のオンライン資格確認等システムの活用により，医師等が患者の診療情報等を取得及び活用できる体制を有していること。
(4)　「電子処方箋管理サービスの運用について」（令和4年10月28日付け薬生発1028第1号医政発1028第1号保発1028第1号厚生労働省医薬・生活衛生局長・医政局長・保険局長通知。）に基づく電子処方箋により処方箋を発行できる体制を有していること。
(5)　国等が提供する電子カルテ情報共有サービスにより取得される診療情報等を活用する体制を有していること。
(6)　医療DX推進の体制に関する事項及び質の高い診療を実施するための十分な情報を取得・活用して診療を行うことについて，当該保険医療機関の見やすい場所に掲示していること。

具体的には次に掲げる事項を掲示していること。

ア　医師が居宅同意取得型のオンライン資格確認等システムにより取得した診療情報等を活用して，計画的な医学管理の下に，訪問して診療を実施している保険医療機関であること。

イ　マイナ保険証の利用を促進する等，医療DXを通じて質の高い医療を提供できるよう取り組んでいる保険医療機関であること。

ウ　電子処方箋の発行及び電子カルテ情報共有サービスなどの医療DXにかかる取組を実施している保険医療機関であること。

(7)　(6)の掲示事項について，原則として，ウェブサイトに掲載していること。自ら管理するホームページ等を有しない場合については，この限りではないこと。

2　届出に関する事項

(1)　在宅DX情報活用加算の施設基準に係る届出は，別添2の様式11の6を用いること。

(2)　1の(4)については，令和7年3月31日までの間に限り，1の(5)については令和7年9月30日までの間に限り，それぞれの基準を満たしているものとみなす。

(3)　令和7年9月30日までの間に限り，1の(6)のウの事項について，掲示を行っているものとみなす。

(4)　1の(7)については，令和7年5月31日までの間に限り，当該基準を満たしているものとみなす。

第15の4　在宅時医学総合管理料の注15（施設入居時等医学総合管理料の注5の規定により準用する場合を含む。）に規定する在宅医療情報連携加算並びに歯科疾患在宅療養管理料の注7，在宅患者訪問口腔リハビリテーション指導管理料の注8及び小児在宅患者訪問口腔リハビリテーション指導管理料の注8に規定する在宅歯科医療情報連携加算

1　在宅医療情報連携加算及び在宅歯科医療情報連携加算の施設基準

(1)　在宅での療養を行っている患者の診療情報等について，在宅医療情報連携加算又は在宅歯科医療情報連携加算を算定する保険医療機関と連携する他の保険医療機関，介護保険法に定める居宅サービス事業者，地域密着型サービス事業者，居宅介護支援事業者若しくは施設サービス事業者又は障害者の日常生活及び社会生活を総合的に支援するための法律に基づく指定特定相談支援事業者若しくは児童福祉法に基づく指定障害児相談支援事業者等（以下「連携機関」という。）とICTを用いて共有し，当該情報について常に確認できる体制を有している医療機関であること。

(2)　当該医療機関と患者の診療情報等を共有している連携機関（特別の関係にあるものを除く。）の数が，5以上であること。

(3)　地域において，連携機関以外の保険医療機関等が，当該ICTを用いた情報を共有する連携体制への参加を希望した場合には連携体制を構築すること。ただし，診療情報等の共有について同意していない患者の情報については，この限りでない。

(4)　(1)に規定する連携体制を構築していること及び実際に患者の情報を共有している実績のある連携機関の名称等について，当該保険医療機関の見やすい場所に掲示していること。

(5)　(4)の掲示事項について，原則として，ウェブサイトに掲載していること。自ら管理するホームページ等を有しない場合については，この限りではないこと。

2　届出に関する事項

(1)　在宅医療情報連携加算及び在宅歯科医療情報連携加算の施設基準に関する届出は，別添2の様式19の3を用いること。

(2)　令和7年5月31日までの間に限り，(5)の要件を満たすものとみなすこと。

第17　歯科訪問診療料に係る地域医療連携体制加算

1　歯科訪問診療料に係る地域医療連携体制加算に関する施設基準

(1)　歯科を標榜する診療所である保険医療機関であること。

(2)　当該保険医療機関において，次のアに該当する保険医療機関及びイに該当する保険医療機関との連携により，緊急時の歯科診療ができる連携体制を確保していること。

ア　歯科点数表「A000」に掲げる初診料の注2の届出を行った地域歯科診療支援病院歯科である保険医療機関で次の要件を満たしていること。

①　緊急時に当該患者に対する歯科診療を行う体制を確保していること。

②　在宅歯科医療の調整担当者を1名以上配置していること。

③　患者に関する診療記録管理を行うにつき必要な体制が整備されていること。

イ　当該患者に対する歯科訪問診療を行う体制が整備されている保険医療機関であること。

(3)　当該連携保険医療機関において緊急時に円滑な対応ができるよう，あらかじめ患者又はその家族の同意を得て，その治療等に必要な情報を連携保険医療機関に対してあらかじめ別添2の様式21の2又はこれに準じた様式の文書をもって提供し，その写しを診療録に添付しておくこと。

(4)　地域医療連携体制加算を算定する保険医療機関にあっては，患者又はその家族等に連携保険医療機関の名称，住所，在宅歯科医療の調整担当者又は担当の歯科医師の氏名及び連絡方法等を記載した別添2の様式21の2及び様式21の3又はこれに準じた様式

の文書を必ず交付することにより，地域医療連携体制の円滑な運営を図るものであること。

2 届出に関する事項

地域医療連携体制加算の施設基準に係る届出は別添2の様式21を用いること。

第17の1の2 歯科訪問診療料の注15に規定する基準

1 歯科訪問診療料の注15に規定する基準に関する施設基準

直近1か月に歯科訪問診療及び外来で歯科診療を提供した患者のうち，歯科訪問診療を提供した患者数の割合が9割5分未満の保険医療機関であること。

2 届出に関する事項

歯科訪問診療料の注15に規定する基準に係る届出は別添2の様式21の3の2を用いること。

第17の2 在宅歯科医療推進加算

1 在宅歯科医療推進加算に関する施設基準

(1) 歯科を標榜する診療所である保険医療機関であること。

(2) 当該保険医療機関における歯科訪問診療の月平均延べ患者数が5人以上であり，そのうち6割以上が歯科訪問診療1を算定していること。

(3) 届出前3月間の月平均延べ患者数を用いること。

2 届出に関する事項

在宅歯科医療推進加算に係る届出は，別添2の様式21の4を用いること。

第29の4の3 口腔細菌定量検査

1 口腔細菌定量検査に関する施設基準

次のいずれにも該当すること。

(1) 当該療養を行うにつき，十分な経験を有する歯科医師が1名以上配置されていること。

(2) 当該保険医療機関内に口腔細菌定量分析装置を備えていること。

2 届出に関する事項

口腔細菌定量検査の施設基準に係る届出は，別添2の様式38の5を用いること。

第29の5 有床義歯咀嚼機能検査，咀嚼能力検査及び咬合圧検査

1 有床義歯咀嚼機能検査，咀嚼能力検査及び咬合圧検査に関する施設基準

(1) 有床義歯咀嚼機能検査1のイの施設基準

次のいずれにも該当すること。

ア 歯科補綴治療に係る専門の知識及び3年以上の経験を有する歯科医師が1名以上配置されていること。

イ 当該保険医療機関内に歯科用下顎運動測定器（非接触型）及び咀嚼能率測定用のグルコース分析装置を備えていること。

(2) 有床義歯咀嚼機能検査1のロ及び咀嚼能力検査の施設基準

次のいずれにも該当すること。

ア 歯科補綴治療に係る専門の知識及び3年以上の経験を有する歯科医師が1名以上配置されていること。

イ 当該保険医療機関内に咀嚼能率測定用のグルコース分析装置を備えていること。

(3) 有床義歯咀嚼機能検査2のイの施設基準

次のいずれにも該当すること。

ア 歯科補綴治療に係る専門の知識及び3年以上の経験を有する歯科医師が1名以上配置されていること。

イ 当該保険医療機関内に歯科用下顎運動測定器（非接触型）及び歯科用咬合力計を備えていること。

(4) 有床義歯咀嚼機能検査2のロ及び咬合圧検査の施設基準

次のいずれにも該当すること。

ア 歯科補綴治療に係る専門の知識及び3年以上の経験を有する歯科医師が1名以上配置されていること。

イ 当該保険医療機関内に歯科用咬合力計を備えていること。

2 届出に関する事項

有床義歯咀嚼機能検査，咀嚼能力検査及び咬合圧検査の施設基準に係る届出は，別添2の様式38の1の2を用いること。

第29の6 精密触覚機能検査

1 精密触覚機能検査に関する施設基準

(1) 歯科医療を担当する保険医療機関であること。

(2) 口腔顔面領域の感覚検査及び三叉神経損傷の診断と治療法に関する研修を修了した歯科医師が1名以上配置されていること。なお，既に受講した研修が要件の一部を満たしている場合には，不足する要件を補足する研修を受講することでも差し支えない。

(3) 当該医療機関内にSemmes-Weinstein monofilament setを備えていること。

2 届出に関する事項

精密触覚機能検査の施設基準に係る届出は，別添2の様式38の1の3を用いること。また，研修については，該当する研修を全て修了していることが確認できる文書（当該研修の名称，実施主体，修了日及び修了者の氏名等を記載した一覧でも可）を添付すること。

第29の7 睡眠時歯科筋電図検査

1 睡眠時歯科筋電図検査に関する施設基準

(1) 当該療養を行うにつき，十分な経験を有する歯科医師が1名以上配置されていること。

(2) 当該保険医療機関内に歯科用筋電計を備えていること。

2 届出に関する事項

睡眠時歯科筋電図検査の施設基準に係る届出は，別添2の様式38の1の4を用いること。

第31 歯科画像診断管理加算

1 歯科画像診断管理加算1に関する施設基準
 (1) 歯科診療報酬点数表の初診料の注2の届出（地域歯科診療支援病院歯科初診料に係るものに限る。）を行った保険医療機関であること。
 (2) 画像診断を専ら担当する常勤の歯科医師が1名以上いること。なお、画像診断を専ら担当する歯科医師とは、勤務時間の大部分において画像情報の撮影又は読影に携わっている者をいう。
 (3) 画像診断管理を行うにつき十分な体制が整備されていること。
 (4) 当該保険医療機関以外の施設に読影又は診断を委託していないこと。
2 歯科画像診断管理加算2に関する施設基準
 (1) 歯科診療報酬点数表の初診料の注2の届出（地域歯科診療支援病院歯科初診料に係るものに限る。）を行った保険医療機関であること。
 (2) 画像診断を専ら担当する常勤の歯科医師が1名以上いること。なお、画像診断を専ら担当する歯科医師とは、勤務時間の大部分において画像情報の撮影又は読影に携わっている者をいう。
 (3) 当該保険医療機関において実施される全ての歯科用3次元エックス線断層撮影及びコンピューター断層診断（歯科診療に係るものに限る。）について、(2)に規定する歯科医師の下に画像情報の管理が行われていること。
 (4) 当該保険医療機関における歯科用3次元エックス線断層撮影診断及びコンピューター断層診断（歯科診療に係るものに限る。）のうち、少なくとも8割以上の読影結果が、(2)に規定する歯科医師により遅くとも撮影日の翌診療日までに当該患者の診療を担当する歯科医師に報告されていること。
 (5) 画像診断管理を行うにつき十分な体制が整備されていること。
 (6) 当該保険医療機関以外の施設に読影又は診断を委託していないこと。
3 届出に関する事項
 歯科画像診断管理加算の施設基準に係る届出は、別添2の様式33を用いること。

第32 遠隔画像診断

1 遠隔画像診断に関する施設基準
 (1) 送信側（画像の撮影が行われる保険医療機関）においては以下の基準を全て満たすこと。
  ア 画像の撮影及び送受信を行うにつき十分な装置・機器を有しており、受信側の保険医療機関以外の施設へ読影又は診断を委託していないこと。
  イ 関係学会の定める指針に基づく画像診断管理を行っていることが望ましい。
 (2) 受信側（画像診断が行われる病院である保険医療機関）においては以下の基準を全て満たすこと。た

だし、歯科診療に係る画像診断については、歯科画像診断管理加算の要件を満たしていれば足りるものであること。
  ア 画像診断管理加算1、2、3又は4に関する施設基準を満たすこと。
  イ 特定機能病院、臨床研修指定病院、へき地医療拠点病院又は基本診療料の施設基準等別表第六の二に規定する地域に所在する病院であること。
  ウ 関係学会の定める指針に基づく画像診断管理を行っていることが望ましい。
2 届出に関する事項
 遠隔画像診断の施設基準に係る届出は、別添2の様式34又は様式35を用いること。なお、届出については、送信側、受信側の双方の医療機関がそれぞれ届出を行うことが必要であり、また、送信側の医療機関の届出書については、受信側に係る事項についても記載すること。

第36の3 外来後発医薬品使用体制加算

1 外来後発医薬品使用体制加算に関する施設基準
 (1) 診療所であって、薬剤部門又は薬剤師が後発医薬品の品質、安全性、安定供給体制等の情報を収集・評価し、その結果を踏まえ後発医薬品の採用を決定する体制が整備されていること。
 (2) 当該保険医療機関において調剤した後発医薬品のある先発医薬品及び後発医薬品について、当該薬剤を合算した使用薬剤の薬価（薬価基準）（平成20年厚生労働省告示第60号）別表に規定する規格単位ごとに数えた数量（以下「規格単位数量」という。）に占める後発医薬品の規格単位数量の割合が、外来後発医薬品使用体制加算1にあっては90%以上、外来後発医薬品使用体制加算2にあっては85%以上90%未満、外来後発医薬品使用体制加算3にあっては75%以上85%未満であること。
 (3) 当該保険医療機関において調剤した薬剤（(4)に掲げる医薬品を除く。）の規格単位数量に占める後発医薬品のある先発医薬品及び後発医薬品を合算した規格単位数量の割合が50%以上であること。
 (4) 後発医薬品の規格単位数量の割合を算出する際に除外する医薬品
  ① 経腸成分栄養剤
    エレンタール配合内用剤、エレンタールP乳幼児用配合内用剤、エンシュア・リキッド、エンシュア・H、ツインラインNF配合経腸用液、ラコールNF配合経腸用液、エネーボ配合経腸用液、ラコールNF配合経腸用半固形剤及びイノラス配合経腸用液
  ② 特殊ミルク製剤
    フェニルアラニン除去ミルク配合散「雪印」及びロイシン・イソロイシン・バリン除去ミルク配合散「雪印」

③ 生薬（薬効分類番号510）

④ 漢方製剤（薬効分類番号520）

⑤ その他の生薬及び漢方処方に基づく医薬品（薬効分類番号590）

(5) 後発医薬品（ジェネリック医薬品）の使用に積極的に取り組んでいる旨を当該保険医療機関の受付及び支払窓口の見やすい場所に掲示していること。

(6) 医薬品の供給が不足した場合に，医薬品の処方等の変更等に関して適切な対応ができる体制が整備されていること。

(7) (6)の体制に関する事項並びに医薬品の供給状況によって投与する薬剤が変更となる可能性があること及び変更する場合には患者に十分に説明することについて，当該保険医療機関の見やすい場所に掲示していること。

(8) (5)及び(7)の掲示事項について，原則として，ウェブサイトに掲載していること。自ら管理するホームページ等を有しない場合については，この限りではないこと。

2 届出に関する事項

(1) 外来後発医薬品使用体制加算の施設基準に係る届出は，別添2の様式38の3を用いること。

(2) 令和7年5月31日までの間に限り，1の(8)に該当するものとみなす。

第36の4 一般名処方加算

1 一般名処方加算に関する施設基準

(1) 医薬品の供給状況や，令和6年10月より長期収載品について医療上の必要性があると認められない場合に患者の希望を踏まえ処方等した場合は選定療養となること等を踏まえつつ，一般名処方の趣旨を患者に十分に説明することについて，当該保険医療機関の見やすい場所に掲示していること。

(2) (1)の掲示事項について，原則として，ウェブサイトに掲載していること。ただし，自ら管理するホームページ等を有しない場合については，この限りではないこと。

2 届出に関する事項

(1) 一般名処方加算の施設基準に係る取扱いについては，当該基準を満たしていればよく，特に地方厚生（支）局長に対して，届出を行う必要はないこと。

(2) 令和7年5月31日までの間に限り，1の(2)に該当するものとみなす。

第47の5 歯科口腔リハビリテーション料2

1 歯科口腔リハビリテーション料2に関する施設基準

(1) 歯科又は歯科口腔外科を標榜し，当該診療科に係る5年以上の経験及び当該診療に係る3年以上の経験を有する歯科医師が1名以上配置されていること。

(2) 顎関節症の診断に用いる磁気共鳴コンピュータ断層撮影（MRI撮影）機器を設置していること。な

お，当該医療機器を設置していない保険医療機関は，当該医療機器を設置している病院と連携が図られていること。

2 届出に関する事項

歯科口腔リハビリテーション料2の施設基準に係る届出は，別添2の様式44の4を用いること。

第57の4の4 手術用顕微鏡加算

1 手術用顕微鏡加算に関する施設基準

(1) 手術用顕微鏡を用いた治療に係る専門の知識及び3年以上の経験を有する歯科医師が1名以上配置されていること。

(2) 保険医療機関内に手術用顕微鏡が設置されていること。

2 届出に関する事項

手術用顕微鏡加算の施設基準に係る届出については，別添2の様式49の8を用いること。

第57の4の5 口腔粘膜処置

1 口腔粘膜処置に関する施設基準

(1) 当該レーザー治療に係る専門の知識及び3年以上の経験を有する歯科医師が1名以上いること。

(2) 口腔内の軟組織の切開，止血，凝固及び蒸散を行うことが可能なレーザー機器を備えていること。

2 届出に関する事項

口腔粘膜処置に係る届出は別添2の様式49の9を用いること。

第57の5 う蝕歯無痛的窩洞形成加算

1 う蝕歯無痛的窩洞形成加算に関する施設基準

(1) 当該レーザー治療に係る専門の知識及び3年以上の経験を有する歯科医師が1名以上いること。

(2) 無痛的に充填のためのう蝕の除去及び窩洞形成が可能なレーザー機器を備えていること。

2 届出に関する事項

う蝕歯無痛的窩洞形成加算の施設基準に係る届出は別添2の様式50を用いること。

第57の5の2 歯科技工士連携加算1及び光学印象歯科技工士連携加算

1 歯科技工士連携加算1及び光学印象歯科技工士連携加算に関する施設基準

保険医療機関内に歯科技工士を配置していること又は他の歯科技工所との連携が図られていること。

2 届出に関する事項

歯科技工士連携加算1及び光学印象歯科技工士連携加算の施設基準に係る届出は，別添2の様式50の2の2を用いること。

第57の5の3 歯科技工士連携加算2

1 歯科技工士連携加算2に関する施設基準

(1) 保険医療機関内に歯科技工士を配置していること又は他の歯科技工所との連携が図られていること。

(2) 保険医療機関内の歯科技工士又は他の歯科技工所との情報通信機器を用いた連携に当たって，厚生労

働省「医療情報システムの安全管理に関するガイド
ライン」に準拠した体制であること。
2　届出に関する事項
　歯科技工士連携加算2の施設基準に係る届出は，別
添2の様式50の2の2を用いること。

第57の5の4　光学印象

1　光学印象に関する施設基準
(1)　歯科補綴治療に係る専門の知識及び3年以上の経
験を有する歯科医師が1名以上配置されていること。
(2)　当該保険医療機関内に光学印象に必要な機器を有
していること。
2　届出に関する事項
　光学印象の施設基準に係る届出は，別添2の様式50
の2を用いること。

第57の6　CAD／CAM冠及びCAD／CAMインレー

1　CAD／CAM冠及びCAD／CAMインレーに関
する施設基準
(1)　歯科補綴治療に係る専門の知識及び3年以上の経
験を有する歯科医師が1名以上配置されているこ
と。
(2)　保険医療機関内に歯科用CAD／CAM装置が設
置されている場合は，歯科技工士を配置しているこ
と。
(3)　保険医療機関内に歯科用CAD／CAM装置が設
置されていない場合は，当該装置を設置している歯
科技工所との連携が図られていること。
2　届出に関する事項
　CAD／CAM冠及びCAD／CAMインレーの施
設基準に係る届出は，別添2の様式50の2を用いるこ
と。

第57の7　有床義歯修理及び有床義歯内面適合法の歯科技工加算1及び2

1　有床義歯修理及び有床義歯内面適合法の歯科技工加
算1及び2に関する施設基準
(1)　常勤の歯科技工士を配置していること。なお，非
常勤の歯科技工士を2名以上組み合わせることによ
り，当該保険医療機関が規定する常勤歯科技工士の
勤務時間帯と同じ時間帯にこれらの非常勤歯科技工
士が配置されている場合には，当該基準を満たして
いることとみなすことができる。
(2)　歯科医療機関内に歯科技工室を有していること。
(3)　歯科技工に必要な機器を有していること。
(4)　患者の求めに応じて，迅速に有床義歯の修理及び
床裏装を行う体制が整備されている旨を院内掲示し
ていること。
(5)　(4)の掲示事項について，原則としてウェブサイト
に掲載していること。自ら管理するホームページ等
を有しない場合については，この限りではないこと。
2　届出に関する事項
(1)　有床義歯修理及び有床義歯内面適合法の歯科技工

加算1及び2の施設基準に係る届出は，別添2の様
式50の3を用いること。
(2)　令和7年5月31日までの間に限り，1の(5)に該当
するものとみなす。

第61の4　上顎骨形成術（骨移動を伴う場合に限る。）（歯科診療に係るものに限る。）及び下顎骨形成術（骨移動を伴う場合に限る。）（歯科診療に係るものに限る。）

1　上顎骨形成術（骨移動を伴う場合に限る。）及び下
顎骨形成術（骨移動を伴う場合に限る。）に関する施
設基準
(1)　歯科口腔外科を標榜している病院であること。
(2)　上顎骨形成術（骨移動を伴う場合に限る。）又は
下顎骨形成術（骨移動を伴う場合に限る。）を，当
該手術に習熟した歯科医師の指導の下に，術者とし
て合わせて5例以上実施した経験を有する常勤の歯
科口腔外科の歯科医師（当該診療科について5年以
上の経験を有するものに限る。）が1名以上配置さ
れていること。
(3)　関係学会から示されている指針に基づき，当該手
術が適切に実施されていること。
2　届出に関する事項
　上顎骨形成術（骨移動を伴う場合に限る。）及び下
顎骨形成術(骨移動を伴う場合に限る。)に係る届出は,
別添2の様式52及び様式56の3を用いること。

第61の4の3　顎関節人工関節全置換術の施設基準（歯科診療に係るものに限る。）

1　顎関節人工関節全置換術に関する施設基準
(1)　歯科口腔外科を標榜している病院であること。
(2)　関連学会から示されている指針に基づいた所定の
研修を修了し，当該診療科について5年以上の経験
を有する常勤の歯科医師が1名以上配置されている
こと。
2　届出に関する事項
　顎関節人工関節全置換術に係る届出は別添2の様式
56の8を用いること。

第61の4の6の2　頭頸部悪性腫瘍光線力学療法（歯科診療に係るものに限る。）

1　頭頸部悪性腫瘍光線力学療法に関する施設基準
(1)　関係学会により教育研修施設として認定された施
設であること。
(2)　頭頸部癌の治療に係る専門の知識及び5年以上の
経験を有し，本治療に関する所定の研修を修了して
いる常勤の歯科医師が1名以上配置されていること。
(3)　常勤の歯科麻酔科医又は常勤の麻酔科標榜医が配
置されていること。
(4)　緊急時・偶発症発生時に備えて医師との連携体制
を確保していること。
(5)　緊急手術の体制が整備されていること。
(6)　当該療養に用いる機器について，適切に保守管理
がなされていること。

2 届出に関する事項

頭頸部悪性腫瘍光線力学療法の施設基準に係る届出は，別添2の様式87の46の2を用いること。

第79 医科点数表第2章第10部手術の通則の5及び6（歯科点数表第2章第9部手術の通則4を含む。）に掲げる手術

1 手術を受ける全ての患者に対して，当該手術の内容，合併症及び予後等を文書を用いて詳しく説明を行い，併せて，患者から要望のあった場合，その都度手術に関して十分な情報を提供すること。

2 患者への説明を要する全ての手術とは，手術の施設基準を設定されている手術だけではなく，当該医療機関において行われる全ての手術を対象とする。

なお，患者への説明は，図，画像，映像，模型等を用いて行うことも可能であるが，説明した内容については文書（書式様式は自由）で交付，診療録に添付するものであること。また，患者への説明が困難な状況にあっては，事後の説明又は家族等関係者に説明を行っても差し支えない。ただし，その旨を診療録に記載すること。

3 当該手術について，以下の区分ごとに前年（1月から12月まで）の手術件数を院内掲示すること。

(1) 区分1に分類される手術

ア 頭蓋内腫瘍摘出術等（頭蓋内腫瘤摘出術，頭蓋内腫瘍摘出術，経鼻的下垂体腫瘍摘出術，脳動脈瘤被包術，脳動脈瘤流入血管クリッピング，脳硬膜血管結紮術，脳動脈瘤頸部クリッピング，緊急穿頭血腫除去術，広範囲頭蓋底腫瘍切除・再建術，機能的定位脳手術，顕微鏡使用によるてんかん手術，脳刺激装置植込術，脊髄刺激装置植込術，脊髄刺激装置交換術及び脳神経手術（開頭して行うもの）をいう。）

イ 黄斑下手術等（黄斑下手術，硝子体茎顕微鏡下離断術，増殖性硝子体網膜症手術，眼窩内腫瘍摘出術（表在性），眼窩内腫瘍摘出術（深在性），眼窩悪性腫瘍手術，眼窩内異物除去術（表在性），眼窩内異物除去術（深在性），眼筋移動術，毛様体腫瘍切除術及び脈絡膜腫瘍切除術をいう。）

ウ 鼓室形成手術等（鼓室形成手術，内耳窓閉鎖術，経耳的聴神経腫瘍摘出術及び経迷路的内耳道開放術をいう。）

エ 肺悪性腫瘍手術等（肺悪性腫瘍手術，胸腔鏡下肺悪性腫瘍手術，肺切除術，胸壁悪性腫瘍摘出術，醸膿胸膜，胸膜胼胝切除術（通常のものと胸腔鏡下のもの），胸膜外肺剥皮術，胸腔鏡下膿胸腔掻爬術，膿胸腔有茎筋肉弁充填術，膿胸腔有茎大網充填術，胸郭形成手術（膿胸手術の場合）及び気管支形成手術をいう。）

オ 経皮的カテーテル心筋焼灼術，肺静脈隔離術

(2) 区分2に分類される手術

ア 靱帯断裂形成手術等（靱帯断裂形成手術，関節鏡下靱帯断裂形成手術，観血的関節授動術，関節鏡下関節授動術，関節鏡下肩関節授動術（関節鏡下肩腱板断裂手術を伴うもの），骨悪性腫瘍手術及び脊椎，骨盤悪性腫瘍手術をいう。）

イ 水頭症手術等（水頭症手術，髄液シャント抜去術，脳血管内手術及び経皮的脳血管形成術をいう。）

ウ 鼻副鼻腔悪性腫瘍手術等（涙嚢鼻腔吻合術，鼻副鼻腔悪性腫瘍手術，経鼻内視鏡下鼻副鼻腔悪性腫瘍手術（頭蓋底郭清，再建を伴うものを除く。）及び上咽頭悪性腫瘍手術をいう。）

エ 尿道形成手術等（尿道下裂形成手術，陰茎形成術，前立腺悪性腫瘍手術，尿道上裂形成術，尿道狭窄グラフト再建術，尿道形成手術，経皮的尿路結石除去術，経皮的腎盂腫瘍切除術，膀胱単純摘除術及び膀胱悪性腫瘍手術（経尿道的手術を除く。）をいう。）

オ 角膜移植術

カ 肝切除術等（腹腔鏡下胆嚢悪性腫瘍手術（胆嚢床切除を伴うもの），肝切除術，腹腔鏡下肝切除術，移植用部分肝採取術（生体）（腹腔鏡によるもの），膵体尾部腫瘍切除術，腹腔鏡下膵頭部腫瘍切除術，膵頭部腫瘍切除術，骨盤内臓全摘術（通常のものと腹腔鏡下のもの），胆管悪性腫瘍手術，肝門部胆管悪性腫瘍手術及び副腎悪性腫瘍手術をいう。）

キ 子宮附属器悪性腫瘍手術等（子宮附属器悪性腫瘍手術（両側），卵管鏡下卵管形成術，腟壁悪性腫瘍手術，造腟術，腟閉鎖症術（拡張器利用によるものを除く。），女子外性器悪性腫瘍手術及び子宮鏡下子宮内膜焼灼術をいう。）

(3) 区分3に分類される手術

ア 上顎骨形成術等（顔面神経麻痺形成手術，上顎骨形成術，頬骨変形治癒骨折矯正術及び顔面多発骨折観血的手術をいう。）

イ 上顎骨悪性腫瘍手術等（耳下腺悪性腫瘍手術，上顎骨悪性腫瘍手術，喉頭，下咽頭悪性腫瘍手術，舌悪性腫瘍手術及び口腔，顎，顔面悪性腫瘍切除術をいう。）

ウ バセドウ甲状腺全摘（亜全摘）術（両葉）

エ 母指化手術等（自家遊離複合組織移植術（顕微鏡下血管柄付きのもの），神経血管柄付植皮術（手・足），母指化手術及び指移植手術をいう。）

オ 内反足手術等（内反足手術及び先天性気管狭窄症手術をいう。）

カ 食道切除再建術等（食道切除再建術，食道腫瘍摘出術（開胸又は開腹手術によるもの，腹腔鏡下，縦隔鏡下又は胸腔鏡下によるもの），食道悪性腫瘍手術（単に切除のみのもの），食道悪性腫瘍手術（消化管再建手術を併施するもの），喉頭温存頸部食道悪性腫瘍手術（消化管再建手術を併施するもの），食道切除後2次的再建術，食道裂孔ヘルニア手術及び腹腔鏡下食道裂孔ヘルニア手術を

いう。)
キ　同種死体腎移植術等（移植用腎採取術（生体），腹腔鏡下移植用腎採取術（生体），同種死体腎移植術及び生体腎移植術をいう。)

(4)　区分4に分類される手術

　　胸腔鏡下交感神経節切除術（両側），漏斗胸手術（胸腔鏡によるもの），胸腔鏡下試験開胸術，胸腔鏡下試験切除術，胸腔鏡下胸管結紮術（乳糜胸手術），胸腔鏡下縦隔切開術，胸腔鏡下拡大胸腺摘出術，胸腔鏡下縦隔悪性腫瘍手術，胸腔鏡下肺切除術，胸腔鏡下良性縦隔腫瘍手術，胸腔鏡下良性胸壁腫瘍手術，胸腔鏡下肺縫縮術，胸腔鏡下食道憩室切除術，腹腔鏡下食道憩室切除術，胸腔鏡下先天性食道閉鎖症根治手術，胸腔鏡下食道悪性腫瘍手術，縦隔鏡下食道悪性腫瘍手術，腹腔鏡下食道アカラシア形成手術，腹腔鏡下食道静脈瘤手術（胃上部血行遮断術），胸腔鏡下（腹腔鏡下を含む。）横隔膜縫合術，胸腔鏡下心膜開窓術，心腫瘍摘出術，心腔内粘液腫摘出術（胸腔鏡下によるものに限る。），不整脈手術（左心耳閉鎖術（胸腔鏡下によるものに限る。）に限る。），腹腔鏡下リンパ節群郭清術(骨盤及び側方に限る。)，腹腔鏡下ヘルニア手術，腹腔鏡下鼠径ヘルニア手術（両側），腹腔鏡下連続携行式腹膜灌流用カテーテル腹腔内留置術，腹腔鏡下試験開腹術，腹腔鏡下試験切除術，腹腔鏡下汎発性腹膜炎手術，腹腔鏡下大網，腸間膜，後腹膜腫瘍摘出術，腹腔鏡下胃，十二指腸潰瘍穿孔縫合術，腹腔鏡下胃吊上げ固定術（胃下垂症手術），胃捻転症手術，腹腔鏡下胃局所切除術，腹腔鏡下胃切除術，腹腔鏡下噴門側胃切除術，腹腔鏡下胃全摘術，腹腔鏡下食道下部迷走神経切断術(幹迷切)，腹腔鏡下食道下部迷走神経選択的切除術，腹腔鏡下胃腸吻合術，腹腔鏡下幽門形成術，腹腔鏡下噴門形成術，腹腔鏡下食道噴門部縫縮術，腹腔鏡下胆管切開結石摘出術，腹腔鏡下胆嚢摘出術，腹腔鏡下総胆管拡張症手術，腹腔鏡下肝嚢胞切開術，腹腔鏡下脾固定術，腹腔鏡下脾摘出術，腹腔鏡下腸管癒着剥離術，腹腔鏡下腸重積症整復術，腹腔鏡下小腸切除術，腹腔鏡下虫垂切除術，腹腔鏡下結腸切除術，腹腔鏡下結腸悪性腫瘍切除術，腹腔鏡下全結腸・直腸切除嚢肛門吻合術，腹腔鏡下人工肛門造設術，腹腔鏡下腸瘻，虫垂瘻造設術，腹腔鏡下腸閉鎖症手術，腹腔鏡下人工肛門閉鎖術（悪性腫瘍に対する直腸切除後のものに限る。），腹腔鏡下腸回転異常症手術，腹腔鏡下先天性巨大結腸症手術，腹腔鏡下直腸切除・切断術，腹腔鏡下直腸脱手術，腹腔鏡下鎖肛手術（腹会陰，腹仙骨式），腹腔鏡下副腎摘出術，腹腔鏡下副腎髄質腫瘍摘出術（褐色細胞腫），腹腔鏡下副腎悪性腫瘍手術，腹腔鏡下腎部分切除術，腹腔鏡下腎嚢胞切除縮小術，腹腔鏡下腎嚢胞切除術，腹腔鏡下腎摘出術，腹腔鏡下腎（尿管）悪性腫瘍手術，腹腔鏡下腎盂形成手術，腹腔鏡下移植用腎採取術（生体），腹腔鏡下膀胱部分切除術，腹腔鏡下膀胱脱手術，腹腔鏡下尿膜管摘出術，腹腔鏡下膀胱内手術，腹腔鏡下尿失禁手術，腹腔鏡下内精巣静脈結紮術，腹腔鏡下腹腔内停留精巣陰嚢内固定術，腹腔鏡下造腟術，腹腔鏡下腟断端挙上術，腹腔鏡下子宮内膜症病巣除去術，腹腔鏡下子宮筋腫摘出（核出）術，腹腔鏡下子宮腟上部切断術，腹腔鏡下腟式子宮全摘術，腹腔鏡下広靱帯内腫瘍摘出術，子宮附属器癒着剥離術（両側）（腹腔鏡によるもの），卵巣部分切除術（腟式を含む。）（腹腔鏡によるもの），卵管結紮術（腟式を含む。）（両側）（腹腔鏡によるものに限る。），卵管口切開術（腹腔鏡によるもの），腹腔鏡下多嚢胞性卵巣焼灼術，子宮附属器腫瘍摘出術（両側）（腹腔鏡によるもの），卵管全摘術，卵管腫瘤全摘術，子宮卵管留血腫手術（両側）（腹腔鏡によるもの），腹腔鏡下卵管形成術，子宮外妊娠手術（腹腔鏡によるもの），性腺摘出術（腹腔鏡によるもの）

(5)　その他の区分

ア　人工関節置換術及び人工股関節置換術（手術支援装置を用いるもの）

イ　1歳未満の乳児に対する先天性食道閉鎖症根治手術，胸腔鏡下先天性食道閉鎖症根治手術，胸腹裂孔ヘルニア手術，経皮的肺動脈穿通・拡大術，単心室症又は三尖弁閉鎖症手術（心室中隔造成術），大血管転位症手術，左心低形成症候群手術（ノルウッド手術），先天性胆道閉鎖症手術，肝切除術，鎖肛手術（仙骨会陰式及び腹会陰式並びに腹仙骨式），仙尾部奇形腫手術，副腎悪性腫瘍手術及び腎（尿管）悪性腫瘍手術（以下「乳児外科施設基準対象手術」という。）

ウ　ペースメーカー移植術及びペースメーカー交換術

エ　冠動脈，大動脈バイパス移植術（人工心肺を使用しないものを含む。）及び体外循環を要する手術

オ　経皮的冠動脈形成術，経皮的冠動脈粥腫切除術及び経皮的冠動脈ステント留置術

4　3の掲示事項について，原則として，ウェブサイトに掲載していること。自ら管理するホームページ等を有しない場合については，この限りではないこと。

5　同種死体腎移植術等（移植用腎採取術（生体），腹腔鏡下移植用腎採取術（生体），同種死体腎移植術及び生体腎移植術をいう。）の実施に当たっては，臓器の移植に関する法律の運用に関する指針（ガイドライン），世界保健機関「ヒト臓器移植に関する指針」，国際移植学会倫理指針，日本移植学会倫理指針，日本移植学会「生体腎移植実施までの手順」を遵守していること。

6　3の(1)区分1から(3)区分3までに分類される手術であって胸腔鏡又は腹腔鏡を用いる手術及び3の(4)区分

4に分類される手術の実施に当たっては，次のいずれにも該当すること。

(1) 速やかに開胸手術や開腹手術に移行できる体制を整えていること。

(2) 関連学会から示されているガイドライン等を踏まえ，手術適応等の治療方針についての検討を適切に実施すること。

(3) 胸腔鏡又は腹腔鏡を用いる手術について十分な経験を有する医師が配置されていること。

7 届出に関する事項

(1) 当該施設基準を満たしていればよく，特に地方厚生（支）局長に対して，届出を行う必要はないこと。

(2) 同種死体腎移植術等（移植用腎採取術（生体），腹腔鏡下移植用腎採取術（生体），同種死体腎移植術及び生体腎移植術をいう。）の実施に当たっては，臓器の移植に関する法律の運用に関する指針（ガイドライン），世界保健機関「ヒト臓器移植に関する指針」，国際移植学会倫理指針，日本移植学会倫理指針，日本移植学会「生体腎移植実施までの手順」を遵守する旨の文書（様式任意）を添付すること。

(3) 令和7年5月31日までの間に限り，4に該当するものとみなす。

第79の2 医科点数表第2章第10部手術の通則の12並びに歯科点数表第2章第9部手術の通則の9に掲げる手術の休日加算1，時間外加算1及び深夜加算1の施設基準

手術の休日加算1，時間外加算1及び深夜加算1の施設基準及び届出に関する事項は，第56の2処置の休日加算1，時間外加算1及び深夜加算1の例による。この場合において，同1中「処置」とあるのは，「手術」と読み替えるものとする。

第80の6 歯周組織再生誘導手術

1 歯周組織再生誘導手術に関する施設基準

歯科又は歯科口腔外科を標榜し，歯周病治療に係る専門の知識及び5年以上の経験を有する歯科医師が1名以上いること。

2 届出に関する事項

歯周組織再生誘導手術の施設基準に係る届出は別添2の様式74を用いること。

第80の7 手術時歯根面レーザー応用加算

1 手術時歯根面レーザー応用加算に関する施設基準

(1) 当該レーザー治療に係る専門の知識及び3年以上の経験を有する歯科医師が1名以上いること。

(2) 歯周組織再生誘導手術について当該療養を行う場合は，歯周組織再生誘導手術の届出を行った保険医療機関であること。

(3) 歯肉剥離掻爬手術又は歯周組織再生誘導手術において，レーザー照射により当該手術の対象歯の歯根面の歯石除去を行うことが可能なレーザー機器を備えていること。

2 届出に関する事項

手術時歯根面レーザー応用加算に係る届出は別添2の様式50を用いること。

第80の8 広範囲顎骨支持型装置埋入手術

1 広範囲顎骨支持型装置埋入手術に関する施設基準

(1) 歯科又は歯科口腔外科を標榜している保険医療機関であること。

(2) 当該診療科に係る5年以上の経験及び当該療養に係る3年以上の経験を有する常勤の歯科医師が2名以上配置されていること。

(3) 病院であること。

(4) 当直体制が整備されていること。

(5) 医療機器保守管理及び医薬品に係る安全確保のための体制が整備されていること。

(6) 当該手術に必要な検査機器を設置していること。

2 届出に関する事項

広範囲顎骨支持型装置埋入手術に係る届出は別添2の様式74の3を用いること。

第80の9 歯根端切除手術の注3

1 歯根端切除手術の注3に関する施設基準

(1) 手術用顕微鏡を用いた治療に係る専門の知識及び3年以上の経験を有する歯科医師が1名以上配置されていること。

(2) 保険医療機関内に手術用顕微鏡が設置されていること。

2 届出に関する事項

歯根端切除手術の注3の施設基準に係る届出については，別添2の様式49の8を用いること。

第80の10 口腔粘膜血管腫凝固術

1 口腔粘膜血管腫凝固術に関する施設基準

(1) 当該レーザー治療に係る専門の知識及び3年以上の経験を有する歯科医師が1名以上配置されていること。

(2) 口腔粘膜に生じた血管腫等の血管病変に対する凝固を行うことが可能なレーザー機器を備えていること。

2 届出に関する事項

口腔粘膜血管腫凝固術に係る届出は別添2の様式74の4を用いること。

第80の11 レーザー機器加算の施設基準

1 レーザー機器加算に関する施設基準

(1) 当該レーザー治療に係る専門の知識及び3年以上の経験を有する医師又は歯科医師が1名以上配置されていること。

(2) 口腔内の軟組織の切開，止血，凝固及び蒸散を行うことが可能なレーザー機器を備えていること。

2 届出に関する事項

レーザー機器加算に係る届出は別添2の様式49の9を用いること。

第81の3 歯科麻酔管理料

1 歯科麻酔管理料に関する施設基準

(1) 歯科麻酔に係る専門の知識及び2年以上の経験を有し，当該療養に習熟した医師又は歯科医師の指導の下に，主要な麻酔手技を自ら実施する者として全身麻酔を200症例以上及び静脈内鎮静法を50症例以上経験している常勤の麻酔に従事する歯科医師が1名以上配置されていること。

(2) 常勤の麻酔に従事する歯科医師により，麻酔の安全管理体制が確保されていること。

2 届出に関する事項

歯科麻酔管理料の施設基準に係る届出は，別添2の様式75の2を用いること。

第84の10 口腔病理診断管理加算

1 口腔病理診断管理加算1に関する施設基準

(1) 病理部門又は口腔病理部門が設置されており，口腔病理診断を専ら担当する常勤の歯科医師又は医師（専ら口腔病理診断を担当した経験を7年以上有するものに限る。）が1名以上配置されていること。なお，口腔病理診断を専ら担当する歯科医師又は医師とは，勤務時間の大部分において病理標本の作製又は病理診断に携わっている者をいう。

(2) 口腔病理標本作製及び口腔病理診断の精度管理を行うにつき十分な体制が整備されていること。

(3) 年間の剖検数・生検数が十分にあること，剖検室等の設備や必要な機器等を備えていること等を満たしていることが望ましい。

2 口腔病理診断管理加算2に関する施設基準

(1) 病理部門又は口腔病理部門が設置されており，口腔病理診断を専ら担当する常勤の歯科医師又は医師（専ら口腔病理診断を担当した経験7年以上有するものに限る。）が1名以上及び口腔病理診断を専ら担当する常勤の歯科医師又は医師（専ら口腔病理診断を担当した経験を10年以上有する者に限る。）が1名以上配置されていること。なお，口腔病理診断を専ら担当する歯科医師又は医師とは，勤務時間の大部分において病理標本の作製又は病理診断に携わっている者をいう。

(2) 口腔病理標本作製及び病理診断の精度管理を行うにつき十分な体制が整備されている病院であること。

(3) 年間の剖検数・生検数が十分にあること，剖検室等の設備や必要な機器等を備えていること等を満たしていること。

(4) 臨床医及び病理医が参加し，個別の剖検例について病理学的見地から検討を行うための会合（CPC：Clinicopathological Conference）を少なくとも年2回以上行っていること。

(5) 同一の病理標本について，口腔病理診断を専ら担当する複数の常勤の歯科医師又は医師が鏡検し，診断を行う体制が整備されていること。なお，診断に当たる歯科医師又は医師のうち1名以上は口腔病理

診断を専ら担当した経験を7年以上有していること。

3 届出に関する事項

口腔病理診断管理加算の施設基準に係る届出は，別添2の様式80の3を用いること。

第85 クラウン・ブリッジ維持管理料の届出に関する事項

1 クラウン・ブリッジ維持管理を行うに当たって，必要な体制が整備されていること。

2 クラウン・ブリッジ維持管理料に係る届出は，別添2の様式81を用いること。

第86 歯科矯正診断料

1 歯科矯正診断料に関する施設基準

(1) 当該療養を行うために必要な次に掲げる基準を満たしていること。

ア 歯科矯正セファログラムが行える機器を備えていること。

イ 歯科矯正治療の経験を5年以上有する専任の歯科医師が1名以上勤務していること。

(2) 常勤の歯科医師が1名以上配置されていること。

(3) 当該療養につき顎切除等の手術を担当する診療科又は別の保険医療機関と，歯科矯正に関する医療を担当する診療科又は別の保険医療機関との間の連携体制が整備されていること。

2 届出に関する事項

歯科矯正診断料の施設基準に係る届出は，別添2の様式82を用いること。

第87 顎口腔機能診断料

1 顎口腔機能診断料（顎変形症（顎離断等の手術を必要とするものに限る。）の手術前後における歯科矯正に係るもの）に関する施設基準

(1) 障害者の日常生活及び社会生活を総合的に支援するための法律施行規則（平成18年厚生労働省令第19号）第36条第1号及び第2号に係る医療について，障害者の日常生活及び社会生活を総合的に支援するための法律（平成17年法律第123号）第59条第1項に規定する都道府県知事の指定を受けた医療機関（歯科矯正に関する医療を担当するものに限る。）であること。

(2) 当該療養を行うために必要な次に掲げる基準を満たしていること。

ア 下顎運動検査，歯科矯正セファログラム及び咀嚼筋筋電図検査が行える機器を備えていること。

イ 専任の常勤歯科医師及び専従する常勤看護師又は歯科衛生士がそれぞれ1名以上勤務していること。

(3) 当該療養につき顎離断等の手術を担当する診療科又は別の保険医療機関と，歯科矯正に関する医療を担当する診療科又は別の保険医療機関との間の連携体制が整備されていること。

2 届出に関する事項

顎口腔機能診断料の施設基準に係る届出は，別添2の様式83を用いること。

委託検体検査の検査料等の算定方法

（昭和60年2月18日　厚　生　省告示第 22号）
（最終改正：平成20年3月19日　厚生労働省告示第101号）

健康保険法の規定による療養に要する費用の額の算定方法（昭和33年6月厚生省告示第177号）に基づき，委託検体検査の検査料の算定方法を次のように定め，昭和60年3月1日から適用する。

委託検体検査の検査料等の算定方法

保険医療機関が，患者の人体から排出され，又は採取された検体について，当該保険医療機関以外の施設に臨床検査技師等に関する法律（昭和33年法律第76号）第2条に規定する検査を委託する場合における検査又は病理診断に要する費用は，次に掲げる施設において行われる検査又は病理診断について，当該検査又は病理診断が当該保険医療機関において行われる場合における診療報酬の算定方法の例により算定する。

一　医療法（昭和23年法律第205号）第1条の5第1項に規定する病院又は同条第2項に規定する診療所

二　臨床検査技師等に関する法律第20条の3第1項に規定する衛生検査所

三　保健所

四　検疫所

五　犯罪鑑識施設

酸素及び窒素の価格

（平成2年3月19日　厚　生　省告示第 41号）
（最終改正；令和3年3月31日　厚生労働省告示第159号）

健康保険法の規定による療養に要する費用の額の算定方法（昭和33年6月厚生省告示第177号）に基づき，酸素の購入価格を次のように定め，平成2年4月1日から適用する。

酸素及び窒素の価格

1　酸素の価格は，4月1日に始まり3月31日に終わる年度の診療に係る請求について，次項から第4項までに定めるところによる。

2　酸素の価格は，保険医療機関ごとに，次項に定める方法によって算出した当該保険医療機関における酸素の単価に，当該請求に係る患者に使用した酸素の容積（単位　リットル）及び第4項に定める補正率を乗じて得た額の1円未満の端数を四捨五入した額とする。

3　酸素の単価は，当該年度の前年の1月1日から12月31日までの間に当該保険医療機関が購入した酸素の対価（平成30年1月1日から令和元年9月30日までの間に当該保険医療機関が購入した酸素の対価については，当該対価に108分の110を乗じて得た額の1円未満の端数を四捨五入した額）を当該酸素の摂氏35度，1気圧における容積（単位　リットル）で除して得た額の1銭未満の端数を四捨五入した額とし，次の各号に掲げる区分に応じ，それぞれ当該各号に定める額を超える場合における単価は，それぞれ当該各号に定める額とする。ただし，当該年度の前年において酸素の購入実績がない場合又は第二号に規定する保険医療機関について特別の事情がある場合にあっては，別に定めるところによる。

一　次号に定める地域以外の地域に所在する保険医療機関における酸素の単価　イ及びロに掲げる区分に応じ，それぞれイ及びロに定める額

イ　液体酸素の単価　(1)及び(2)に掲げる区分に応じ，それぞれ(1)及び(2)に定める額

(1)　定置式液化酸素貯槽（ＣＥ）に係る酸素の単価　0.19円（単位　リットル。摂氏35度，1気圧における容積とする。）

(2)　可搬式液化酸素容器（ＬＧＣ）に係る酸素の単価　0.32円（単位　リットル。摂氏35度，1気圧における容積とする。）

ロ　酸素ボンベに係る酸素の単価　(1)及び(2)に掲げる区分に応じ，それぞれ(1)及び(2)に定める額

(1)　大型ボンベに係る酸素の単価　0.42円（単位　リットル。摂氏35度，1気圧における容積とする。）

(2)　小型ボンベに係る酸素の単価　2.36円（単位　リットル。摂氏35度，1気圧における容積とす

る。）

二　離島振興法（昭和28年法律第72号）第2条第1項の規定により離島振興対策実施地域として指定された離島の地域，奄美群島振興開発特別措置法（昭和29年法律第189号）第1条に規定する奄美群島の地域，小笠原諸島振興開発特別措置法（昭和44年法律第79号）第4条第1項に規定する小笠原諸島の地域，沖縄振興特別措置法（平成14年法律第14号）第3条第三号に規定する離島，過疎地域の持続的発展の支援に関する特別措置法（令和3年法律第19号）第2条第1項に規定する過疎地域又は豪雪地帯対策特別措置法（昭和37年法律第73号）第2条第2項の規定により特別豪雪地帯として指定された地域に所在する保険医療機関における酸素の単価　イ及びロに掲げる区分に応じ，それぞれイ及びロに定める額

イ　液体酸素の単価　(1)及び(2)に掲げる区分に応じ，それぞれ(1)及び(2)に定める額

(1)　定置式液化酸素貯槽（ＣＥ）に係る酸素の単価　0.29円（単位　リットル。摂氏35度，1気圧における容積とする。）

(2)　可搬式液化酸素容器（ＬＧＣ）に係る酸素の単価　0.47円（単位　リットル。摂氏35度，1気圧における容積とする。）

ロ　酸素ボンベに係る酸素の単価　(1)及び(2)に掲げる区分に応じ，それぞれ(1)及び(2)に定める額

(1)　大型ボンベに係る酸素の単価　0.63円（単位　リットル。摂氏35度，1気圧における容積とする。）

(2)　小型ボンベに係る酸素の単価　3.15円（単位　リットル。摂氏35度，1気圧における容積とする。）

4　補正率は，1.3とする。ただし，高気圧酸素治療に使用した酸素にあっては，1.3に当該高気圧酸素治療に係る気圧数を乗じたものを補正率とする。

5　窒素の価格は，窒素の単価0.12円（単位　リットル。摂氏35度，1気圧における容積とする。）に，当該請求に係る患者に使用した窒素の容積（単位　リットル）を乗じて得た額の1円未満の端数を四捨五入した額とする。

複数手術に係る費用の特例

（平成30年3月20日 厚生労働省告示第 72号）

（最終改正：令和6年3月21日 厚生労働省告示第100号）

診療報酬の算定方法（平成20年厚生労働省告示第59号）の規定に基づき，複数手術に係る費用の特例を次のように定め，平成30年4月1日から適用し，複数手術に係る費用の特例（平成28年厚生労働省告示第72号）は，同年3月31日限り廃止する。

複数手術に係る費用の特例

一　診療報酬の算定方法（平成20年厚生労働省告示第59号）別表第一医科診療報酬点数表の第2章第10部に規定する別に厚生労働大臣が定める場合における費用の額の算定方法（略）

二　診療報酬の算定方法別表第二歯科診療報酬点数表の第2章第9部に規定する別に厚生労働大臣が定める場合における費用の額の算定方法

同一手術野又は同一病巣につき，別表第三の上（左）欄に掲げる手術とそれぞれ同表の下（右）欄に掲げる手術とを同時に行った場合は，主たる手術の所定点数と従たる手術（1つに限る。）の所定点数の100分の50に相当する点数とを合算して算定する。

別表第一　（略）

別表第二　（略）

別表第三

J 091　皮弁作成術，移動術，切断術，遷延皮弁術	その他の手術
J 099-2　抗悪性腫瘍剤動脈，静脈又は腹腔内持続注入用植込型カテーテル設置	その他の手術
J 100-2　中心静脈注射用植込型カテーテル設置	その他の手術
J 003　歯根嚢胞摘出手術	J 004　歯根端切除手術（1歯につき）
J 043　顎骨腫瘍摘出術（歯根嚢胞を除く。）	J 000　抜歯手術（1歯につき）
J 043　顎骨腫瘍摘出術（歯根嚢胞を除く。）（顎骨嚢胞を摘出した場合に限る。）	J 004　歯根端切除手術（1歯につき）

J 066　歯槽骨骨折観血的整復術	J 004-2　歯の再植術
J 068　上顎骨折観血的手術	J 004-2　歯の再植術
J 072　下顎骨折観血的手術	J 004-2　歯の再植術
J 075　下顎骨形成術　1 おとがい形成の場合	J 075　下顎骨形成術　2 短縮又は伸長の場合
J 101-2　神経再生誘導術	J 040　下顎骨部分切除術
	J 041　下顎骨離断術
	J 042　下顎骨悪性腫瘍手術

材料価格基準関係告示

特定保険医療材料及びその材料価格
(材料価格基準)

(平成20年3月5日 厚生労働省告示第61号)
(最終改正；令和6年3月5日 厚生労働省告示第61号)

　診療報酬の算定方法（平成20年厚生労働省告示第59号）の規定に基づき，特定保険医療材料及びその材料価格（材料価格基準）を次のように定め，平成20年4月1日から適用し，特定保険医療材料及びその材料価格（材料価格基準）（平成18年厚生労働省告示第96号）は，平成20年3月31日限り廃止する。ただし，同日以前に行われた療養に要する費用の額の算定については，なお従前の例による。

特定保険医療材料及びその材料価格 (材料価格基準)

　特定保険医療材料及びその材料価格は，別表に収載されている特定保険医療材料及び当該特定保険医療材料について同表に定める価格（消費税及び地方消費税に相当する額を含む。）とする。

別表
I　診療報酬の算定方法別表第一医科診療報酬点数表（以下「医科点数表」という。）の第2章第2部に規定する特定保険医療材料及びその材料価格（略）
II　医科点数表の第2章第1部，第3部から第6部まで及び第9部から第12部までに規定する特定保険医療材料（フィルムを除く。）及びその材料価格（略）
III　医科点数表の第2章第4部及び別表第二歯科診療報酬点数表（以下「歯科点数表」という。）の第2章第4部に規定するフィルム及びその材料価格

規　格	1枚当たり材料価格
001 半切	120円
002 大角	115円
003 大四ツ切	76円
004 四ツ切	62円
005 六ツ切	48円
006 八ツ切	46円
007 カビネ	38円
008 30cm×35cm	87円
009 24cm×30cm	68円
010 18cm×24cm	46円
011 標準型（3cm×4cm）	29円
012 咬合型（5.7cm×7.6cm, 5.5cm×7.5cm又は5.4cm×7cm）	27円
013 咬翼型（4.1cm×3cm又は2.1cm×3.5cm）	40円
014 オルソパントモ型	
20.3cm×30.5cm	103円
15cm×30cm	120円
015 小児型	
2.2cm×3.5cm	31円
2.4cm×3cm	23円
016 間接撮影用フィルム	
10cm×10cm	29円
7cm×7cm	22円
6cm×6cm	15円
017 オデルカ用フィルム	
10cm×10cm	33円
7cm×7cm	22円
018 マンモグラフィー用フィルム	
24cm×30cm	135円
20.3cm×25.4cm	135円
18cm×24cm	121円
019 画像記録用フィルム	
(1) 半切	226円
(2) 大角	188円
(3) 大四ツ切	186円
(4) B4	149円
(5) 四ツ切	135円
(6) 六ツ切	115円
(7) 24cm×30cm	145円

IV　歯科点数表の第2章第6部に規定する特定保険医療材料及びその材料価格

001 削除	
002 中心静脈用カテーテル	
(1) 中心静脈カテーテル	
① 標準型	
ア　シングルルーメン	1,790円
イ　マルチルーメン	7,210円
② 抗血栓性型	2,290円
③ 極細型	7,490円
④ カフ付き	20,000円
⑤ 酸素飽和度測定機能付き	35,100円
⑥ 抗菌型	9,730円
(2) 末梢留置型中心静脈カテーテル	
① 標準型	
ア　シングルルーメン	1,700円
イ　マルチルーメン	7,320円
② 特殊型	
ア　シングルルーメン	13,400円
イ　マルチルーメン	20,900円

V　歯科点数表の第2章第5部及び第8部から第11部までに規定する特定保険医療材料及びその材料価格

001 人工骨
　(1)　汎用型
　　①　非吸収型
　　　ア　顆粒・フィラー　　　1g当たり6,390円
　　　イ　多孔体　　　　　　　1mL当たり12,400円
　　　ウ　形状賦形型　　　　　1mL当たり14,600円
　　②　吸収型
　　　ア　顆粒・フィラー　　　1g当たり12,000円
　　　イ　多孔体
　　　　ⅰ　一般型　　　　　　1mL当たり14,000円
　　　　ⅱ　蛋白質配合型　　　1mL当たり14,800円
　　　ウ　綿形状　　　　　　　0.1g当たり14,400円
002 カスタムメイド人工関節及びカスタムメイド人工骨
　(1)　カスタムメイド人工関節　保険医療機関における購入価格による。
　(2)　カスタムメイド人工骨
　　①　カスタムメイド人工骨（S）　762,000円
　　②　カスタムメイド人工骨（M）　830,000円
003 合成吸収性骨片接合材料
　(1)　スクリュー
　　①　頭蓋・顎・顔面・小骨用　33,000円
　(2)　ストレートプレート　　38,200円
　(3)　その他のプレート　　　54,200円
　(4)　ワッシャー　　　　　　16,700円
　(5)　ピン
　　①　一般用　　　　　　　　39,500円
004 固定用内副子（スクリュー）
　(1)　その他のスクリュー
　　①　標準型
　　　ア　小型スクリュー（頭蓋骨・顔面・上下顎骨用）　　2,930円
005 固定用内副子（プレート）
　(1)　その他のプレート
　　①　標準
　　　ア　指骨，頭蓋骨，顔面骨，上下顎骨用
　　　　ⅰ　ストレート型・異形型　11,700円
　　　　ⅱ　メッシュ型　　　　　　55,600円
　　　イ　下顎骨・骨盤再建用　　62,300円
　　　ウ　下顎骨用　　　　　　　773,000円
　　　エ　人工顎関節用　　　　　115,000円
　　②　特殊
　　　ア　骨延長用　　　　　　　116,000円
　　　イ　スクリュー非使用型　　176,000円
006 固定釘
　(1)　平面型　　　　　　　　16,100円
　(2)　立体特殊型　　　　　　30,700円
007 固定用金属線
　(1)　金属線
　　①　ワイヤー　　　　　　　1cm当たり16円
　　②　ケーブル　　　　　　　40,700円
008 固定用金属ピン
　(1)　一般用
　　①　標準型　　　　　　　　505円
009 削除
010 鼻孔プロテーゼ　　　　　3,850円
011 皮膚欠損用創傷被覆材
　(1)　真皮に至る創傷用　　　1cm²当たり6円
　(2)　皮下組織に至る創傷用
　　①　標準型　　　　　　　　1cm²当たり10円
　　②　異形型　　　　　　　　1g当たり35円
　(3)　筋・骨に至る創傷用　　1cm²当たり25円
012 真皮欠損用グラフト　　　1cm²当たり452円
013 非固着性シリコンガーゼ
　(1)　平坦部位用　　　　　　142円
　(2)　凹凸部位用　　　　　　309円
014 栄養カテーテル
　(1)　経鼻用
　　①　一般用　　　　　　　　183円
　　②　乳幼児用
　　　ア　一般型　　　　　　　94円
　　　イ　非DEHP型　　　　147円
　　③　経腸栄養用　　　　　　1,600円
　　④　特殊型　　　　　　　　2,110円
015 気管内チューブ
　(1)　カフあり
　　①　カフ上部吸引機能あり　2,610円
　　②　カフ上部吸引機能なし　569円
　(2)　カフなし　　　　　　　606円
016 胃管カテーテル
　(1)　シングルルーメン　　　88円
　(2)　ダブルルーメン
　　①　標準型　　　　　　　　447円
　　②　特殊型　　　　　　　　1,510円
017 吸引留置カテーテル
　(1)　能動吸引型
　　①　創部用（ドレーンチューブ）
　　　ア　軟質型　　　　　　　4,360円
　　　イ　硬質型　　　　　　　4,060円
　(2)　受動吸引型
　　①　フィルム・チューブドレーン
　　　ア　フィルム型　　　　　264円
　　　イ　チューブ型　　　　　897円
018 膀胱留置用ディスポーザブルカテーテル
　(1)　2管一般（Ⅰ）　　　　233円
　(2)　2管一般（Ⅱ）
　　①　標準型　　　　　　　　561円
　　②　閉鎖式導尿システム　　862円
　(3)　2管一般（Ⅲ）
　　①　標準型　　　　　　　　1,650円

② 閉鎖式導尿システム 2,030円

(4) 特定（Ｉ） 741円

(5) 特定（Ⅱ） 2,060円

(6) 圧迫止血 4,610円

019 人工血管

(1) 永久留置型

① 小血管用

ア 標準型

ⅰ 外部サポートあり　1cm当たり2,560円

ⅱ 外部サポートなし　1cm当たり1,870円

020 輸血用血液フィルター（微小凝集塊除去用）

2,500円

021 輸血用血液フィルター（赤血球製剤用白血球除去用）

2,850円

022 輸血用血液フィルター（血小板製剤用白血球除去用）

3,340円

023 歯周組織再生材料　　　1歯1枚当たり9,420円

024 インプラント体

(1) 標準型（Ｉ） 20,200円

(2) 標準型（Ⅱ） 35,000円

(3) 標準型（Ⅲ） 23,700円

(4) 特殊型 58,200円

025 暫間装着体

(1) 暫間装着体（Ｉ） 6,200円

(2) 暫間装着体（Ⅱ） 3,610円

(3) 暫間装着体（Ⅲ） 3,540円

(4) 暫間装着体（Ⅳ） 1,260円

026 スクリュー 2,800円

027 アバットメント

(1) アバットメント（Ｉ） 14,100円

(2) アバットメント（Ⅱ） 13,700円

(3) アバットメント（Ⅲ） 26,100円

(4) アバットメント（Ⅳ） 16,200円

028 アタッチメント

(1) アタッチメント（Ｉ） 3,420円

(2) アタッチメント（Ⅱ） 13,800円

(3) アタッチメント（Ⅲ） 3,400円

029 シリンダー 7,090円

030 気管切開後留置用チューブ

(1) 一般型

① カフ付き気管切開チューブ

ア カフ上部吸引機能あり

ⅰ 一重管 4,020円

ⅱ 二重管 5,690円

イ カフ上部吸引機能なし

ⅰ 一重管 3,800円

ⅱ 二重管 6,080円

② カフなし気管切開チューブ 4,080円

(2) 輪状甲状膜切開チューブ 2,030円

(3) 保持用気管切開チューブ 6,140円

031 神経再生誘導材 406,000円

032 組織代用人工繊維布

(1) 臓器欠損補強用 1cm²当たり167円

033 口腔粘膜保護材 1mL当たり766円

034 人工顎関節用材料 1,110,000円

035 デンプン由来吸収性局所止血剤

(1) 標準型 1g当たり12,700円

(2) 織布型 1cm²当たり48円

036 半導体レーザー用プローブ 229,000円

037 レーザー光照射用ニードルカテーテル 1,990円

Ⅵ 歯科点数表の第2章第12部に規定する特定保険医療材料及びその材料価格（編注：002から006まで及び010から013までの材料価格については，令和6年6月1日に別途改正が予定されています。）

品　名	単位	材料価格
001 削除		
002 歯科鋳造用14カラット金合金インレー用（ＪＩＳ適合品）	1g	7,641円
003 歯科鋳造用14カラット金合金鉤用（ＪＩＳ適合品）	1g	7,624円
004 歯科用14カラット金合金鉤用線（金58.33％以上）	1g	7,774円
005 歯科用14カラット合金用金ろう（ＪＩＳ適合品）	1g	7,601円
006 歯科鋳造用金銀パラジウム合金（金12％以上　ＪＩＳ適合品）	1g	2,909円
007 削除		
008 削除		
009 削除		
010 歯科用金銀パラジウム合金ろう（金15％以上　ＪＩＳ適合品）	1g	3,740円
011 歯科鋳造用銀合金　第1種（銀60％以上インジウム5％未満　ＪＩＳ適合品）	1g	159円
012 歯科鋳造用銀合金　第2種（銀60％以上インジウム5％以上　ＪＩＳ適合品）	1g	192円
013 歯科用銀ろう（ＪＩＳ適合品）	1g	274円
014 削除		
015 削除		
016 削除		
017 削除		
018 削除		
019 削除		
020 歯科鋳造用コバルトクロム合金　鉤・バー用	1g	25円
021 歯科用コバルトクロム合金線鉤用（ＪＩＳ適合品）	1cm	10円

022 歯科用コバルトクロム合金線 バー用（ＪＩＳ適合品）	1 cm	52円
023 歯科用ステンレス鋼線 鉤用 （ＪＩＳ適合品）	1 cm	4円
024 歯科用ステンレス鋼線 バー 用（ＪＩＳ適合品）	1 cm	4円
025 削除		
026 削除		
027 陶歯 前歯用（真空焼成歯）	6本1組	1,870円
028 陶歯 臼歯用（真空焼成歯）	8本1組	1,010円
029 削除		
030 削除		
031 レジン歯 前歯用（ＪＩＳ適 合品）	6本1組	241円
032 レジン歯 臼歯用（ＪＩＳ適 合品）	8本1組	235円
033 スルフォン樹脂レジン歯 前 歯用	6本1組	620円
034 スルフォン樹脂レジン歯 臼 歯用	8本1組	866円
035 硬質レジン歯 前歯用	6本1組	582円
036 硬質レジン歯 臼歯用	8本1組	733円
037 歯冠用加熱重合レジン（粉末 ＪＩＳ適合品）	1 g	12円
038 歯冠用加熱重合レジン（液 ＪＩＳ適合品）	1 mL	4円
039 歯冠用加熱重合硬質レジン	1 g	26円
040 歯冠用光重合硬質レジン	1 g	595円
041 義歯床用アクリリック樹脂 （粉末 ＪＩＳ適合品）	1 g	5円
042 義歯床用アクリリック樹脂 （液 ＪＩＳ適合品）	1 mL	3円
043 義歯床用アクリリック即時硬 化樹脂（粉末）	1 g	28円
044 義歯床用アクリリック即時硬 化樹脂（液）	1 mL	18円
045 義歯床用熱可塑性樹脂	1 g	17円
046 歯科用合着・接着材料Ⅰ		
（1） レジン系		
① 標準型	1 g	461円
② 自動練和型	1 g	1,020円
（2） グラスアイオノマー系		
① 標準型	1 g	259円
② 自動練和型	1 g	312円
047 歯科用合着・接着材料Ⅱ	1 g	103円
048 歯科用合着・接着材料Ⅲ	1 g	23円
049 歯科充填用材料 Ⅰ		
（1） 複合レジン系	1 g	737円
（2） グラスアイオノマー系		
① 標準型	1 g	527円
② 自動練和型	1 g	575円
050 歯科充填用材料 Ⅱ		
（1） 複合レジン系	1 g	282円
（2） グラスアイオノマー系		
① 標準型	1 g	202円
② 自動練和型	1 g	419円
051 削除		
052 複合レジン 築造用（硬化後 フィラー60％以上）	1 g	280円
053 金属小釘 ロック型	1本	66円
054 金属小釘 スクリュー型	1本	50円
055 金属小釘 スクリュー型（金 メッキ）	1本	111円
056 乳歯金属冠	1本	303円
057 スクリューポスト 支台築造 用	1本	63円
058 ＣＡＤ／ＣＡＭ冠用材料		
（1） ＣＡＤ／ＣＡＭ冠用材料 （Ⅰ）	1個	1,810円
（2） ＣＡＤ／ＣＡＭ冠用材料 （Ⅱ）	1個	1,630円
（3） ＣＡＤ／ＣＡＭ冠用材料 （Ⅲ）	1個	3,160円
（4） ＣＡＤ／ＣＡＭ冠用材料 （Ⅳ）	1個	3,880円
（5） ＣＡＤ／ＣＡＭ冠用材料 （Ⅴ）	1個	6,150円
059 ファイバーポスト 支台築造 用	1本	607円
060 義歯床用軟質裏装材		
（1） シリコーン系	1 mL	208円
（2） アクリル系		
① 粉末	1 g	48円
② 液	1 mL	31円
061 スクリュー	1本	2,800円
062 アバットメント		
（1） アバットメント（Ⅰ）	1個	14,100円
（2） アバットメント（Ⅱ）	1個	13,700円
（3） アバットメント（Ⅲ）	1個	26,100円
（4） アバットメント（Ⅳ）	1個	16,200円
063 アタッチメント		
（1） アタッチメント（Ⅰ）	1個	3,420円
（2） アタッチメント（Ⅱ）	1個	13,800円
（3） アタッチメント（Ⅲ）	1個	3,400円
064 シリンダー	1本	7,090円
065 歯冠用高強度硬質レジン	1 g	1,970円
066 歯冠用グラスファイバー		
（1） 棒状	1 cm	1,340円

（2）　シート状　　　　　　　1 ㎠　　　　926円
067　永久歯金属冠　　　　　　1本　　　　294円
068　純チタン 2 種　　　　　　1 g　　　　47円
069　磁性アタッチメント
（1）　磁石構造体　　　　　1個　　　7,770円
（2）　キーパー　　　　　　1個　　　2,330円

Ⅶ　歯科点数表の第 2 章第13部に規定する特定保険医療材料及びその材料価格

品　　名	単　位	材料価格
001　歯科矯正用帯環　切歯用	1個	161円
002　歯科矯正用帯環　犬歯用及び臼歯用	1個	163円
003　帯環用ブラケット	1個	147円
004　ダイレクトボンド用ブラケット	1個	299円
005　チューブ	1個	422円
006　S T ロック	1組	2,040円
007　スクリュー　床用	1個	757円
008　スクリュー　スケレトン用	1個	2,330円
009　トラクションバンド	1個	323円
010　ネックストラップ	1個	209円
011　ヘッドギア　リトラクター用	1個	3,910円
012　ヘッドギア　プロトラクター用	1個	10,200円
013　チンキャップ　リトラクター用	1個	959円
014　チンキャップ　プロトラクター用	1個	2,040円
015　フェイスボウ	1個	764円
016　矯正用線（丸型）	1本	218円
017　矯正用線（角型）	1本	246円
018　矯正用線（特殊丸型）	1本	387円
019　矯正用線（特殊角型）	1本	452円
020　超弾性矯正用線（丸型及び角型）	1本	533円
021　削除		
022　削除		
023　歯科用コバルトクロム合金線　鉤用（J I S 適合品）	1 cm	10円
024　歯科用コバルトクロム合金線　バー用（J I S 適合品）	1 cm	52円
025　歯科鋳造用コバルトクロム合金　床用	1 g	29円
026　歯科用ステンレス鋼線　鉤用（J I S 適合品）	1 cm	4 円
027　歯科用ステンレス鋼線　バー用（J I S 適合品）	1 cm	4 円
028　陶歯　前歯用（真空焼成歯）	6 本 1 組	1,870円
029　陶歯　臼歯用（真空焼成歯）	8 本 1 組	1,010円
030　レジン歯　前歯用（J I S 適合品）	6 本 1 組	241円
031　レジン歯　臼歯用（J I S 適合品）	8 本 1 組	235円
032　義歯床用アクリリック樹脂（粉末　J I S 適合品）	1 g	5 円
033　義歯床用アクリリック樹脂（液　J I S 適合品）	1 mL	3 円
034　歯科用合着・接着材料Ⅰ		
（1）　レジン系		
①　標準型	1 g	461円
②　自動練和型	1 g	1,020円
（2）　グラスアイオノマー系		
①　標準型	1 g	259円
②　自動練和型	1 g	312円
035　歯科用合着・接着材料Ⅱ	1 g	103円
036　歯科用合着・接着材料Ⅲ	1 g	23円
037　ダイレクトボンド用ボンディング材	1 g	703円
038　シリコン樹脂	1 g	16円
039　超弾性コイルスプリング	1個	420円
040　歯科矯正用アンカースクリュー	1本	3,780円

Ⅷ　別表第三調剤報酬点数表に規定する特定保険医療材料及びその材料価格（略）

Ⅸ　経過措置（略）

歯科診療報酬点数表　索引

○　歯科診療報酬点数表の診療行為名を50音順に並べ，該当の区分番号等を表示しています。

○　上付・下付の文字は並字で，ローマ数字はアラビア数字で表記しています。

○　次の文字は，それぞれ次のヨミにより並べています。

文字	ヨミ	文字	ヨミ	文字	ヨミ
顎	ガク	口	コウ	唇	シン
眼	ガン	骨	コツ	舌	ゼツ
脚	キャク	趾，指	シ	爪	ソウ
頰	キョウ	歯	シ	足	ソク
胸	キョウ	耳	ジ	肘	チュウ
肩	ケン	膝	シツ	鼻	ビ
股	コ	手	シュ	腕	ワン

【キ】

【ク】

【ケ】

【コ】

【レ】

歯科診療報酬点数表

平成20年4月4日	初 版 発 行	
平成22年4月5日	2 版 発 行	
平成24年4月5日	3 版 発 行	
平成26年4月4日	4 版 発 行	
平成28年4月4日	5 版 発 行	
平成30年4月4日	6 版 発 行	
令和2年4月3日	7 版 発 行	
令和4年4月4日	8 版 発 行	
令和6年4月1日	9 版 発 行	

発 行 者　　谷　　野　　浩 太 郎

発行所　社 会 保 険 研 究 所
〒101-8522 東京都千代田区内神田2-15-9
The Kanda 282
電 話 03(3252)7901(代)
URL　https://www.shaho.co.jp

印刷・製本／宮嶋印刷　　　　　落丁・乱丁本はおとりかえいたします。
ISBN978-4-7894-1044-1　　　　　　　　　　　　　　100078

歯科点数表の解釈

令和6年6月版	6月発刊予定

定価　**本体5,000円+税（税込5,500円）**　　A4判 約1,050頁

ISBN978-4-7894-1809-6 C3047 ¥5000E

商品No.110219

歯科診療報酬の算定・請求に必要な情報を徹底網羅

● 歯科の診療報酬の算定・請求に必要な情報を，実務上活用しやすいよう編集し，法令上の根拠とともに明示しました。
● 各審査機関にも長年使用されており，高い信頼性を誇ります。
● 前々回版から判型をA4にリニューアル。さらに見やすく，使いやすくなりました。

本書の構成（予定）	
歯科点数表編	歯科診療報酬点数表／疑義解釈資料（施設基準関連等，点数表内掲載になじまないQ&Aを一覧掲載） ※このほか，関係する医科診療報酬点数表に加え，各種計画書や情報提供に係る様式，特定保険医療材料（歯科材料）・入院時食事療養等に関する告示・通知も掲載
診療方針に関する法令編	療養担当規則・施設基準・介護保険との調整など，点数表とは別に定められている重要な決まりごとも網羅。電子請求関連・レセプトの記載要領を含め，請求・審査に必要な告示・通知等を体系的に収載
診療に関する基本的な考え方等編	点数表の通知において参考することとされている基本的な考え方など，実地診療上直接関係深い日本歯科医学会発出の文書を分類して収載

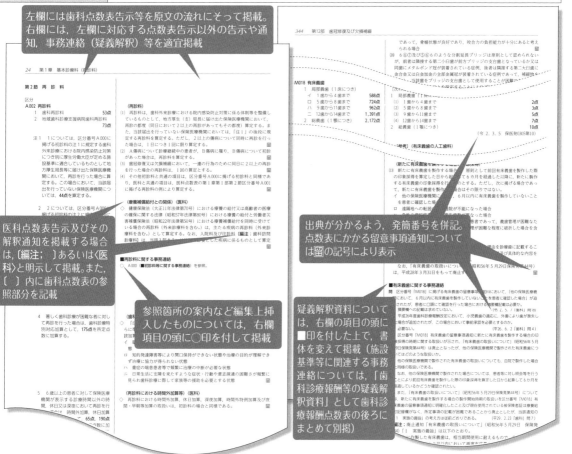

事例で学ぶ

歯科レセプト 作成と点検

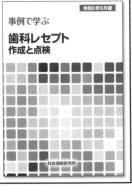

令和6年6月版	7月発刊予定

定価　本体 4,400 円+税（税込 4,840 円）　　B5判 2色 約420頁

ISBN978-4-7894-1819-5 C3047 ¥4400E

商品 No.130758

豊富な事例と図解で，歯科診療のレセプト作成から縦覧点検までを解説

- 多数の事例を使用し，傷病名と診療内容，算定要件および治療の流れからみた点検を着眼点として構成しています。
- 点数表に沿って，算定の基礎，レセプト記載上の留意点およびレセプト点検のポイントを解説しています。
- 模擬カルテを使用して治療の流れによるレセプト作成を解説，点検用事例を使用して縦覧点検までを解説しています。
- レセプト摘要欄などへの記載事項，歯科の基礎知識を掲載しています。

本書の構成（予定）

第1編　保険請求事務の基礎知識	第3編　レセプト作成と点検
第1章　レセプト作成の概要	第1章　レセプト作成（模擬カルテより）
第2章　レセプト点検の概要	第2章　点検と解説（事例1～事例10-6）
第2編　点数算定と点数表の解釈	**第4編　歯科の基礎知識**
第1章　基本診療料（事例1～事例4-2）	第1章　口腔内の組織と名称
第2章　特掲診療料（事例5～事例50）	第2章　歯の疾患
第3章　その他	第3章　歯冠修復及び欠損補綴

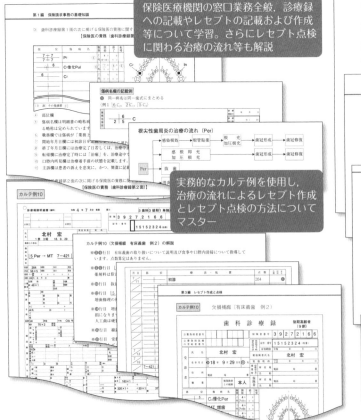

保険医療機関の窓口業務全般，診療録への記載やレセプトの記載および作成等について学習。さらにレセプト点検に関わる治療の流れ等も解説

実務的なカルテ例を使用し，治療の流れによるレセプト作成とレセプト点検の方法についてマスター

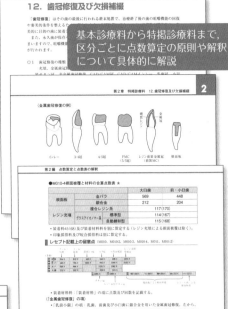

基本診療料から特掲診療料まで，区分ごとに点数算定の原則や解釈について具体的に解説

第4編　口のなかの組織と名称，歯の内部構造や疾患などの基礎的内容を図解で網羅

診療報酬算定のための
施設基準等の事務手引

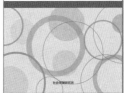

令和6年6月版	7月発刊予定

定価　本体 5,700 円＋税 (税込 6,270 円)　　　B5判 約1,600頁

ISBN978-4-7894-0332-0 C3047 ¥5700E

商品 No.130516

人員や設備・施設などの基準を整理しわかりやすく収載
施設基準を網羅，最適な算定をサポート

●診療報酬には，一定の基準（施設基準）を満たし，届け出ることによって，はじめて点数が算定できる項目があります。本書は，この施設基準の全内容（医科・歯科・調剤の施設基準）を収載しました。

●基本診療料，特掲診療料それぞれの施設基準を項目別に収載。関係する告示・通知・届出様式を整理して，わかりやすくまとめました。

●取扱いがかわった箇所がわかりやすいように施設基準の実質的な追加・変更点を下線で明示しています。新しい施設基準は，わかりやすく㊑印をつけて明確にしました。

●医科のみならず，歯科と調剤に定められた施設基準についても収載，これ一冊で施設基準がすべてわかります。

●自院の最適な診療報酬算定のための施設基準を知るために，ご活用ください。

本書の構成 (予定)		
基本診療料の施設基準等と診療報酬	通則事項 初・再診料 入院料等の通則 入院基本料 入院基本料等加算 特定入院料 短期滞在手術等基本料	●施設基準が設定されている項目ごとに，その要点と令和6年改定での変更点を解説するとともに，該当する ①施設基準関係の告示・通知・届出様式 ②疑義解釈資料 ③診療報酬関係の告示・通知 ④その他の関係告示・通知・事務連絡 をまとめます。
特掲診療料の施設基準等と診療報酬	通則事項 医学管理等 在宅医療 検査 画像診断 投薬 注射 リハビリテーション 精神科専門療法 処置 手術 麻酔 放射線治療 病理診断 歯科 調剤	●新設された施設基準には，項目ごとの見出しに㊑と記します。令和6年改定で実質的な追加・変更があった部分には下線をつけて明示します。
索引		●50音索引にくわえ，どこに様式があるか探しやすいよう様式一覧も掲載します。

新明細書の記載要領（医科・歯科・調剤／DPC）

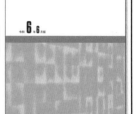

令和6年6月版	5月発刊予定

定価　本体3,400円+税（税込3,740円）　　B5判　2色　約550頁

ISBN978-4-7894-1398-5 C3047 ¥3400E

商品No.130323

レセプトの書き方のすべてを網羅した一冊
参考資料等の掲載内容を見直し，より現場で役立つ書籍に！

- ●診療報酬請求書・明細書（レセプト）の記載要領全文とレセプト等の様式例を収載。医療事務担当者をはじめとする医療関係者の方やレセプト提出に必要なシステム構築に携わる方に，正確な情報を2色のメリハリあるデザインでお届けします。
- ●レセプト「摘要」欄への記載事項等や対応するレセプト電算処理システム用コードを示した「診療報酬明細書の「摘要」欄への記載事項等一覧」（記載要領通知の別表Ⅰ）等もすべて掲載。正しい請求に必須の情報です。
- ●「薬剤使用に関する明細書のその他の記載について」は，通知で示されている医薬品の留意事項のうち，レセプト摘要欄への記載が求められているものを50音順で掲載。掲載している医薬品の一覧も収載し，医薬品名からの検索が容易です。
- ●今版では，新たに「オンライン資格確認」関連等の資料を追加するとともに，参考資料等の掲載内容の見直しを行います。

本書の構成（予定）	
1　請求書・明細書等の記載要領（医科・歯科・調剤）（2色）	診療報酬請求書等の記載要領等について記載要領通知には，診療報酬請求書・レセプトの記載要領のみならず，カルテ，処方箋の記載上の注意事項や保険者番号・医療機関コード等の設定要領，法別番号・制度略称なども規定されており，そのすべてを掲載。○関連告示　○関連通知等
2　DPCの記載要領（2色）	厚生労働大臣が定める病院の診療報酬請求書等の記載要領について上記1の記載要領以外で，DPC特有の記載要領について掲載。
3　診療報酬明細書添付資料（2色）	診療報酬明細書に添付する資料について一定点数以上のレセプトに添付すべき資料（日計表）等を定めた通知とその根拠法令等を収載。
4　オンライン資格確認等（1色）	今版より「オンライン資格確認」関連等の資料の掲載を予定しています。
5　参考資料（1色）	「薬剤使用に関する明細書その他の記載について」等はそのままに，掲載内容の見直しを行います。

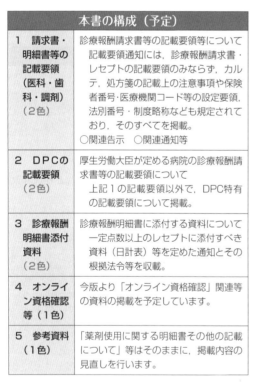

2色のメリハリのあるデザイン
正しい情報を見やすくお届けします

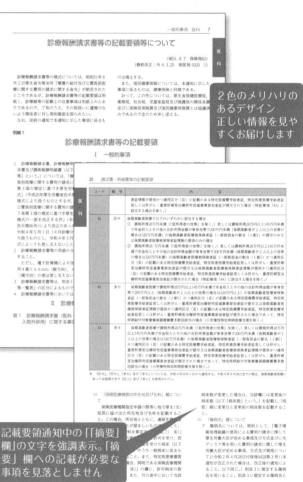

記載要領通知中の「「摘要」欄」の文字を強調表示。「摘要」欄への記載が必要な事項を見落としません

レセプト事務のための
薬効・薬価リスト

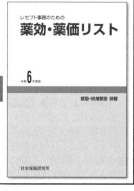

令和6年度版	4月発刊予定

定価　**本体6,700円+税**（税込7,370円）　B5判 2色 約1,100頁

ISBN978-4-7894-0283-5 C3047 ¥6700E

商品No.120228

適応・薬価をはじめレセプト事務に必要な情報を集約
請求・審査・点検に欠かせない決定版

● 薬価基準収載の全品目を，内用薬・外用薬・注射薬・歯科用薬剤に50音順に収録。

● 薬価，適応のほか，用法・用量，保険上の取扱いなど，**必要な情報を即座にチェックできます。**

● 各品目の一般名から引ける一般名索引を掲載し，一般名処方にも対応できるようになりました。

● 追補情報を社会保険研究所ウェブサイト上で迅速・無料で掲載しています（薬価追補サービス）。

　本文の内容に合わせた新医薬品や，先発品との効能・用法差をまとめた後発品といった，収載の種類により整理した追補PDFです。

品名（会社名）／規格単位／薬価

薬効分類／標榜薬効／成分名

YJコード（薬価情報コード）／レセ電コード

適応／用法…添付文書から編集して記載

投与日数に制限がある内用薬・外用薬は末尾にその旨を表示

後先先木…点数表における後発医薬品，先発・準先発品

局同…局方品

統…統一名収載品

経経…経過措置品目等，ひと目でわかる記号付き

次の情報を表示
劇薬／向精神薬／麻薬／毒薬／覚醒剤原料／生物学的製剤／注射用水の価格を加算できるもの／静脈内注射が妥当と思われるもの／造影剤加算の対象となる薬剤／多剤投与の報告対象となる抗不安薬等

禁忌／併用禁忌…添付文書から編集して記載

保険メモ…保険請求・審査において関連する厚労省通知等の概要を記載

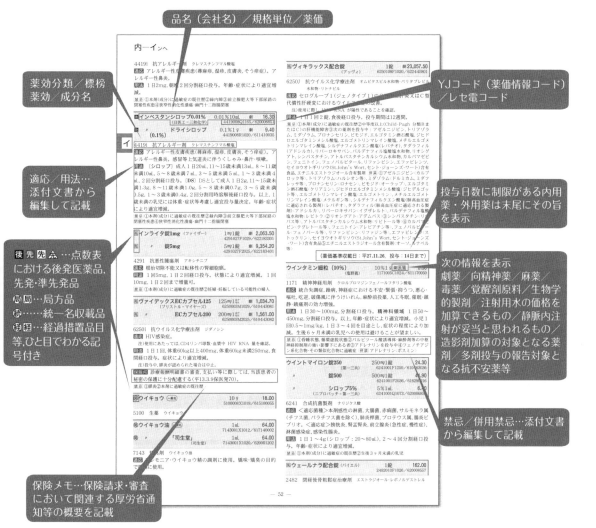

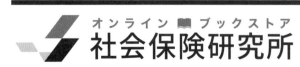